Organtransplantation mit Lebendspende

Utz Settmacher • Falk Rauchfuß
Hrsg.

Organtransplantation mit Lebendspende

Springer

Hrsg.
Utz Settmacher
Klinik für Allgemein-, Viszeral- und Gefäßchirurgie
Universitätsklinikum Jena
Jena, Deutschland

Falk Rauchfuß
Klinik für Allgemein-, Viszeral- und Gefäßchirurgie
Universitätsklinikum Jena
Jena, Deutschland

Die Deutsche Nationalbibliothek verzeichnet diese Publikation in der Deutschen Nationalbibliografie; detaillierte bibliografische Daten sind im Internet über http://dnb.d-nb.de abrufbar.

ISBN 978-3-662-65735-5 ISBN 978-3-662-65736-2 (eBook)
https://doi.org/10.1007/978-3-662-65736-2

Planung/Lektorat: Fritz Kraemer
Springer ist ein Imprint der eingetragenen Gesellschaft Springer-Verlag GmbH, DE und ist ein Teil von Springer Nature.
Die Anschrift der Gesellschaft ist: Heidelberger Platz 3, 14197 Berlin, Germany

Vorwort

Es verstirbt ein Patient während der Wartezeit auf ein postmortal gespendetes Organ, der nach Transplantation eine hervorragende Langzeitprognose gehabt hätte. Viele kennen das Problem. Wir sind persönlich berührt. Hier hatten wir auf den größten Behandlungserfolg durch eine Organtransplantation gehofft.

Organe aus dem Reagenzglas oder solche von genmanipulierten Tieren sind derzeit noch Themen von Forschungsgruppen. Immer dann, wenn eine postmortale Spende nicht zeitgerecht erfolgen kann, ist die Alternative einer Transplantation durch Lebendspende für die Niere und die Leber zu bedenken. Damit verbunden genießt die Sicherheit des Spenders absolute Priorität. Neben der Behandlung des Organversagens des Empfängers ist die unbeeinträchtigte Weiterführung des normalen Lebens des Spenders das Ziel der Lebendspende. Die Organspende eines lebenden Spenders soll ohne finanziellen und psychosozialen Druck, das heißt freiwillig erfolgen.

Die Lebendspende bietet den Vorteil der Planbarkeit des Operationszeitpunktes im Vergleich zur Transplantation postmortaler Organe. Dies kann insbesondere für die Durchführung multimodaler Behandlungskonzepte der Grunderkrankung für den Empfänger von großem Nutzen sein. Ebenso ist es möglich nach Konditionierung eine blutgruppeninkompatible Transplantation durchzuführen. Vielleicht bietet die Lebendspende in Zukunft auch die ideale Patientengruppe für eine Toleranzinduktion nach Transplantation und ein Leben der Organempfänger ohne Immunsuppression und den damit auch verbundenen Nebenwirkungen dieser Medikamente.

Wir haben in Deutschland eine Gesetzgebung und ein Organisationssystem der postmortalen Organspende, das die Spende nach Hirntod ermöglicht. Ebenso gestattet unser Transplantationsgesetz die Lebendspende. Betrachtet man die Statistiken zur Wartelistendynamik und den durchgeführten Transplantationen, muss man aktuell leider feststellen, dass viele Patienten wegen der Verschlechterung ihres Gesamtzustandes von der Warteliste genommen werden müssen oder sie versterben sogar während der Wartezeit. Ebenso wie es Möglichkeiten zur Erhöhung der postmortalen Spende gibt, bestehen sicher Optionen, mehr Patienten durch eine Lebendspende zu helfen.

Weltweit wachsen die Erfahrungen mit der Lebendspende stetig und schaut man auf die Langzeiterfolge, so ist sie sowohl für Kinder als auch für Erwachsene der postmortalen Spende mindestens gleichwertig. Der Aufwand zur Durchführung ist ungleich höher. Dies beginnt mit der Indikationsstellung und der Auswahl des geeigneten Spenders und reicht über die mitunter komplexe chirurgische Technik bis in die späte Nachbetreuung. Schließlich muss ein Gesunder für sich völlig umsonst operiert werden, was auch medizinethisch zu bedenken gilt. Das schafft Hemmschwellen bei den behandelnden Transplantationsmedizinern.

Dieses Buch soll dem interessierten Kollegen Anregung sein und vielleicht begleiten in der Nutzung der Organtransplantation mit Lebendspende für seine Patienten. Wir haben versucht, die einzelnen Details und den aktuellen Stand dieses Teils der Transplantationsmedizin durch kompetente Kollegen darstellen zu lassen. Dabei haben wir uns bemüht, alle Optionen und bisher transplantierten Organe bzw. Teilorgane zu betrachten. In der Darstellung der Logistik und der Durchführung spielen natürlich die eigenen Erfahrungen der Autoren eine wichtige Rolle. Sie zeigen aber auch, dass es auch in diesem Bereich der Transplantationsmedizin persönliche Herangehensweisen und Handlungskorridore gibt.

Es hat länger gedauert als ursprünglich geplant. Nun steht dieses Buch aber zur Verfügung. Im Zeitalter des Internet und der multimedialen Wissensaneignung ist das sicher ein gewisser Anachronismus. Wir sind stolz hier den aktuellen Wissensstand zu vermitteln und hoffen, dass das Buch der Weiterentwicklung der klinischen Organtransplantation und damit dem Wohl unserer Patienten dient.

Jena — Utz Settmacher

August 2022 — Falk Rauchfuß

Inhaltsverzeichnis

Autorenverzeichnis

Dr. med. Wolfgang Arns Medizinische Klinik I, Kliniken der Stadt Köln gGmbH, Köln, Deutschland

Prof. Dr. med. Michael Bauer Klinik für Anästhesiologie und Intensivmedizin, Universitätsklinikum Jena, Jena, Deutschland

PD Dr. med. Astrid Bauschke Klinik für Allgemein-, Viszeral- und Gefäßchirurgie, Universitätsklinikum Jena, Jena, Deutschland

Prof. Dr. med. Susanne Beckebaum Klinik für Innere Medizin, Gastroenterologie und Hepatologie, Ev. Bethesda Krankenhaus Mönchengladbach und Klinik für Gastroenterologie, Hepatologie und Transplantationsmedizin, Universitätsklinikum Essen, Mönchengladbach/Essen, Deutschland

Dr. med. Frank Brennfleck Klinik für Allgemein-, Viszeral- und Gefäßchirurgie, Main-Kinzig-Kliniken, Gelnhausen, Deutschland

Prof. Dr. med. Sara Brucker Universitäts-Frauenklinik, Universitätsklinikum Tübingen, Tübingen, Deutschland

Prof. Dr. med. Stefan Brunner Klinik und Poliklinik für Kinder- und Jugendmedizin, Universitätsklinikum Regensburg, Regensburg, Deutschland

Prof. Dr. med. Yesim Erim Psychosomatische und Psychotherapeutische Abteilung, Universitätsklinikum Erlangen, Erlangen, Deutschland

Prof. Dr. med. Paolo Fornara Universitätsklinik und Poliklinik für Urologie, Universitätsklinikum Halle (Saale), Halle (Saale), Deutschland

Jens Geiling Universitätsklinikum Jena, Institut für Anatomie, Jena, Deutschland

Lara Genedy Universitätsklinik für Allgemeine, Viszeral- und Transplantationschirurgie, Tübingen, Deutschland

Dr. med. Gertrud Greif-Higer Ethikkomitee, Landeskrankenhaus Rheinland-Pfalz, Andernach/Mainz, Deutschland

Dr. med. Dirk Grothues Klinik und Poliklinik für Kinder- und Jugendmedizin, Universitätsklinikum Regensburg, Regensburg, Deutschland

Dr. med. Birgit Knoppke Klinik und Poliklinik für Kinder- und Jugendmedizin, Universitätsklinikum Regensburg, Regensburg, Deutschland

Prof. Dr. med. Alfred Königsrainer Klinik für Allgemeine, Viszeral- u. Transplantationschirurgie, Universitätsklinik Tübingen, Tübingen, Deutschland

Prof. Dr. med. Andreas Kortgen Klinik für Anästhesiologie und Intensivmedizin, UK Jena, Jena, Deutschland

Dr. med. Jürgen Kunkel Klinik und Poliklinik für Kinder- und Jugendmedizin, Universitätsklinikum Regensburg, Regensburg, Deutschland

Dr. med. Christina Malessa Klinik für Allgemein-, Viszeral- und Gefäßchirurgie, Universitätsklinikum Jena, Jena, Deutschland

Prof. Dr. med. Michael Melter Klinik und Poliklinik für Kinder- und Jugendmedizin, Universitätsklinikum Regensburg, Regensburg, Deutschland

Dr. Sebastian Müller Richter am Landgericht Halle, Halle (Saale), Deutschland

Prof. Dr. med. Silvio Nadalin Klinik für Allgemein-, Viszeral- und Transplantationschirurgie, Universitätsklinikum Tübingen, Tübingen, Deutschland

Prof. Dr. med. habil. Dr. med. Falk Rauchfuß Klinik für Allgemein-, Viszeral- und Gefäßchirurgie, Universitätsklinikum Jena, Jena, Deutschland

Dr. med. Silke Rummler Institut für Transfusionsmedizin, Universitätsklinikum Jena, Jena, Deutschland

Prof. Dr. med. Hans J. Schlitt Klinik und Poliklinik für Kinder- und Jugendmedizin, Universitätsklinikum Regensburg, Regensburg, Deutschland

Prof. Dr. med. Utz Settmacher Klinik für Allgemein-, Viszeral- und Gefäßchirurgie, Universitätsklinikum Jena, Jena, Deutschland

Prof. Dr. med. Burkhard Tönshoff Klinik für Kinderheilkunde I, Zentrum für Kinder- und Jugendmedizin, Universitätsklinikum Heidelberg, Heidelberg, Deutschland

Dr. med. Karl Weigand Klinik für Urologie, Universitätsklinikum Halle, Halle (Saale), Deutschland

1 Historische Entwicklung und aktuelle Zahlen

Falk Rauchfuß

Inhaltsverzeichnis

Als erste, langfristig erfolgreiche Transplantation überhaupt wurde eine Nierenlebendspende durchgeführt. Mittlerweile ist die Lebendspende je nach Region (bspw. Asien) oder nach Organ (bspw. Niere und Leber) klinisch fest etabliert.

Dieses Kapitel soll die organspezifischen Anfänge der Lebendspende skizzieren und auch, soweit verfügbar, aktuelle Zahlen darlegen.

1.1 Niere

Wenngleich als erste langfristig erfolgreiche Transplantation die Nierenlebendspende von Joseph E. Murray am 23.12.1954 gilt (Guild et al. 1955), ist kaum bekannt, dass bereits in der Nacht vom 25. auf den 26.12.1952 das Team um Jean Hamburger die weltweit erste Nierenlebendspende einer Mutter auf ihren Sohn durchführte. Bei dem Empfänger war vorher aufgrund eines hämorrhagischen Schocks nach einem Treppensturz die Nephrektomie (bei angeborener Einnierigkeit) notwendig geworden. Aufgrund der zu dieser Zeit noch gar nicht vorhandenen bzw. in den Kinderschuhen steckenden Immunsuppression wurde das Organ am 21. postoperativen Tag abgestoßen. Wenngleich Hamburger bereits den Nutzen von Kortison in der Behandlung von Abstoßungsepisoden er-

F. Rauchfuß (✉)
Klinik für Allgemein-, Viszeral- und Gefäßchirurgie, Universitätsklinikum Jena, Jena, Deutschland
e-mail: Falk.Rauchfuss@med.uni-jena.de

U. Settmacher, F. Rauchfuß (Hrsg.), *Organtransplantation mit Lebendspende*,
https://doi.org/10.1007/978-3-662-65736-2_1

kannt hatte, unterdosierte er das Medikament jedoch erheblich. Leider wurde die, letztlich fatale Rejektion nicht suffizient therapiert. Der Empfänger verstarb am 27.01.1953 (Abb. 1.1) (Michon et al. 1953).

Somit ist, wie bereits erwähnt, die Nierenlebendspende von Joseph E. Murray die erste langfristig erfolgreiche Transplantation weltweit. Kernpunkt dieser Transplantation war die Auswahl eineiiger Zwillinge. So konnte das immunologische Risiko minimiert werden. Im Peter Bent Brigham Hospital in Boston, USA, wurde im Vorfeld der Nierentransplantation ein kleiner Hautlappen des Spenders in den Empfänger transplantiert, um etwaige Gewebeunverträglichkeiten im Vorfeld detektieren zu können. Nach Biopsie und histologischer Untersuchung des Hautareals wurde eine Gewebeverträglichkeit festgestellt und die Nierentransplantation durchgeführt. Die Operation dauerte fünfeinhalb Stunden. Sie wurde, im Prinzip, analog der heute verwendeten Technik durchgeführt. Die arterielle Anastomose wurde mit der A. iliaca interna des Empfängers realisiert. Der Spender konnte nach 14 Tagen, der Empfänger nach 37 Tagen entlassen werden. Bemerkenswert ist die sequenzielle

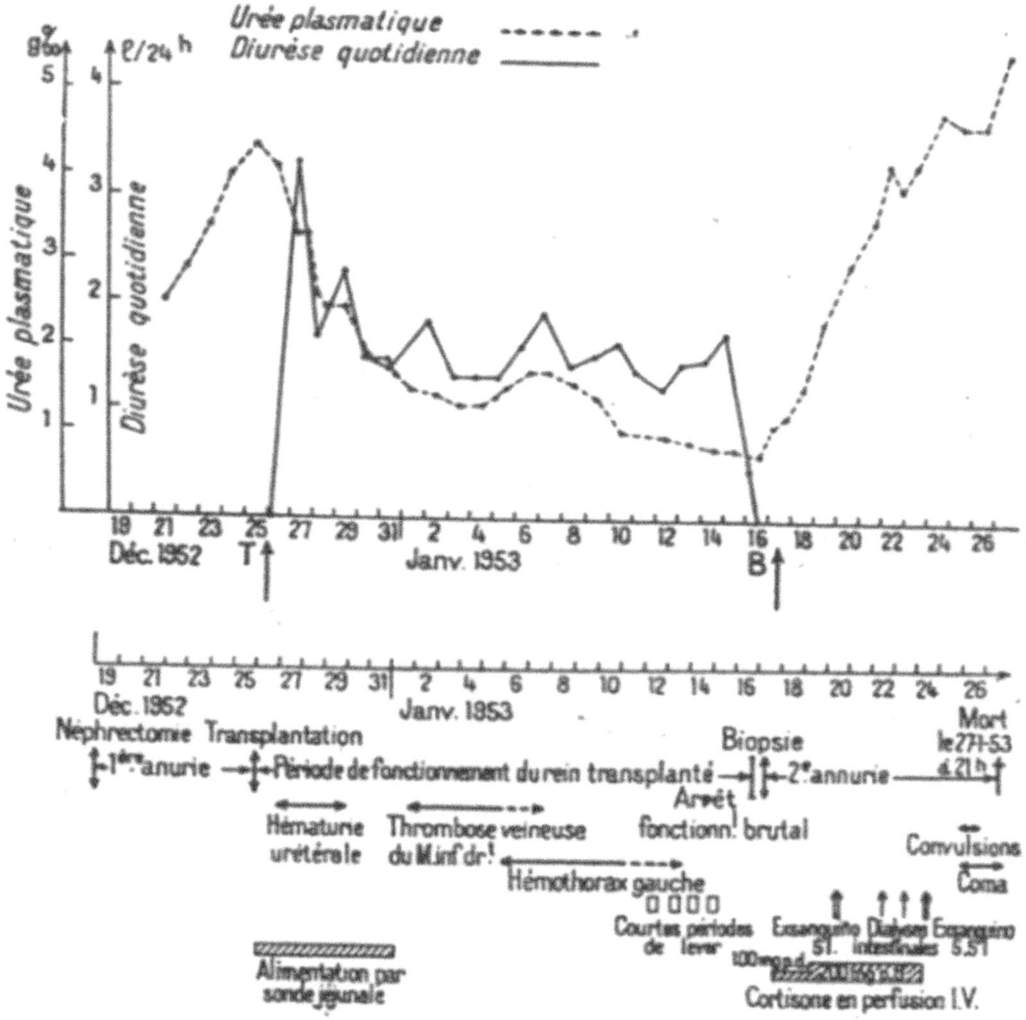

Abb. 1.1 Zeitliches Schema des Krankheitsverlaufs aus der Originalpublikation

Durchführung der Nephrektomie der empfängereigenen Nieren drei bzw. fünf Monate nach der Transplantation. Der Empfänger verstarb acht Jahre nach der Transplantation (Hatzinger et al. 2016).

Angesichts des eklatanten Mangels an postmortalen Organspendern wurde die Nierenlebendspende kontinuierlich weiterentwickelt und ist heute ein fester Bestandteil vieler Nierentransplantationsprogramme. Seit dem Jahr 2011 liegt der Anteil an Nierenlebendspenden bezogen auf die Gesamtzahl der Nierentransplantationen in Deutschland kontinuierlich bei >27 % (Abb. 1.2).

Ähnliche Zahlen sind in den USA zu verzeichnen, wobei der Spitzenanteil von circa 40 % Anteil der Nierenlebendspende bezogen auf die Gesamtheit der Nierentransplantationen pro Jahr um die Jahrtausendwende deutlich abgenommen hat und aktuell um die 25 % liegt (Abb. 1.3). In Japan, als Beispiel für den asiatischen Kulturkreis, liegt der Anteil der Nierenlebendspenden kontinuierlich um die 90 % (Yagisawa et al. 2019).

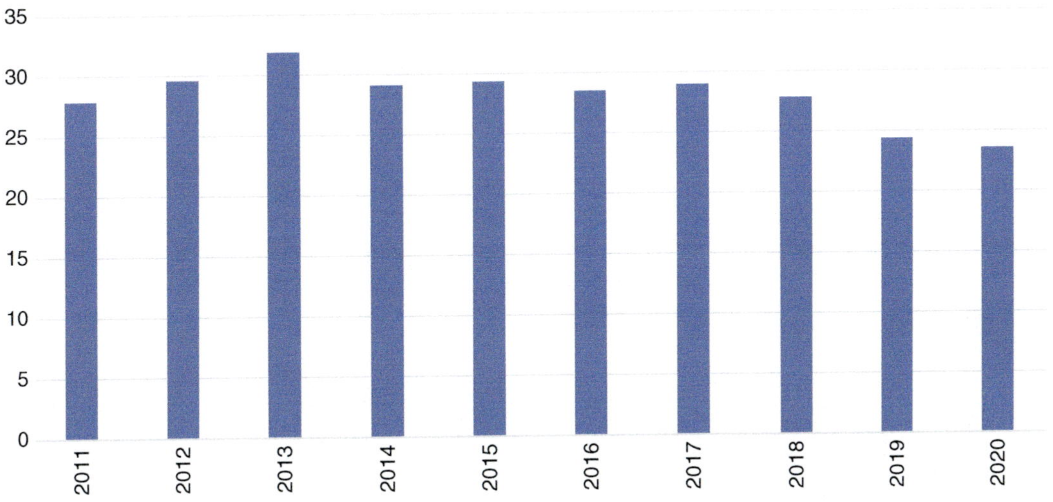

Abb. 1.2 Anteil an Nierenlebendspenden bezogen auf die Gesamtzahl an Nierentransplantationen, in % (Deutschland)

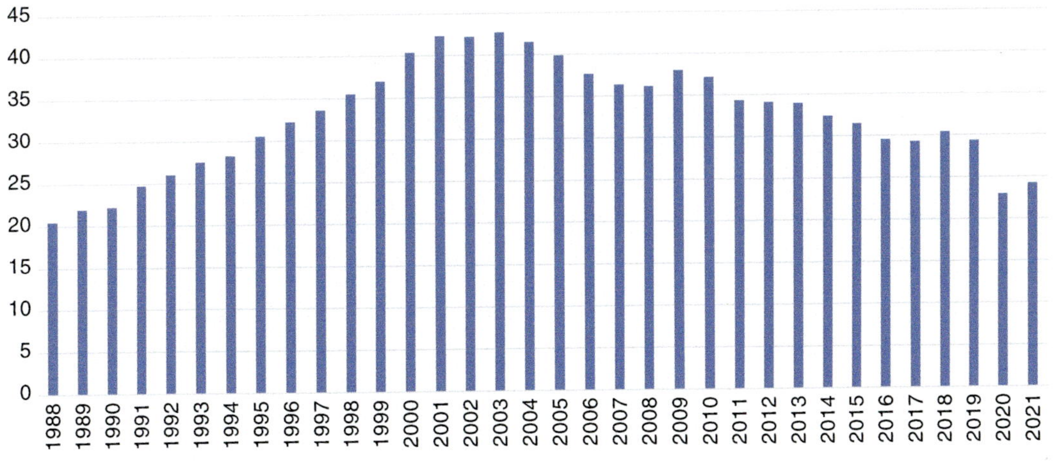

Abb. 1.3 Anteil an Nierenlebendspenden in den USA bezogen auf die Gesamtzahl an Nierentransplantationen, in %

1.2 Leber

Hauptproblem in den technischen Überlegungen zur Lebendspende eines Leberlappens war lange Zeit die Parenchymtransektion. Erste prinzipielle Überlegungen hierzu stellte Blanca Smith bereits 1969 an (Abb. 1.4) (Smith 1969). Dennoch dauerte es bis zum Jahre 1988, ehe die erste Spende eines linkslateralen Leberlappens von einem Lebendspender durchgeführt wurde (Raia et al. 1989). Es ist letztendlich auch den Arbeiten der Gruppe um Christoph Broelsch zur Split-Leber-Transplantation zu verdanken, dass sich das Verfahren nach und nach etablierte (Broelsch et al. 1988).

Am 08.12.1988 wurde in Sao Paolo bei einem viereinhalb Jahre alten Mädchen die erste Lebendspende durchgeführt. Indikation war eine Atresie der Gallenwege. Es kam jedoch postoperativ durch die versehentliche Transfusion hämolytischer Antikörper in zwei Blutkonserven zu einer schweren Hämolyse. Das Kind verstarb daraufhin am sechsten postoperativen Tag (Raia et al. 1989).

Im Juli 1989 transplantierte Russell Strong in Brisbane die linkslateralen Lebersegmente einer Mutter auf ihren Sohn, der ebenfalls an einer Gallengangatresie litt (Strong et al. 1990). Diese Leberlebendspende gilt heute als erste langfristig erfolgreiche Leberlebendspendetransplantation. Der Empfänger hat in seinem Heimatland (Japan) eine Ausbildung zum Physiotherapeuten absolviert (Strong 2016). Nahezu zeitgleich wurde eine weitere Lebendspende in Sao Paolo durchgeführt, wobei lediglich bekannt wurde, dass das transplantierte Kind am 24. postoperativen Tag noch ikterisch war. Über das Langzeitüberleben ist nichts bekannt. Bemerkenswert an dem letztgenannten Fall ist, dass es keine Lebendspende aus dem Verwandtenkreis war (hier fand sich offenbar kein anatomisch geeigneter Spender), sondern dass der Spender scheinbar in keiner engeren Beziehung zu dem erkrankten Kind stand (Raia et al. 1989). Die Gruppe um Broelsch

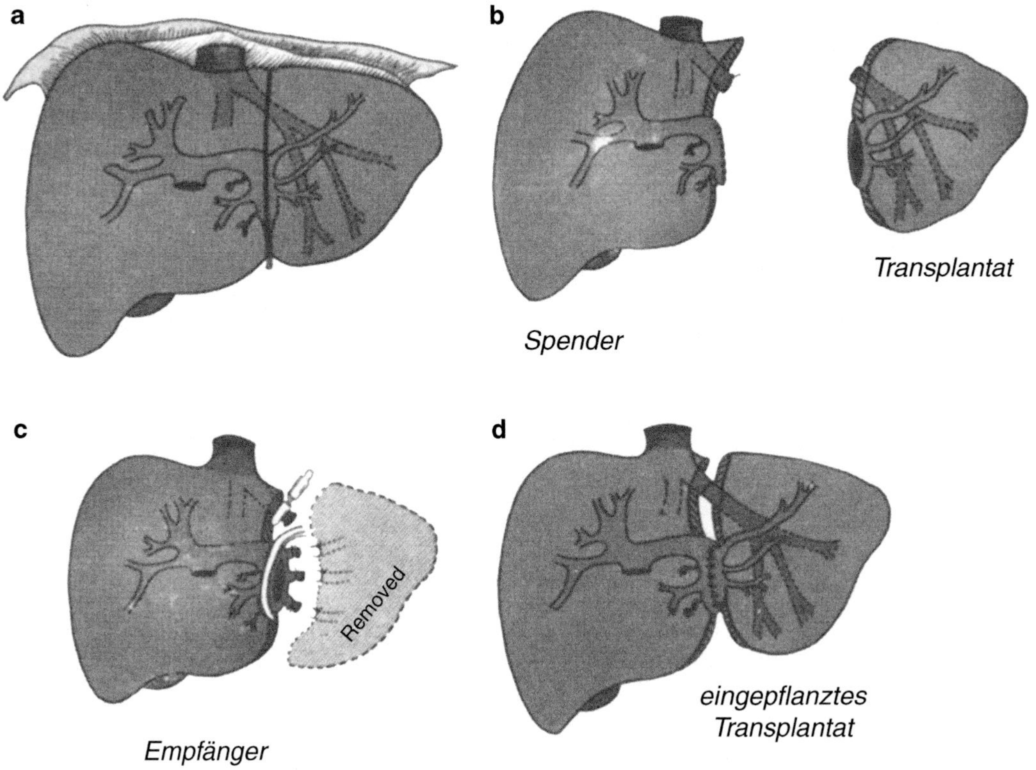

Abb. 1.4 Prinzipielle Überlegungen von Blanca Smith 1969

führte in Chicago ab November 1989 Lebendspenden durch (Broelsch et al. 1990). Zwischen Oktober 1991 und November 1992 wurden in Hamburg zwanzig linkslaterale Leberlebendspenden für kindliche Empfänger durchgeführt. Bemerkenswert bei der Publikation der Ergebnisse durch Broelsch et al. ist, dass in der Darstellung der Ergebnisse auch der Tod einer Spenderin durch eine Lungenembolie am zweiten postoperativen Tag berichtet wurde (Broelsch et al. 1994).

Nachdem sich die Lebendspende langsam für kindliche Empfänger etablierte, wurden durch das Team um Haberal erste Versuche der Spende des linken Leberlappens für erwachsene Empfänger unternommen. Von den ersten sechs Empfängern verstarben jedoch alle vor der Entlassung aus der ersten stationären Behandlung (Haberal et al. 1992). Somit gilt die Transplantation des linken Leberlappens eines 25-jährigen Sohnes auf die 53-jährige Mutter (die an einer primär biliären Zirrhose litt), die von Ichida und Makuuchi aus dem Jahr 1993 in Japan berichtet wurde, als die erste langfristig erfolgreiche Lebendspende auf einen erwachsenen Empfänger (Ichida et al. 1995). In einem pädiatrischen Programm in Kyoto wurde die Spende eines rechten Leberlappens aufgrund anatomischer Besonderheiten im Spendersitus (multiple Leberarterien zur Versorgung des linken Leberlappens) durchgeführt. So war es also eher ein Zufall, dass eine Spende des rechten Leberlappens, die ja heute als das Teilorgan für erwachsene Empfänger gilt, Einzug in die Leberlebendspende fand (Yamaoka et al. 1994).

Nachfolgend wurden insbesondere in Asien die technischen Varianten der Leberlebendspende erweitert. So wurde beispielsweise am 09.05.1996 in Hongkong die Spende eines partiell auf Segment IV erweiterten Leberlappens durchgeführt (Lo et al. 1997). In Seoul wurde die Technik der „Dual-graft"-Transplantation erstmalig beschrieben. Prinzip hierbei ist es, dass zwei Spender jeweils eine Teilleber spenden und so eine „Small-for-size"-Situation im Empfänger vermieden wird. Hintergrund dieser Herangehensweise war ein Fall, bei dem ein Patient mit einer dekompensierten Hepatitis-B-Zirrhose auf eine zeitnahe Lebendspende angewiesen war. Der Bruder des Patienten bot sich als Spender an, hatte jedoch einen zu kleinen linken Leberlappen. Eine Spende des rechten Leberlappens hätte ein zu hohes Spenderrisiko bedeutet. Eine ähnliche Situation lag bei der Tochter des Patienten vor, sodass sich die Gruppe um Lee et al. zu der Transplantation beider, an sich zu kleiner, in Summe jedoch ausreichend, linker Leberlappen entschloss (Lee et al. 2001).

Die Leberlebendspende wird heute am meisten im asiatischen Raum durchgeführt. So wurden im Asan Medical Center Seoul, Südkorea seit der Durchführung der ersten Lebendspende 1994 bis zum Jahr 2018 mehr als 5000 Leberlebendspenden durchgeführt (Lee et al. 2019). In den USA war bis zum Jahr 2001 ein steter Anstieg des Anteils der Lebendspenden bezogen auf die Gesamtzahl an Transplantationen zu verzeichnen (Abb. 1.5).

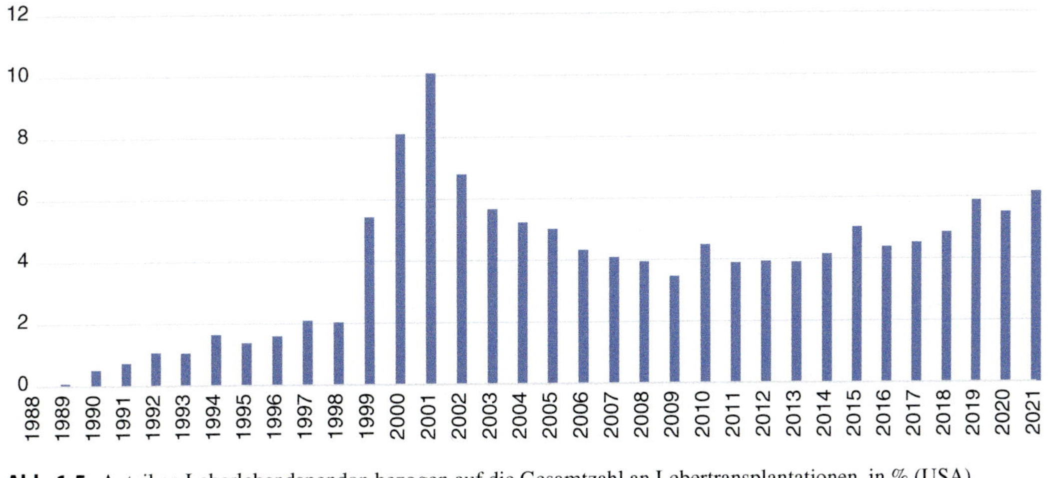

Abb. 1.5 Anteil an Leberlebendspenden bezogen auf die Gesamtzahl an Lebertransplantationen, in % (USA)

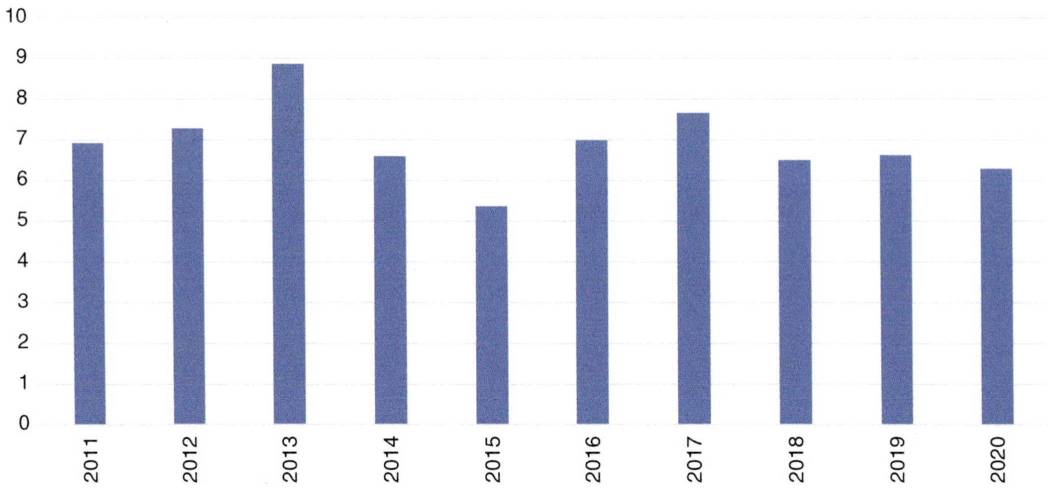

Abb. 1.6 Anteil an Leberlebendspenden bezogen auf die Gesamtzahl an Lebertransplantationen, in % (Deutschland)

Durch die Publikation eines Spendertods, sowohl in Fachjournalen als auch in der öffentlichen Presse, kam es zu einem Rückgang der Leberlebendspenden um circa 30 % (Miller et al. 2004). In den USA beträgt der Anteil an Lebendspenden aktuell circa 6 %, ähnliches gilt für Deutschland (Abb. 1.6).

1.3 Lunge

Am 05.12.1990 wurde in JAMA von einer Lungentransplantation nach einer Lebendspende berichtet: Indikation war eine bronchopulmonale Dysplasie bei einem 12-jährigen Mädchen. Spenderin war ihre, zum Zeitpunkt der Spende 45 Jahre alte Mutter. Es wurde durch Vaughn Starnes in Stanford (Kalifornien, USA) eine Teilspende des rechten Lungenflügels („ein Drittel“) durchgeführt (Goldsmith 1990).

Die meisten Lungenlebendspenden in den USA wurden Ende der 1990er-Jahre durchgeführt. Letztmalig erfolgte dort eine Lungenlebendspende im Jahre 2013 (Abb. 1.7).

Für Deutschland wurde aus der Medizinischen Hochschule Hannover erstmals über eine Lungenlebendspende berichtet. Der elfjährige, an Mukoviszidose leidende, Empfänger, erhielt im April 2012 einen Lungenteil jeweils von seiner Mutter und seinem Vater (Mitteilung Deutsches Ärzteblatt vom 04.10.2012).

In Japan wurden seit Durchführung der ersten Lebendlungenspende 1998 bis zum Ende des Jahres 2019 234 solcher Transplantationen durchgeführt (Koenada und Sato 2022).

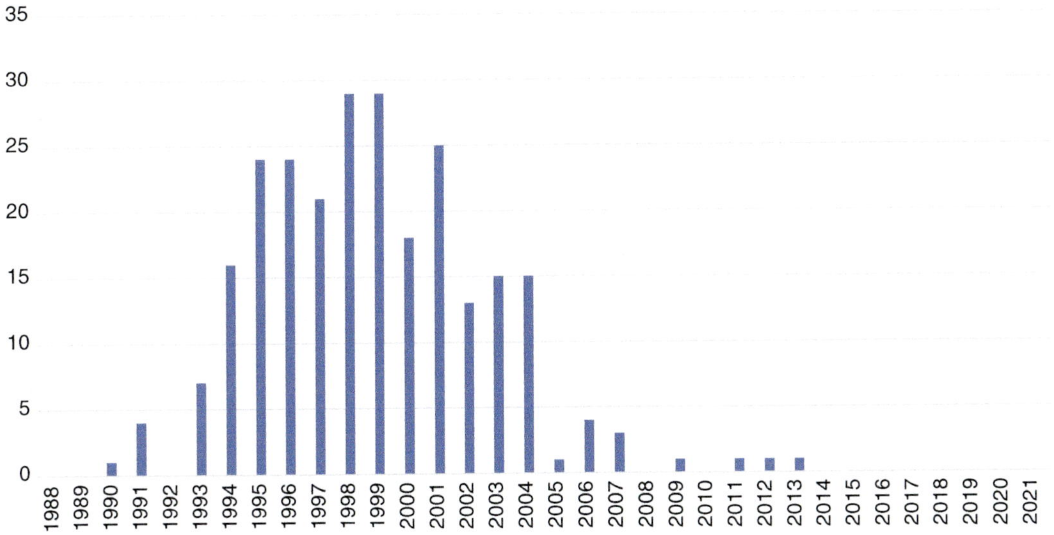

Abb. 1.7 Lungenlebendspenden, Absolutzahlen (USA)

1.4 Pankreas

Vom medizinhistorischen Gesichtspunkt gilt die am 20.06.1979 durchgeführte Transplantation von Pankreaskorpus/-schwanz einer Mutter auf ihre Tochter als erste erfolgreiche Lebendspende eines nichtrenalen Organs. Die Gruppe um Sutherland hatte vor der eigentlichen Transplantation eines Pankreassegments eines Lebendspenders bereits Teilpankreata von Lebendspendern zur Inselzelltransplantation verwendet (Sutherland et al. 1980). In den 1980er-Jahren wurden (in Minnesota) 70 Pankreaslebendspenden durchgeführt. Diese Zahl fiel jedoch rasch ab, so wurden zwischen 1990 und 1999 n = 39 und zwischen 2000 und 2009 lediglich n = 14 segmentale Pankreastransplantationen nach Lebendspende realisiert. Auch in dem weltweit aktivsten Pankreaslebendspendeprogramm (eben in Minnesota) betrug der Anteil an Lebendspenden bezogen auf die Gesamtzahl an Pankreastransplantationen zwischen 1978 und 2010 lediglich 6 %. 1994 wurde in Minnesota die erste simultane Pankreas-Nieren-Lebendspende durchgeführt. Einer der Hauptgründe für die Durchführung einer Pankreaslebendspende war die Möglichkeit, für hochimmunisierte Patienten einen passenden (Lebend)spender finden zu können (Sutherland et al. 2012).

Anhand der UNOS-Daten (Abb. 1.8) wird ersichtlich, dass jedoch in der letzten Dekade keine Pankreaslebendspenden in den USA mehr durchgeführt wurden. Unseres Wissens wurde in Deutschland bislang keine Pankreaslebendspende durchgeführt.

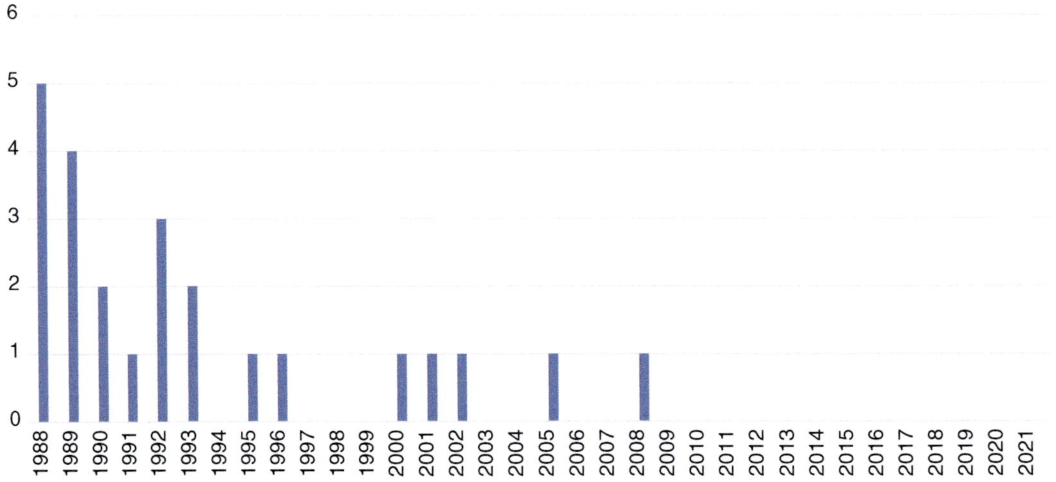

Abb. 1.8 Pankreaslebendspenden, Absolutzahlen (USA)

1.5 Dünndarm

Die Arbeit von Ralph Deterling (Bostin, USA) erschien mehr als Randnotiz in einer wissenschaftlichen Diskussion. Im Jahr 1964 führte Deterling in Boston die erste Lebendspende eines Ileumsegments von einer Mutter auf ihr Kind durch, welches jedoch zwölf Stunden nach der Operation verstarb (Alican et al. 1971). Damit muss diese Transplantation als erste Lebendspende eines nichtrenalen Organs angesehen werden, wenngleich kein langfristiger Therapieerfolg erreicht werden konnte. Zwischen 1964 und 1970 können insgesamt drei Dünndarmlebendspenden nachvollzogen werden. Insbesondere die Transplantation, die von Fortner et al. (1972) berichtet wurde, zeigt den Stellenwert der immunologischen Faktoren, da diese als Lebendspende von der HLA-identischen Schwester der Empfängerin durchgeführt und ein Überleben von insgesamt 76 Tagen publiziert wurde (Fortner et al. 1972).

In Deutschland wurde in der Universitätsklinik Kiel im Jahr 1987 die ersten Dünndarmlebendspende durch Deltz durchgeführt. Der drei Jahre alte Empfänger musste aufgrund einer Darmgangrän durch einen Volvulus ausgedehnt dünndarmreseziert werden. Aufgrund einer Abstoßungsreaktion musste das Transplantat (Lebendspende der Mutter) am 12. postoperativen Tag entfernt werden (Deltz et al. 1989).

Im „Intestinal Transplant Registry" wurden zwischen den Jahren 1985 und 2013 2887 Dünndarmtransplantationen registriert. Bemerkenswert sind auch hier die schon erwähnten erheblichen regionalen Unterschiede. In Asien wurden 34 % der Transplantationen mit Lebendspende realisiert, im Rest der Welt lediglich 1 % (Grant et al. 2015).

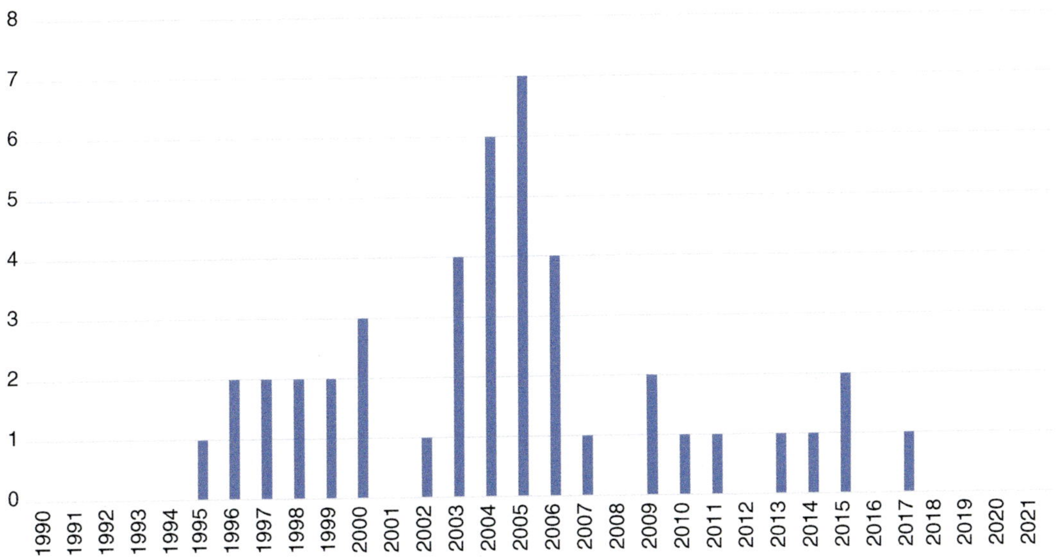

Abb. 1.9 Dünndarmlebendspenden, Absolutzahlen (USA)

In den letzten zehn Jahren wurden in den USA lediglich fünf Dünndarmlebendspenden durchgeführt (Abb. 1.9).

1.6 Uterus

Am 06.04.2000 wurde in Dschidda, Saudi-Arabien die weltweit erste Uterustransplantation durchgeführt. Empfängerin war eine 26-jährige Frau, die sechs Jahre zuvor aufgrund einer postpartalen Blutung hysterektomiert werden musste. Spenderin war eine 46-jährige Patientin, die aufgrund multipler Ovarialzysten operiert werden musste und der entsprechenden Hysterektomie zugestimmt hatte. Über ein verwandtschaftliches Verhältnis zwischen Spenderin und Empfängerin ist nichts bekannt. Das Transplantat musste am 99. postoperativen Tag aufgrund vaskulärer Komplikationen entfernt werden (Fageeh et al. 2002) (Abb. 1.10).

Aus Göteborg wurde 2015 die erste Geburt nach Uteruslebendspende berichtet. Ein Jahr nach der Transplantation erfolgte der Embryonentransfer. Während der gesamten Schwangerschaft wurde die Triple-Immunsuppression (Tacrolimus, Azathioprin und Steroide) beibehalten. Eine (milde) Rejektionsepisode während der Schwangerschaft wurde mit Steroidboli behandelt (Brannstrom et al. 2015).

In Deutschland erfolgte am Universitätsklinikum Tübingen am 14.10.2016 die erste Uteruslebendspende. Die Empfängerin litt am Mayer-Rokitansky-Küster-Hauser-Syndrom. Spenderin war die Mutter der Patientin.

In den USA sind seit der ersten Uteruslebendspende im Jahr 2016 bis dato 22 solcher Operationen erfolgt.

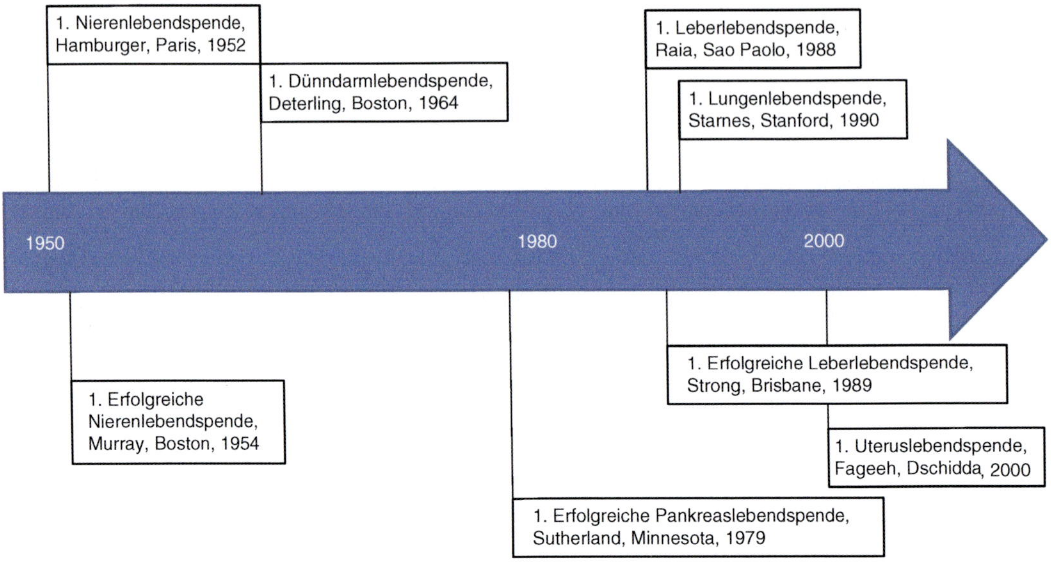

Abb. 1.10 Überblick über die Daten der Lebendspenden im Zeitstrahl

Literatur

Alican F, Hardy JD, Cayirli M, Varner JE, Moynihan PC, Turner MD, Anas P (1971) Intestinal transplantation: laboratory experience and report of a clinical case. Am J Surg 121:150–159. https://doi.org/10.1016/0002-9610(71)90092-4

Brannstrom M, Johannesson L, Bokstrom H, Kvarnstrom N, Molne J, Dahm-Kahler P, Enskog A, Milenkovic M, Ekberg J, Diaz-Garcia C et al (2015) Livebirth after uterus transplantation. Lancet 385:607–616. https://doi.org/10.1016/S0140-6736(14)61728-1

Broelsch CE, Emond JC, Thistlethwaite JR, Rouch DA, Whitington PF, Lichtor JL (1988) Liver transplantation with reduced-size donor organs. Transplantation 45:519–524. https://doi.org/10.1097/00007890-198803000-00003

Broelsch CE, Emond JC, Whitington PF, Thistlethwaite JR, Baker AL, Lichtor JL (1990) Application of reduced-size liver transplants as split grafts, auxiliary orthotopic grafts, and living related segmental transplants. Ann Surg 212:368–375.; discussion 375-367,. https://doi.org/10.1097/00000658-199009000-00015

Broelsch CE, Burdelski M, Rogiers X, Gundlach M, Knoefel WT, Langwieler T, Fischer L, Latta A, Hellwege H, Schulte FJ et al (1994) Living donor for liver transplantation. Hepatology 20:49S–55S. https://doi.org/10.1016/0270-9139(94)90273-9

Deltz E, Schroeder P, Gebhardt H, Gundlach M, Engemann R, Timmermann W (1989) First successful clinical small intestine transplantation. Tactics and surgical technic. Chirurg 60:235–239

Fageeh W, Raffa H, Jabbad H, Marzouki A (2002) Transplantation of the human uterus. Int J Gynaecol Obstet 76:245–251. https://doi.org/10.1016/s0020-7292(01)00597-5

Fortner JG, Sichuk G, Litwin SD, Beattie EJ Jr (1972) Immunological responses to an intestinal allograft with HL-A-identical donor-recipient. Transplantation 14:531–535. https://doi.org/10.1097/00007890-197211000-00001

Goldsmith MF (1990) Mother to child: first living donor lung transplant. JAMA 264:2724

Grant D, Abu-Elmagd K, Mazariegos G, Vianna R, Langnas A, Mangus R, Farmer DG, Lacaille F, Iyer K, Fishbein T et al (2015) Intestinal transplant registry report: global activity and trends. Am J Transplant 15:210–219. https://doi.org/10.1111/ajt.12979

Guild WR, Harrison JH, Merrill JP, Murray J (1955) Successful homotransplantation of the kidney in an identical twin. Trans Am Clin Climatol Assoc 67:167–173

Haberal M, Tokyay R, Telatar H, Buyukpamukcu N, Simsek H, Kayhan B, Arslan G, Bilgin N, Ekici E, Uzunalimoglu B et al (1992) Living related and cadaver donor liver transplantation. Transplant Proc 24:1967–1969

Hatzinger M, Stastny M, Grutzmacher P, Sohn M (2016) The history of kidney transplantation. Urologe A 55:1353–1359. https://doi.org/10.1007/s00120-016-0205-3

Ichida T, Matsunami H, Kawasaki S, Makuuchi M, Harada T, Itoh S, Asakura H (1995) Living related-donor liver transplantation from adult to adult for primary biliary cirrhosis. Ann Intern Med 122:275–276. https://doi.org/10.7326/0003-4819-122-4-199502150-00006

Koenada C, Sato M (2022) Current situation of lung transplantation in Japan. Curr Chall Thorac Surg 4:1–7

Lee S, Hwang S, Park K, Lee Y, Choi D, Ahn C, Nah Y, Koh K, Han S, Park S et al (2001) An adult-to-adult living donor liver transplant using dual left lobe grafts. Surgery 129:647–650. https://doi.org/10.1067/msy.2001.114218

Lee SG, Song GW, Yoon YI (2019) An exceptional series: 5000 living donor liver transplantations at Asan Medical Center, Seoul, Korea. Transplantation 103:1739–1741. https://doi.org/10.1097/TP.0000000000002708

Lo CM, Fan ST, Liu CL, Wei WI, Lo RJ, Lai CL, Chan JK, Ng IO, Fung A, Wong J (1997) Adult-to-adult living donor liver transplantation using extended right lobe grafts. Ann Surg 226:261–269.; discussion 269-270,. https://doi.org/10.1097/00000658-199709000-00005

Michon L, Hamburger J, Oeconomos N, Delinotte P, Richet G, Vaysse J, Antoine B (1953) An attempted kidney transplantation in man: medical and biological aspects. Presse Med 61:1419–1423

Miller C, Florman S, Kim-Schluger L, Lento P, De La Garza J, Wu J, Xie B, Zhang W, Bottone E, Zhang D et al (2004) Fulminant and fatal gas gangrene of the stomach in a healthy live liver donor. Liver Transpl 10:1315–1319. https://doi.org/10.1002/lt.20227

Raia S, Nery JR, Mies S (1989) Liver transplantation from live donors. Lancet 2:497. https://doi.org/10.1016/s0140-6736(89)92101-6

Russell W (2016) Strong, FRCS (Eng), FRACS, FRACDS: pioneering live donor liver transplantation. Transplantation 100:1177–1179. https://doi.org/10.1097/TP.0000000000001235

Smith B (1969) Segmental liver transplantation from a living donor. J Pediatr Surg 4:126–132. https://doi.org/10.1016/0022-3468(69)90193-6

Strong RW, Lynch SV, Ong TH, Matsunami H, Koido Y, Balderson GA (1990) Successful liver transplantation from a living donor to her son. N Engl J Med 322:1505–1507. https://doi.org/10.1056/NEJM199005243222106

Sutherland DE, Goetz FC, Najarian JS (1980) Living-related donor segmental pancreatectomy for transplantation. Transplant Proc 12:19–25

Sutherland DE, Radosevich D, Gruessner R, Gruessner A, Kandaswamy R (2012) Pushing the envelope: living donor pancreas transplantation. Curr Opin Organ Transplant 17:106–115. https://doi.org/10.1097/MOT.0b013e32834ee6e5

Yagisawa T, Mieno M, Ichimaru N, Morita K, Nakamura M, Hotta K, Kenmochi T, Yuzawa K (2019) Trends of kidney transplantation in Japan in 2018: data from the kidney transplant registry. Ren Replace Ther 5. https://doi.org/10.1186/s41100-019-0199-6

Yamaoka Y, Washida M, Honda K, Tanaka K, Mori K, Shimahara Y, Okamoto S, Ueda M, Hayashi M, Tanaka A et al (1994) Liver transplantation using a right lobe graft from a living related donor. Transplantation 57:1127–1130

Rechtliche Aspekte

2

Sebastian Müller

Inhaltsverzeichnis

2.1 Einleitung

Die Spende und die Entnahme von menschlichen Organen oder Geweben zum Zwecke der Übertragung sowie für die Übertragung der Organe oder der Gewebe einschließlich der Vorbereitung dieser Maßnahmen ist im „Gesetz über die Spende, Entnahme und Übertragung von Organen und Geweben (Transplantationsgesetz, TPG)" vom 01.12.1997 geregelt.[1] Bis zu diesem Zeitpunkt waren die Transplantation allgemein und damit auch die Lebendspende – im Gegensatz zu fast allen anderen europäischen Staaten[2] – nicht speziell gesetzlich geregelt, sondern orientierten sich an allgemeinen Rechtsgrundsätzen sowie dem 1987 von der damaligen Arbeitsgemeinschaft Deutscher Transplantationszentren verabschiedeten Transplantationskodex.[3]

Nunmehr erlaubt das TPG die Lebendspende von Organen in engen Grenzen und unter besonderen Voraussetzungen. Dies wird allgemein damit begründet, dass es sich um einen für den Spender medizinisch nichtindizierten, fremdnüt-

[1] BGBl. I 1997, 2631.

[2] Augsberg, in: Höfling, Transplantationsgesetz, 2. Auflage 2013, § 8 Rn. 4; Nickel/Schmidt-Preisigke/Sengler, Transplantationsgesetz, 2001, § 8 Rn. 1; Scholz/Middel, in: Spickhoff, Medizinrecht, 3. Auflage 2018, § 8 Rn. 1; BT-Drs. 13/4355, S. 20.

[3] Nickel/Schmidt-Preisigke/Sengler, Transplantationsgesetz, 2001, Vor § 8 Rn. 2.

S. Müller (✉)
Richter am Landgericht Halle,
Halle (Saale), Deutschland
e-mail: sebastian.mueller@jura.uni-halle.de;
sebastian.mueller@justiz.sachsen-anhalt.de

U. Settmacher, F. Rauchfuß (Hrsg.), *Organtransplantation mit Lebendspende*,
https://doi.org/10.1007/978-3-662-65736-2_2

zigen Eingriff handelt, der den Spender körperlich beeinträchtigt und ihm gesundheitlich schaden kann. Vor diesem Hintergrund kommt der Freiwilligkeit der Lebendspende und der Verhinderung von Organhandel eine zentrale Bedeutung zu. Neben detaillierten spenderschützenden Regelungen werden aber auch empfängerbezogene Voraussetzungen für die Lebendspende geregelt.

2.1.1 Europarecht

Die Europäische Union hat die vertragliche Aufgabe, gemeinsame Qualitäts- und Sicherheitsstandards für die Bereitstellung, den Transport und die Verwendung von Organen auf Unionsebene festzulegen. Art. 168 Abs. 4 lit. a) des Vertrags über die Arbeitsweise der Europäischen Union (AEUV) ermächtigt die Europäische Union, Maßnahmen zur Festlegung hoher Qualitäts- und Sicherheitsstandards für Organe und Substanzen menschlichen Ursprungs sowie für Blut und Blutderivate zu erarbeiten. Auf dieser Grundlage haben das Europäische Parlament und der Rat der Europäischen Union am 07.07.2010 die Richtlinie 2010/53/EU über Qualitäts- und Sicherheitsstandards für zur Transplantation bestimmte menschliche Organe erlassen.[4] Gegenstand dieser Richtlinie sind insbesondere die Festlegung EU-weiter, einheitlicher Qualitäts- und Sicherheitsstandards für Entnahmekrankenhäuser, Transplantationszentren und andere Bereitstellungsorganisationen sowie Anforderungen an die Charakterisierung des Spenderorgans und das System der Rückverfolgbarkeit und die Meldung schwerwiegender Zwischenfälle und schwerwiegender unerwünschter Reaktionen.[5] Gemäß Art. 168 Abs. 7 AEUV bleiben die einzelstaatlichen Regelungen über die medizinische Verwendung von Organen und mithin die eigentliche chirurgische Transplantationshandlung von den gemäß Art. 168 Abs. 4 lit. a) AEUV ergriffenen Maßnahmen unberührt.[6] Auch die Regelungen der Organentnahme oder der Organverteilung lässt die Richtlinie unberührt. Regelungen hierzu bleiben den einzelnen Ländern vorbehalten. Die Richtlinie wurde in Deutschland durch das Gesetz zur Änderung des Transplantationsgesetzes vom 21.07.2012 umgesetzt.[7] Dieser rechtliche Rahmen der Lebendspende soll im Folgenden im Überblick dargestellt werden.

2.1.2 Rechtliche Grundlage in Deutschland

Das TPG wurde am 05.11.1997 vom Deutschen Bundestag verabschiedet und trat am 01.12.1997 in Kraft.[8] Zuvor war im Jahr 1994 durch eine Änderung des Grundgesetzes in Art. 76 Abs. 1 Nr. 26 GG die Gesetzgebungskompetenz des Bundes für Regelungen zur „Transplantation von Organen, Geweben und Zellen" geschaffen worden.[9] Ebenfalls im Jahr 1994 hatte die Bundesärztekammer die „Ständige Kommission Organtransplantation" gegründet, in der „Entscheidungshilfen und Kriterien zur Organspende, -vermittlung und -verteilung entwickelt werden sollten".[10]

Seitdem wurde das TPG mehrfach geändert. Am 04.09.2007 wurde das TPG durch das Gewebegesetz[11] in einer neuen Fassung veröffentlicht. Diese Änderung diente der Umsetzung der Richtlinie 2004/23/EG des Europäischen Parlaments und des Rates der Europäischen Union vom 31.03.2004 zur Festlegung von Qualitäts- und Sicherheitsstandards für die Spende, Beschaffung, Testung, Verarbeitung, Konservierung, Lagerung und Verteilung von menschlichen Geweben und Zellen (EU-Geweberichtlinie).[12] Im Jahr 2012 erfolgte eine umfassende Novellierung des TPG durch das bereits genannte Gesetz zur Änderung

[4] ABl. 2010 – L 207, 14.

[5] BT-Drs. 17/7376, S. 1.

[6] Vgl. Erwägungsgrund 8 der Richtlinie 2010/53/EU.

[7] BGBl. I 2012, 1601.

[8] Ausführlich zum Gesetzgebungsverfahren: König, in: Schroth/König/Gutmann/Oduncu, Transplantationsgesetz, 2005, Einl. Rn. 6. Scholz/Middel, in: Spickhoff, Medizinrecht, 3. Auflage 2018, 2005, Vorb. TPG Rn. 5.

[9] Gesetz zur Änderung des Grundgesetzes vom 27.10.1994, BGBl. I 1994, S. 3146.

[10] DÄBl. vom 16.12.1994, A 3482.

[11] Gewebegesetz vom 20.07.2007 (BGBl. I 2007, S. 1574).

[12] ABl. EU Nr. L 102 S. 48.

des Transplantationsgesetzes vom 21.07.2012[13] und durch Gesetz zur Regelung der Entscheidungslösung im Transplantationsgesetz vom 12.07.2012.[14]

Durch die Bundesländer wurden, in Ausfüllung der Aufträge im TPG, landesrechtliche Regelungen zu den Lebendspendekommissionen (§ 8 Abs. 3 S. 4 TPG) und den Transplantationsbeauftragten (§ 9b Abs. 4 TPG) getroffen.[15]

2.2 Vorgaben des TPG

Der 3. Abschnitt des TPG, die §§ 8 bis 8c TPG, regelt die Entnahme von Organen und Geweben bei lebenden Spendern. Erfasst werden menschliche Organe und Gewebe, soweit es um deren Spende und Entnahme zum Zwecke der Übertragung, deren Übertragung sowie zugehörige Vorbereitungsmaßnahmen geht. Keine Anwendung findet das TPG für Gewebe, die innerhalb ein- und desselben chirurgischen Eingriffs einer Person entnommen werden, um auf diese ohne Änderung ihrer stofflichen Beschaffenheit rückübertragen zu werden und für Blut und Blutbestandteile, § 1 Abs. 3 TPG. Innerhalb des 3. Abschnittes des TPG regelt § 8 TPG die Entnahme von Organen oder Geweben bei einer lebenden Person zum Zwecke der Übertragung auf andere Person. Die §§ 8a bis 8c TPG wurden durch das Gesetz über Qualität und Sicherheit von menschlichen Geweben und Zellen („Gewebegesetz", BGBl I 2007 Nr. 35, S. 1574 vom 27.07.2007) im Jahr 2007 in das TPG aufgenommen. § 8a TPG regelt die Voraussetzungen für die Entnahme von Knochenmark bei Minderjährigen. Nach § 8b TPG richtet sich die Entnahme von Organen oder Gewebe bei einer lebenden Person im Rahmen einer medizinischen Behandlung und deren Übertragung (§ 8b Abs. 1 TPG) sowie die Gewinnung von menschlichen Samenzellen, die für eine medizinisch unterstützte Befruchtung bestimmt sind (§ 8b Abs. 2 TPG). § 8c TPG normiert die Entnahme von Organen oder Geweben zum Zwecke der Rückübertragung auf dieselbe Person.

§ 8 TPG normiert in Absatz 1 zunächst grundlegende Zulässigkeitsvoraussetzungen der Lebendspende (Entnahmevoraussetzungen). In § 8 Abs. 2 TPG werden die Anforderungen an die Aufklärung des Spenders konkretisiert und in § 8 Abs. 3 TPG ergänzende Zulässigkeitsvoraussetzungen festgelegt.

2.2.1 Entnahmevoraussetzungen

Die Entnahmevoraussetzungen unterscheiden zwischen den Voraussetzungen beim Spender (§ 8 Abs. 1 S. 1 Nr. 1 TPG), beim Empfänger (§ 8 Abs. 1 S. 1 Nr. 2 TPG), zur Nachrangigkeit der Lebendspende (§ 8 Abs. 1 S. 1 Nr. 3 TPG), zum Arztvorbehalt (§ 8 Abs. 1 S. 1 Nr. 4 TPG) und zur Beschränkung des Spenderkreises (§ 8 Abs. 1 S. 2 TPG).

2.2.1.1 Voraussetzungen beim Spender

Die Entnahme von Organen oder Geweben zum Zwecke der Übertragung auf andere ist nur bei einer volljährigen und einwilligungsfähigen Person zulässig, die nach § 8 Abs. 2 S. 1 und 2 TPG aufgeklärt worden ist und in die Entnahme eingewilligt hat. Mit dieser Regelung knüpft das TPG an die 25 Leitsätze für die Transplantation menschlicher Organe, die die Weltgesundheitsorganisation auf ihrer 44. Versammlung am 13.05.1991 verabschiedeten, an.[16] Eine Lebendspende durch volljährige, nichteinwilligungsfähige Personen ist generell unzulässig. Die Einwilligungsfähigkeit setzt im Zusammenhang mit einer Lebendspende voraus, dass der Spender über ein Einsichts- und Urteilsvermögen verfügt, aufgrund dessen er die Bedeutung der Organentnahme und alle damit verbundenen Beeinträchtigungen und Risiken überblicken und einschätzen kann.[17] Bei Zweifeln an der Einwilligungsfähig-

[13] BGBl. I 2012, 1601.

[14] BGBl. I 2012, 1504.

[15] Ausführlich bezogen auf den Regelungsauftrag in § 8 Abs. 3 S. 2 TPG: Fateh-Moghadam, MedR 2003, 245.

[16] BT-Drs. 13/4355, S. 20.

[17] Zwischenbericht der Enquete-Kommission Ethik und Recht der modernen Medizin – Organlebendspende, BT-Drs. 15/5050, S. 20.

keit des potenziellen Organspenders ist vor der Aufklärung beispielsweise ein Facharzt für Psychiatrie hinzuzuziehen.

Überdies muss der Spender nach ärztlicher Beurteilung als Spender (medizinisch) geeignet sein und darf nicht über das Operationsrisiko hinaus gefährdet oder über die unmittelbaren Folgen der Entnahme hinaus gesundheitlich schwer beeinträchtigt werden (**Spenderindikation**). Wann ein potenzieller Spender (medizinisch) geeignet ist, wird durch das TPG nicht vorgegeben. Bedeutung kommt dem nur im Zusammenhang mit der zusätzlich genannten Begrenzung des Operationsrisikos sowie der drohenden gesundheitlichen Beeinträchtigung zu.[18] Ausgeschlossen ist eine Lebendspende demnach, wenn der Spender ein erhöhtes Operationsrisiko hat oder ihm schwere gesundheitliche Risiken drohen. Risiken für den Spender sind vor dessen Einwilligung in die Lebendspende sorgfältig abzuklären. Maßgeblich hierfür ist die ärztliche Beurteilung vor der Lebendspende.

2.2.1.2 Voraussetzungen beim Empfänger

Die Lebendspende muss nach ärztlicher Beurteilung geeignet sein, das Leben des Empfängers zu erhalten oder bei ihm eine schwerwiegende Krankheit zu heilen, ihre Verschlimmerung zu verhüten oder ihre Beschwerden zu lindern (**Empfängerindikation**, § 8 Abs. 1 S. 1 Nr. 2 TPG). Dies setzt nach medizinischen Kriterien voraus, dass das Organ gesund, voll funktionsfähig und zur Übertragung auf den konkreten Empfänger geeignet ist. Ungeeignet ist ein Organ etwa bei der Gefahr der Übertragung von Krankheiten, die den Empfänger gefährden können und bei mangelnder Gewebeverträglichkeit.[19] Maßgeblich ist hier, wie auch bei der Beurteilung der Spenderindikation, die ärztliche Beurteilung vor der Lebendspende. Die Einzelheiten der Anforderungen an die zum Schutz der Organempfänger erforderlichen Maßnahmen sind Richtlinie der Bundesärztekammer zur medizinischen Beurteilung von Organspendern und zur Konservierung von Spenderorganen gemäß § 16 Abs. 1 S. 1 Nr. 4 a) und b) TPG geregelt.

2.2.1.3 Subsidiarität der Lebendspende

Eine Lebendspende ist nur zulässig, wenn im Fall der Organentnahme ein geeignetes, einem Spender nach dem Tode entnommenes Organ zum Zeitpunkt der Organentnahme nicht zur Verfügung steht (Subsidiaritätsklausel, § 8 Abs. 1 S. 1 Nr. 3 TPG). Nach dem Willen des Gesetzgebers dürfe die Zulassung der Lebendspende nicht dazu führen, dass das Bemühen um die Gewinnung von postmortal gespendeten Organen vernachlässigt werde.[20] Daraus wird geschlussfolgert, dass die Lebendspende nur die letzte Möglichkeit sein dürfe, wenn ein postmortal gespendetes Organ nicht oder nicht rechtzeitig verfügbar ist.[21] Dies ist dann anzunehmen, wenn der potenzielle Empfänger bereits in die Warteliste für ein postmortal gespendetes Organ aufgenommen wurde und ein postmortal gespendetes Organ im Zeitpunkt der Lebendspende nicht zur Verfügung steht.[22] Angesicht langer Wartezeiten auf ein postmortal gespendetes Organ und vor dem Hintergrund der (langfristigen) Ergebnisse der Lebendspenden dürfte diesem Kriterium regelmäßig nur eine untergeordnete Bedeutung zukommen.[23]

2.2.1.4 Arztvorbehalt

Der Organentnahme muss gemäß § 8 Abs. 1 S. 1 Nr. 4 TPG zwingend durch einen Arzt vorgenommen werden. Weitere Anforderungen an den „Arzt" enthält das TPG nicht. Insbesondere erfordert das TPG keine besondere fachärztliche Qualifikation oder konkrete Erfahrungen in der

[18] Augsberg, in: Höfling, Transplantationsgesetz, 2. Auflage 2013, § 8 Rn. 29.

[19] Vgl. die Gesetzesbegründung, BT-Drs. 13/4355, S. 20.

[20] BT-Drs. 13/4355, S. 20.

[21] Nickel/Schmidt-Preisigke/Sengler, Transplantationsgesetz, 2001, § 8 Rn. 9; Scholz/Middel, in: Spickhoff, Medizinrecht, 3. Auflage 2018, § 8 Rn. 6.

[22] Nickel/Schmidt-Preisigke/Sengler, Transplantationsgesetz, 2001, § 8 Rn. 9.

[23] Ausführlich hierzu: Gutmann, in: Schroth/König/Gutmann/Oduncu, Transplantationsgesetz, 2005, § 8 Rn. 23.

Transplantationsmedizin.[24] Abzustellen ist auf die allgemeinen Regeln der Bundesärzteordnung (BÄO). Einbezogen sind damit approbierte Ärzte (§§ 2a, 3 BÄO), Personen mit einer Erlaubnis zur vorübergehenden Ausübung des ärztlichen Berufs (§§ 2 Abs. 2, 10 BÄO) oder Personen, die nach Unionsrecht als Dienstleistungserbringer zur vorübergehenden ärztlichen Tätigkeit in Deutschland zugelassen sind (§§ 2 Abs. 3, 10b BÄO).[25]

2.2.1.5 Beschränkung des Spenderkreises

Der Spenderkreis bei der Explantation nichtregenerierungsfähiger Organe, das sind alle Organe, die sich beim Spender nach der Entnahme nicht wieder bilden können (§ 1a Abs. 3 TPG) wird durch § 8 Abs. 1 S. 2 TPG – um die Freiwilligkeit der Organspende zu sichern und der Gefahr des Organhandels zu begegnen[26] – zusätzlich beschränkt. Danach ist die Entnahme einer Niere, des Teils einer Leber oder anderer nichtregenerierungsfähiger Organe nur zulässig zum Zwecke der Übertragung auf Verwandte ersten oder zweiten Grades, Ehegatten, eingetragene Lebenspartner, Verlobte oder andere Personen, die dem Spender in besonderer persönlicher Verbundenheit offenkundig nahestehen.[27] Nichtregenerierungsfähige Organe im Sinne dieser Vorschrift sind Nieren, Lungenlappen, Teile des Dünndarms und Teile der Bauchspeicheldrüse. Auch die Leber bzw. Lebersegmente fallen ausweislich des Gesetzeswortlautes hierunter. Verwandte ersten oder zweiten Grades eines Spenders sind Eltern, Kinder, Großeltern, Enkel und Geschwister (gleich ob voll- oder halbbürtig), § 1589 Abs. 1 S. 3 BGB. Bei der Ehe (§§ 1303 ff. BGB; § 13 EGBGB), der Lebenspartnerschaft (§ 1 LPartG) und dem Verlöbnis (§§ 1297 ff. BGB) soll jeweils der aktuelle Rechtszustand maßgeblich sein. Ehemalige (Ehe)partner oder -verlobte sind daher nicht erfasst.[28]

Die besondere persönliche Verbundenheit zwischen Spender und Empfänger erfordert sowohl innere Merkmale (in der Regel eine gemeinsame Lebensplanung mit innerer Bindung), als auch regelmäßig äußere Merkmale (etwa eine gemeinsame Wohnung oder häufige Kontakte). Eine solche besondere persönliche Verbundenheit kann beispielsweise zwischen Partner „einer auf Dauer angelegten häuslichen Gemeinschaft" bestehen.[29] Bei lediglich „ökonomisch motivierten Zweckgemeinschaften" und „befristeten oder zufälligen, häuslichen Gemeinschaften" kann dagegen allein aus dem Zusammenleben nicht auf eine besondere persönliche Verbundenheit geschlossen werden. Nicht ausreichend ist zudem ein ständiger Kontakt (Briefträger, Bankangestellter, Arzt oder Priester).[30] Andererseits ist die innere Bindung nicht zwingend an die häusliche Gemeinschaft gebunden. Sie kann vielmehr auch bei räumlicher Trennung bestehen.[31] Maßgeblich ist, dass zwischen dem Spender und dem Empfänger in äußerer und innerer Hinsicht eine Verbindung besteht, bei der sich – wie etwa bei Verwandten – typischerweise die Vermutung aufstellen lässt, „dass der Entschluss zur Organspende ohne äußeren Zwang und frei von finanziellen Erwägungen getroffen wurde."[32]

Die besondere persönliche Verbundenheit zwischen Spender und Empfänger muss „offenkundig" sein. Dies erfordert eine objektivierbare oder jedenfalls begründbare Verbundenheit. Hierfür genügt regelmäßig, wenn sie für den Arzt oder Psychologen, der an dem Prozess der Ent-

[24] Vgl. aber die Richtlinie der Bundesärztekammer zur medizinischen Beurteilung von Organspendern und zur Konservierung von Spenderorganen gemäß § 16 Abs. 1 S. 1 Nr. 4 a) und b) TPG.

[25] Augsberg, in: Höfling, Transplantationsgesetz, 2. Auflage 2013, § 8 Rn. 4.

[26] BT-Drs. 13/4355, S 20.

[27] Aus verfassungsrechtlicher Sicht begegnet diese Beschränkung der Lebendspende keinen Bedenken, vgl. BVerfG, Beschluss vom 11.08.1999 – 1 BvR 2181/98.

[28] Augsberg, in: Höfling, Transplantationsgesetz, 2. Auflage 2013, § 8 Rn. 60; Gutmann, in: Schroth/König/Gutmann/Oduncu, Transplantationsgesetz, 2005, § 8 Rn. 32.

[29] BT-Drs. 13/4355, S. 20 f.; Scholz/Middel, in: Spickhoff, Medizinrecht, 3. Auflage 2018, § 8 Rn. 8.

[30] VG Hamburg, Beschluss vom 07.03.2007 – 15 E 543/07.

[31] BT-Drs. 13/4355, S. 20.

[32] BVerfG, Beschluss vom 11.08.1999 – 1 BvR 2181/98.

scheidung bis zur Transplantation beteiligt ist, im beruflichen Kontakt eindeutig erkennbar ist.[33]

Durch die Begrenzung des Spenderkreises bei der Explantation nichtregenerierungsfähiger Organe werden sowohl die ungezielte Lebendspende an fremde oder anonyme Empfänger als auch die Einführung von sog. Austausch- und Poolmodellen ausgeschlossen.

2.2.1.6 Überkreuzlebendspende

Die Zulässigkeit der Überkreuzlebendspende ist mangels konkreter Vorgaben im TPG, anhand der Grenzen des Organhandelverbotes und der strafbewehrten Einschränkung des Spenderkreises nach den §§ 8 Abs. 1 S. 2 sowie 17 Abs. 1 S. 1, 18 Abs. 1, 19 Abs. 1 Nr. 2 TPG zu beurteilen. Insbesondere muss die von § 8 Abs. 1 S. 2 TPG geforderte persönliche Verbundenheit zwischen dem jeweiligen Spender und Empfänger bestehen. Die besondere persönliche Verbundenheit zum eigenen Partner allein genügt nicht. Vielmehr muss auch zwischen dem Spender und der Person, auf die das Organ übertragen werden soll, die vom Gesetz geforderte, besondere persönliche Verbundenheit bestehen.[34]

Die Überkreuzlebendspende erfüllt diese Voraussetzungen nur dann, wenn sich zwischen den Spender/Empfängerpaaren „eine hinreichend intensive und gefestigte Beziehung“ entwickelt hat.[35] Hierfür genügt es nicht, dass der persönliche Kontakt zwischen den Partnern der Lebendspende einzig auf den Zweck der Durchführung der Organspende beschränkt ist. Das Bestehen einer persönlichen Verbundenheit wird allerdings nicht dadurch ausgeschlossen, dass sich die Organempfänger und Organspender erst auf der Suche nach einem für die Überkreuzlebendspende geeigneten Ehepaar kennen gelernt haben und die Beziehung erst eine relativ kurze Dauer hat (dem Erfordernis eines „längeren Zeitraums“ dürften über wenige Wochen erstreckende Bekanntschaften nicht genügen).[36]

2.2.2 Aufklärung des Spenders

Nach § 8 Abs. 1 S. 1 Nr. 1 lit. a), Abs. 2 TPG ist der Spender durch einen Arzt in verständlicher Form über die konkret bezeichneten aufklärungspflichtigen Umstände aufzuklären. Da die Lebendspende für den Spender medizinisch nicht indiziert und für dessen Gesundheit auch nicht vorteilhaft ist, sind die Anforderungen an die Aufklärung des Spenders besonders streng.[37] Allgemein gilt nach der Rechtsprechung des Bundesgerichtshofs „je weniger ein ärztlicher Eingriff medizinisch geboten ist, umso ausführlicher und eindrücklicher ist der Patient, dem dieser Eingriff angeraten wird oder den er selbst wünscht, über dessen Erfolgsaussichten und etwaige schädliche Folgen zu informieren.“[38]

Bei der Aufklärung ist auf eine sprachlich und inhaltlich verständliche Form zu achten (vgl. § 630e Abs. 2 S. 1 Nr. 3 BGB), wobei es auf die individuelle Verständnismöglichkeit und damit auch auf den Zustand des Patienten ankommt. Demnach hat sich die Aufklärung am körperlichen, geistigen und seelischen Zustand des konkreten Spenders zu orientieren. Dabei sind die Lebensverhältnisse, der Bildungsgrad und gegebenenfalls der Beruf, die Sprachkenntnisse sowie der Bedarf an fachspezifischen Informationen zu berücksichtigen.[39] Bestehen keine Besonderheiten, kann auf den allgemeinen Sprachgebrauch

---

[33] Augsberg, in: Höfling, Transplantationsgesetz, 2. Auflage 2013, § 8 Rn. 65; Gutmann, in: Schroth/König/Gutmann/Oduncu, Transplantationsgesetz, 2005, § 8 Rn. 34.

[34] Augsberg, in: Höfling, Transplantationsgesetz, 2. Auflage 2013, § 8 Rn. 66 ff.; Bachmann/Bachmann, MedR 2007, 94; Nickel/Preisigke, MedR 2004, S. 307 ff.; Neft, NZW 2004, S. 519 ff.; Schroth, JZ 2004, S. 469 ff.; Besold/Rittner, MedR 2005, S. 502 ff.

[35] BSG, Urteil vom 10.12.2003, Az. B 9 VS 1/01 R; Augsberg, in: Höfling, Transplantationsgesetz Kommentar, 2. Auflage 2013, § 8 Rn. 67.

[36] Augsberg, in: Höfling, Transplantationsgesetz, 2. Auflage 2013, § 8 Rn. 68.

[37] Augsberg, in: Höfling, Transplantationsgesetz, 2. Auflage 2013, § 8 Rn. 71.

[38] BGH, Urteil vom 06.11.1990 - VI ZR 8/9 (zu kosmetischen Operationen); vgl. auch BT-Drs. 16/3146, S. 29.

[39] Tag, in: Münchener Kommentar zum StGB, 3. Auflage 2017, § 8 TPG Rn. 20.

im konkreten Kontext abgestellt werden.[40] Ist der Spender der deutschen Sprache nicht hinreichend mächtig, ist eine sprachkundige Person oder ein Dolmetscher hinzuzuziehen.[41] Der aufklärende Arzt kann sich zur Unterstützung besonderer Merk- und Informationsblätter bedienen. Allerdings ersetzen die ausgehändigten Formulare und Merkblätter nicht das erforderliche Aufklärungsgespräch.

Der Spender kann nicht auf die Aufklärung verzichten, da der der Arzt durch § 8 Abs. 1 S. 1 Nr. 1 lit. b) und Abs. 2 TPG gesetzlich verpflichtet ist, den Spender aufzuklären. Insoweit handelt es sich um eine verpflichtende Regelung, deren Einhaltung auch durch die Lebendspendekommission überprüft wird.

Die Einwilligung kann gemäß § 8 Abs. 2 S. 5 TPG schriftlich oder mündlich (bis zur Vornahme des Eingriffs) widerrufen werden. Dies entspricht der allgemeinen Regel in § 630d Abs. 3 BGB, dass die Einwilligung jederzeit und ohne Angabe von Gründen formlos widerrufen werden kann. Der Widerruf kann gegenüber dem behandelnden Arzt, aber auch gegenüber anderen tatsächlich behandelnden Personen erklärt werden.

Eine fehlerhafte oder unterlassene ärztliche Aufklärung kann neben strafrechtlichen Sanktionen (Abschn. 2.4) auch Schadensersatzansprüche auslösen.

2.2.2.1 Anforderungen an die Aufklärung

Die konkreten Anforderungen an die Aufklärung des Spenders sind in § 8 Abs. 2 Nr. 1 bis 6 TPG geregelt:

Der Spender ist (1.) über den Zweck und die Art des Eingriffs aufzuklären. Hierfür sind dem Spender die medizinischen Hintergründe der Transplantation sowie der Umfang und die Dauer der Transplantation zu vermitteln. Dem Spender ist, sofern ihm dies nicht klar sein sollte, deutlich zu machen, dass der Eingriff für ihn medizinisch nicht indiziert ist.

Der Spender ist weiter (2.) über die Untersuchungen sowie das Recht, über die Ergebnisse der Untersuchungen unterrichtet zu werden, aufzuklären. In diesem Zusammenhang sind dem Spender Ausmaß, Umfang und Ergebnis des Evaluationsprozesses sowie alle notwendigen Untersuchungen und Maßnahmen während der Evaluation, insbesondere Kompatibilitätsuntersuchungen zu erläutern. Erforderlich ist auch ein Hinweis darauf, dass der Spender auf HIV oder Hepatitis-Viren untersucht wird.[42]

Ferner sind dem Spender (3.) die Maßnahmen, die seinem Schutz dienen, sowie Umfang und mögliche, auch mittelbare Folgen und Spätfolgen der beabsichtigten Organ- oder Gewebeentnahme für seine Gesundheit zu erläutern. In diesem Zusammenhang sind dem Spender zunächst allgemeine Operationsrisiken, Gefahren der Anästhesie und mögliche chirurgische Komplikationen sowie allgemeine aus dem Verlust des gespendeten Organs oder Gewebes folgende Risiken aufzuzeigen. Hierzu gehört auch das Risiko, dass mit der Organentnahme verbunden ist, insbesondere sein Mortalitätsrisiko. Ist im Einzelfall mit einem erhöhten Risiko für den Spender, etwa infolge einer Fettstoffwechselstörung, erhöhtem Blutdruck, fortgeschrittenem Alter, einer Gefäßerkrankung oder Nikotingenuss zu rechnen, ist eine explizite und umfängliche Aufklärung über das erhöhte Risiko erforderlich.[43] Darüber hinaus ist auf mögliche (Spät)folgen (Wundheilungsstörungen, Infektionen, Thrombosen, Embolien, Lungenentzündungen, Bildung von Nierensteinen, Narbenproblemen)[44] hinzuweisen. Hierzu zählen auch Informationen über die Dauer des Krankenhausaufenthalts und eine mögliche Arbeitsunfähigkeit. In viel beachteten Entscheidungen hat sich der Bundesgerichtshof inzwischen zu den Aufklärungsanforderungen gemäß § 8 Abs. 2 S. 1 Nr. 3 TPG geäußert. Bei einer Teilleberleberspende ist der Spender dem-

[40] BGH, Urteil vom 29.01.2019 – VI ZR 117/18.

[41] BT-Drs. 17/10488, 25.

[42] BT-Drs. 16/3146, S. 29.

[43] Schroth, in: Schroth/König/Gutmann/Oduncu, Transplantationsgesetz (TPG), 2005, § 19 Rn. 69.

[44] So: Augsberg, in: Höfling, Transplantationsgesetz, 2. Auflage 2013, § 8 Rn. 77.

nach in verständlicher Form auch auf das Risiko möglicher psychischer postoperativer Komplikationen sowie über das Risiko von Narbenbrüchen und die Gefahr dauerhafter Schmerzen aufzuklären.[45] Die Aufklärung vor einer Nierenlebendspende erfordert, insbesondere bei Spendern mit bereits präoperativ im unteren Grenzbereich liegenden Nierenfunktionswerten, den konkreten Hinweis auf das hierdurch erhöhte Risiko. Eine allgemeine Erläuterung, dass es grundsätzlich durch die Entnahme einer Niere zu einem Abfall der Nierenfunktionswerte komme, der nicht vollständig durch die verbleibende Niere kompensiert werde, sei unzureichend.[46] Die Information, dass nach mehr als 20 Jahren Einnierigkeit eine Abnahme der Nierenfunktion festgestellt werde, die etwa 10 % über das altersentsprechende Maß hinausgehe, und dass die einseitige Entfernung einer Niere bei einem gesunden Menschen nicht zu einer zunehmenden Einschränkung der Nierenfunktion führe, sei irreführend.[47] Erforderlich ist insbesondere bei Nierenlebendspenden regelmäßig eine Aufklärung über das Fatigue-Risiko.[48]

Weiterhin ist der Spender (4.) auf die ärztliche Schweigepflicht hinzuweisen.

Erforderlich ist zudem (5.) eine Aufklärung des Spenders über die zu erwartende Erfolgsaussicht der Organ- oder Gewebeübertragung und die Folgen für den Empfänger sowie sonstige Umstände, denen er erkennbar eine Bedeutung für die Spende beimisst. Aus der Verpflichtung, den Spender über die zu erwartende Erfolgsaussicht der Organ- oder Gewebeübertragung beim Organempfänger aufzuklären, folgt, dass der Spender nicht nur über seinen eigenen Risiken, sondern auch über die prognostizierten Erfolgsaussichten beim Empfänger im konkreten Einzelfall sowie die allgemeinen und konkreten Risiken für den Empfänger informiert werden muss.[49] Da hiervon in der Regel Angaben aus Diagnose- und Therapiemaßnahmen sowie Untersuchungsergebnissen beim Empfänger umfasst sind, die grundsätzlich unter die ärztliche Schweigepflicht fallen, ist eine gegenseitige Entbindung der Ärzte von der Schweigepflicht erforderlich.[50] Notwendig ist in der Regel auch der Hinweis über die grundsätzlich bestehende Behandlungsalternative der Transplantation eines postmortal gespendeten Organs sowie der Hinweis auf die gesetzliche Nachrangigkeit der Lebendspende. Schließlich hat sich die Aufklärung auf sonstige Umstände zu erstrecken, denen der Spender erkennbar eine Bedeutung für die Spende beimisst. Hierzu zählen im Einzelfall etwa Folgerisiken für die Berufstätigkeit, aber auch psychische, moralische und soziale Komplikationen.

Die Aufklärung umfasst (6.) auch die mit der Organentnahme verbundene Erhebung und Verwendung personenbezogener Daten. Daneben ist der Spender nach § 8 Abs. 2 S. 2 TPG darüber zu informieren, dass seine Einwilligung Voraussetzung für die Organ- oder Gewebeentnahme ist.

2.2.2.2 Arztvorbehalt

Die Aufklärung muss durch *einen* Arzt erfolgen. Auch hier werden durch das TPG keine Anforderungen an die Qualifikation des Arztes vorausgesetzt. Nach dem Wortlaut des TPG muss die Aufklärung auch nicht zwingend durch den *behandelnden* Arzt erfolgen. Der behandelnde Arzt ist jedoch allgemein durch § 630e BGB verpflichtet, den Patienten über sämtliche für die Einwilligung wesentlichen Umstände aufzuklären. Eine vollständig verantwortungsbefreiende Übertragung der Aufklärungspflicht vom behandelnden Arzt auf einen anderen Arzt ist damit nicht möglich.[51] Zudem ist eine Delegation der

[45] BGH, Urteil vom 11.02.2020 – VI ZR 415/18.

[46] BGH, Urteil vom 29.01.2019 – VI ZR 495/16; BGH, Urteil vom 29.01.2019 – VI ZR 318/17.

[47] BGH, Urteil vom 29.01.2019 – VI ZR 318/17.

[48] So: OLG Hamm, Urteil vom 05.07.2017 – I-3 U 172/16, offen gelassen durch: BGH, Urteil vom 29.01.2019 – VI ZR 495/16; BGH, Urteil vom 29.01.2019 – VI ZR 318/17.

[49] Schroth, in: Schroth/König/Gutmann/Oduncu, Transplantationsgesetz (TPG), 2005, § 19 Rn. 73.

[50] Die gegenseitige Entbindung der Ärzte von der Schweigepflicht sollte dokumentiert werden.

[51] So auch: Augsberg, in: Höfling, Transplantationsgesetz, 2. Auflage 2013, § 8 Rn. 77.

Aufklärungspflicht an das Pflegepersonal unzulässig.

Die Aufklärung hat gemäß § 8 Abs. 2 S. 3 TPG in Anwesenheit eines weiteren Arztes, der weder an der Organentnahme noch an der Organübertragung beteiligt sein darf und auch nicht den Weisungen eines Arztes unterstehen darf, der an diesen Maßnahmen beteiligt ist, sowie, soweit erforderlich, anderer sachverständiger Personen zu erfolgen. Andere „sachverständige Personen" können den aufklärenden Arzt etwa in psychologisch oder versicherungsrechtlicher Hinsicht im Sinne einer möglichst umfassenden Information unterstützen. Die Folgen eines Verstoßes gegen § 8 Abs. 2 S. 3 TPG sind gesetzlich nicht geregelt. Nach Auffassung der Rechtsprechung führt ein solcher Verstoß indes nicht zur Rechtswidrigkeit des Eingriffs bzw. die Unwirksamkeit der Einwilligung des Organspenders in die Organentnahme, da es sich (lediglich) um eine verfahrensrechtliche Vorschrift handelt, „die eine objektive und unbeeinflusste Entscheidung des Spenders gewährleisten soll".[52]

2.2.2.3 Niederschrift

Auch die Anforderungen an die Dokumentation der Aufklärung werden durch das TPG geregelt. Nach § 8 Abs. 2 S. 4 TPG sind der Inhalt der Aufklärung und die Einwilligungserklärung des Spenders in einer Niederschrift aufzuzeichnen, die von den aufklärenden Personen, dem aufklärenden Arzt und gegebenenfalls weiteren hinzugezogenen Personen, dem weiteren Arzt und dem Spender zu unterschreiben ist. Die Niederschrift ist gemäß § 15 Abs. 1 und 3 TPG für 30 Jahre aufzubewahren und anschließend zu löschen oder zu anonymisieren.[53]

[52] BGH, Urteil vom 29.01.2019 – VI ZR 495/16; OLG Düsseldorf, Urteil vom 25.08.2016 – I-8 U 115/12.

[53] Für Patientenakten gilt gemäß § 630f Abs. 3 BGB grundsätzlich eine Aufbewahrungsfrist von 10 Jahren. Die Verlängerung der Aufbewahrungsfrist in § 15 Abs. 1 TPG rechtfertigt sich durch die medizinische Frage der Rückverfolgbarkeit, vgl. Scholz/Middel, in: Spickhoff, Medizinrecht, 3. Auflage 2018, § 15 Rn. 2.

Zu dokumentieren ist „der Inhalt der Aufklärung". Gemeint ist der Gegenstand der konkreten Aufklärung und deren wesentliche Bestandteile im Einzelfall. Die zum Teil verwendete „Checkliste Konsensusgespräch" mit einer Aufstellung über das Vorliegen bzw. Nichtvorliegen bestimmter Erklärungen und Untersuchungen ohne die Hinweise auf konkrete Risiken oder besondere Umstände der Lebendspende, genügt der nach § 8 Abs. 2 S. 4 TPG erforderlichen schriftlichen Aufzeichnung des „Inhalt(s) der Aufklärung" nicht.[54] Der Inhalt des konkreten Aufklärungsgesprächs sollte daher möglichst protokolliert werden, wobei auf unterstützende und ergänzende Bezugnahme auf Formulare möglich ist.[55]

Für das Einsichtsrecht gelten die allgemeinen Regeln des § 630g BGB. Danach ist dem Patienten auf Verlangen unverzüglich Einsicht in die vollständige, ihn betreffende Patientenakte zu gewähren, soweit der Einsichtnahme nicht erhebliche therapeutische Gründe oder sonstige erhebliche Rechte Dritter entgegenstehen.

2.2.3 Aufklärung des Empfängers

Für den Empfänger stellt die Transplantation einen Heileingriff dar. Die Anforderungen an die Aufklärung des Empfängers sind daher nicht speziell gesetzlich geregelt. Es gelten grundsätzlich die allgemeinen, den ärztlichen Heileingriff betreffenden Regelungen.[56] Dementsprechend ist der Empfänger über sämtliche für die Einwilligung wesentlichen Umstände aufzuklären. Dazu gehören insbesondere Art, Umfang, Durchführung, zu erwartende Folgen und Risiken der Maßnahme sowie ihre Notwendigkeit, Dringlichkeit, Eignung und Erfolgsaussichten im Hinblick auf die Diagnose bzw. die Therapie (§ 630e BGB). Erforderlich ist darüber hinaus der Hinweis auf eine mögliche Abstoßungsreaktion und

[54] BGH, Urteil vom 29.01.2019 – VI ZR 495/16.

[55] Augsberg, in: Höfling, Transplantationsgesetz, 2. Auflage 2013, § 8 Rn. 88.

[56] Vgl. §§ 630d und 630e BGB.

die Notwendigkeit der Entfernung des transplantierten Organs. Zur Aufklärung über die Folgen der Transplantation gehört die Erläuterung über die notwendige Einnahme von Immunsuppressiva und mögliche Auswirkungen auf bestehende Vorerkrankungen (bspw. Herzerkrankungen, Diabetes).[57]

Überdies ist der Empfänger auch über die Risiken der Transplantation für den Spender sowie mögliche, auch mittelbare Folgen und Spätfolgen der beabsichtigten Organentnahme für dessen Gesundheit, aufzuklären.

2.2.4 Bereitschaft zur Nachbetreuung

Die Lebendspende von Organen darf nach § 8 Abs. 3 S. 1 TPG erst durchgeführt werden, nachdem sich der Spender und der Empfänger zur Teilnahme an einer ärztlich empfohlenen Nachbetreuung bereit erklärt haben. Nach dem Willen des Gesetzgebers soll hierdurch eine optimale ärztliche und psychische Betreuung geschaffen und der Erfolg der Transplantation auf Dauer gesichert werden.[58] Weitere konkrete Vorgaben zur Nachbetreuung von Spender und Empfänger, insbesondere zu Art und Umfang der Nachbetreuung oder zum Ort der Nachbetreuung, enthält das TPG nicht. Insbesondere ist nicht geregelt, dass die Nachsorge zwingend im Transplantationszentrum erfolgen muss.

Allerdings sind die Transplantationszentren gemäß § 10 Abs. 2 S. 1 Nr. 7 TPG verpflichtet, vor und nach einer Organübertragung Maßnahmen für eine erforderliche psychische Betreuung der Patienten im Krankenhaus (Spender und Empfänger) sicherzustellen und gemäß § 10 Abs. 2 S. 1 Nr. 8 TPG, nach Maßgabe des SGB V Maßnahmen zur Qualitätssicherung durchzuführen, die auch die Nachbetreuung von Organspendern umfassen. Diese Verpflichtung der Transplantationszentren nach § 10 Abs. 2 S. 1 Nr. 7 und Nr. 8 TPG beschränkt sich allerdings „auf die im Zusammenhang mit der stationären Behandlung erforderlichen Maßnahmen".[59]

Halten sich Spender und Empfänger nach der Transplantation nicht an die erklärte Bereitschaft zur Nachbetreuung, so bleibt dies sanktionslos und führt auch nicht zur (nachträglichen) Unzulässigkeit der Organentnahme. Dennoch sollten die Transplantationszentren vor der Organentnahme die ernsthafte Bereitschaft zur Teilnahme an einer ärztlich empfohlenen Nachbetreuung bei Spender und Empfänger feststellen und die Nachbetreuung etwa durch Vergabe von Nachsorgeterminen unterstützen.[60]

2.2.5 Lebendspendekommission

Die Entnahme von Organen bei einem Lebenden darf nach § 8 Abs. 3 S. 2 TPG erst durchgeführt werden, wenn die nach Landesrecht zuständige Kommission gutachtlich dazu Stellung genommen hat, ob begründete tatsächliche Anhaltspunkte dafür vorliegen, dass die Einwilligung in die Organspende nicht freiwillig erfolgt oder das Organ Gegenstand verbotenen Handeltreibens nach § 17 TPG ist. Damit enthält das TPG die sachlich-inhaltliche Aufgabenbestimmung für die Lebendspendekommissionen und den Regelungsauftrag an die Länder, diese einzurichten.

Das TPG gibt weiter lediglich vor, dass der Kommission ein Arzt, der weder an der Entnahme noch an der Übertragung von Organen beteiligt ist, noch Weisungen eines Arztes untersteht, der an solchen Maßnahmen beteiligt ist, eine Person mit der Befähigung zum Richteramt und eine in psychologischen Fragen erfahrene Person angehören müssen, § 8 Abs. 3 S. 3 TPG. Die Details, insbesondere zur Zusammensetzung der Kommission, zum Verfahren und zur Finanzierung,

[57] Augsberg, in: Höfling, Transplantationsgesetz, 2. Auflage 2013, § 8 Rn. 82.

[58] BT-Drs. 13/4355, S. 21.

[59] Nickel/Schmidt-Preisigke/Sengler, Transplantationsgesetz, 2001, § 8 Rn. 33.

[60] Nickel/Schmidt-Preisigke/Sengler, Transplantationsgesetz, 2001, § 8 Rn. 33.

sind gemäß § 8 Abs. 3 S. 4 TPG durch Landesrecht zu bestimmen.

Die Stellungnahme hat „gutachterlichen Charakter",[61] entlastet den die Organentnahme durchführenden Arzt nicht. Dieser muss sich selbst vergewissern, ob der Spender eine wirksame, freiwillig erfolgte und nicht kommerziell motivierte, Einwilligung in die Organentnahme erteilt hat.[62]

2.3 Versicherungsrechtliche Absicherung

Die Niederschrift über den Inhalt der Aufklärung muss nach § 8 Abs. 2 S. 5 TPG auch eine Angabe über die versicherungsrechtliche Absicherung der gesundheitlichen Risiken des Spenders enthalten.

Bereits seit der Entscheidung des Bundessozialgerichts vom 12.12.1972 wird die Übertragung von körpereigenem Gewebe auf einen Dritten als ein Teil der Krankenhilfe für den Organempfänger betrachtet. Aufwendungen für die ambulante und stationäre Behandlung des Organspenders – sind demnach „jedenfalls dann, wenn die Organentnahme komplikationslos verläuft" – als Nebenleistung zu der dem Empfänger zu gewährenden Krankenhilfe von dessen Krankenkasse zu tragen.[63] Mit dem Gesetz zur Änderung des Transplantationsgesetzes vom 21.07.2012[64] wurden im Gesetz über die Zahlung des Arbeitsentgelts an Feiertagen und im Krankheitsfall (EFZG) und in den Sozialgesetzbüchern V und VII Regelungen aufgenommen, die dem Spender von Organen oder Geweben weitergehende Leistungsansprüche (insbesondere Ansprüche auf Leistungen der Krankenbehandlung und einen genannten „modifizierten" Krankengeldanspruch) einräumen.[65]

2.4 Strafbarkeiten

Ein vorsätzlicher Verstoß gegen die Voraussetzungen für die Organentnahme bei lebenden Organspendern in § 8 Abs. 1 S. 1 Nr. 1 lit. a) oder b) oder Nr. 4 oder S. 2 TPG ist nach § 19 Abs. 1 Nr. 1 und 2 TPG strafbar. Auch der Versuch wird unter Strafe gestellt, § 19 Abs. 4 TPG.

Nach § 19 Abs. 1 Nr. 1 TPG macht sich strafbar, wer ein Organ einem Minderjährigen oder Einwilligungsunfähigen entnimmt, den Spender nicht aufklärt, oder ein Organ von einem Spender entnimmt, dessen Einwilligung nicht vorliegt (§ 8 Abs. 1 S. 1 Nr. 1 lit. a) oder b) TPG). Strafbar ist zudem eine Organentnahme, die nicht von einem approbierten Arzt vorgenommen wird (§ 8 Abs. 1 S. 1 Nr. 4 TPG). Nach § 19 Abs. 1 Nr. 2 TPG sind die Einschränkungen des Spenderkreises in § 8 Abs. 1 S. 2 TPG strafbewehrt. Danach ist die Entnahme einer Niere, des Teils einer Leber oder anderer nichtregenerierungsfähiger Organe nur zum Zwecke der Übertragung auf Verwandte ersten oder zweiten Grades, Ehegatten, eingetragene Lebenspartner, Verlobte oder andere Personen, die dem Spender in besonderer persönlicher Verbundenheit offenkundig nahestehen, zulässig. Die strafbewehrte Einschränkung des Spenderkreises genügt den verfassungsrechtlichen Anforderungen.[66] Darüber hinaus ist der Handel mit menschlichen Organen und Geweben verboten (§§ 1 Abs. 2 S. 2, 17 TPG) und durch § 18 TPG unter Strafe gestellt.

[61] BT-Drs. 15/5050, S. 50.

[62] Die Stellungnahme der Lebendspendekommission bietet indes zusätzliche Sicherheit, BT-Drs. 13/4355, S. 21.

[63] BSG, Urteil vom 12.12.1972 - 3 RK 47/70.

[64] BGBl. I 2012, 1601.

[65] Ausführlich hierzu: Mittelbach, Die versicherungsrechtliche Absicherung des Blut- und Organspenders, 2020.

[66] BVerfG, Beschluss vom 11.08.1999 – 1 BvR 2181–98 u. a.

Ethische Aspekte 3

Gertrud Greif-Higer

Inhaltsverzeichnis

Ein Einstieg Das zur Verfügungstellen eines Organs oder Organteils einer gesunden Person für schwerkranke Patienten stellt eine außergewöhnliche Handlung dar, die ebenso außergewöhnliche ethische Belastungen beinhaltet. Der Diskurs darüber sowie Überlegungen zur restriktiven Haltung einerseits oder zur Ausweitung andererseits werden seit Jahrzehnten kontrovers und mit wenig wechselnden Argumenten geführt. Der Schutz des Spenders ist aber stets von besonderer Bedeutung – mit unterschiedlichen Bewertungen.

Die komplexen Aspekte der Lebendorganspende können durch medizinische Begründungen allein nicht bewältigt werden, die ethische Auseinandersetzung ist unbedingt erforderlich und rechtliche Festlegungen definieren den Spielraum und seine Regeln, um ein unmögliches Tun zu ermöglichen. Das deutsche Transplantationsgesetz (TPG) hat folgerichtig durch die Einengung des für die Spende erlaubten Personenkreises, das Subsidiaritätsgebot und den Sicherungsmaßnahmen zum Ausschluss von Organhandel (bspw. die Schaffung der Kommissionen nach Landesrecht) wichtige Voraussetzungen und Regelungen geschaffen und den Schutz des Spenders betont.

[1] Differenzierung nach Schneider (2004).

G. Greif-Higer (✉)
Ethikkomitee, Landeskrankenhaus Rheinland-Pfalz,
Andernach/Mainz, Deutschland
e-mail: greifhig@uni-mainz.de

U. Settmacher, F. Rauchfuß (Hrsg.), *Organtransplantation mit Lebendspende*,
https://doi.org/10.1007/978-3-662-65736-2_3

3.1 Lebendorganspende aktuell

Die Zahlen für postmortale Organspenden stagnieren oder sind in den letzten Jahren abgesunken, insbesondere in Deutschland (Deutsche Stiftung Organtransplantation). In dieser Situation können Lebendorganspenden eine wichtige Hilfe sein. Zahlreiche Studien belegen zudem für die Nierentransplantation, dass die Funktionsraten der transplantierten Nieren nach einer Lebendorganspende deutlich und nachhaltig besser sind als nach postmortaler Spende. Bei Lebendspendern zeigt sich meist ein guter Verlauf nach der Organentnahme (Segev et al. 2010), gravierende Komplikationen und Folgeerkrankungen werden nur selten berichtet, können sich aber in Einzelfällen entwickeln (Sher und Maldonado 2019; Ommen et al. 2006). Dabei werden allerdings die psychosozialen Folgen für Lebendorganspender und auch Empfänger nach der Transplantation und im Langzeitverlauf eher randständig behandelt.

Es scheint also gut verständlich, dass vielfältig Bestrebungen bestehen, die Zahl der Lebendorganspenden zu steigern, um mehr schwerkranken Menschen helfen zu können.

Maßnahmen, um die Zahl der Lebendorganspenden zu steigern

- Maßnahmen zur besseren Absicherung der Spender (Siegmund-Schultze 2012), zum Ausgleich von Nachteilen und Verlusten im Zusammenhang mit der Spende und unterschiedlichste Anreizsysteme bis hin zu finanziellen Anreizen (Delmonico et al. 2002; Becker und Elias 2007)
- Implementierung von neuen Regeln für die Anerkennung von Spendern: Crossover-Spenden; Tauschprogramme (De Klerk et al. 2005); anonyme Lebendorganspenden (Gilbert et al. 2005)
- Einführung neuer medizinischer Methoden zur Überwindung immunologischer Hindernisse (bspw. AB0-inkompatible Spende)
- Erweiterung der Lebendorganentnahme von Spendern mit höherem und hohem Risiko für Komplikationen und Folgeerkrankungen (sog. „medizinisch komplexe Spender“) (Niemi und Mandelbrot 2013; Giessing 2014).

Betrachten wir die Situation in Deutschland: Der Anteil der Nierentransplantation durch Lebendspenden lag 2019 bei 24,4 % der insgesamt durchgeführten Nierentransplantationen und erreichte damit verglichen mit den letzten Jahren einen absoluten Tiefpunkt. Der Anteil der durch Leberlebendteilspenden ermöglichten Lebertransplantationen liegt in Deutschland seit Jahren unter 10 %, seit 2014 zwischen 5,0 und 7,4 % und fand 2019 nur bei 54 Patienten (Deutsche Stiftung Organtransplantation) statt. Erstaunlich ist, dass bei sinkenden postmortalen Spenderzahlen die Lebendorganspenden gleichsinnig gefallen sind. Die Absolutzahlen zeigen, dass im Jahr 2011 immerhin 795 Lebendnieren verpflanzt wurden, im Jahr 2019 nur 520.

Nimmt man die bereits oben genannten Argumentationslinien auf, ergibt sich aus den realen Zahlen für Deutschland ein paradoxes Muster. Bemühungen, dies zu verbessern, erscheinen eher rar (Settmacher 2020). Trotz der offensichtlichen Problematik gibt es bisher keine Richtlinie der Bundesärztekammer, die die Vorgaben des TPG für die Prozedur der Lebendorganspenden in ein für alle Zentren verbindliches Vorgehen umsetzt. Eine Richtlinie zum Empfängerschutz bei der Lebendorganspende wurde am 30.04.2022 erstmals durch die Bundesärztekammer publiziert (Deutsches Ärzteblatt 2022). Sie bildet allerdings die relevanten Fakten für die Lebendorganspende nur teilweise ab. Wie schon der Titel darstellt, bleiben die Themenbereiche, die Lebendorganspender betreffen, weitgehend ausgespart oder werden nur im Bezug zum Empfängerschutz ausgeführt. Ebenso fehlen die Notwendigkeit und die Inhalte der vorausgehenden Evaluationen für Empfänger und Spender. Ein Register für Transplantationen mittels Lebendorganspende, das die dringend erforderliche Langzeitverfolgung und Erfassung des jeweiligen Outcomes ermöglichen würde, fehlt. Ein solches Register wurde jetzt aufgrund der Initiative eines Transplantationszentrums im Rahmen eines Forschungsprojekts initialisiert (Solkid-Studie, Münster).

3.2 Ethische Belastungen der Lebendorganspende

Die zentralen ethischen Belastungen umfassen ein großes Spektrum und betreffen die (potenziellen) Organspender, die Empfänger und die am Lebendorganspendeprozess beteiligten Ärzte:

- Die operative Maßnahme sowie alle sonstigen medizinischen Handlungen haben für die Organspender keine medizinische Indikation und dienen ausschließlich einem fremdnützigen Zweck, der Hilfe für eine andere erkrankte Person. Sie widerspricht dem ethischen Verbot (Immanuel Kant) den Menschen und seine Teile zu instrumentalisieren. Körperliche, seelische und soziale Folgen, die sich ergeben, betreffen in der Regel die Spender und Organempfänger.
- Die Risiko-Nutzen-Abwägung für die Anwendung der Transplantation mittels Lebendorganspende liegt hier nicht in der Person der Patienten, sondern gesplittet zwischen Empfängern (Nutzen) und Spendern (Risiko/Schaden).
- Die Durchführung der von den Spendern gewünschten Selbstschädigung (Organentnahme) wird an Dritte delegiert, die Ärzte.
- Die die Operation und alle erforderlichen Untersuchungen und sonstigen Behandlungen durchführenden Ärzte müssen ein hohes Prinzip ärztlichen Handelns, das Nicht-Schaden („nihil nocere"), missachten.
- Eine derartig riskante medizinische Handlung ohne medizinische Indikation bedarf einer starken und sicheren Legitimation. In der Regel wird die gut informierte und stabile Entscheidung des Spenders so eingeordnet und bewertet.
- Dies setzt voraus, dass die Spender diese Entscheidung autonom treffen können ohne Manipulation, Druck oder Zwang.
- Besondere Regelungen müssen dem Schutz der Spender einen besonderen Vorrang einräumen.
- Die Annahme einer solch außergewöhnlichen und nicht selbstverständlichen Gabe, für die es keine gleichwertige Gegengabe gibt, bedeutet für die Empfänger eine große Bürde, deren Bewältigung erforderlich ist.

Die Entfernung einer Niere oder eines anderen Organteils entspricht nicht einem Eingriff mit minimalem Risiko, insbesondere deshalb nicht, weil ebenso die Langzeitfolgen medizinischer und psychosozialer Art betrachtet werden müssen. Dies betrifft auch Folgen für die Organempfänger nach und durch die Transplantation. Der Organentnahme fehlt die Legitimation eines Heileingriffs und die potenziellen Spender befinden sich vor der Organentnahme nicht im Patientenstatus. Dieser Status tritt erst nach der Organentnahme ein – und zwar durch die Operation. Das bedeutet zunächst, dass alle an und mit ihnen durchgeführten Maßnahmen der klaren zielgerichteten Begründung und transparenter Information und Zustimmung bedürfen. Zudem müssen auch Organempfänger und Ärzte eine autonome Zustimmung geben. In Anbetracht der noch zu diskutierenden Unsicherheiten bei Betrachtung von Autonomie und Entscheidungskapazitäten stellt sich die Frage, ob die informierte Zustimmung bei dieser gravierenden Entscheidung als alleinige Legitimation ausreichend ist.

Dieses Spannungsfeld hat Reiter-Theil 2000 ausführlich diskutiert. Der autonomen Entscheidung der Spender mit Abwägung von Nutzen und Risiko auf Spenderseite steht auf der anderen Seite die Verantwortung und ethische Verpflichtung der Ärzte mit dem Hilfsgebot für die Empfänger und dem Nicht-Schadens-Gebot für die Spender gegenüber. Reiter-Theil argumentiert, dass es einer ausgewogenen Balance zwischen der Entscheidung zur Spende und sonstigen Werten und Normen bedarf. Auch Biller-Andorno (2001) führt aus, dass die Fülle der bei der Lebendorganspende zu bewältigenden Belastungen das Prinzip „Autonomie" für die Spenderseite allein nicht ausreichend erscheinen lässt.

3.3 Lebendorganspende und das Prinzip der autonomen Entscheidung

Eine allgemein anerkannte Definition und Operationalisierung des freien Willens einer Person ist nicht bekannt. Wissenschaftler unterschiedlichster Fachrichtungen beschäftigen sich schon lange mit dieser Fragestellung und es liegen sehr kontroverse Ergebnisse und Bewertungen vor. Sie reichen von einer ausgeprägten Skepsis daran überhaupt einen wirklich freien Willen haben zu können bis zu der Überzeugung, dass die informierte Entscheidung eines Menschen einen hohen bis höchsten Stellenwert hat und der Respekt vor dem Selbstbestimmungsrecht es gebietet, die so getroffenen Entscheidungen zu akzeptieren.

Es stellt sich die Frage, wie sich unterschiedliche Haltungen bezogen auf die Lebendorganspende darstellen.

Gutmann (2004) gibt der Autonomie des Spenders einen hohen Stellenwert und argumentiert darüber hinaus deutlich empfängergerichtet. Er beschreibt den guten und gegenüber der postmortalen Spende besseren Erfolg der Lebendorganspende als ein zentrales Argument die Lebendorganspende zum Nutzen der Empfänger weniger restriktiv zu handhaben und legitimiert durch die Spenderentscheidung auszudehnen. Der Respekt vor der individuellen Entscheidung der am Lebendorganspendeprozess Beteiligten gebiete es die getroffenen Entscheidungen weder anzuzweifeln noch zu unterbinden, die Lebendorganspende unterliege dem Recht zur Verfügung über den eigenen Körper. Bedingung sei aber eine Orientierung der Entscheidung am Wertesystem der Spender und der für sie relevanten Verfolgung ihres jeweiligen Lebensplans. Er führt aber auch aus, dass bereits die Option und noch mehr das explizite Angebot einer Lebendorganspende auf potenzielle Spender einen Zwang oder Druck ausübe. Diese große Spannung eine Hilfemöglichkeit zu haben und die Last der Entscheidung zu tragen, bewertet er als unumgehbar. Sie dürfe vor allem nicht dazu führen, die Möglichkeit der Lebendorganspende aus Gründen der Schonung zu verschweigen. Ein auf Spenderseite vorliegendes Pflichtgefühl oder den vermittelten inneren Druck bewertet er als nicht freiwilligkeitsrelevant, einen Eingriff von Seiten der Behandler als paternalistisch. Die Lösung aus dieser Konfliktlage sieht er in einem sorgfältigen Beratungsverfahren, der Einführung von Moratorien und der Einrichtung bspw. eines Spenderadvokats. Eine Einschränkung des Spenderkreises und das Subsidiaritätsgebot wie im TPG aufgeführt, lehnt er ab.

Bemerkenswert ist in diesem Zusammenhang, dass die Entscheidung zur Lebendorganspende in der Regel sehr schnell erfolgt nach dem Charakteristikum der moralischen Entscheidung mit hohem intuitivem Gewicht. Dies erfolgt meist zu einem Zeitpunkt vor der ausführlichen Information über die möglichen Risiken. Diese Entscheidungen sind auch nach der Aufklärung in der Regel stabil. Spital und Taylor (2007) bemerken aber, dass es dennoch von herausragender Bedeutung sei, diesen Entscheidungsmodus durch sorgfältige und ausführliche Informationen zu flankieren und darauf Wert zu legen, dass diese auch gehört und verstanden worden seien und damit die Entscheidung auf den Boden von Rationalität zu stellen (Dew et al. 2005).

Reiter-Theil (2000), Schneider (2004), Biller-Andorno (2001) und Scheper-Hughes (2007) sehen die beschriebenen Belastungen ähnlich, bewerten sie aber anders. Reiter-Theil führt aus, dass in Anbetracht der hochgradigen Belastung mehrerer gleichrangiger ethischer Prinzipien (Beauchamps und Childress 2012) die freiwillige Zustimmung einer sehr fundierten, durch psychodiagnostische Evaluation ergänzten Untersuchung und der Klärung der Motivlage bedarf. Die betroffenen Prinzipien (Eigen- und Fremdnutzen, Risiko/Schädigung und Autonomie der Entscheidung) müssten stets im Kontext des individuellen Falles betrachtet, die Verhältnismäßigkeit der betroffenen Möglichkeiten und Gefahren ausbalanciert und das Vorliegen von Zwangs- oder Drucksituationen beachtet werden. In diesem Kontext bestätigt sie ausdrücklich die Beibehaltung des Subsidiaritätsgebots.

Schneider argumentiert, dass die starke Aufladung des Prinzips der Autonomie im Kontext von Lebendorganspende den Eindruck erwecke, die bei der Organentnahme am Gesunden nicht gegebene medizinische Indikation zu ersetzen. Ebenso werde der immer wieder erwähnte psychologische Nutzen für die Spender (mit bspw. Erhöhung des Selbstwertgefühls, bessere Lebensqualität im Zusammenleben mit dem Partner/in etc.) bewusst betont, um der Lebendorganspende ein weiteres positives Argument zu liefern. Diese überhöhte Bewertung der Autonomie der Spender habe zur Folge, dass die Verantwortung für die Entscheidung und den operativen Eingriff von den Ärzten auf die Spender verschoben werde. Auch die Tatsache, die Option der Lebendorganspende könne in Familien und im Freundeskreis großen Verhaltensdruck erzeugen, sieht sie sehr kritisch bezüglich der freiwilligen Entscheidung zur Lebendorganspende. Die Spendemöglichkeit könne ein Schuldverhältnis zu den Empfängern aufbauen mit der Folge die Autonomie der Entscheidung zu kompromittieren, großen psychischen und sozialen Druck aufzubauen und negative Folgen für Familien- und Beziehungsdynamiken zu generieren. Dies entspricht Erfahrungen aus der eigenen Tätigkeit (Greif-Higer et al. 2008). Die hier geschilderten Spannungen, die sich allein aus der Option einer Lebendorganspende ergaben, konnten in bestimmten Fällen dauerhaft bestehen bleiben; unabhängig davon, durch welche Person letztlich die Spende erfolgte oder ob sie überhaupt durchgeführt wurde. Veatch verweist ebenfalls auf die besonderen psychischen Belastungen, die sich bei Personen entwickeln können, die nicht spenden konnten, es aber gerne getan hätten (Veatch und Lainie 2015; Burdick et al. 1992). Dies ist eine in der Regel nicht beachtete und professionell nicht unterstützte Gruppe.

Biller-Andorno (2001) bewertet die Informierte Zustimmung als normativ, die aber in der Deklaration eines wirklich freien Willens ein Ideal darstelle, das in der Praxis nur selten erreicht werde. Sie betont, es sei wichtig für die Lebendorganspende das Level der Entscheidungskapazität festzulegen, das ethisch legitimierbar für die Lebendorganspendeentscheidung sei. Dabei ginge es nicht nur um die kognitive Leistung und die Parameter, die methodisch operationalisierbar seien, sondern um eine Vielzahl weiterer Faktoren wie Emotionen, Vorteile der unterschiedlichsten Art, Sekundärgewinne, Motivation, aber auch kulturelle, religiöse und soziale Bindungen und Verpflichtungen. Dies gehe über die vielfach angewandten technischen Möglichkeiten hinaus. Bei Nichtbeachtung könnten blinde Flecken entstehen. Es sei deshalb von Bedeutung einerseits den Willen der Spender zu respektieren, aber sie auch vor zu großen Risiken zu schützen ohne das als Paternalisierung im negativen Sinne zu verstehen. Ein simplifizierender Umgang mit der Spenderentscheidung verbiete sich. Nur das Verstehen des individuellen Kontexts ermögliche die Würdigung des Spenderwillens und die Beurteilung möglicher kompromittierender Faktoren.

Scheper-Hughes (2007) weist auf die gesellschaftliche Normativität zum Schenken und zur altruistischen Gabe hin, vor allem in Situationen der Bedürftigkeit eines (nahestehenden) Anderen. Dieses fast Selbstverständliche der Gabe, scheinbar ohne großen Druck, bezeichnet sie als einen „Pakt der Stille“, der oft auch von Seite der Spender eingehalten werde, um das „Geschenk“ nicht zu entwerten und die Empfänger nicht in peinliche Situationen zu bringen. Wird das Geben aber eine immanente Pflicht, habe es nicht mehr das Charakteristikum der Freiwilligkeit.

Aus der Arbeit von Valapour (2008) lässt sich dazu erfahren, dass es nur sehr wenige Studien zur Langzeitbeurteilung von Lebendorganspendern gäbe, die sich auf Parameter des Erfüllens von Erwartungen und Bewertung der Informationen vor der Lebendorganspende beziehen. Diese seien zudem retrospektiv und die Evaluationsparameter sehr eingeschränkt. Sie hebt die Notwendigkeit persönlicher Gespräche hervor, um im Verlauf nach einer Lebendorganspende die relevanten Parameter wirklich abbilden zu können.

Den autonomen Willen als Mythos beschreiben Wagner und Fateh-Moghadam (2006). Mit Verweis auf Feuerstein (2003) werden Zweifel daran dargelegt, dass in Familien Entscheidungen durch einen freien Willen möglich seien. Sie müssten immer im Kontext emotional aufgeladener Beziehungen, Verpflichtungen und Verantwortungen gesehen werden. Es sei deshalb zu wenig, die Autonomie der entscheidenden Person allein aus der Abwesenheit von Autonomiedefiziten zu definieren und darüber eine Vermutung zur Freiwilligkeit herzustellen.

Die Thematik des altruistischen Motivs für die Lebendorganspende wurde von einigen Autoren aufgenommen und sei kurz abgehandelt. Scheper-Hughes weist – wie schon erwähnt – auf die Normativität des Gebens und selbstlosen Schenkens hin und problematisiert damit die Motivlage. Reiter-Theil operationalisiert dies und fügt dem selbstlosen Geben als Erfüllung sozialer Norm noch die Motive des Abwägens von Risiko und Nutzen, die durch Erziehung gebahnten Gebens sowie die Lebendorganspende als rein emotionale Angelegenheit hinzu. Sie weist darauf hin, dass im Bereich der Lebendorganspende das altruistische Motiv gelegentlich „überzeichnet" werde. Es sei wichtig für die Spender eine Balance aus Hilfsbereitschaft und eigenen Bedürfnissen herzustellen. Der Wunsch einem anderen zu helfen und ein zulässiges Eigeninteresse der Spender schließe ein überwiegend altruistisches Motiv nicht aus.

3.4 Lebendorganspende und die Abwägung von Nutzen und Schaden

In der Medizin und insbesondere bei ärztlichen Handlungen ist eine normative Ausrichtung am Prinzip des Nutzens für die Patienten bei Beachtung des Nicht-Schadens-Prinzips von herausragender Bedeutung. Daran wird deutlich, dass die Lebendorganspende in jedem Fall eine ganz außerordentliche Situation herbeiführt mit Splitten von Nutzen und Schaden zwischen Empfängern und Spendern. Es nötigt den Ärzten auch noch einen Eingriff an einer gesunden Person auf, die aus der Operation geschädigt hervorgeht. Bereits 1995 stellte Elliott (1995) fest, dass nach seiner Bewertung das am meisten Verwirrende der Lebendorganspende nicht die Problematik der Willensfreiheit, sondern die Schädigung des Spenders sei, auch wenn sich diese selbst gewählt darstelle.

Verteilung von Nutzen und Schaden (nach Schneider (2004))[1]

- **Empfängerseite**
  - Nutzen durch das transplantierte Organ und die damit gewonnene Lebensqualität, Lebenszeit und gewonnene Lebenschancen
  - Last der Organannahme bei den Empfängern mit Verweis auf die „Tyrannei des Geschenks", ein von Fox und Swazey (2017) beschriebenes Phänomen. Gemeint ist damit eine Verstrickung in ein „Gläubiger-Schuldner-Verhältnis" zwischen Spendern und Empfängern, die sehr eingreifende Folgen für die Beziehung und ganze Familienverbünde haben kann. Die Organfunktionsraten seien zur Bewertung des Erfolgs auf Empfängerseite nicht ausreichend. Bei der Risiko-Schadens-Abwägung seien neben den Belastungen durch die Organgabe vor allem der mögliche Misserfolg der Transplantation bzw. der damit verbundenen Komplikationen und Folgekrankheiten relevant. Nicht beschrieben, aber erwähnungsbedürftig, sind psychische Belastungen bei Beschwerden und Folgekrankheiten bei den jeweiligen Spendern.
- **Spenderseite**
  - Risiko/ Schaden durch den möglichen bzw. dauerhaften Verlust eines Organs oder Organteils mit allen möglichen Komplikationen. Es ist festzustellen, dass zahlreiche Untersuchungen eine gute Gesamtgesundheit und Lebensqualität der Lebendorganspendern im Verlauf darlegen (Amsterdam Forum 2005; Giessing 2014). Es seien aber auch die psychosozialen Folgen zu beachten, insbesondere bei Scheitern der Transplantation oder schwerwiegenden

Komplikationen bei den Empfängern sowie bei Beziehungsproblemen.
- Nutzen für die Spender mit skeptischer Bewertung, da ohne sicheren Ausgleich für die Dimension des Verlustes eines Organs.
- Veatch und Lainie (2015) diskutieren kritisch, wie viel Nutzen für die Spender denn überhaupt sein dürfe, um eine Organspende aus altruistischen Motiven zu rechtfertigen. Thiessen (2015) plädiert in diesem Rahmen für ein adjustiertes Modell der Risiko-Nutzen-Abwägung. Einerseits sei der Spenderschutz hoch zu bewerten und ein entsprechendes Management umzusetzen; andererseits sei eine Veränderung der Bewertung hin zu einem möglichst geringen Schaden bei den Spendern vorzunehmen und im Kontext mit Werten und Präferenzen der Betroffenen abzugleichen. Spital (2004) diskutiert mit Verweis auf Hamburger (1964), dass ein Teil des den Spendern zugesprochenen Nutzens mit den Erfolgserwartungen bezüglich des Transplantationserfolgs bei den Empfängern zusammenhänge. Dieser Erfolg sei aber keineswegs sicher, Erwartungen seien fehlbar und nicht mit einfacher Arithmetik zu erfassen. Medizinische Faktoren würden für die Bewertung nicht ausreichen und es müsse geklärt werden, dass die Motivation und die Wahrnehmung des Guten der Lebendorganspende auch im Falle des Nichterfolgs noch greife. Andere plädieren ganz dafür, das Festhalten am Argument des Nutzens für den Spender sei nicht aufrecht zu erhalten (Williams 2018).

3.5 Erweiterungen der Lebendorganspende

Seit Jahren gibt es vor allem von medizinischer und rechtlicher Seite Forderungen, die restriktiven Einschränkungen aufzugeben und eine Ausweitung der Lebendorganspende zuzulassen, insbesondere die so genannte Cross-over-Spende (Gutmann 2004; Stöcker 2012). Ein Vorstoß zur Einführung der Cross-over-Spende wurde 2008 in den Bundestag eingebracht und vom Gesundheitsausschuss abgelehnt mit dem Argument, der Schutz der Spender sei „nicht genügend berücksichtigt, da nichtspendewillige Personen mit anderweitigen Anreizen zu einer Spende veranlasst werden könnten“ (Deutscher Bundestag 2017). Damit bleibt diese Möglichkeit derzeit durch die Regelungen des TPG verschlossen.

Es ergeben sich aber für die Cross-over-Spende bei Einhaltung bestimmter Vorgaben für die autonome Entscheidung der Spender und der Abwägung von Nutzen und Schaden für Empfänger und Spender keine grundsätzlichen Unterschiede zur Standardlebendorganspende. Bei der Cross-over-Spende werden zwei Paare zusammengebracht, bei denen eine Spende bei einem Paar füreinander aus Gründen fehlender Gewebeverträglichkeit nicht durchgeführt werden kann, aber eine Transplantation mit dem Organ des potenziellen Spenders des anderen Paares möglich ist.

Aus ethischer Sicht muss gegeben sein:

- ein vollständig abgeschlossener Prozess der informierten Entscheidung (auch über die Besonderheiten der Cross-over-Spende),
- die ausführliche medizinische und psychosoziale Evaluation mit positivem Ergebnis,
- die Zustimmung der Kommissionen nach Landesrecht sowie
- die gleichzeitige Durchführung der Operationen, um einer Ungerechtigkeit durch den einseitigen Rücktritt von der Spende vorzubauen.

Ein Problem stellt allerdings die gesetzliche Vorgabe der Einschränkung des Spenderkreises dar, die eine familiäre Beziehung oder ein Nahestehen in besonderer persönlicher Verbundenheit vorschreibt. Es ist strittig, ob diese Situation gegeben wäre, wenn sich die beiden Paare kennenlernen und sich für eine bestimmte Zeit immer wieder treffen. Diese Überlegung wirkt eher wie ein Scheinargument. Die Cross-over-Spende würde eine politisch legitimierte Ausnahmeregelung benötigen.

Zudem sind andere Problemlagen der Cross-over-Spende zu bedenken. Neben dem oben schon genannten einseitigen Rücktritt von der Lebendorganspende sind dies vor allem die entstehenden Belastungen bei unterschiedlichem Erfolg der beiden Transplantationen, unterschiedliche Komplikationen bei Spendern und Empfängern und Konflikte in den Beziehungen der beiden Paare, die vor der Lebendorganspende verborgen wurden. Eine besondere Belastung der Evaluationen zur Lebendorganspende ist immer, dass diese als Prüfung empfunden und Probleme und manchmal auch frühere Störungen verschwiegen werden. Dies ist im Fall der Cross-over-Spende von besonderer Bedeutung. Zudem kann die Ermöglichung der Lebendorganspende trotz Nichtpassung der Gewebemerkmale dazu führen, dass Partner sich zur Spende gedrängt fühlen, die ihre Ablehnung der Spende hinter dem medizinischen Argument verbergen konnten oder zumindest sehr unsicher waren.

Eine Ausweitung der Lebendorganspende zu Kettenspenden oder anonymen altruistischen Spenden liegt derzeit weit weg von den Regelungen des TPG, auch wenn sich leichte Lockerungen der aktuellen Gesetzgebung ergäben. Die diesbezüglichen ethischen Abwägungen sind sehr komplex und sollen hier nicht ausführlich abgehandelt werden.

Grundsätzlich ist bei diesen Ausweitungen aber festzustellen, dass vor allem das ethische Gebot den Menschen nicht zum Zwecke anderer zu benutzen, zunehmend belastet wird und die große Gefahr des Übergangs in eine legitimierte und nicht mehr hinterfragte Instrumentalisierung besteht. Dies ist anders als bei der auf zwei Empfänger-Spender-Paare begrenzten Cross-over-Spende, deren Anwendung vor Vornherein begrenzt ist.

3.6 Zusammenführung des Diskurses, Anwendung und Kritik

Die ausführliche Schilderung der über die Jahrzehnte diskutierten ethischen Argumentationen diente einer Übersicht der unterschiedlichen Bewertungen zentraler Problemlagen, die unverändert zu bestehen scheinen: Die primäre Fremdnützigkeit der Lebendorganentnahme, die bei den Spendern immer zu einem dauerhaften körperlichen Schaden führt, die Bindung der Lebendorganspende an die informierte Entscheidung der Spender mit Unsicherheiten und die Einbeziehung von Ärzten unter Inkaufnahme der Verletzung eines zentralen Werts der ärztlichen Ethik, des Nicht-Schadens-Prinzip. Es ist sehr deutlich, dass keinem dieser Werte im Prozess der Lebendorganspende eine eindeutige Ausrichtung zuzuordnen ist, die eine klare und verallgemeinerbare Richtung aus den ethischen Belastungen und Dilemmata weist. Der Wert des Rechts der Verfügbarkeit über den eigenen Körper und seine Teile steht dabei dem Verbot der Instrumentalisierung des Menschen in starker Spannung gegenüber. Die Delegation der schädigenden Handlung an Dritte, die behandelnden Ärzte, verstärkt die ethische Belastung.

Unbestritten und als oberste Pflichten bleiben damit der Schutz der Spender aber auch der Respekt vor deren informierter Entscheidung, auch wenn gut belegbar ist, dass in nahen zwischenmenschlichen Beziehungen Freiwilligkeit eine relative Größe und immer im Kontext zahlreicher verwickelnder Faktoren zu sehen ist. Dem Wunsch der Spender zur Entnahme eines ihrer Organe oder Organteile aus altruistischen Motiven und nur zum Zweck einer anderen schwer kranken und nahestehenden Person zu helfen folgend, kann auf der Basis einer informierten Entscheidung trotz der ethischen Spannungen nicht ohne Weiteres widersprochen werden. Es besteht aber damit die Pflicht den Schaden bei den Spendern möglichst gering zu halten und alle Unterstützung zu geben, damit eine möglichst gute Restitution gelingt und Nachteile durch die Spende ausgeglichen werden. Wenn bei den Spendern aber Störungen und Krankheiten vorliegen, die das Risiko der Organentnahme erhöhen oder deutlich auf eine Kompromittierung der freien Willensentscheidung hinweisen, muss die Möglichkeit gegeben sein, den gewünschten Eingriff abzulehnen und dies würdevoll und schonend zu gestalten. Dies entspricht nicht einer über Gebühr paternalistischen Handlung, sondern der ärztlichen Verantwortung.

Zu dieser Pflicht gehört es, bei jeder potenziellen Lebendorganspende in der Vorbereitung intensive diagnostische Maßnahmen durchzuführen unter Einbeziehen psychosomatischer Expertise, die den Spendern und Empfängern während des ganzen Prozesses und im weiteren Verlauf zur Verfügung stehen sollte. Die Bewertung von Befunden sollte immer mit Blick auf die Pflicht erfolgen, möglichst Schäden bei den Spendern zu erzeugen. Dies betrifft auch vorhersehbare Entwicklungen des Langzeitverlaufs. Bei unklarer Entscheidungslage sollten Moratorien eingeführt werden. Die Überprüfung durch die Kommissionen nach Landesrecht ist dabei hilfreich. Eine kontinuierliche Nachsorge und therapeutische Angebote bei Auftreten von Problemlagen sollten verbindlich erfolgen.

Dennoch ergibt sich der Eindruck, dass die praktische Umsetzung der Transplantation mittels Lebendorganspende teilweise die empfängerzentrierten Argumente deutlich präferiert. In vielen Ländern stellen inzwischen die Transplantationen nach Lebendorganspende einen bedeutenden Anteil an der Gesamtzahl der Transplantationen dar, in einigen Ländern Europas und in den USA wurden ausgeweitete Möglichkeiten von Lebendorganspende installiert (bspw. Crossover-Spenden, Kettenspenden und die altruistische Lebendspende) (De Klerk et al. 2005; Mahendran und Veitch 2007). Es ist dort üblich, öffentlich für Lebendorganspendeprogramme zu werben. In den zugehörigen Argumentationen werden, wenn sie denn angeführt werden, insbesondere empfängergerichtete Begründungen (kürzere Wartezeit, bessere Organqualität etc.) angeführt und dem Respekt vor der Autonomie des Spenderwillens eine zentrale Bedeutung eingeräumt. Mögliche restriktive Interventionen werden eher unter den Verdacht des Paternalismus (Stark 2016) gestellt.

In Deutschland wird bisher trotz deutlicher Kritik (Schreiber 2005; Kirste 2005; Kliemt 2005; Rittner et al. 2003) die restriktive Haltung durch die Regelungen des TPG beibehalten. Andererseits erstaunt es, dass bisher die für die Umsetzung des TPG erforderliche und verbindliche Richtlinie der BÄK nicht vorliegt, ein wesentliches Instrument zum Spenderschutz. Insbesondere die Notwendigkeit einer ausführlichen psychologisch-psychosomatischen Evaluation und Prozessbegleitung, die sich aus zahlreichen ethisch geleiteten Argumentationen ableiten lässt, ist bisher nicht verbindlich für alle Zentren. Es herrscht keine Klarheit, in welchen Zentren eine entsprechende Begleitung in welcher Form, Intensität und Regelmäßigkeit zur Anwendung kommt.

Auch die schon seit Jahren angemahnte Stärkung der Kommissionen nach Landesrecht – Harmonisierung und Angleichung der Standards, des Vorgehens; rechtliche Verbindlichkeit der Bewertung (Gutmann 2004; Wagner et al. 2006) – wurde nur in Teilen durchgeführt. Eine deutliche Verbesserung ergibt sich inzwischen allerdings bei der versicherungsrechtlichen Absicherung der Spender rund um die Lebendorganspende und bei Komplikationen im Langzeitverlauf (Schroth und Heemann 2015).

Eine weitere, bisher nur randständig beachtete Problematik ergibt sich bezogen auf die psychosozialen Folgen für Lebendorganspender und Empfänger nach der Transplantation und im Langzeitverlauf. Es fehlt an einem entsprechenden Register und soweit dies informell zu eruieren ist, stellen viele Spender nach einigen Jahren Kontrolluntersuchungen im Transplantationszentrum ein und melden sich auch nicht mehr. Auch bei den meisten publizierten Studien zum Langzeitverlauf bestehen große Einschränkungen, die keine verlässlichen Aussagen ermöglichen (Clemensa et al. 2006; Reimer et al. 2006). Einige differenzierte Untersuchungen weisen aber eindeutig darauf hin, dass bei Spendern im Langzeitverlauf und trotz guter medizinischer Befunde psychische Belastungen und Störungen auftreten, die Krankheitswert haben und die Beziehung zu den Empfängern nachhaltig belasten können (Trotter et al. 2007; Lentine et al. 2012). Die Lebensqualität der Lebendorganspender ist keineswegs immer gut (Giessing et al. 2004), auch dann, wenn die Transplantation gelungen ist. Emotionale Belastungen in Familien (Franklin und Crombie 2003; Erim et al. 2013) mit anhaltender Stresssymptomatik werden beschrieben sowie das Auftreten von krankhafter Müdigkeit (Fatigue) bei Spendern, deren Genese weiterhin unklar ist (De Groot et al. 2012; Rodrigue et al. 2020).

Dew und andere fordern deshalb eindringlich, im Langzeitverlauf nach Lebendorganspenden auch psychosoziale Parameter konsequent zu erheben, um psychosoziale Risikofaktoren zu erkennen, frühzeitig erforderliche Hilfen anbieten zu können und die Erkenntnisse für die Verbesserung der Evaluationsverfahren anwenden zu können (Dew und Jacobs 2012; Dew et al. 2014; Brown et al. 2014).

3.7 Ausblick

Zusammenfassend stellt die Lebendorganspende in Anbetracht des ausgeprägten Mangels an postmortal gewonnenen Organen eine wichtige Möglichkeit für schwer kranke Menschen dar, eine rettende Transplantation zu erhalten. Die dargelegten ethischen Diskurse zeigen deutlich das bestehende Dilemma, bei dem je nach Argumentationslinie mal der Schutz der Spender, mal die Not und der Nutzen der Empfänger im Vordergrund steht. Letztlich lässt sich bei Würdigung aller Argumente schlussfolgern, dass in Anbetracht der ethischen Belastungen bei Spendern und Empfängern Wege gefunden werden müssen, die beiden Seiten gleichermaßen einzubeziehen. Der Schutz der Spender muss unbeeinträchtigt beibehalten werden, gleichzeitig muss deren getroffene Entscheidung respektiert werden. Es ist deshalb zu überlegen, ob der Spenderschutz nur durch restriktive Regelungen mit Verbotscharakter und formalisierte Prüfungen gelöst werden kann oder ob nicht eine Intensivierung der fachübergreifenden Klärung und Begleitung zu angemesseneren Lösungen für den Einzelfall führen kann.

Die Notwendigkeit der bestmöglichen Behandlung für die Empfänger stellen ein wichtiges Argument für die Lebendorganspende dar. In Würdigung der Notwendigkeit Schaden bei den Spendern so gering wie möglich zu halten, sollten diese aber nur durchgeführt werden, wenn kein postmortal gespendetes Organ vorliegt (Subsidiaritätsregel). Schließlich ist es unumgänglich, dass die ärztliche Verantwortung auch bei der Lebendorganspende mit der – allerdings begründeten – Zumutung einer schädigenden Operation für den Operierten erhalten bleibt. Sie darf nicht durch Verschiebung auf die idealisierte Selbstbestimmung der Spender geschwächt oder delegiert werden. Letztlich muss die Verantwortung für eine Transplantation gleichermaßen von Spendern, Empfängern und Ärzten getragen werden. Die Verantwortung für den operativen Schnitt liegt aber in ärztlicher Hand.

Literatur

Beauchamps TL, Childress JF (2012) Principles of biomedical ethics, 7. Aufl. Oxford University Press, New York

Becker GS, Elias JJ (2007) Introducing incentives in the market for live and cadaveric organ donations. J Econ Perspect 21:3–24

Biller-Andorno N, Agich GJ, Doepkens K, Schauenburg H (2001) Who shall be allowed to give? Living organ donors and the concept of autonomy. Theor Med 22:351–368

Brown RS, Smith A, Dew MA, Gillespie BW, Hill-Callahan M, Ladner DP (2014) Predictors of donor follow-up after living donor liver transplantation. Liver Transpl 20:967–976

Burdick JF, Turcotte JG, Veatch RM (1992) Principles of organ and tissue allocation and donation by living donors. Transplant Proc 24(5):2226

Clemensa KK, Thiessen-Philbrooka H, Parikhb V, Yanga RC, Karleyc ML, Boudvillea N, Ramesh Prasade GV, Garg AX (2006) Psychosocial health of living kidney donors: a systematic review. Am J Transplant 6:2965–2977

De Groot IB, Stiggelbout AM, Van der Boog PJM, Baranski AG, Marang-van de Mheen, P.J. for the PARTNER-study group (2012) Reduced quality of life in living kidney donors: association with fatigue, so-

cietal participation and pre-donationvariables. Transpl Int 25:967–975
De Klerk M, Keizer KM, Claas FH, Witvliet M, Haase-Kromwijk BJ, Weimar W (2005) The Dutch living donor kidney exchange program. Am J Transplant 5:2302–2305
Delmonico F (2005) A Report of the Amsterdam Forum on the care of the live kidney donor: data and medical guidelines. Transplantation 79:553–566
Delmonico FL, Arnold R, Scheper-Hughes N, Siminoff LA, Kahn J, St. Youngner J (2002) Ethical incentives – not payment – for organ donation. N Engl J Med 346:2002–2005
Deutsche Stiftung Organtransplantation. (o.J.) https://dso.de/organspende/statistiken-berichte/organspende
Deutscher Bundestag (2017) Die Cross-over-Lebendspende. https://www.bundestag.de/resource/blob/516746/1626054b26217e351195403f2f41661f/wd-9-022-17-pdf-data.pdf
Dew MA, Jacobs CL (2012) Psychosocial and socioeconomic issues facing the living kidney donor. Adv Chronic Kidney Dis 19:237–243
Dew MA, Switzer GE, DiMartini AF, Myaskovsky L, Crowley-Matoka M (2005) Psychosocial aspects of living organ donation. In: Tan H, Marcos A, Shapiro R (Hrsg) Living organ donor transplantation. CRC Press, Taylor & Francis Group, Boca Raton Florida USA
Dew MA, Myaskovsky L, Steel JL, DiMartini AF (2014) Managing the psychosocial and financial consequences of living donation. Curr Transplant Rep 1:24–34
Elliott C (1995) Doing harm: living organ donors, clinical research and *The tenth man*. J Med Ethics 21:91–96
Erim Y, Beckmann M, Klein C, Paul A, Beckebaum S (2013) Psychosomatic aspects of organ transplantation. Psychother Psychosom Med Psychol 63:238–246
Feuerstein G (2003) Sozialwissenschaftliche Erläuterung zu § 8. In: Höfling W (Hrsg) Kommentar zum Transplantationsgesetz (TPG). Erich Schmidt, Berlin
Fox RC, Swazey; J.P. (2017) The courage to fail; a social view of organ transplants and dialysis: gift exchange and gate keeping. Routledge, London/New York
Franklin PM, Crombie AK (2003) Live related renal transplantation: psychological, social, and cultural issues. Transplantation 76:1247–1252
Giessing M (2014) Living kidney donor – where are the limits for donation? Vortrag 29. Jahrestagung der European Association of Urology (EAU), Stockholm
Giessing M, Reuter S, Schönberger B, Deger S, Tuerk I, Hirte I, Budde K, Fritsche L, Morgera S, Neumayer HH, Loening SA (2004) Quality of life of living kidney donors in germany: a survey with the validated short form-36 and giessen subjective complaints list-24 questionnaires. Transplantation 78:864–872
Gilbert JC, Brigham L, Batty DS, Veatch RM (2005) The non-directed living donor program: a model for cooperative donation, recovery and allocation of living donor kidneys. Am J Transplant 5:167–174
Greif-Higer G, Dobe-Tauchert P, Galle PR, Eckart U, Otto G, Söllner W, Beutel ME (2008) Psychologische und beziehungsdynamische Langzeitfolgen für Organempfänger und – spender nach medizinisch gelungener Nieren- und Lebertransplantation mittels Lebendorganspende – Eine kritische Untersuchung. In: Vortrag 59. Jahrestagung des Deutschen Kollegiums für Psychosomatische Medizin und 16. Jahrestagung der Deutschen Gesellschaft für Psychosomatische Medizin und Ärztliche Psychotherapie 2008.
Gutmann T (2004) Stellungnahme zur öffentlichen Anhörung „Organlebenspende" der Enquete-Kommission „Ethik und Recht der modernen Medizin" 01. März 2004. https://www.transplantation-information.de/organspende_organspender/lebendorganspende/kommission_recht_ethik_in_der_medizin/stellungnahme_gutmann.pdf
Hamburger J (1964) Moral problems of artificial and transplanted organs. Ann Intern Med 61:357
Kant I. Grundlegung zur Metaphysik der Sitten, BA 67, 61 Ersterscheinungsjahr: 1785
Kirste G (2005) AB0- inkompatible und Kreuzlebendnierenspende. In: Rittner C, Paul NW (Hrsg) Ethik der Lebendorganspende, S 79–83. Akademie der Wissenschaften und der Literatur, Mainz/ Schwabe Verlag Basel
Kliemt H (2005) Warum darf ich alles verkaufen, nur meine Organe nicht. In: Rittner C, Paul NW (Hrsg) Ethik der Lebendorganspende, S 167–194. Akademie der Wissenschaften und der Literatur, Mainz/ Schwabe Verlag Basel
Lentine KL, Schnitzler MA, Xiao H, Axelrod D, Davis CL, McCabe M, Brennan DC, Leander S, Garg AX, Waterman AD (2012) Depression diagnoses after living kidney donation: linking U.S. registry data and administrative claims. Transplantation 94:77–83
Mahendran AO, Veitch PS (2007) Paired exchange programmes can expand the live kidney donor pool. Br J Surg 94:657–664
Niemi M, Mandelbrot DA (2013) The outcomes of living kidney donation from medically complex donors: implications for the donor and the recipient. Curr Transplant Rep. https://doi.org/10.1007/s40472-013-0001-6
Ommen ES, Winston JA, Murphy B (2006) Medical risks in living kidney donors: absence of proof is not proof of absence. Clin J Am Soc Nephrol 1:885–895
Reimer J, Rensing A, Haasen C, Philipp T, Pietruck F, Franke GH (2006) The impact of living-related kidney transplantation on the donor's life. Transplantation 81:1268–1273
Reiter-Theil S (2000) Ethische Aspekte der Nieren-Lebenspende: Entscheidungskriterien, kasuistische Beispiel und Thesen zur Orientierung. In: Kirste G (Hrsg) Nieren-Lebendspende. Rechtsfragen und Versicherungsregelungen für Mediziner. Pabst, Lengerich, S 10–24
Rittner C, Besold A, Wandel E (2003) A proposal for an anonymous living organ donation in Germany. Legal Med 5:S68–S71
Rodrigue JR, Fleishman A, Schold JD, Morrisey P, Whiting J, Vella J, Kayler LK, Katz DA, Jones J, Kaplan B, Pavladis M, Mandelbrot DA (2020) GroupPatterns and predictors of fatigue following living donor

nephrectomy: Findings from the KDOC Study. Am J Transplant 20:181–189

Scheper-Hughes N (2007) The tyranny of the gift: sacrificial violence in living donor transplants. Am J Transplant 7:507–511

Schneider I (2004) Schriftliche Stellungnahme zur öffentlichen Anhörung der Enquete-Kommission „Ethik und Recht der modernen Medizin" zum Thema „Organlebendspende" 01. März 2004. https://www.transplantation-information.de/organspende_organspender/lebendorganspende/kommission_recht_ethik_in_der_medizin/zusaetzliche_stellungnahme_schneider.pdf. Zugriffsdatum: 28.01.2021

Schreiber H-L (2005) Die Notwendigkeit einer Ausweitung der Zulässigkeit von Lebendspenden. In: Rittner C, Paul NW (Hrsg) Ethik der Lebendorganspende, S 61–67. Akademie der Wissenschaften und der Literatur, Mainz/ Schwabe Verlag Basel

Schroth E, Heemann U (2015) Versicherungsrechtliche Regelungen im Rahmen der Lebendorganspende. Stiftung Lebendspende, Publikation des Klinikum Rechts der Isar der technischen Universität München. https://www.mri.tum.de. Abruf 30.01.2021

Segev DL, Muzaale AD, Caffo BS, Mehta SH, Singer AL, Taranto SE, Mc Bride MA, Montgomery RA (2010) Perioperative mortality and long-term survival following live Kidney donation. JAMA 303: 959–966

Settmacher U (2020) LIVER-T(W)O-HEAL-Studie. Vortrag DTG-Jahreskongress 2020, Plenarsitzung 2 am 16.10.20: Lebendspende 15.10.2020. https://www.medizin.uni-muenster.de/ibkf/forschung/medizinische-forschungsprojekte/solkid-studie.html

Sher Y, Maldonado JR (Hrsg) (2019) Psychosocial care of end-stage organ disease and transplant patients. Springer, Cham

Siegmund-Schultze N (2012) Organspende: Lebendspender sollen besser abgesichert werden. Dtsch Arztebl 109(5):A-177 / B-161 / C-161

Spital A (2004) Donor benefit is the key to justified living organ donation. Camb Q Healthc Ethics 13:105–109

Spital A, Taylor JS (2007) Living organ donation: always ethically complex. Clin J Am Soc Nephrol 2:203–204

Stark DG (2016) Die Begrenzung des Spenderkreises im Rahmen der Lebendorganspende gemäß § 8 Abs. 1 S. 2 TPG auf verfassungsrechtlichem Prüfstand. Zeitschrift für das juristische Studium 1:43–51

Stöcker K (2012) Zum Novellierungsbedarf der gesetzlichenRegelungen zur Lebendspende unter besonderer Berücksichtigung europäischer und internationaler Vorschriften. Universitätsdrucke Göttingen, Göttingen

Thiessen C, Gordon EJ, Reese PP, Kulkarni S (2015) Development of a donor-centered approach to risk assessment: rebalancing nonmaleficience and autonomy. Am J Transplant 15:2314–2323

Transplantationsgesetz (o.J.) https://www.gesetze-im-internet.de/tpg/TPG.pdf

Trotter JF, Hill-Callahan MM, Gillespie BW, Nielsen CA, Saab S, Shrestha R, Talamantes MM, Weinrieb RM (2007) The A2ALL study group: severe psychiatric problems in right hepatic lobe donors for living donor liver transplantation. Transplantation 83:1506–1508

Valapour M (2008) The live organ donor's consent: is it informed and voluntary? Transplant Rev 22:196–199

Veatch RM, Lainie FR (2015) Transplantation ethics, 2. Aufl. Georgetown University Press, Washington, DC, S 188–213. Kapitel, Live-donor transplantation

Wagner E, Fateh-Moghadam B (2006) Freiwilligkeit als Verfahren: zum Verhältnis von Lebendorganspende, Medizinischer Praxis und Recht. In: Rehberg K-S (Hrsg) *Die* Natur der Gesellschaft: Verhandlungen des 33. Kongresses der Deutschen Gesellschaft für Soziologie in Kassel 2006. Teilbd. 1 u. 2. Campus, Frankfurt am Main, S 1114–1121. https://nbn-resolving.org/urn:nbn:de:0168-ssoar-152882

Williams NJ (2018) On harm thresholds and living organ donation: must the living donor benefit, on balance from his donation? Med Health Care Philos 21:11–22

Psychosomatische Aspekte

4

Yesim Erim

Inhaltsverzeichnis

4.1 Einführung

Dieses Kapitel hat das Ziel Mediziner und Angehörige von sozialen Berufen über die psychosozialen Aspekte der Lebendorganspende zu informieren. Nach einer allgemeinen Einleitung wird in den nächsten Absätzen die psychosomatische Evaluation erläutert, für eine Vertiefung der Selektionsprinzipien werden psychosoziale Ergebnisse der Lebendorganspende zusammengefasst, Risikofaktoren erläutert und juristische Prinzipien diskutiert.

Bedingt durch den anhaltenden Mangel an Fremdorganen wächst weltweit die Offenheit gegenüber der Lebendorganspende (Heemann et al. 2012). Die Ressource der Organspende aus der Familie wird jedoch noch nicht ausreichend genutzt. Viele anfangs interessierte Spender steigen während des Evaluationsprozesses aus unterschiedlichen Gründen aus. Wenn die Verwandtenorganspende propagiert wird, muss es gesichert sein, dass die Spender nicht mit Gesundheitsrisiken konfrontiert werden, die über das bei dem Eingriff zu erwartende Maß hinausgehen. Die Untersuchung von Nierenlebendspendern hat auch in Langzeitkatamnesen eine im Vergleich zur Normalbevölkerung vergleichbare oder bessere Resilienz, psychische und körperliche Lebensqualität ergeben (Erim et al. 2015). In prospektiven Untersuchungen bei langfristiger Beobachtung des Spenders sind geringfügig erhöhte Raten an Fatigue-Syndrom, bei älteren Spendern auch Hypertonie und Proteinurie als Komplikationen beschrieben (Wirken et al. 2015; Slinin et al. 2016).

Y. Erim (✉)
Psychosomatische und Psychotherapeutische Abteilung, Universitätsklinikum Erlangen, Erlangen, Deutschland
e-mail: yesim.erim@uk-erlangen.de

U. Settmacher, F. Rauchfuß (Hrsg.), *Organtransplantation mit Lebendspende*,
https://doi.org/10.1007/978-3-662-65736-2_4

Bezüglich der Leberlebendspende, die Ende der 1990er-Jahre als Routineverfahren eingeführt wurde, werden in den letzten Jahren Langzeitergebnisse geliefert (Dew et al. 2017). Die Leberlebendspende wurde weltweit zunächst bei angeborenen Erkrankungen und im Säuglingsalter durch eine Spende des links lateralen Lebersegments der Eltern realisiert. Aufgrund der vorherrschenden Organknappheit bzw. bei Nichtvorhandensein von Systemen der postmortalen Spende wurde Mitte der 1990-iger Jahre das Verfahren auch für Erwachsene etabliert.

Bei der Lebendorganspende wird die körperliche Unversehrtheit eines Gesunden für das Wohl eines kranken Menschen einer Gefährdung ausgesetzt. Das wichtigste Argument für diese Vorgehensweise ist die vorausgesetzte autonome Entscheidung des Organspenders, wie sie im Konzept der informierten Zustimmung definiert ist. Oft wird jedoch die Spendeentscheidung primär durch intuitive emotionale Faktoren und die Beziehung zum Spender beeinflusst. Nierenspender konzentrieren sich bspw. während der Aufklärung mehr auf Informationen hinsichtlich des Empfängers und nehmen die medizinischen Langzeitfolgen und die finanziellen Risiken, die sie selbst betreffen, weniger wahr (Erim et al. 2010). Aus diesen Gründen ist die psychosomatische Evaluation auch als eine Begleitung und Unterstützung für die Organspender wichtig. Wenn vor der Organspende eine gute Beziehung zu psychosomatischen und psychosozialen Untersuchern entsteht, können die Spender später bei möglichen Problemen hilfesuchend auf diese Beziehung zurückgreifen.

4.2 Psychosomatische Evaluation des Spenders und des Empfängers bei der Lebendorganspende

Bei der Auswahl der Lebendorganspender sollte eine spezielle psychosomatische Evaluation stattfinden und mit besonderer Sorgfalt darauf geachtet werden, dass neben dem medizinischen auch das psychosoziale Risiko nicht über das bei einem derartigen Eingriff erwartbare Risiko ansteigt. Die psychosomatische Evaluation sollte zur Freiwilligkeit des Spenders beitragen, indem sie diesem hilft, seine Beziehung zum Empfänger und seine Spendemotivation besser zu verstehen und seine psychischen Ressourcen deutlich wahrzunehmen. Den Spender über die Operation aufzuklären, ist nicht eine psychosomatische, sondern eine internistische und chirurgische Aufgabe. In der psychosomatischen Untersuchung sollte aber festgestellt werden, ob eine den individuellen Bedürfnissen des Spenders angepasste, ausreichende Informationsvermittlung durch die Transplantationsmediziner stattgefunden hat.

In dem von uns vorgeschlagenen Ablaufmodell werden der Empfänger und der Spender getrennt durch zwei Psychosomatiker untersucht (Erim et al. 2008a, b, Tab. 4.1). Dieses soll dem Ziel dienen, dass der jeweilige Untersucher sich als Advokaten des Spenders oder des Empfängers fühlen kann und nicht die Interessen einer der „Parteien“ zu kurz kommen. Jedem Spender sollte die Möglichkeit des vertraulichen „Ausstiegs“ (engl. „medical excuse“) eröffnet und erklärt werden. In einem gemeinsamen Gespräch mit den beiden „Advokaten“ sollte schließlich die Beziehungsdynamik evaluiert und das Spender-Empfänger-Paar gebeten werden, wichtige Situationen vor und nach der Transplantation zu antizipieren. Angestrebt wird die Durchführung der psychosomatischen Evaluation des Spenders zu einem frühen Zeitpunkt, bevor ggf. Untersuchungen mit Nebenwirkungsrisiko durchgeführt werden, wie bspw. eine Leber- oder Nierenpunktion beim Spender.

Leider sind in der Praxis die Spenderkandidaten durch die vielen unterschiedlichen Untersuchungstermine während der Evaluation unter Stress, sie müssen zudem gleichzeitig die Aufgaben in ihrem Berufs- und Familienleben wahrnehmen. Oft haben sie in dieser Phase wenig Verständnis für den Aspekt der psychologischen Vorbereitung auf die Spende und wollen so schnell wie möglich die Absegnung durch die psychosomatische Medizin oder andere evaluierende psychosoziale Fächer erreichen. Deswegen

Tab. 4.1 Evaluationsprotokoll für Lebendspendekandidaten – Ablauf der psychosomatischen Evaluation

		Inhalt	Durchführung
Schritt 1	Erste Informationen (medizinische Zustimmung)		Chirurg
Schritt 2	Erste psychosomatische Beurteilung	1. Psychische Stabilität, aktuelle psychosoziale Situation 2. Verifizierung der informierten Zustimmung 3. Verifizierung der Freiwilligkeit unter Berücksichtigung der verwandtschaftlichen Verhaltensmuster und Erwartungen des Spenders	Unterschiedliche Untersucher (zwei Psychosomatiker) für Spender und Empfänger
Schritt 3	Weitere medizinische Untersuchungen		
Schritt 4	Zweite psychosomatische Beurteilung	1. Dynamiken der Beziehung zwischen Spender und Empfänger 2. Antizipation der Beziehung nach der Leberlebendspende	Untersucher von Spender und Empfänger gemeinsam („Advokaten")
Schritt 5	Beurteilung durch die Transplantationskommission bei der Ärztekammer	Externe Beurteilung bezogen auf - Verifizierung der Freiwilligkeit - Ausschluss finanzieller Interessen	Mitglieder der Transplantationskommission bei der Ärztekammer (ein Arzt, ein Jurist, ein Psychologe oder Psychosomatiker)
Schritt 6	Finale informierte Zustimmung	Letzte Vorbereitung vor der Operation	Anästhesist, Chirurg

muss das Vorgehen in vielen Fällen in einem Minimalmodell mit jeweils einem separatem Untersuchungsgespräch beim Empfänger und beim Spender abgeschlossen werden. In den meisten Transplantationszentren folgt zum Abschluss die Vorstellung bei einer externen Transplantations- oder Ethikkommission, die bei der Ärztekammer angesiedelt ist.

Die Organlebendspender werden prä- und postoperativ mit körperlichen, psychischen und sozialen Belastungen konfrontiert sein. Dazu gehört selbstverständlich die psychische und körperliche Belastung einer Operation, die bei einer gesunden Person durchgeführt wird und in der Regel, wenn auch kurzfristig, mit Schmerzen einhergeht. Mögliche Komplikationen werden in weiteren Kapiteln dieses Buches diskutiert. Dazu kommen interaktionelle Schwierigkeiten eines Familienverbunds, die nach der Transplantation kurzfristig mit zwei körperlich beeinträchtigten Mitgliedern konfrontiert ist. Eine psychosomatische Evaluation, die über diese Faktoren informiert ist, und sie bei dem Spender evaluiert, kann eine gute Vorbereitung für die Transplantation darstellen. In den nächsten Absätzen werden psychosoziale Ergebnisse der Lebendorganspende zusammengefasst, Risikofaktoren erläutert und juristische Prinzipien diskutiert.

Inhaltlich ist die Evaluation ein Anamnesegespräch mit dem Ziel, die psychische Stabilität des Spenders zu verifizieren und schwerwiegende psychiatrische Erkrankungen auszuschließen. Darüber hinaus sollten in diesem Gespräch Fragen zur Beziehung zwischen dem Spender und dem Empfänger und darüber gestellt werden, inwiefern der Spender über die Krankengeschichte des Empfängers informiert ist. Diese Information und die Wahrnehmung des Leidens des Empfängers erklären oft die Motivation des Spenders. Schließlich ist es hilfreich mit dem Spender zusammen die Informationen durchzugehen, die er in seiner Aufklärung bekommen haben sollte und die die Grundlage der informierten Zustimmung bilden. Dazu können sich Institutionen an den Empfehlungen der Vancouver Forums (Pruett et al. 2006) informieren.

Aspekte der informierten Zustimmung

- Zentrumsbezogenes und weltweites Mortalitätsrisiko
- Medizinische Morbidität
- Veränderungen der allgemeinen Gesundheit und Organfunktionen
- Mögliche versicherungsrechtliche Konsequenzen
- Mögliche Auswirkungen der Spende auf die Familie und das soziale Leben
- Psychologische Auswirkungen der Spende und der Ablehnung der Spende
- Finanzieller Aufwand für den Spender
- Umgang mit und Behandlung von möglicherweise aufzudeckenden anderen Krankheiten
- Empfängerbezogene wichtige Informationen (mit Einwilligung des Empfängers)
- Erfolgsaussichten der geplanten Lebendspende
- Alternative Behandlungsmöglichkeiten des Empfängers einschließlich einer Transplantation eines Fremdorgans
- Bereitschaft des Spenders, langfristig in einem Spenderregister geführt zu werden und regelmäßig Nachsorgetermine einzuhalten

4.3 Psychosoziale Ergebnisse der Lebendorganspende

4.3.1 Psychosoziales Outcome der Leberlebendspende

Wichtige Informationen zum psychosozialen Outcome der Leberlebendspende wurden in den Studien der Arbeitsgruppe um Dew und Butt gewonnen. In der multizentrischen Studie über die Ergebnisse der Erwachsenenleberlebendspende „Adult to Adult = A2 ALL" wurden von Butt et al. (2017) Ergebnisse zu psychologischen sowie zur körperlichen Symptombelastung (Fatique, Schmerzen), und zur Lebensqualität untersucht. Die Studien sind prospektiv mit einem Messzeitpunkt vor der Spende und einer Katamneseuntersuchung über zwei Jahre nach der Spende realisiert worden. Die Entwicklung der psychischen Befindlichkeit und der Lebensqualität wurde mit den Werten der Allgemeinbevölkerung verglichen.

Die oben genannte Arbeitsgruppe mit dem nordamerikanischen Konsortium „Adult-to-Adult Living Donor Liver Transplantation Cohort Study" untersuchte psychische und körperlich-psychosomatische (Schmerz, Fatigue) Langzeitergebnisse der Leberlebendspende unter Erwachsenen (Butt et al. 2018). Die Spender wurden vor der Spende sowie 3, 6, 12 und 24 Monate nach der Spende mit validierten psychometrischen Instrumenten befragt. Mithilfe von Regressionsanalysen mit Messwiederholungen wurden potenzielle Prädiktoren für schlechtere körperliche Ergebnisse ermittelt. Spender klagten unmittelbar nach der Operation über eine stärkere Fatigue, die sich im Zeitraum bis zwei Jahre nach der Spende verbesserte, jedoch wurde das Niveau vor der Spende nicht erreicht. Bauch- oder Rückenschmerzen wurden zu allen Studienzeitpunkten im Durchschnitt als relativ gering eingestuft. Allerdings berichteten 21 % der Spender zu einem Zeitpunkt während der Nachbeobachtung über klinisch signifikante Schmerzen. In Bezug auf diese Ergebnisse bestand bei weiblichen Spenderinnen und Spendern, deren Empfänger verstorben war, Spendern mit längeren Krankenhausaufenthalten nach der Operation und Spendern, deren Familien von der Spende abrieten, ein Risiko für eine schlechtere körperliche Befindlichkeit.

Bezüglich psychologischer Aspekte wurde in der gleichen Kohorte festgestellt, dass Lebendleberspender in den ersten zwei Jahren nach der Spende geringe Prävalenzen von schwergradigen Depressionen (0–3 %), Alkoholmissbrauch (2–5 %) und Angstsyndromen (2–3 %) aufwiesen (Dew et al. 2018). Zwischen 4,7 % und 9,6 % der Spender berichteten zu verschiedenen Zeitpunkten über ein beeinträchtigtes psychisches Befinden (Dew et al. 2018). Die Wahrnehmung der Spender, nach der Spende ein besserer Mensch zu sein und ein psychologisches Wachstum zu erfahren, wurden durch

Alter, Geschlecht, Beziehung zum Empfänger, Ambivalenz, die Motivation in Bezug auf die Spende sowie das Gefühl, dass die Spende das Leben lebenswerter machen würde, prädiziert. Im Durchschnitt wiesen die Werte für die „Better-Person“-Skala über alle Zeitpunkte hinweg mittlere Ausprägungen auf. Trotz geringer Abnahme blieb das Selbstwertgefühl im Laufe der Zeit bestehen. Spenderinnen und Spender, deren Empfänger verstorben sind, wiesen bezüglich der Better-Person-Skala niedrigere Werte auf. Die Erwartung, dass das Leben nach der Spende besser sein wird, waren mit höheren Selbstwertausprägungen verbunden.

In einer weiteren Untersuchung von 517 Leberlebendspendern wurden Prävalenzen für schwere Depressionen und klinisch signifikante Schmerzen gerechnet und diese entsprachen den Normen der Allgemeinbevölkerung; die durchschnittliche Fatigue war besser als die in der Normalbevölkerung (Dew et al. 2018). Die Prävalenzen für Angstzustände und Alkoholkonsum überstiegen die Ausprägungen der Normalbevölkerung bei einer oder mehreren Beurteilungen. Ein längerer Krankenhausaufenthalt nach der Spende, weibliches Geschlecht, ein höherer Body-Mass-Index, Bedenken hinsichtlich der Auswirkungen der Spende und schwere spendenbezogene finanzielle Belastungen waren mit einem erhöhten Risiko für die meisten Ergebnisse verbunden. Männer hatten ein höheres Risiko für Alkoholkonsumstörungen.

Angstzustände und Alkoholkonsumstörungen traten in diesen Studien häufiger auf als erwartet. Sie rechtfertigen möglicherweise eine verstärkte klinische Aufmerksamkeit. Die Nachsorge und Überwachung von Langzeitproblemen kann optimiert werden, indem Spender mit höherem Risiko auf der Grundlage der ermittelten Prädiktoren mit besonderer Rücksichtnahme verfolgt werden.

4.3.2 Psychosoziales Outcome der Nierenlebendspende

Die systematische Analyse von Clemens et al. (2006) zeigte bezüglich der psychosozialen Gesundheit der Organspender, dass die Mehrheit keine Depressionen (77–95 %) oder Angst (86–94 %) aufwies und die Ausprägungen ähnlich wie bei gesunden Kontrollen ausfielen. Die Mehrheit berichtete über keine Veränderung oder eine verbesserte Beziehung zu dem jeweiligen Empfänger (86–100 %), Ehepartner (82–98 %), Familienmitgliedern (83–100 %) und Kindern, die keine Empfänger waren (95–100 %). Einige erlebten eine Steigerung des Selbstwertgefühls. Obwohl viele bei der Lebensqualität hohe Werte erzielten, beschrieben einige prospektive Studien einen Rückgang der Lebensqualität nach Spende. Ein kleiner Teil der Spenderinnen hatte nachteilige psychosoziale Ergebnisse. Die Autoren kommen zu dem Schluss, dass diese Nebenwirkungen durch sorgfältige Auswahl und Nachsorge minimiert werden könnten.

Allgemeine Zufriedenheit bei den Spendern war hoch, 80 % fühlte sich nach der OP besser als zuvor, 35–55 % fühlten sich anerkannt. Spender fühlten sich im Vergleich zur Allgemeinbevölkerung ruhiger, zufriedener, freundlicher, hielten das Leben für bedeutsamer und lebenswerter, bei den meisten wurden einige der Erwartungen erfüllt.

Jedoch berichteten auch einige Spender negative Ergebnisse: 4 % waren enttäuscht von der emotionalen Erfahrung, 6–8 % fühlten sich ignoriert, 9 % fühlten sich traurig oder verloren. Bei solchen negativen Ergebnissen beim Empfänger berichteten 13 % das Gefühl der Verschwendung, 5 % fühlten sich schuldig, wenn der Empfänger verstarb, in diesem Fall hatten nur 50 % das Gefühl, das die Spende sinnvoll war, Feindseligkeit war 6 Monate später höher als vor der Spende und in der Kontrollgruppe (Clemens et al.). Im Vergleich zur Allgemeinbevölkerung wurden weniger psychiatrische Probleme berichtet (Clemens et al. 2006).

In der prospektiven Studie von Janki et al. (2015) lagen trotz Verschlechterung im Vergleich zu Baseline alle Werte über den Normwerten der Allgemeinbevölkerung. Die Autoren fassen zusammen, dass das Outcome für die Spender, bezüglich der Lebensqualität und des Fatigue-Syndroms, mehr als ein Jahrzehnt nach der Lebendnierenspende sehr gut aussieht. Potenzielle Spender sollten langfristig keine größeren negativen Veränderungen befürchten, da die Nierenfunktion stabil zu sein scheint und Bluthochdruck im Vergleich zu bevölkerungsbasierten Studien nicht häufiger auftritt. Diese Ergebnisse seien beruhigend für die derzeitige Praxis der Nierenlebendspende.

Maple et al. (2017) berichten über Veränderungen im ersten Jahr nach der Lebendspende. Die Studie hat gezeigt, dass die Lebendnierenspender zwar der Spende positiv gegenüberstehen, dass sich dies aber nicht in einer nachweisbaren Verbesserung anhand validierter psychosozialen Fragebogenwerte abbilden lässt. Auch O'Keeffe et al. (2018) konnte keinen bedeutenden Nachteil in physischen Belastungen für Lebendspender im Vergleich zu Kontrollen nachweisen.

Die langfristigen Ergebnisse der Nierenlebendspende wurden in einer Metaanalyse (Slinin et al. 2016) ausgewertet. Die Autoren kamen zu dem Ergebnis, dass die Lebendnierenspende mit einem höheren Risiko einer Nierenerkrankung im Endstadium korreliert ist. Dieser Zusammenhang gilt für Spender aller Ethnien, wobei das absolute Risiko bei afroamerikanischen Spendern am stärksten erhöht ist. Die Autoren fanden sehr schwache, aber signifikante, Hinweise darauf, dass eine Nierenspende mit einer geringeren Nierenfunktion, Proteinurie, Bluthochdruck und psychosozialen Folgen verbunden ist. Konsistente Belege aus drei Studien zeigen, dass Spenderinnen ein höheres Risiko für Präeklampsie und Schwangerschaftsbluthochdruck bei Schwangerschaften nach der Nierenspende haben, verglichen mit gesunden, gematchten Frauen, die nicht gespendet haben.

Für beide Geschlechter wurden geringere Raten diagnostizierter Depression bei Nierenlebendspendern im Vergleich zu gesunden Nichtspendern festgestellt.

Zusammenfassend zeigte diese systematische Übersicht und Metaanalyse, dass die gesundheitsbezogene Lebensqualität bei längerfristiger Beobachtung zum Ausgangswert zurückkehrt oder sich nur geringfügig verringert, obwohl die Werte kurz nach der Spende abnahmen. Sie waren jedoch mit den Normwerten der Allgemeinbevölkerung vergleichbar. Auf der Grundlage dieser Ergebnisse können Kliniker potenzielle Spender darüber informieren, dass die Spende im Allgemeinen kein Risiko birgt. Die Ergebnisse der Vorhersagestudien deuten darauf hin, dass Spender mit einer geringen psychischen Leistungsfähigkeit zu Beginn der Spende das höchste Risiko für eine Beeinträchtigung der langfristigen HRQoL aufweisen.

4.4 Psychosoziale Risikofaktoren

4.4.1 Risikofaktoren in der Evaluation der Spender

4.4.1.1 Alter als Risikofaktor

Bei Nierenspendern sind folgende Ergebnisse festzuhalten. In der systematischen Übersichtsarbeit von Slinin et al. (2016) wurde ein erhöhtes Risiko für Depressionen bei älteren Spendern gefunden. Eine Studie von Timmerman et al. (2016) sah jüngeres Alter mit einer stärkeren psychischen Belastung vor und nach Lebendspende verknüpft, in einer Studie von Wirken et al. (2019) war jüngeres Alter ein Prädiktor für höhere Fatiguewerte 6 Monate nach der Spende.

Bezüglich der Leberspender waren bei Butt et al. (2017) geringere Werte positiver Psychologie mit dem Alter korreliert und bei Chandran et al. (2017) wurde eine geringere körperliche Lebensqualität bei über 50-jährigen Spendern gefunden. Insgesamt weisen also die Befunde zum Alter der Organspender eine gewisse Heterogenität auf.

In der Praxis gibt eher ein zu junges Alter der Spender Anlass für eine zurückhaltende Bewertung. Das TPG legt in § 8 Abs. 1 S. 1 Nr. 1a fest, dass nur volljährige Personen als Lebendspender in Frage kommen. Da die Persönlichkeitsentwicklung und moralische Reifung erst mit Volljährigkeit als abgeschlossen angesehen werden, ist man in der psychosozialen-psychosomatischen Untersuchung eher geneigt, Diagnosen und Beurteilungen, bspw. für eine Persönlichkeitsstörung erst ab diesem Alter zu vergeben. In der Praxis stellen sich auffällig junge Spenderkandidaten kaum noch vor. In der ersten Phase der Leberlebendspende stellten sich jedoch junge Kandidaten als Spender für eigene Eltern in den Transplantationszentren vor. Offensichtlich wird die Spende vor etwa dem18. Lebensjahr insgesamt von der Ärzteschaft nicht empfohlen und propagiert, sodass derart junge Spender selten den Weg in die psychosoziale Beurteilung finden. Auf jeden Fall sollten junge Spender zwischen 18 und 25 Jahren besonders gründlich aufgeklärt und untersucht werden.

4.4.1.2 Verwandschafts- und andere Beziehungskonstellationen, soziales Gefälle als Risikofaktoren

Im Rahmen der Nierenlebendspende gaben Verwandte ersten Grades seltener eine eingeschränkte körperliche Lebensqualität an, bedauerten die Spende seltener und äußerten seltener Zweifel.

In der nordamerikanischen Multicenterstudie zur Erwachsenenleberlebendspende gaben Verwandte ersten Grades ein besseres Selbstbild an als andere Spender (Butt et al. 2017) sowie weniger depressive Symptome und weniger klinisch relevante Fatigue (Dew et al. 2018). Andererseits empfanden Verwandte und Ehepartner die Spende als körperlich belastender im Vergleich zu anderen Spendern (Butt et al. 2018). In einer deutschen Untersuchung der eigenen Arbeitsgruppe von Leberspendern vor der Transplantation (Erim et al. 2012) zeigten sich Eltern, die für ihre Kinder spenden, entfernt Verwandte und nicht genetisch Verwandte psychisch weniger belastet als eine gesunde Vergleichsgruppe. Die höchste Depressivität und die geringste psychische Lebensqualität fand sich bei erwachsenen Kindern, die als Spender für ihre Eltern fungierten.

Insgesamt erlaubt die Studienlage am ehesten den Hinweis, dass Verwandte ersten Grades ein geringeres Risiko für psychische Belastungen haben. Dieses entspricht dem Prinzip des Transplantationsgesetzes, dass sich diese Gruppe am besten als Spender eignen. In der Regel kommt die schwierige Konstellation der Spende von erwachsenen Kindern für ihre Eltern kaum noch vor.

In der psychosomatischen Evaluation ist immer Vorsicht geboten, wenn innerhalb einer Familie oder bei Personen, die eine besondere Nähe angeben, ein soziales Gefälle zwischen Spender und Empfänger zu ungunsten des Spenders besteht. Das kann sich bei Paaren so abbilden, bei denen der nichtverwandte Spender aus Gefühlen der Dankbarkeit handelt, auch wenn die Hilfe nichtmaterieller Natur war. Die Spendebereitschaft eines Gemeindemitglieds für einen Pfarrer, einer Mitarbeiterin für den Vorgesetzten etc. wären solche schwierig zu beurteilenden Konstellationen. Einerseits ist in diesen Fällen die Nähe nicht in einem emotionalen Milieu entstanden, das dem emotionalen Milieu der Familie ähnlich ist, andererseits ist es schwer festzustellen, ob der Spender von der Spende emotional profitieren wird. Das gilt insbesondere dann, wenn der Spender erwartet, durch die altruistische Handlung, aus der bisher niedrigeren Position herauszukommen und öffentliche Anerkennung zu erhalten. Ein emotionaler Gewinn des Spenders ist eher in langfristig angelegten, familienähnlichen und egalitären Beziehungen zu erwarten.

4.4.1.3 Migrationshintergrund und Zugehörigkeit zu einer ethnischen Gruppe als Risikofaktor

In Bezug auf Nierenspender ergaben sich Hinweise dafür, dass es Familien mit Migrationshintergrund schwerfällt, die Phasen der ausführlichen Evaluation zu durchlaufen und dass die Ausbeute an tatsächlichen Spendern gegenüber der weißen Allgemeinbevölkerung geringer ausfällt (Ng et al. 2020). Passend dazu wird in der Übersichtsarbeit von Slinin et al. (2016) festgestellt, dass bei Afroamerikanern als Spender eine schlechtere soziale Funktion vorliegt. Das systematische Review von Wirken et al. (2015) berichtet von einer geringeren körperlichen Lebensqualität bei „Nichtweißen". Zwischen der Ethnie und der psychischen Lebensqualität ergibt sich kein signifikanter Zusammenhang.

Im Kontext der Leberlebendspende wurde in einer Untersuchung von Ladner et al. (2015) die hispanische Herkunft mit einer schlechteren körperlichen Lebensqualität in Verbindung gebracht.

4.4.1.4 Geschlecht als Risikofaktor

In Deutschland fungieren deutlich mehr Frauen als Männer als Spender (Motakef und Wöhlke

2013). In der Übersichtsarbeit von Slinin et al. (2016) wird berichtet, dass Frauen im Spendeprozess ein höheres Risiko für Depressivität aufweisen als Männer. In der Übersicht von Wirken et al. (2015) wurde nur in einer von drei Studien eine Korrelation der psychischen Lebensqualität zum weiblichen Geschlecht gefunden.

Im Kontext der Leberlebendspende ergaben drei Originalarbeiten aus der bereits erwähnten nordamerikanischen Multicenterstudie ein schlechteres psychosoziales Outcome bei Frauen. Outcomevariablen, die bei Frauen schlechter ausfielen, sind ein schlechteres Selbstbild (Butt et al. 2017), mehr Fatigue und mehr Schmerzen (Butt et al. 2018, Dew et al. 2018), mehr körperliche Symptome, eine langsamere Erholung als erwartet (Butt et al. 2018), mehr depressive Symptome und eine geringere körperliche Lebensqualität (Dew et al. 2018). Diese Befunde sprechen dafür, dass in der Evaluation der Frauen als Spenderinnen im Besonderen als Leberlebendspenderinnen besondere Aufmerksamkeit gelten sollte.

4.4.1.5 Psychische Vorerkrankungen als Risikofaktoren

Psychische Vorerkrankungen waren im Kontext der Nierenlebendspende in der Übersicht von Wirken et al. (2015) mit geringerer körperlicher Lebensqualität verknüpft. Maple et al. (2017) fanden keinen Zusammenhang von Vorerkrankungen zur Lebensqualität. Im Kontext der Leberlebendspende wurden psychische Vorerkrankungen als Risikofaktor nicht untersucht.

Aktuelle psychische Störungen werden einen deutlicheren Einfluss auf die Lebensqualität nach Organspende haben als zurückliegende. Andererseits gehen viele psychische Erkrankungen mit Rezidiven einher und Personen mit rezidivierenden psychischen Erkrankungen wie Depressionen, Affekterkrankungen und Sucht sollten eine besondere Sorgfalt in der Evaluation genießen.

4.4.1.6 Fatigue als Risikofaktor

Sowohl bei der Nieren- (Wirken et al. 2019) als auch bei der Leberlebendspende (Butt et al. 2018) erwies sich die vorbestende Fatigue als Risikofaktor für anhaltende Fatigue nach der Transplantation.

4.4.1.7 Erwartungen und Zuschreibungen gegenüber der Organspende als Risikofaktor

Negative Outcomeerwartungen sowie fehlende soziale Unterstützung sind in der Lebendorganspende mit einem schlechten psychosozialen Outcome verbunden (Timmerman et al. 2016; Butt et al. 2018).

4.4.1.8 Anhaltende und starke Ambivalenz in Bezug auf die Spende

Obwohl sich bezüglich der Nierenlebendspende keine eindeutige Evidenz zeigt, scheint starke und anhaltende Ambivalenz bei der Leberlebendspende (Butt et al. 2018) ein Risikofaktor für mehr gesundheitsbezogene Sorgen zu sein.

4.4.1.9 Adipositas als Risikofaktor

Ein BMI von über 25 (Butt et al. 2018; Dew et al. 2018; Chandran et al. 2017) scheint ein Prädiktor für geringere körperliche Zufriedenheit und für depressive Symptome nach der Lebendspende zu sein.

4.4.1.10 Chirurgische Komplikationen der Empfänger als Risikofaktoren

In der Nierenspende sind Komplikationen der Empfänger (Wirken et al. 2015) mit einer geringeren psychischen Lebensqualität der Spender und mit einer depressiven Stimmung und geringerer psychischer Lebensqualität der Spender (Maple et al. 2017; Timmerman et al. 2016) assoziiert.

4.4.1.11 Chirurgische Komplikationen der Spender als Risikofaktoren

Chirurgische Komplikationen der Nierenspender selbst korrelierten in den meisten Studien (Timmerman et al. 2016; Wirken et al. 2019; Maple et al. (2017) mit erhöhten Fatiguewerten oder mit einer reduzierten Lebensqualität nach der Spende.

Bei Leberspendern (Butt et al. 2018; Dew et al. 2018) waren chirurgische Komplikationen mit Fatigue und mehr klinisch relevanten Schmerzen und Depressionen verbunden. In einer eigenen Studie stellten wir fest, dass Leberspender mit höheren chirurgischen Komplikationen höhere psychische Summenscores (BSI), und hohe Depressionsscores präsentierten (Erim et al. 2006a, b).

4.4.1.12 Dringlichkeit der Indikation der Transplantation als Risikofaktor

In der Studie von Chandran et al. (2017) war eine Lebendorganspende in dringlichen Indikationen mit einer geringeren psychischen Lebensqualität der Spender assoziiert. Wir untersuchten die psychische Befindlichkeit und Lebensqualität der Spender in Abhängigkeit von der Dringlichkeit der Leberlebendtransplantation und verglichen die Gruppen des akuten Leberversagens, eines Leberkarzinoms und weitere Indikationen. Spender für Empfänger mit einem Leberzellkarzinom und für Spender für Empfänger mit akutem Leberversagen demonstrierten im Vergleich zu Spendern für nichtdringliche Indikationen und zur Normstichprobe eine reduzierte psychische Lebensqualität. Angst und Depression waren bei Spendern für Empfänger im akuten Leberversagen signifikant erhöht. Drei Monate nach der Transplantation stieg die psychische Lebensqualität in den Normbereich für alle Gruppen an, sodass wir vermuteten, dass die Erhöhung der psychischen Belastungen der Spender von temporärer Natur sind (Erim 2007).

4.5 Juristische Prinzipien in der psychosomatischen Evaluation

4.5.1 Persönliche Nähe

Wie im Absatz über Beziehungskonstellation konstatiert wurde, ist die Untersuchung der Stabilität einer Beziehung unter nicht verwandten Personen eine Herausforderung für die Psychosomatik. Die Schwierigkeit, die Tragfähigkeit und Nähe in einer Beziehung zu beurteilen, nimmt zu, wenn es sich um ein ausländisches Spender-Empfänger-Paar handelt, und das Interview über Dolmetscher läuft.

Zur besonderen persönlichen Nähe finden sich leider nur wenig Hinweise in der Literatur. Innere und regelmäßige sichtbare äußere Merkmale, wie eine gemeinsame Wohnung oder häufige Kontakte, sollen vorliegen (Augsberg 2005). Das Transplantationsgesetz begrenzt die Personen, die als Lebendspender in Frage kommen, auf Verwandte ersten und zweiten Grades sowie Verlobte und auf einander offensichtlich nahestehende Personen. Damit wird die Gruppe der potenziellen Spender durch den Gesetzgeber eingeschränkt. Durch diese Restriktion der Spender hat der Gesetzgeber die Therapiemöglichkeiten der Organempfänger begrenzt. Diese Begrenzung zielt aus gesetzgeberischer Sicht in erster Linie darauf ab, Möglichkeiten des Organhandels auszuschließen.

Die Frage der persönlichen Nähe ist aus juristischer Sicht mit der Feststellung der Freiwilligkeit des Spenders verknüpft. Die Freiwilligkeit des Spenders ist eine unerlässliche Voraussetzung für die Spende. Dabei ist nach juristischer Sichtweise die freiwillige Willensentscheidung einer Person schwer zu objektivieren. Dieser Linie folgend wird im Gesetz nicht die Prüfung der Willensentscheidung durch die Kommission verlangt, sondern diese soll gemäß TPG feststellen, ob „tatsächliche Anhaltspunkte dafür vorliegen, dass die Einwilligung in die Organspende nicht freiwillig erfolgt oder das Organ Gegenstand erbotenen Handeltreibens nach § 17 ist". Die Restriktion der Organspende auf die Familie geht von der Annahme aus, dass das Leiden einer Person im unmittelbaren Lebenskreis, nämlich in der Familie, am deutlichsten wahrgenommen wird. Verwandte oder besonders nahestehende Personen werden die Belastungen des Empfängers am ehesten wahrnehmen. Diese Wahrnehmung kann ein Anlass für die freiwillige Spendeentscheidung sein. Der Gesetzgeber stellt damit nicht in Frage, dass es eine altruistische Spendeentscheidung unter Fremden geben kann. Es wird aber davon ausgegangen, dass kein Verfahren in der Lage wäre, die Freiwilligkeit der Spenderentscheidung objektiv zu konstatieren und damit die Verhinderung eines Organhandels sicherzustellen. Die

Forderung nach persönlicher Nähe des Spenders zum Empfänger soll also auch zum Ausschluss und zur Verhinderung des Organhandels dienen.

4.5.2 Zulässigkeit einer anonymen Spende

In seiner Betrachtung der Verhältnismäßigkeit der Regelung der Organentnahme bei lebenden Organspendern im Transplantationsgesetz kommt Seidenath (2000) zu dem Ergebnis, dass das Bundesverfassungsgericht in der Beantwortung einer Beschwerde von 1999, bei der ein Ehepaar nach einer Überkreuzlebendspende, die in der Schweiz stattfand, die Transplantationskosten erstattet haben wollte, einer „restriktiven Linie gefolgt" sei. Das Gericht hätte den Versuch unternehmen können, Grenzen zu definieren. So hätte im Zusammenhang mit der persönlichen Nähe der Zeitraum definiert werden können, über den sich die Kontakte erstrecken müssen. Auch die Fragestellung der Cross-over-Spende sei nicht erwähnt worden. Die generalisierende Betrachtung des Gerichts lasse jedoch Gestaltungsraum für Entscheidungen weiterer Gerichte im Einzelfall. Die beschriebene restriktive Linie, die Lebendorganspende nur in der Familie und bei nahestehenden Personen zu erlauben, würde jedoch dazu führen, dass in absehbarer Zukunft Lebendspendezahlen ähnlich wie bspw. in USA hierzulande nicht zu erreichen sein werden.

4.5.3 Zulässigkeit einer Überkreuzlebendspende

Das BSG (Urteil vom 10.12.2003) hat festgestellt, dass eine Überkreuzlebendspende zulässig ist, wenn sich bis zum Vollzug der Spende, das bedeutet, bis zur jeweiligen Organentnahme und -implantation eine hinreichend intensive und gegenseitige Beziehung zwischen beiden Ehepaaren entwickelt hat. Damit ist eine weitere Anwendung der Lebendspende prinzipiell ermöglicht worden. In einer Stellungnahme von 2001 schlagen Nickel-Schmidt und Preisigke vor, dass der Gesetzgeber erwägen sollte, eine Klarstellung vorzunehmen und die Überkreuzlebendspende explizit zu regeln. Dieses würde auch aus medizinischer Sicht Sinn machen. So könnte bei einer Poollösung erreicht werden, dass Paare gefunden werden, bei denen die Transplantation bei nicht passender Blutgruppe nicht zustande gekommen ist, die aber bei Partnern von weiteren Empfängern mit passenden Organen versorgt werden können. Leider hat eine solche juristische Klärung bis heute nicht stattgefunden.

Aus psychosomatischer Sicht und aus Sicht der Autorin ist eine solche Klärung und Etablierung einer Poollösung, bei der sich Paare mit Spendewunsch bspw. über eine Datenbank kennenlernen würden, zu vertreten, da die Motivation der jeweiligen Empfänger daraus bestehen würde, dem „eigenen" Spender zu helfen. Diese Paare müssten dann in dem Prozess des gegenseitigen Kennenlernens unterstützt werden. Vor allen Dingen sollten sie die Biographie und die Bewältigungsstile des jeweils anderen Paares kennenlernen und überprüfen, ob sie bei möglichen späteren Problemen ähnliche Handlungsmuster und Lösungswünsche entwickeln würden. Auch Informationen über den Gesundheitszustand des jeweiligen Spenders wären wichtig und diesbezügliche Einwilligungen müssten erteilt werden.

Literatur

Augsberg (2005) Höfling, Transplantationsgesetz, 2. Auflage 2013, § 8 Rn. 60; Gutmann, in: Schroth/König/Gutmann/Oduncu, Transplantationsgesetz, 2005, § 8 Rn. 32

Butt Z, Dew MA, Liu Q, Simpson MA, Smith AR, Zee J et al (2017) Psychological outcomes of living liver donors from a multicenter prospective study: results from the adult-to-adult living donor liver transplantation cohort study2 (A2ALL-2). Am J Transplant 17(5):1267–1277

Butt Z, DiMartini AF, Liu Q, Simpson MA, Smith AR, Zee J, Gillespie BW, Holtzman S, Ladner D, Olthoff K, Fisher RA, Hafliger S, Freise CE, Mandell MS, Sherker AH, Dew MA (2018) Fatigue, pain, and other physical symptoms of living liver donors in the adult-to-adult living donor liver transplantation cohort study. Liver Transpl 24(9):1221–1232. https://doi.org/10.1002/lt.25185. PMID: 29698577; PMCID: PMC6153054

Chandran B, Bharathan VK, Shaji Mathew J, Amma BSPT, Gopalakrishnan U, Balakrishnan D, Menon RN, Dhar P, Vayoth SO, Surendran S (2017) Quality of life of liver donors following donor hepatectomy. Indian J Gastroenterol 36(2):92–98

Clemens KK, Thiessen-Philbrook H, Parikh CR, Yang RC, Karley ML, Boudville N, Ramesh Prasad GV, Garg AX (2006) Donor Nephrectomy Outcomes Research (DONOR) Network. Psychosocial health of living kidney donors: a systematic review. Am J Transplant 6(12):2965–2977

Dew MA, Butt Z, Humar A, DiMartini AF (2017) Long-term medical and psychosocial outcomes in living liver donors. Am J Transplant 17(4):880–892

Dew MA, Butt Z, Liu Q, Simpson MA, Zee J, Ladner DP, Holtzman S, Smith AR, Pomfret EA, Merion RM, Gillespie BW, Sherker AH, Fisher RA, Olthoff KM, Burton JR Jr, Terrault NA, Fox AN, DiMartini AF (2018) Prevalence and predictors of patient-reported long-term mental and physical health after donation in the adult-to-adult living-donor liver transplantation cohort study. Transplantation 102(1):105–118

Erim Y (2007) Psychological strain in urgent indications for living donor liver transplantation. Liver Transpl 13(6):886–895

Erim Y et al (2006a) Quality of life and psychiatric complications after adult living donor liver transplantation. Liver Transpl 12:1782–1790

Erim Y, Beckmann M, Valentin-Gamazo C, Malago M, Frilling A, Schlaak JF, Gerken G, Broelsch CE, Senf W (2006b) Quality of life and psychiatric complications after adult living donor liver transplantation. Liver Transpl 12(12):1782–1790

Erim Y et al (2008a) Selection of donors for adult living-donor liver donation: results of the assessment of the first 205 donor candidates. Psychosomatics 49(2):143–151

Erim Y, Beckmann M, Kroencke S, Schulz KH, Tagay S, Valentin-Gamazo C, Malago M, Frilling A, Broelsch CE, Senf W (2008b) Sense of coherence and social support predict living liver donors‘ emotional stress prior to living-donor liver transplantation. Clin Transpl 22:273–280

Erim Y, Beckmann M, Gerken G, Paul A, Senf W, Beckebaum S (2010) Psychosomatische Aspekte der Leberlebendspende [Psychosomatic aspects of living donor liver transplantation]. Chirurg 81(9):820–825

Erim Y, Beckmann M, Kroencke S, Sotiropoulos GC, Paul A, Senf W, Schulz KH (2012) Influence of kinship on donors‘ mental burden in living donor liver transplantation. Liver Transpl 18(8):901–906. https://doi.org/10.1002/lt.23466

Erim Y, Kahraman Y, Vitinius F, Beckmann M, Kröncke S, Witzke O (2015) Resilience and quality of life in 161 living kidney donors before nephrectomy and in the aftermath of donation: a naturalistic single center study. BMC Nephrol 16(16):164. https://doi.org/10.1186/s12882-015-0160-z. PMID: 26475323; PMCID: PMC4608317

Heemann U, Renders L (2012) State of living kidney donation in Europe. Nephrol Dial Transplant 27(6):2166–2170

Janki S, Klop KW, Dooper IM, Weimar W, Ijzermans JN, Kok NF (2015) More than a decade after live donor nephrectomy: a prospective cohort study. Transpl Int 28(11):1268–1275

Kroencke S, Nashan B, Fischer L, Erim Y (2014) Schulz KH Donor quality of life up to two years after living donor liver transplantation: a prospective study. Transplantation 97(5):582–589

Ladner DP, Dew MA, Forney S, Gillespie BW, Brown RS Jr, Merion RM et al (2015) Long-term quality of life after liver donation in the adult to adult living donor liver transplantation cohort study (A2ALL). J Hepatol 62(2):346–353

Maple H, Chilcot J, Weinman J, Mamode N (2017) Psychosocial wellbeing after living kidney donation – a longitudinal, prospective study. Transpl Int 30(10):987–1001

Motakef M, Wöhlke S (2013) Ambivalente Praxen der (Re)Produktion. Fürsorge, Bioökonomie und Geschlecht in der Lebendorganspende. Genders 31:94

Ng YH, Pankratz VS, Leyva Y, Ford CG, Pleis JR, Kendall K, Croswell E, Dew MA, Shapiro R, Switzer GE, Unruh ML, Myaskovsky L (2020) Does racial disparity in kidney transplant waitlisting persist after accounting for social determinants of health? Transplantation 104(7):1445–1455. https://doi.org/10.1097/TP.0000000000003002. PMID: 31651719; PMCID: PMC7153978

Nickel LC, Preisigke A (2004) Zulässigkeit einer Überkreuz-Lebendspende nach dem Transplantationsgesetz. MedR 6:330–334

Nickel/Schmidt-Preisigke/Sengler (2001) Transplantationsgesetz. § 8 Rn. 33

O'Keeffe LM, Ramond A, Oliver-Williams C, Willeit P, Paige E, Trotter P, Evans J, Wadström J, Nicholson M, Collett D, Di Angelantonio E (2018) Mid- and long-term health risks in living kidney donors: a systematic review and meta-analysis. Ann Intern Med 168(4):276–284. https://doi.org/10.7326/M17-1235. Epub 2018 Jan 30

Pruett TL, Tibell A, Alabdulkareem A, Bhandari M, Cronin DC, Dew MA, Dib-Kuri A, Gutmann T, Matas A, McMurdo L, Rahmel A, Rizvi SA, Wright L, Delmonico FL (2006) The ethics statement of the Vancouver Forum on the live lung, liver, pancreas, and intestine donor. Transplantation 81(10):1386–1387. https://doi.org/10.1097/01.tp.0000214976.36526.e3

Schulz KH, Kroencke S, Beckmann M, Nadalin S, Paul A, Fischer L, Nashan B, Senf W, Erim Y (2009) Mental and physical quality of life in actual living liver donors versus potential living liver donors: a prospective, controlled, multicenter study. Liver Transpl 15(12):1676–1687

Seidenath B (1998) Lebendspende von Organen. Zur Auslegung des § 8. Abs. 1 S. 2. TPG MedR 6:253

Seidenath B (2000) MedR 1:28–35

Slinin Y, Brasure M, Eidman K, Bydash J, Maripuri S, Carlyle M, Ishani A, Wilt TJ (2016) Long-term outcomes of living kidney donation. Transplantation 100(6):1371–1386. https://doi.org/10.1097/TP.0000000000001252

Timmerman L, Timman R, Laging M, Zuidema WC, Beck DK, Ijzermans JNM et al (2016) Predicting mental health after living kidney donation: The importance of psychological factors. Br J Health Psychol 21(3):533–554

Wirken L, van Middendorp H, Hooghof CW, Rovers MM, Hoitsma AJ, Hilbrands LB, Evers AW (2015) The course and predictors of health-related quality of life in living kidney donors: a systematic review and meta-analysis. Am J Transplant 15(12):3041–3054. https://doi.org/10.1111/ajt.13453. Epub 2015 Sep 28

Wirken L, van Middendorp H, Hooghof CW, Sanders J-SF, Dam RE, van der Pant KA et al (2019) Psychosocial consequences of living kidney donation: a prospective multicentre study on health-related quality of life, donor–recipient relationships and regret. Nephrol Dial Transplant 34(6):1045–1055

Nierenlebendspende bei Kindern 5

Burkhard Tönshoff

Inhaltsverzeichnis

5.1 Einleitung

In Berlin wurde 1963 die erste Nierentransplantation Deutschlands durchgeführt. Noch in den 1960er-Jahren des letzten Jahrhunderts verstarben die meisten Kinder mit terminaler Niereninsuffizienz, weil keine adäquate Behandlung verfügbar war. Mitte der 1970er-Jahre wurden dann in vielen Industriestaaten Hämodialyse- und Transplantationsprogramme für Kinder und Jugendliche etabliert, die erstmalig ein Überleben der terminalen Niereninsuffizienz ermöglichten. In den vergangenen mehr als 45 Jahren hat sich seither die Nierentransplantation zu einem klinischen Routineverfahren mit ausgezeichneten Langzeitergebnissen entwickelt. Chirurgische Leistungen wie die komplikationsarme Organtransplantation, spezielle gefäßchirurgische Techniken bei vaskulären Problempatienten, blut- und plasmasparende Operationstechniken sowie die laparoskopische Nierenentnahme sind ein integraler Bestandteil der modernen Transplantationschirurgie geworden. Weitere

B. Tönshoff (✉)
Klinik Kinderheilkunde I, Zentrum für Kinder- und Jugendmedizin, Universitätsklinikum Heidelberg, Heidelberg, Deutschland
e-mail: burkhard.toenshoff@med.uni-heidelberg.de

U. Settmacher, F. Rauchfuß (Hrsg.), *Organtransplantation mit Lebendspende*,
https://doi.org/10.1007/978-3-662-65736-2_5

entscheidende Fortschritte wurden durch eine verbesserte immunsuppressive Therapie und antiinfektiologische Prophylaxe erzielt. Zudem hat die ständig wachsende Zusammenarbeit von Experten aus verschiedenen Fachgebieten ihren großen Anteil an den Erfolgen der Transplantationsmedizin. Ein erfolgreiches pädiatrisches Nierentransplantationsprogramm erfordert ein Ineinandergreifen pädiatrischer, chirurgischer, urologischer, immunologischer, infektiologischer, nephropathologischer und pharmakologischer Spezialisten, die von einem psychosozialen Netzwerk aus Psychologen, spezialisiertem Pflegepersonal, Sozialarbeitern und Diätassistenten unterstützt werden.

Derzeit erhalten ca. 120 Kinder und Jugendliche mit terminalem Nierenversagen pro Jahr in Deutschland ein Nierentransplantat. Bei einer Inzidenz von etwa 120 Neuerkrankungen mit terminaler Niereninsuffizienz bleibt daher die Anzahl der zu transplantierenden Kinder und Jugendliche bei etwa 6–8 Kindern/1 Million Kindern <18 Jahre in Deutschland stabil.

5.2 Überlegenheit der Nierentransplantation als Nierenersatztherapie

Die chronische Dialysetherapie bei Kindern und Jugendlichen ist mit einer Vielzahl von Komplikationen assoziiert. Wird eine chronische häusliche Peritonealdialysebehandlung durchgeführt, ist der Patient in der Regel 12–13 Stunden über Nacht an das Cycler-Gerät gebunden und kann im Jugendalter keinen normalen abendlichen Freizeitaktivitäten nachgehen. Die chronische Hämodialysetherapie erfordert, dass sich der Patient mindestens 3-mal pro Woche für mehrere Stunden in ein in der Regel weit entferntes Kinderdialysezentrum begibt; hierdurch entstehen lange Schulausfallzeiten. Medizinisch führt die Dialysetherapie zu einer hohen Kreislaufbelastung. Selbst eine gute Dialysetherapie kann in der Regel nicht mehr als 15% der normalen Nierenfunktion gewährleisten. Dementsprechend besteht beim pädiatrischen Dialysepatienten eine chronische Urämie, die mit einer Vielzahl von Sekundärkomplikationen wie renaler Kleinwuchs, renaler Osteopathie, renaler Anämie, metabolischer Azidose und insbesondere akzelerierter Atherosklerose assoziiert ist, die schon im jungen Lebensalter zu einer erhöhten Rate von kardiovaskulären Komplikationen führen kann. Neben den medizinischen Komplikationen kann es auch zu Störungen der psychosozialen Entwicklung sowie sekundär der Schulbildung kommen.

Daher ist prinzipiell bei jeder Form der terminalen Niereninsuffizienz im Kindes- und Jugendalter die Nierentransplantation die Behandlungsmethode der Wahl und der chronischen Dialysetherapie vorzuziehen. Komplikationen der Urämie und der Dialysetherapie können durch eine erfolgreiche Nierentransplantation vermieden oder zumindest gemindert werden. Dadurch wird insbesondere die Überlebenszeit im Vergleich zur Dialysetherapie deutlich verbessert. So war in einer groß angelegten Studie in Australien und Neuseeland bei Kindern und Jugendlichen mit Beginn der Nierenersatztherapie vor dem 20. Lebensjahr die Mortalität unter Dialysetherapie 4-fach (Hämodialyse) bzw. 5-fach (Peritonealdialyse) höher als nach erfolgreicher Nierentransplantation (Tönshoff et al. 2012). Am eindrucksvollsten wurde der Überlebensvorteil der Nierentransplantation im Vergleich zur Dialysetherapie in einer Analyse des United States Renal Data System (USRDS) aufgezeigt: Eine erfolgreiche Nierentransplantation verbesserte die Lebenserwartung im Vergleich zur Dialysetherapie in allen Altersgruppen, doch deren Zunahme war bei Kindern und Jugendlichen am stärksten ausgeprägt (US Renal Data System 2005) (Abb. 5.1). Bei Kindern in der Altersgruppe 0 bis 14 Jahre zeigt sich durch eine erfolgreiche Nierentransplantation eine Verbesserung der noch verbleibenden Lebenserwartung nach Transplantation um 30 Jahre; die berechnete mittlere Lebenserwartung für diese Altersgruppe betrug 50 Jahre. Für Jugendliche in der Altersgruppe 15 bis 19 Jahre belief sich die Verbesserung der Lebenserwartung auf 25 Jahre bei einer berechneten mittleren Lebenserwartung von 40 Jahren (Abb. 5.1).

Zudem ist nach erfolgreicher Nierentransplantation die Lebensqualität deutlich besser als

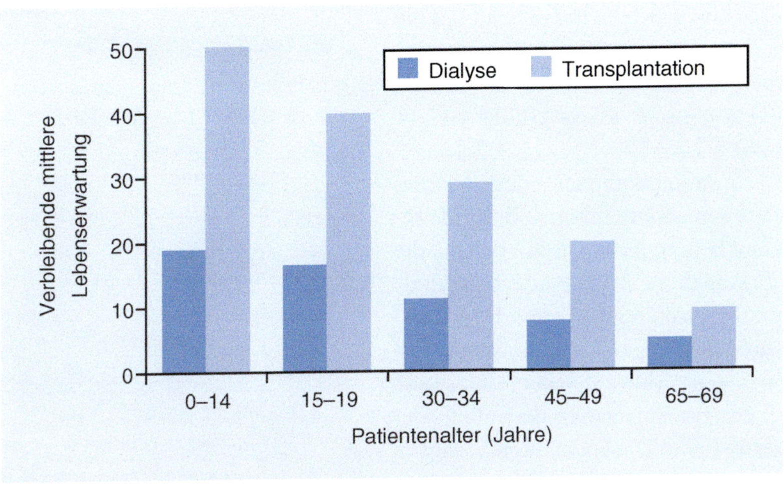

Abb. 5.1 Überlebensvorteil bei Nierentransplantation im Vergleich zur Dialysetherapie in verschiedenen Altersgruppen anhand einer Analyse des USRDS („United States Renal Data System"), Darstellung der verbleibenden mittleren Lebenserwartung in Jahren nach Dialysebeginn bzw. ab dem Zeitpunkt der Transplantation (Mit freundl. Genehmigung aus: Tönshoff et al. 2012)

unter chronischer Dialysebehandlung: Die Patienten können ein nahezu normales Leben führen, und es bestehen abgesehen von den notwendigen Medikamenteneinnahmen und Ambulanzbesuchen nur wenige Einschränkungen im täglichen Leben. Auch das Wachstum und die körperliche Entwicklung erfolgen bei gutem Transplantationserfolg nahezu normal.

▶ Die Nierentransplantation ist die Behandlungsmethode der Wahl bei terminaler Niereninsuffizienz im Kindes- und Jugendalter. Die chronische Dialysetherapie dient in der Regel nur als Überbrückungsbehandlung bis zu einer erfolgreichen Nierentransplantation.

5.3 Empfängervorbereitung

5.3.1 Indikationen und Kontraindikationen zur Nierentransplantation

Anders als bei Erwachsenen sind in der Pädiatrie die zum terminalen Nierenversagen führenden Grunderkrankungen zu ca. 60% hereditäre und zu ca. 40% erworbene Nephropathien, hier vor allem die fokal-segmentale Glomerulosklerose.

Bezüglich des Transplantationszeitpunkts wird von den meisten Transplantationszentren ein Körpergewicht von mindestens 8–10 kg gefordert, da sonst das Transplantat aus anatomischen Gründen nicht gefahrlos platziert werden kann. In Ausnahmefällen werden von spezialisierten Zentren jedoch auch Empfänger mit einem Gewicht von 4–6 kg akzeptiert, bspw. wenn die chronische Dialysetherapie mit erheblichen Komplikationen assoziiert ist oder technisch nicht durchführbar ist. In diesen seltenen Fällen kann dann eine Niere von einem kindlichen Verstorbenenspender transplantiert werden.

Eine AB0-Blutgruppeninkompatibilität stellt grundsätzlich keine immunologische Kontraindikation mehr dar; die Langzeitergebnisse sind den Ergebnissen nach AB0-Blutgruppen-kompatibler Transplantation ähnlich. Der Organempfänger muss allerdings vor Transplantation einer Konditionierungsbehandlung mittels antigenspezifischer Immunadsorption unterzogen werden, um die Blutgruppenantikörper beim Empfänger zu entfernen. Wegen des gerätebedingten Extrakorporalvolumens ist die Immunadsorption bei älteren Kindern unproblematischer durchzuführen als bei Kleinkindern. Zudem sehen die bei AB0-Blutgruppen-inkompatibler Nierenlebendspende derzeit zur Anwendung kommenden

Protokolle eine intensivere immunsuppressive Induktionstherapie mit dem B-Zell-depletierenden Antikörper Rituximab vor, die möglicherweise das infektiologische Risiko erhöht.

▶ Absolute Kontraindikationen der Nierentransplantation im Kindesalter sind floride Infektionskrankheiten, nicht kurativ behandelte maligne Erkrankungen und schwerwiegende zusätzliche Erkrankungen (bspw. Herz- und Gefäß-, Bronchial- und Lungen- sowie Lebererkrankungen), die entweder ein vitales Risiko bei der Transplantation darstellen oder den längerfristigen Transplantationserfolg in Frage stellen.

Bei Kindern mit einer schweren körperlichen oder geistigen Behinderung sollte einerseits eine Indikation zur Transplantation nur nach sorgfältiger Beurteilung der zu erwartenden allgemeinen Lebensprognose gestellt werden, andererseits ist, gerade bei Bereitschaft zur Lebendspende durch die Familie, auch retardierten Kindern eine Nierentransplantation keinesfalls zu verwehren.

Die Vorbereitung zur Nierentransplantation wird begonnen, wenn die glomeruläre Filtrationsrate (GFR) unter 20–25 ml/min/1,73 m^2 Körperoberfläche (KOF) reduziert ist, das bedeutet möglichst vor einem eventuellen Dialysebeginn. Die Abklärung von Risikofaktoren, die sowohl das Überleben des Patienten als auch die Funktionsdauer des Transplantats beeinträchtigen können, ist unverzichtbar. Komplikationen seitens der vorbestehenden chronischen Niereninsuffizienz wie Kleinwuchs, Skelettdeformitäten bei renaler Osteopathie, arterielle Hypertonie und kardiovaskuläre Erkrankungen müssen bei der Vorbereitung zur Transplantation genau überprüft werden. Die Voruntersuchungen erstrecken sich auch auf die Prüfung der Operabilität aus kardiopulmonaler Sicht und auf anatomische Besonderheiten insbesondere bezüglich des Gefäßstatus im kleinen Becken. Ein exemplarisches Voruntersuchungsprogramm für pädiatrische Nierentransplantatempfänger ist in der folgenden Übersicht aufgelistet.

Untersuchungen zur Nierentransplantationsanmeldung

- **Körperliche Untersuchung**
  - Ausführliche körperliche Untersuchung incl. Pubertätsstadien
  - Körpermaße: Länge, Gewicht, Kopfumfang
- **Hämatologische und biochemische Untersuchungen**
  - Blutbild, Differenzialblutbild, HbA1C, Natrium, Kalium, Kalzium, Phosphat, Magnesium, Harnstoff, Kreatinin, Glukose (nüchern), Kreatinkinase, Laktatdehydrogenase, Lipase, Cholesterin, Triglyceride, LDL-Cholesterin, HDL-Cholesterin, Gesamteiweiß, Albumin, GOT, GPT, γGT, Bilirubin gesamt, IgG, IgM, IgA, Parathormon, alkalische Phosphatase
- **Urindiagnostik**
  - Urinstatus + Urinsediment, ggf. Urin-Kultur, 24-Std.-Sammelurin (Proteinurie, Kreatininclearance, Harnstoffclearance)
- **Gerinnungsdiagnostik**
  - Quick, PTT, Antithrombin 3, Fibrinogen, Thrombinzeit, APC-Resistenz, Faktor-V-Leiden-Mutation, Prothrombin-Mutation, Protein C, Protein S, Homocystein, Lipoprotein (a), Cardiolipin-IgG- und -IgM-Antikörper, Faktor VIII
- **Immunologische Untersuchungen**
  - Blutgruppe, ANA, glomeruläre Basalmembranantikörper, Komplementstatus, C3-Nephritisfaktor (nur bei MPGN als renaler Grundkrankheit), HLA-A, -B, -DR-Typisierung (serologisch und auf DNA-Ebene), HLA-Antikörper, sCD30
- **Virologische Untersuchungen**
  - Antikörper (IgG) gegen HIV, HBs-Antigen, Hepatitis C, Hepatitis A, Cytomegalie-Virus, Epstein-Barr-Virus, Varicella-, Mumps-, Masern-, Röteln-Virus

- **Bakteriologische Untersuchungen**
  - Abstrich Rachen, Tuberkulinprobe (GT 10)
- **Apparative Untersuchungen**
  - Röntgen linke Hand (Knochenalter, renale Osteopathie?), Röntgen-Thorax (Herzgröße, Lungeninfiltrate?), Uroflowmetrie, Miktionszystourethrographie (nur bei entsprechender Indikation), Sonographie der großen Bauchgefäße, Halsgefäße, Nieren, Blase inkl. Restharn, Oberbauchorgane, intraabdominelle Lymphknoten
  - EKG, Echokardiographie (linksventrikuläre Hypertrophie, Myokardfunktion?), EEG (nur bei entsprechender Indikation), Angio-MRT (nur bei entsprechender Indikation)
  - Uroflowmetrie, Gastroskopie (zum Ausschluss Gastritis, nur bei Patienten >18 Jahre)
- **Konsiliaruntersuchungen**
  - Augenarzt (Fundus hypertonicus, Glaukom, Katarakt?), Zahnarzt (Fokus, Gingiva?), Hals-Nasen-Ohrenarzt (Hörvermögen, Fokus?), nur bei entsprechender Indikation dermatologisches, pneumologisches oder gynäkologisches Konsil, fachpychologische Stellungnahme

Vor einer Nierentransplantation sollte zunächst die renale Grundkrankheit festgestellt werden, da sie in manchen Fällen das spezifische weitere Vorgehen bestimmt. Bei Erkrankungen der ableitenden Harnwege (bspw. Harnröhrenklappe, neurogene Blasenentleerungsstörung) muss frühzeitig mit dem Kinderurologen ein Therapiekonzept erstellt werden. Patienten mit hochgradigem vesikoureteralem Reflux oder häufig rezidivierenden Harnwegsinfektionen sollten unter Umständen einer uni- oder ggf. auch bilateralen Ureteronephrektomie unterzogen werden, um die Gefahr einer Urosepsis unter immunsuppressiver Therapie nach Transplantation zu vermeiden. Patienten mit Störungen der unteren Harnwege (Harnröhrenklappe, Prune-Belly-Syndrom, neurogene Blasenentleerungsstörung) müssen sorgfältig mittels urodynamischer Untersuchungen abgeklärt werden. Gelegentlich ist erforderlich, eine kleine Blase mit pathologischem Entleerungsmuster vor der Transplantation mit einem Darm- oder Ureteren-Interponat zu augmentieren. Ein sorgfältiges und umfassendes Screening auf eine angeborene oder erworbene Thrombophilie ist dringend anzuraten.

Eine sorgfältige Infektionsprophylaxe ist vor einer geplanten Transplantation entscheidend. Mögliche Infektionsherde (Harntrakt, Haut, Zähne, Nasennebenhöhlen) müssen saniert werden.

► Der Impfstatus des Kindes muss komplettiert werden, da unter Immunsuppression Lebendimpfstoffe in der Regel kontraindiziert und der Immunisierungserfolg von Totimpfstoffen reduziert ist (Abschn. 5.9.2). Das Kind sollte komplett nach den Empfehlungen der Ständigen Impfkommission (STIKO) durchgeimpft sein; auch Impfungen gegen Meningokokken, Pneumokokken und Hepatitis A sind anzuraten (Höcker et al. 2015; Cordts et al. 2019). Darüber hinaus sollten enge Kontaktpersonen wie Familienmitglieder und medizinisches Personal zum Schutz von nierentransplantierten Patienten einen kompletten Impfstatus im Sinne einer sogenannten Herdenimmunität aufweisen.

Bei der Abklärung des Empfängers ist auch die Frage nach besonderen immunologischen Risiken zu prüfen. Als prognostisch ungünstig für das Transplantatüberleben gelten vorangegangene Transplantatverluste aus immunologischer Ursache. Ebenfalls kritisch ist das Vorhandensein präformierter zytotoxischer Antikörper gegen Human Leukocyte Antigen (HLA)-Klasse I- oder -Klasse II im Blut, insbesondere wenn sie durch ein vorangegangenes Transplantat oder Transfusionen entstanden sind. Die Suche nach präformierten panelreaktiven Antikörpern ist vierteljährlich zu wiederholen, insbesondere nach Bluttransfusionen. Zwar ist auch im Kindes- und Jugendalter bei präformierten HLA-Antikörpern eine Nierentransplantation über die immunologische Barriere hinweg nach entsprechender Vorbehandlung mit Immunadsorption und/oder Plasmapherese und Induktionstherapie mit Thymoglobulin möglich, bleibt jedoch wegen der höheren Komplikationsrate eine Ausnahme.

Zur Vorbereitung auf eine Transplantation gehören auch eine eingehende Information und Gespräche mit dem Patienten und seinen Eltern über die praktische Durchführung des Eingriffs und die Nachsorge nach der Transplantation. In gemeinsamer Gesprächsführung von Ärzten und Psychologen müssen Probleme der Langzeittherapie, der Lebendspende sowie der Prävention bearbeitet werden. Ob ein Patient schließlich auf die Warteliste zur Nierentransplantation aufgenommen werden kann, wird durch eine Expertenrunde aus pädiatrischen Nephrologen, Transplantationschirurgen, Urologen, Psychologen und ggf. noch Ärzten anderer Disziplinen in enger Absprache mit dem Patienten bzw. seinen Eltern und seinem betreuenden Dialysezentrum entschieden. Die Aufklärung für eine Nierentransplantation findet daher durch ein „Board" statt, dem die oben genannten Disziplinen angehören.

► Die vorbereitenden Untersuchungen zur Nierentransplantation dienen der Abklärung von Risikofaktoren und dem Ausschluss bzw. der Behandlung von Komorbiditäten.

5.3.2 Präemptive Nierentransplantation

In den letzten Jahren zeigte sich, dass durch eine präemptive, d.h. ohne vorherige Dialysetherapie durchgeführte Nierentransplantation ein besseres Transplantatüberleben erzielt werden kann; das kurz- und langfristige Transplantatüberleben nach präemptiver Nierentransplantation ist den Ergebnissen nach vorheriger längerer Dialysetherapie überlegen (Abb. 5.2).

Zudem werden dialyseassoziierte medizinische und psychosoziale Komplikationen von vornherein vermieden. Allerdings werden in

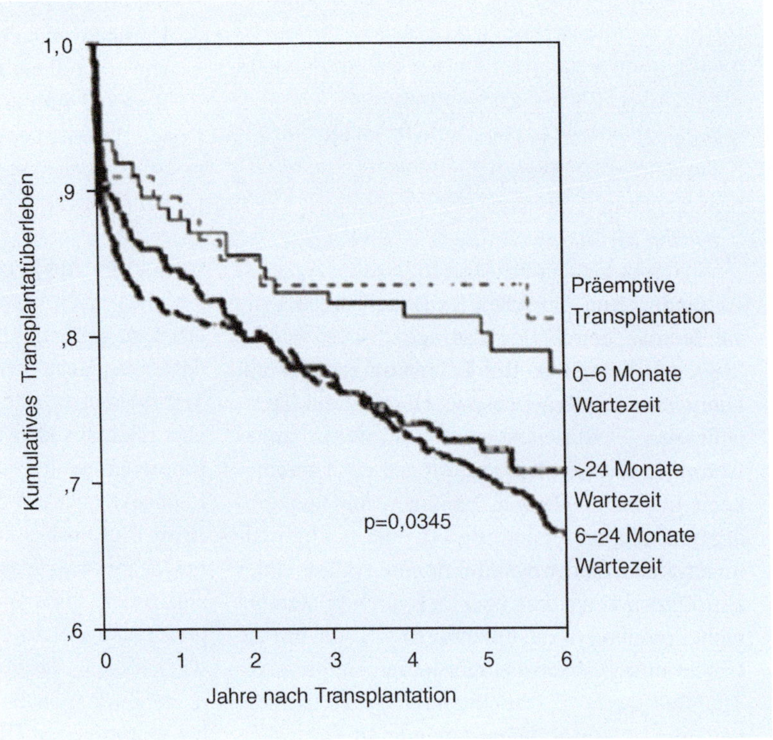

Abb. 5.2 Einfluss der Dauer der Dialysetherapie auf das Nierentransplantatüberleben (Verstorbenenspender) bei pädiatrischen Empfängern innerhalb von Eurotransplant (Mit freundl. Genehmigung aus: Tönshoff et al. 2012)

Deutschland derzeit nur 15–20 % der Transplantationen bei Kindern und Jugendlichen vor Erreichen der Dialysepflichtigkeit bei einer Nierenrestfunktion (GFR) von etwa 5–10 ml/min/1,73 m^2 vorgenommen. Die genauen Kriterien für den Zeitpunkt einer präemptiven Transplantation sind bisher nicht eindeutig definiert; der Termin sollte im Einzelfall unter Berücksichtigung medizinischer und psychosozialer Aspekte festgelegt werden.

5.3.3 Listung zur Verstorbenenspende und Organallokation

Befindet sich der Patient in einem transplantablen Zustand, wird er über das zuständige Transplantationszentrum auf eine Warteliste gemeldet, die für deutsche Zentren bei der Eurotransplant-Stiftung in Leiden (Niederlande), der mitteleuropäischen Verteilungszentrale für Spenderorgane, geführt wird. Nach dem deutschen Transplantationsgesetz muss auch bei geplanter Lebendspende eine Listung bei Eurotransplant erfolgen, da der Verstorbenenspende eine gewisse Priorität eingeräumt wird. Spendernieren werden in erster Linie nach Kriterien der Histokompatibilität zugeteilt, in zweiter Linie nach dem Immunisierungsgrad und der Wartezeit des Patienten. Dieses Allokationsverfahren ist im europäischen Raum breit akzeptiert, da umfangreiche Daten die überragende Rolle der Histokompatibilität für das frühe und späte Transplantatüberleben belegen.

Kinder und Jugendliche unter 18 Jahren werden wegen der Gefahr von Störungen der körperlichen und seelischen Entwicklung unter Dialysetherapie bei der Organvergabe bevorzugt behandelt. Das Ziel einer baldigen Transplantation einer Verstorbenenniere kann im Kindesalter heute in vielen Fällen wegen der hohen Zahl von Dialysepatienten, der sinkenden Bereitschaft zur Organspende in der Bevölkerung und der dadurch ansteigenden Wartezeit bis zur Transplantation nicht erreicht werden. Die durchschnittliche Wartezeit für Kinder liegt derzeit in Deutschland bei 1,5–2 Jahren, je nach Blutgruppe (1,3 Jahre bei Blutgruppe A, 1,3 Jahre bei Blutgruppe AB, 1,6 Jahre bei Blutgruppe B und 1,8 Jahre bei Blutgruppe 0). Die jeweilige Wartezeit bei Erwachsenen beträgt 6,6 Jahre bei Blutgruppe A, 3,6 Jahre bei Blutgruppe AB, 7,4 Jahre bei Blutgruppe B und 9 Jahre bei Blutgruppe 0. Die Allokationsrichtlinien für die pädiatrische Nierentransplantation werden von der Ständigen Kommission Organtransplantation der Bundesärztekammer (Kap. 2) in Abstimmung mit Eurotransplant regelmäßig überarbeitet (Tönshoff et al. 2011). Prinzipiell ist auf ein gutes HLA-Match Wert zu legen, da dies nicht nur für ein möglichst langes Nierentransplantatüberleben relevant ist, sondern auch für die Vermeidung einer HLA-Sensibilisierung für ein zukünftig erforderliches Zweit- oder Dritttransplantat. Ein gutes HLA-Match erlaubt auch eine weniger intensive medikamentöse Immunsuppression und damit eine Vermeidung von infektiösen und onkologischen Komplikationen wie bspw. die gefürchtete posttransplantlymphoproliferative Erkrankung (PTLD). Insbesondere sollten Transplantatnieren mit zwei Mismatches auf dem HLA-DR-Lokus nur in Ausnahmefällen akzeptiert werden.

Langzeitdaten zeigen, dass eine Transplantation von Spendernieren von älteren Verstorbenenspendern >50 Jahren mit einem schlechteren Transplantatüberleben assoziiert ist, sodass möglichst nur eine Spenderniere von einem Verstorbenenspender <50 Jahre für einen pädiatrischen Empfänger akzeptiert werden sollte. Dieses Prinzip ist jedoch nicht immer einzuhalten, da das mittlere Alter der Organspender in Deutschland stetig steigt und die Anzahl der Organspender sinkt. Die Altersgrenze von 50 Jahren gilt nicht für einen Lebendspender; hier können nach sorgfältiger Auswahl von nierengesunden Lebendspendern, ggf. auch von Großeltern, durchaus gute Langzeitergebnisse erzielt werden (Abb. 5.3).

Inwiefern Spenderorgane von kleinen Kindern <5 Jahren für pädiatrische Empfänger akzeptiert werden sollten, wird kontrovers diskutiert, da die Transplantation dieser sehr kleinen Organe auf Empfänger im Kleinkindesalter wegen der schwierigen Gefäßanastomosen bei anatomisch kleinen Gefäßen mit einer erhöhten Rate von arteriellen und venösen Thrombosen

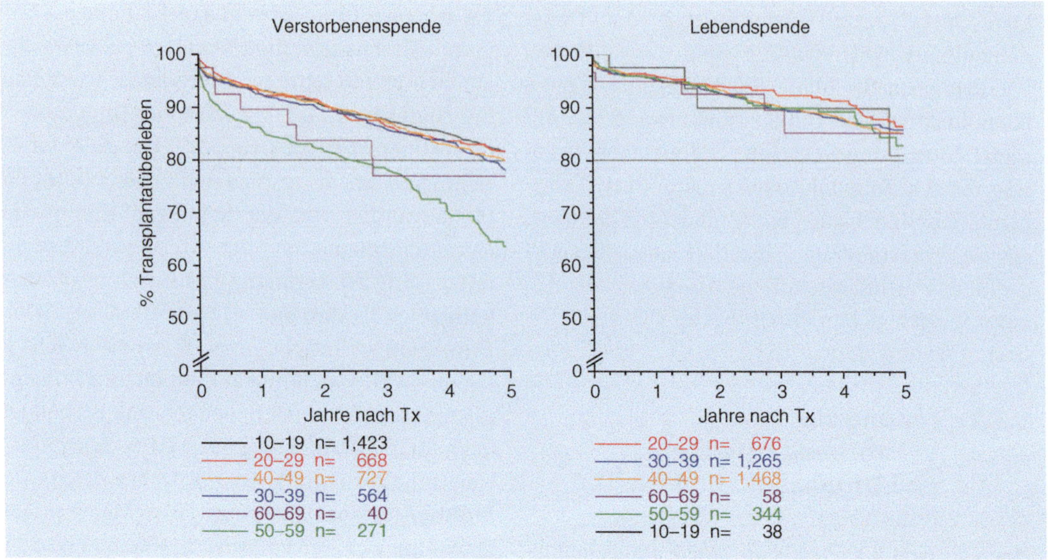

Abb. 5.3 5-Jahres-Nierentransplantatüberleben bei pädiatrischen Patienten in Europa, Nordamerika und Australien nach Verstorbenen- bzw. Lebendspende, stratifiziert nach dem Spenderalter in Jahren. Mit freundl. Genehmigung der „Collaborative Transplant Study" (Prof. Süsal, Heidelberg)

assoziiert ist, die zu einem frühen Organverlust führen können. Letztlich hängt es von der gefäßchirurgischen Expertise des Transplantationschirurgen ab, ob solche Risikotransplantationen erfolgreich durchgeführt werden können. Nach den Richtlinien von Eurotransplant müssen Nieren von pädiatrischen Verstorbenenspendern mit einem Alter von <2 Jahren en-bloc entnommen werden, für Spender zwischen 2 und <5 Jahren besteht eine Empfehlung zur en-bloc-Entnahme. Von einigen Transplantationschirurgen wird für ein en-bloc-Nierentransplantat ein Empfänger mit einem Körpergewicht von 20–50 kg empfohlen, da mit kleineren oder größeren Empfängern weniger gute Ergebnisse erzielt werden.

5.3.4 Lebendspende

Derzeit werden in Deutschland ca. 40% der Nierentransplantationen bei Kindern und Jugendlichen bis 18 Jahren mit Nieren von Lebendspendern, in der Regel den Eltern, durchgeführt. Nach dem Transplantationsgesetz ist auch die Spende von anderen verwandten und nichtverwandten Personen, die in einer engen emotionalen Verbindung zum Empfänger stehen, möglich. In ausführlichen Gesprächen mit Ärzten und Psychologen werden die potenziellen Spender über den Ablauf und die möglichen Risiken einer Lebendspende aufgeklärt. Die Lebendspendekommission der jeweilig zuständigen Ärztekammer muss in einem Gespräch mit dem potenziellen Spender und, je nach Alter, mit dem Empfänger die Zustimmung zur Lebendspende geben. Die Tendenz zur Lebendspende ist seither eher steigend. Die Transplantation einer von einem Lebendspender stammenden Niere hat gegenüber einer Transplantion von einem Verstorbenenspender folgende Vorteile:

- der Nierenspender ist meist jung und gesund;
- der Eingriff ist zeitlich gut planbar;
- die immunologische Verträglichkeit ist wegen der Haploidentität von Eltern und Kind gewöhnlich besser als bei Verwendung einer Verstorbenenniere, sodass die Intensität der zu verabreichenden medikamentösen Immunsuppression und dementsprechend deren Nebenwirkungen geringer sind, und
- es besteht keine Notwendigkeit einer längeren Organkonservierung, wodurch Struktur und Funktion des Transplantats besser erhalten bleiben.

Diese Faktoren tragen dazu bei, dass das 5-Jahres-Transplantatüberleben nach einer Lebendnierenspende um etwa 10 % besser ist als nach einer Verstorbenennierenspende. Die mittlere Nierentransplantatüberlebensrate (Halbwertszeit) nach Verstorbenenspende beträgt derzeit ca. 19 Jahre und ist um ca. 5 Jahre kürzer ist als die Transplantatüberlebensrate nach Lebendspende (derzeit ca. 24 Jahre; Abschn. 5.10). Zudem kann eine Lebendnierenspende leichter präemptiv, d.h. vor der Notwendigkeit einer Dialysetherapie, erfolgen, sodass mögliche dialyseassoziierte Komplikationen vermieden werden können.

Den Vorteilen der Nierenlebendspende steht ein – wenn auch sehr geringes – Operationsrisiko des Spenders gegenüber. Das mit der Nierenlebendspende assoziierte perioperative Sterblichkeitsrisiko ist sehr gering und liegt bei 0,03%. Risiken, die unmittelbar mit der Operation zusammenhängen, bspw. aktive Blutung, Revisionsoperation, Thrombosen, liegen <1% bis <5%; das Gesamtrisiko, eine der möglichen Komplikationen zu entwickeln, liegt bei <9%. Langfristig ist die Lebenserwartung im Vergleich zur Gesamtbevölkerung uneingeschränkt. Es besteht aber für den Spender ein minimal erhöhtes Risiko im Vergleich zu gesunden Nichtspendern für das Auftreten einer terminalen Niereninsuffizienz (absolutes Risiko ca. 0,8%) und trotzdem eine deutlich geringere Wahrscheinlichkeit für eine terminale Niereninsuffizienz im Vergleich zur Normalbevölkerung, da Nierenlebendspender sich üblicherweise einer regelmäßigen nephrologischen Nachsorge unterziehen. Der Spender hat außerdem ein geringfügig erhöhtes Risiko für die Entwicklung einer arteriellen Hypertonie und/oder Proteinurie.

Die Nierenfunktion des Spenders liegt nach der Nierenspende bei ca. 80% der Ausgangsleistung. Deshalb ist eine jährliche Nachsorgeuntersuchung der Lebendspender zwingend erforderlich, um eine Nierenfunktionsstörung oder arterielle Hypertonie rechtzeitig zu erkennen. Die jährliche Nachsorge beinhaltet eine ambulante 24-Std.-Blutdruckmessung, die Bestimmung der Nierenfunktion, der Eiweißausscheidung, eine Sonographie der verbliebenen Eigenniere, Befragung bzw. Beratung hinsichtlich der Lebensqualität und das Angebot einer psychologischen Mitbetreuung. Eine Kreatininclearance <80 ml/min/1,73 m^2 ist als Ausschlusskriterium zur Nierenlebendspende zu werten.

Die große Mehrheit von Nierenspendern gibt in Fragebögen im Vergleich zur Normalbevölkerung eine bessere Befindlichkeit und eine positive Sichtweise auf die Nierenspende an. Vereinzelt wird bei rückblickend negativer Sichtweise auf die Nierenspende, vor allem bei Komplikationen im Rahmen der Operation und bei unbefriedigendem Transplantationserfolg für den Empfänger, eine verminderte Lebensqualität angegeben. In diesem Zusammenhang wurde in Einzelfällen über das Auftreten einer Anpassungsstörung (Leistungsminderung, sozialer Rückzug, depressive Episode) berichtet. Nach der Lebendspende sollte eine ca. 4-wöchige Erholungspause eingeplant werden; nach ca. drei Monaten ist die vorbestehende körperliche Leistungsfähigkeit wieder erreicht. Nach welcher Zeit der Spender wieder an seinen Arbeitsplatz zurückkehren kann, muss im Einzelfall entschieden werden.

Auch wenn die Lebendspende aus medizinischer Sicht für den Empfänger in der Regel die bessere Form der Nierenspende darstellt, wird vom Transplantationsgesetz die Verstorbenenspende als Alternative empfohlen. Angesichts sinkender Organspenderzahlen und langer Wartezeiten auch bei Kindern muss bei der Entscheidung über Verstorbenen- oder Lebendspende das Risiko für den Lebendspender mit dem Risiko der gesundheitlichen Verschlechterung des betroffenen Kindes an der Dialyse während der Wartezeit abgewogen werden. Letztlich muss die betroffene Familie selbst diese Entscheidung im Gespräch mit dem ärztlichen und psychosozialen Team und in Abwägung der individuellen familiären Situation treffen. In den Entscheidungsprozess fließt sicher auch mit ein, wie gut eine Dialysebehandlung vom Kind toleriert wird. Bei problemlosem Verlauf fällt es Kind und Familie sicher leichter, die Geduld aufzubringen, auf eine Verstorbenenspende zu warten.

Da durch den Kinderbonus die mittlere Wartezeit deutlich kürzer als bei Erwachsenen auf der Warteliste ist, möchten manche Eltern ihre

Niere quasi aufheben, bis ihr Kind älter als 18 Jahre ist und im Falle einer erneut erforderlichen Transplantation dann mit einer deutlich längeren Wartezeit rechnen müsste. Dabei sollte allerdings beachtet werden, dass die Eltern wegen altersbedingter Morbidität dann möglicherweise nicht mehr als Spender in Frage kommen. Zudem weist die Niere eines Verstorbenenspenders häufig eine gewisse Vorschädigung auf, bspw. infolge von Vorerkrankungen des Spenders wie Bluthochdruck und Atherosklerose, sodass die mittlere Nierentransplantatüberlebensrate (Halbwertszeit) nach Verstorbenenspende um ca. 5 Jahre kürzer ist als nach Lebendspende. Außerdem kann eine Person zwar mehrmals ein Nierentransplantat erhalten, aber die Transplantatüberlebensrate nach Zweittransplantation ist aufgrund einer immunologischen Sensibilisierung durch das Ersttransplantat in der Regel kürzer. Insgesamt stellt somit eine gesunde Niere durch Lebendspende für ein Kind eine hervorragende Therapieoption in einer entscheidenden Entwicklungsphase dar.

▶ Die präemptive Nierenlebendspende ist mit der besten Nierentransplantatüberlebensrate und der geringsten Komplikationsrate assoziiert und daher medizinisch die Therapie der Wahl der terminalen Niereninsuffizienz im Kindes- und Jugendalter.

5.4 Spenderevaluation und Logistik

Nach ausgiebiger präoperativer Diagnostik des Lebendnierenspenders mit Untersuchungen und Abklärungen durch die unterschiedlichen medizinischen Fachbereiche kann nach Ausschluss relevanter Vorerkrankungen und drohender Folgeerkrankungen die Indikation zur Nephroureterektomie zur Lebendnierentransplantation gestellt werden. Die Besonderheit der Lebendnierenspende ist die Tatsache, dass der Nierenspender durch die Entfernung einer seiner beiden Nieren keine vorhersehbaren gesundheitlichen Nachteile erleidet oder gar selbst dialysepflichtig wird. Allerdings ist darauf hinzuweisen, dass ein im Promillebereich liegendes Restrisiko einer Dialysepflichtigkeit des Spenders eintreten kann.

Bei Vorliegen eines Organangebots bzw. bei geplanter Lebendspende wird eine T- und B-Lymphozytenkreuzprobe (Crossmatch) zwischen Spenderlymphozyten und dem Empfängerserum durchgeführt, um eine akute Rejektion durch präformierte Antikörper insbesondere gegen HLA-Antigene des Empfängers auszuschließen. Nur bei negativem Crossmatch kann die Transplantation erfolgen.

Die Entscheidung, welche Niere entnommen werden soll, wird von mehreren Kriterien beeinflusst. Einerseits wird diese Entscheidung aufgrund der individuellen Gefäßversorgung der Nieren getroffen, andererseits sollte aber gleichzeitig die funktionsstärkere Niere, gemäß der im Rahmen der Voruntersuchungen bestimmten Nierenfunktionsuntersuchung, beim Spender verbleiben. Nicht zuletzt entscheidet sich der Operateur aber auch für eine bestimmte Seite aufgrund der anatomisch vorgegebenen, unterschiedlich langen Gefäße der links- bzw. rechtsseitigen Niere.

5.5 Spenderoperation

Die Planung der Operation sowie des technischen und organisatorischen Ablaufes beinhaltet auch eine zeitliche Abstimmung zwischen Nephroureterektomie beim Spender und Transplantation beim Empfänger, um die kalte Ischämiezeit, also die Zeit vom Abklemmen und dem Durchtrennen der Nierenarterie des Spenders bis zum Zeitpunkt der Wiedereröffnung der Gefäße im Lebendnierenempfänger, möglichst kurz zu halten. Dies stellt einen wesentlichen Vorteil der Lebendnierenspende dar. In den meisten Kliniken wird heutzutage die Nephroureterektomie laparoskopisch und roboterassistiert durchgeführt. Die Details der Organentnahme beim Spender sind Kap. 6 zu entnehmen.

Die entnommene Niere wird sofort mit kalter Perfusionslösung gespült (meist HTK als Kurzzeitkonservierungslösung) mit gleichzeitiger Kontrolle hinsichtlich einer homogenen Perfusion. Während des gesamten Zeitraumes wird das Organ dabei auf sterilem Eis gelagert, ebenso geschehen die abschließende Präparation der Niere mit Kontrolle der Gefäße bezüglich Leckagen sowie die Entfernung verbliebenen Fettgewebes unter sterilen, hypothermen Bedingungen. Besondere Rücksicht wird hierbei sowohl auf das Fettgewebe im Bereich des nephroureteralen Überganges am Nierenunterpol als auch auf das den Harnleiter umgebende Fettgewebe mit den versorgenden Gefäßen gelegt. Nach Fertigstellung der Präparation wird das Organ steril verpackt und bis zur Implantation kalt aufbewahrt.

5.6 Empfängeroperation

Das Transplantat wird kontralateral (rechte Spenderniere beim Empfänger links und umgekehrt) in die Fossa iliaca platziert, damit das Nierenbecken ventral zu liegen kommt (Abb. 5.4).

Eine ipsilaterale Platzierung ist jedoch möglich. Der Hautschnitt (offene, konventionelle Technik) erfolgt im Bereich des rechten oder linken unteren Quadranten des Abdomens (J-förmig), beginnend kranial der Spina iliaca anterior superior, dann ca. 2 cm medial des Leistenbandes verlaufend, kaudal leicht bogenförmig zur Mittellinie ziehend, um dann zwei Fingerbreit über der Symphyse zu enden. Die extraperitoneale Platzierung des Transplantats ermöglicht einen möglichst kurzen Gefäßverlauf, um das Risiko einer Gefäßabknickung („kinking") zu minimieren.

▶ **Praxistipp** Das Organ wird bevorzugt in die rechte Fossa iliaca extraperitoneal transplantiert. Die A. renalis wird End-zu-Seit mit der A. iliaca communis, bei Kleinkindern mit der Aorta, oder End-zu-End mit der A. iliaca interna anastomosiert. Die V. renalis wird End-zu-Seit mit der V. iliaca, bei Kleinkindern mit der V. cava inferior, anastomosiert (Abb. 5.5).

Bei Anastomoseneröffnung sollte ein zentraler Venendruck von mindestens 7 mmHg erreicht werden, der angestrebte systolische Blutdruck beträgt je nach Alter des Kindes 100–140 mmHg. Der Spenderureter wird mit einer antirefluxiven

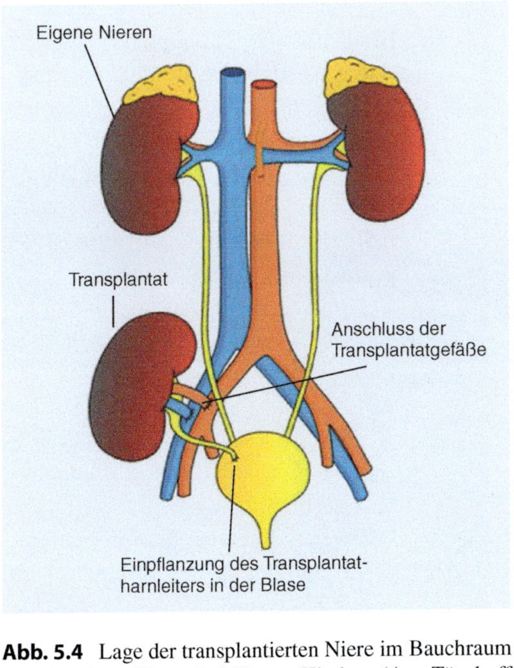

Abb. 5.4 Lage der transplantierten Niere im Bauchraum und Gefäßanschlüsse bei älteren Kindern (Aus Tönshoff et al. (2017))

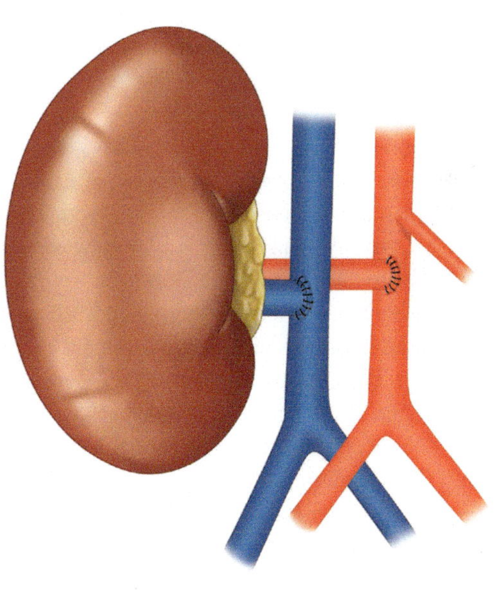

Abb. 5.5 Lage der transplantierten Niere im Bauchraum und Gefäßanschlüsse bei Kleinkindern

Implantationstechnik (Lich-Gregoir oder Politano-Leadbetter) in die Blase eingepflanzt und mittels eines Splints für ca. eine Woche geschient, um einem Ureterleck vorzubeugen. Eine Eigennephrektomie, zumeist primär einseitig, wird nur durchgeführt, wenn ein Entartungsrisiko (bspw. bei WT1-Mutation) oder ein Infektionsrisiko (bspw. bei ausgeprägtem vesikoureteralem Reflux) besteht oder bei ausgeprägtem vesikoureteralem Reflux der hohe Pendelurin eine erhebliche Volumenbelastung für die Blase darstellt.

5.7 Perioperative Nachsorge und Komplikationsmanagement

5.7.1 Spender

Die unmittelbare postoperative Überwachung und Management von Komplikationen beim Spender sind im Kap. 6 dargestellt.

5.7.2 Empfänger

Auch postoperativ ist das besondere Größenverhältnis zwischen einer Erwachsenenniere und dem kindlichen Organismus, insbesondere bei Kleinkindern, zu beachten.

Flüssigkeitsmanagement Das intravasale Volumen eines kindlichen Empfängers kann bei Transplantation einer Erwachsenenspenderniere um bis zu 20% zunehmen, sodass das zirkulierende Blutvolumen über die Gabe von Erythrozytenkonzentraten entsprechend aufzufüllen ist. Aufgrund der ausgeprägten Volumenverschiebung wird präoperativ ein zentraler Venenzugang gelegt, um eine schnelle und sichere Flüssigkeitszufuhr zu erreichen. Mit der einmaligen Gabe von Humanalbumin 5% wird bei sehr kleinen Empfängern der kolloidosmotische Druck angehoben. Details zum postoperativen Flüssigkeitsmanagement sind der folgenden Übersicht zu entnehmen.

Postoperatives Flüssigkeitsmanagement nach Nierentransplantation

- **Generelle Empfehlungen**
  - Einfuhr = Ausfuhr + Perspiratio insensibilis (= 400 ml/m^2/Tag)
  - Bei Polyurie (>2000 ml/m^2 KOF pro Tag): Substitution mit 2/3 Ringer (Na 147 mmol/l, K 4 mmol/l, Ca 2 mmol/l, Cl 156 mmol/l), 1/3 Glukose 5%. Umsetzen auf halbisotone Lösung nach einigen Tagen möglich
  - Bei Oligurie (<1 ml/kg/h): Substitution mit 2/3 NaCl 0,9%, 1/3 Glukose 5%
  - Bei metabolischer Azidose: Ringer-Lactat-Lösung (Na 130, K 5,4, Ca 1,85, Cl 112, Lactat 27 mmol/l)
  - Ersatz von Drainage-Flüssigkeit mit Ringer-Albumin 5% 1:1
  - Gewicht sollte 5–10% über „Dialysetrockengewicht" liegen, **Cave** viele Patienten sind vor Transplantation überwässert
  - Angestrebter zentralvenöser Druck: 3–7 mmHg, angestrebter systolischer Blutdruck 100–140 mmHg
  - Initial bei Polyurie stündliche Bilanzierung, Gewicht 2-mal/Tag, Kontrolle der Serumchemie 2-mal/Tag
  - Bei fehlender Nierentransplantatfunktion: Dopplersonographie innerhalb der ersten Stunde zum Ausschluss einer Gefäßthrombose
  - Bei primärer Nierentransplantatdysfunktion: Tägliche Dopplersonographie
  - Hämoglobin möglichst >8 g/dl. Bei Bedarf Transfusion von cytomegalievirusnegativem Blut mit Leukozytenfilter
  - Zielwerte für das Serumgesamteiweiß: >50 g/l, für das Serumalbumin >30 g/l

- **Flüssigkeitsmanagement bei Kleinkindern <6 Jahre, die eine Erwachsenenniere (Spenderalter >15 J) erhalten haben**
  - Unmittelbar vor Eröffnung der Anastomose: Anhebung des zentralen Venendrucks (ZVD) mit NaCl 0,9% und ggf. Albumin 5% 10 ml/kgKG auf 7–10 mmHg. (Kontraindikation: Patienten mit vorbestehender Kardiomyopathie). Furosemid 2 mg/kgKG langsam i.v.
  - Nach Eröffnung der Anastomose: Flüssigkeitsbedarf (2/3 Ringer, 1/3 Glukose 5%) initial 100 ml/m^2 KOF pro Stunde, dann angepasst an Diurese. Bei primärer Nierentransplantatfunktionsaufnahme Flüssigkeitsbedarf bis zu 7000 ml/m^2 KOF/Tag (bis 70% des Körpergewichts)
  - Nach 48 Stunden meist „physiologische" Antidiurese (infolge Adaptation der Erwachsenenniere an den kindlichen Organismus)
  - Bei fehlendem Anstieg des ZVD und/oder systolischer Blutdruck <100 mmHg: Albumin 5% 1 g/kgKG über 2 Stunden (bis zu 4 g/kg KG pro Tag)
  - ZVD in den ersten 24 Stunden 5–7 (max. 10) mmHg, im weiteren Verlauf 5–7 mmHg, systolischer Blutdruck >100 mm Hg, MAP >70 mmHg
  - Bei niedrigem Blutdruck trotz hohem ZVD Noradrenalin (Arterenol) 0,1 µg/kg KG/min als Startdosis der kontinuierlichen intravenösen Infusion

Säure-Basen-Haushalt Nach Anastomosenereröffnung kommt es häufig zu einer Freisetzung von sauren Valenzen aus der Transplantatniere; die dadurch entstehende metabolische Azidose hemmt die sofortige Funktionsaufnahme der Transplantatniere. Eine Pufferung mit Natriumhydrogencarbonat ist erforderlich.

Antibiotikaprophylaxe Perioperativ erfolgt zudem eine antibiotische Prophylaxe mit einem Breitspektrumantibiotikum, bspw. Ceftriaxon. Eine Pilzprophylaxe mit oral verabreichtem Nystatin für den Zeitraum der Antibiotikaprophylaxe ist anzuraten. Die spezifische Prophylaxe gegen Cytomegalievirus (CMV, Abschn. 5.9.3), Epstein-Barr-Virus (EBV, Abschn. 5.9.4) und Pneumocystis jirovecii (Abschn. 5.9.6) wird in den jeweiligen thematischen Abschnitten dargestellt.

Postoperative Intensivüberwachung Postoperativ erfolgt eine mindestens 24-stündige Überwachung auf der Intensivstation mit zunächst stündlichen Kontrollen des zentralen Venendrucks und des Blutdrucks sowie einer exakten Flüssigkeitsbilanzierung, die durch eine Harnableitung über einen suprapubischen Blasenkatheter erleichtert wird. Eine Nachbeatmung auf der Intensivstation kann manchmal aufgrund der hohen intraoperativen Flüssigkeitsbeladung insbesondere bei Kleinkindern für einige Stunden erforderlich sein. Bei unkompliziertem Verlauf wird der Patient bereits unmittelbar postoperativ extubiert.

Heparinprophylaxe

► Zur Vermeidung einer arteriellen oder venösen Thrombosierung des Transplantats ist eine Verabreichung von niedrig dosiertem Heparin (100–200 IE/kg KG/Tag i.v.) anzuraten (Buder et al. 2020). Bei angeborener oder erworbener Thrombophilie, bei anamnestischer Thromboseneigung oder bei ungünstigen Gefäßverhältnissen (Spenderalter <10 Jahre oder Gewicht des Empfängers <15 kg, Mehrgefäßversorgung des Transplantats, schwierige Anastomosenverhältnisse) wird Heparin auch höher dosiert (200–400 IE/kg KG/Tag).

Nach ca. sieben Tagen kann auf ein Low-molecular-weight (LMW)-Heparin, bspw. Enoxaparin-Natrium, in prophylaktischer Dosierung (0,5–1 mg/kg KG/Tag einmalig subkutan) umgestellt werden. Ein Anti-Xa-Spiegelmonitoring ist bei prophylaktischer LMW-Heparin-Dosierung in der Regel nicht erforderlich. Bei Patienten mit stark eingeschränkter Nierenfunktion (GFR <30 ml/min/1,73 m^2) muss die Dosis von Enoxaparin-Natrium um 50% reduziert werden.

Ulkusprophylaxe Zudem ist eine Ulkusprophylaxe bspw. mit Esomeprazol, anzuraten in einer Dosis von 10 – 40 mg/Tag je nach Körpergewicht. Bei fehlenden gastrointestinalen Symptomen kann die Ulkusprophylaxe ca. zwei Wochen nach Transplantation abgesetzt werden.

Diuretika In den meisten Zentren wird postoperativ das Diuretikum Furosemid als kontinuierliche intravenöse Infusion in Abhängigkeit von der Diurese verabreicht, das niedrig dosiert (1–3 mg/kgKG/Tag) auch eine tubuloprotektive Wirkung aufweist. Abhängig vom klinischen Verlauf erfolgen nach 1–3 Tagen eine Dosisreduktion und das Umsetzen auf eine orale Verabreichung. Bei Anurie >24 Stunden oder Polyurie wird Furosemid abgesetzt. Ebenfalls zur Tubuloprotektion wird fakultativ der Kalziumantagonist Diltiazem in einer Dosis von 1 mg/kg KG/Tag intravenös oder oral für die ersten 10 Tage nach Transplantation verabreicht.

Wenn die Eigennieren des Kindes noch eine gute Restdiurese aufweisen, ist die Gesamtdiurese kein sicherer Hinweis für eine gute Nierentransplantatfunktion.

▶ **Praxistipp** Zur besseren Beurteilung und kontinuierlichen Überwachung der Diurese des Nierentransplantats ist daher eine selektive Schienung des Transplantatureters mit einem Single-J-Katheter für ca. eine Woche anzuraten.

Transplantatdysfunktion Nach Verstorbenenspende resultiert aufgrund der kalten Ischämiezeit, in der das Organ blutleer auf Eis gekühlt transportiert wird, häufig ein akuter Tubulusschaden (Abschn. 5.8.1), der primär zu einer Anurie, sekundär zu einer „Zwangspolyurie" mit teilweise erheblichen Wasser- und Elektrolytverlusten führen kann. Liegt eine initiale Nichtfunktion der Transplantatniere für eine längere Zeit vor, die bei etwa 10% der Patienten vor allem bei langer Ischämiezeit und marginaler Organqualität auftritt, muss ggf. eine Dialysetherapie als Peritonealdialyse über den schon vor Transplantation vorhandenen intraperitonealen Verweilkatheter (Tenckhoff-Katheter) oder eine Hämodialyse über einen Shaldon-Katheter erfolgen. Bei primärer oder sekundärer Anurie muss zeitnah eine Dopplersonographie des Transplantats zum Ausschluss einer Gefäßthrombose durchgeführt werden, die eine sofortige chirurgische Revision zum Erhalt des Transplantats erfordern würde.

Immunsuppression Die immunsuppressive Therapie nach Nierentransplantation erfolgt mit einer Kombination von Medikamenten, die das Immunsystem auf verschiedenen Ebenen beeinflussen. Dadurch kann die Dosis des einzelnen Medikaments reduziert werden und mögliche Nebenwirkungen können vermieden oder verringert werden (Tönshoff 2020a, b). Zur immunsuppressiven Erhaltungstherapie eingesetzte Medikamente sind Glukokortikoide, Calcineurininhibitoren (Tacrolimus, Ciclosporin A) und Mycophenolatmofetil (MMF) als wirksamerer Ersatz für das früher gebräuchliche Azathioprin.

Interaktionen von Ciclosporin A und Tacrolimus mit anderen Substanzen

- Substanzen, die den Blutspiegel der Calcineurininhibitoren erhöhen
  – Allopurinol, Amiodaron, Cholsäure und -derivate, Cimetidin, Danazol, Doxycyclin, Kalziumantagonisten (Diltiazem, Nicardipin, Verapamil), Ketoconazol (Fluconazol und Itraconazol weniger ausgeprägt), Makrolidantibiotika (Erythromycin, Josamycin u. a.), Methylprednisolon (nur hohe Dosen), Metoclopramid, orale Kontrazeptiva, Propafenon, Grapefruitsaft
- Substanzen, die den Blutspiegel Calcineurininhibitoren senken

- Barbiturate, Carbamazepin, Flucloxacillin, Johanniskraut, Metamizol, Nafcillin, Octreotid, Phenobarbital, Phenytoin, Probucol, Rifampicin, Sulfadimidin und Trimethoprim, intravenös (nicht oral) verabreicht
- Medikamentente mit additiver Nephrotoxizität
  - Aciclovir, Aminoglykoside, Amphotericin, Colchicin, Trimethoprim

Bei der Ciclosporin-A- und Tacrolimustherapie sind zahlreiche Interaktionen mit anderen Medikamenten zu beachten. Ciclosporin A wird hauptsächlich hepatisch durch das Cytochrom-P450-3A4-System metabolisiert und mit der Galle eliminiert, Tacrolimus über das Cytochrom-P450-3A5-System. Medikamente, die diese Enzymsysteme inhibieren, erhöhen die Blutspiegel von Ciclosporin A und Tacrolimus, während Substanzen, die das Enzymsystem induzieren, die Blutspiegel senken (Übersicht). Eine unkritische Änderung der Begleitmedikation kann daher zu einer gefährlichen Über- oder Unterdosierung führen.

In klinischen Studien oder bei spezifischer Indikation kommen auch Inhibitoren des „mammalian target of rapamycin (mTOR)" wie Everolimus und Sirolimus zum Einsatz. In besonderen Situationen wie beim immunologischen Hochrisikopatienten, bei der AB0-inkompatiblen Transplantation oder bei immunsuppressiven Protokollen mit frühem Steroidentzug kommen auch lymphozytendepletierende oder nichtdepletierende Antilymphozytenantikörper als sogenannte Induktionstherapie zum Einsatz. Diese Immunsuppressiva greifen an unterschiedlichen Stellen in der Kaskade der Lymphozytenaktivierung und Proliferation an (Abb. 5.6), sodass eine Kombination dieser Medikamente sinnvoll ist. Die verwendeten Therapieprotokolle differieren abhängig vom Risikoprofil des Patienten und vom behandelnden Zentrum. In jedem Fall ist die im-

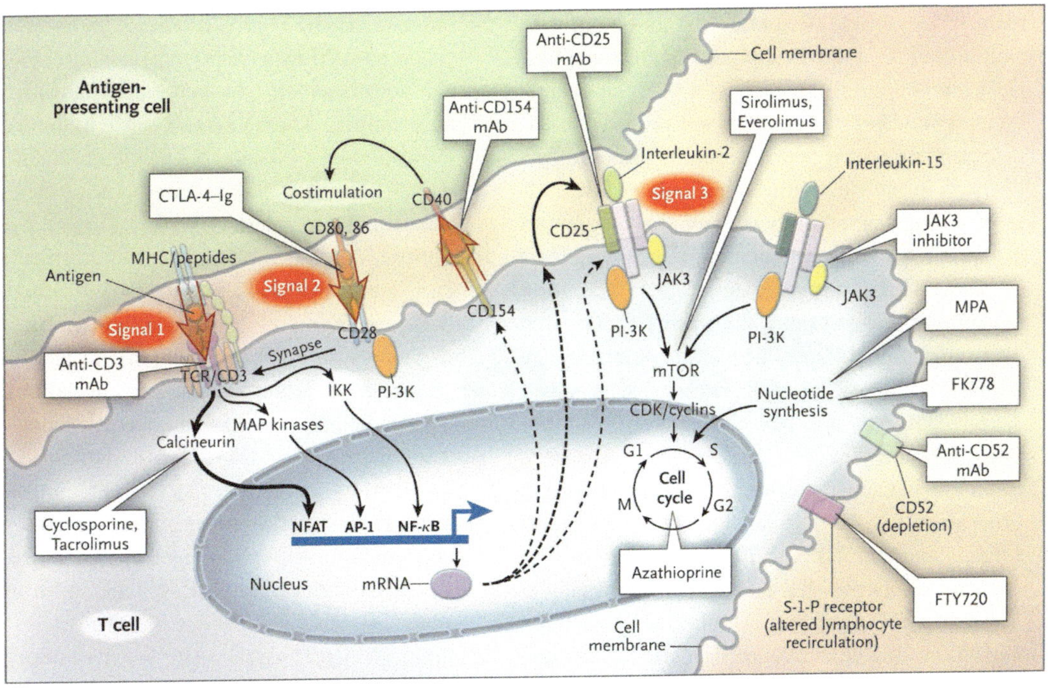

Abb. 5.6 Einzelne immunsuppressive Wirkstoffe und ihr jeweiliger Angriffspunkt im Drei-Signal-Modell der Lymphozytenaktivierung. *MPA* Mycophenolsäure (Mit freundl. Genehmigung mod. nach Halloran 2004)

munsuppressive Therapie bei einem funktionstüchtigen Transplantat lebenslang fortzuführen.

Um sowohl eine Unter- als auch eine Überimmunsuppression zu vermeiden, muss die Dosierung der Immunsuppressiva individuell angepasst werden. Dies geschieht in der Regel über Blutspiegelmessungen („Therapeutic Drug Monitoring") und entsprechende Dosisanpassung der verwendeten Medikamente. Das Neuauftreten (*de novo*) von donorspezifischen HLA- und nicht-HLA-Antikörpern kann als ein Biomarker für eine Unterimmunsuppression interpretiert werden. Derzeit werden in der Transplantationsmedizin verschiedene Biomarker untersucht, um in Zukunft eine noch bessere Individualisierung der immunsuppressiven Therapie zu ermöglichen.

5.8 Postoperative, nichtimmunologische Komplikationen

5.8.1 Akuter Tubulusschaden (akute Tubulusnekrose)

Neben der akuten Rejektion ist die häufigste Komplikation in der Frühphase nach Transplantation der akute Tubuluschaden, der im angelsächsischen Sprachraum auch als akute Tubulusnekrose bezeichnet wird. Meist handelt es sich aber um subletale Epithelschäden, und die Zelluntergänge laufen nach neueren Erkenntnissen als programmierter nichtapoptotischer Zelltod ab. Diese Veränderungen sind je nach Definition bei mindestens 5% der Fälle nach Lebend- und 19% nach Verstorbenennierentransplantation zu beobachten. Disponierende Faktoren sind neben spenderseitigen Ursachen eine lange (>30 Stunden) kalte Ischämiezeit (Dauer der extrakorporalen Organkonservierung in Hypothermie), eine lange warme Ischämiezeit (Dauer von der Organentnahme bis zur Konservierung in Hypothermie), hypotensive Perioden während der Operation, Dehydratation und hochdosierter Einsatz von Katecholaminen. Differenzialdiagnostisch muss der akute Tubulusschaden von der Transplantatthrombose und der perakuten Rejektion durch die Duplexsonographie und ggf. eine Nierenbiopsie abgegrenzt werden. In jedem Fall sollte bei verzögerter Funktionsaufnahme nach dem 8.–10. Tag nach Transplantation eine Transplantatbiopsie zur exakten Diagnosestellung erwogen werden. Wichtig ist, dass der akute Tubulusschaden zu einer akuten Rejektion disponieren bzw. deren Diagnosestellung verzögern kann.

5.8.2 Transplantatthrombose

Die arterielle oder venöse Thrombose des Transplantats ist die häufigste Ursache für ein Transplantatversagen in der Frühphase. Ein wichtiger Risikofaktor ist dabei ein Alter des Transplantatspenders oder -empfängers unter 6 Jahren wegen der in diesem Alter noch kleinen Blutgefäße. Andere Risikofaktoren sind anatomische Besonderheiten beim Spender (bspw. multiple Nierenarterien) oder Empfänger, eine vorbestehende Thrombophilie des Empfängers und ein Blutdruckabfall während der Operation.

▶ Klinisch besteht Verdacht auf eine Thrombose des Transplantats, wenn dieses primär nicht funktioniert, die Funktion sich sekundär in den ersten 10–14 Tagen nach Transplantation plötzlich verschlechtert oder neu eine Makrohämaturie auftritt. Die Diagnose wird mittels der farbkodierten Dopplersonographie gesichert.

Nur selten gelingt es bei einer Transplantatthrombose, durch einen unverzüglichen chirurgischen Eingriff innerhalb der ersten 4–6 Stunden nach dem Ereignis eine Revaskularisierung des Transplantats zu erreichen. Der Prophylaxe dieser gefürchteten Komplikation kommt daher besondere Bedeutung zu. Folgendes Vorgehen ist zu empfehlen:

1. Vor Transplantation muss sorgfältig nach angeborenen und erworbenen Thrombophilierisiken gefahndet werden (Übersicht in Abschn. 5.3.1).
2. Operationstechnisch sollte insbesondere bei Kleinkindern eine Anastomose an große Gefäße (Aorta, V. cava inferior) bevorzugt werden.

3. Während und nach der Transplantation muss der Kreislauf sorgfältig überwacht und eine Minderperfusion des Transplantats vermieden werden (erwünschter zentraler Venendruck 7 mmHg) (Übersicht in Abschn. 5.7.2).
4. Postoperativ wird eine Thromboseprophylaxe mit 100–200 IU Heparin/kgKG/Tag intravenös oder mit niedermolekularem Heparin (70 IE/kg KG/Tag) subkutan verabreicht (Abschn. 5.7.2).

5.8.3 Urologische Komplikationen

An urologischen Komplikationen in der Frühphase kann ein Urinleck als Folge einer Ureternekrose bspw. bedingt durch eine akute Abstoßungsreaktion, auftreten. Auch eine Obstruktion der ableitenden Harnwege, bspw. durch Blutkoagel, muss differenzialdiagnostisch bedacht werden.

5.8.4 Rejektion

Abstoßungsreaktionen können klinisch stumm (subklinische Rejektion), schleichend („creeping creatinine") oder rapid-progredient verlaufen. Bei Kleinkindern werden akute Abstoßungsreaktionen gegen Nieren von Erwachsenen wegen der relativ großen transplantierten Parenchymmasse und des dadurch verzögert ansteigenden Serumkreatinins im Vergleich zu älteren Kindern oft erst spät erkannt, sodass bei dieser Konstellation von manchen Zentren Protokollbiopsien durchgeführt werden. In jedem Fall ist bei Verdacht auf eine Rejektion und Ausschluss von Kontraindikationen (Blutungsneigung, ungünstige Anatomie, ausgeprägte arterielle Hypertonie) eine Nierentransplantatbiopsie zur exakten nosologischen Einordnung nach der Banff-Klassifikation indiziert. Das Ergebnis sollte dem Nephrologen innerhalb von 24 Stunden vorliegen.

▶ Bei einem Anstieg des Serumkreatinins, der sich durch laborchemische und bildgebende Untersuchungen differenzialdiagnostisch nicht einordnen lässt, muss eine perkutane Nierentransplantatbiopsie zum Ausschluss einer Rejektion durchgeführt werden.

5.8.4.1 Akute zelluläre Rejektion

Die Inzidenz akuter Rejektionen bei Kindern im ersten Jahr nach Nierentransplantation von einem Verstorbenenspender ist infolge einer potenteren immunsuppressiven Therapie von 40–70% in den Jahren vor 1996 auf ca. 20% gesunken. Die Verdachtsdiagnose einer akuten Rejektion wird aufgrund einer Kombination von klinischen, laborchemischen und sonographischen Parametern gestellt. Die klassischen klinischen Symptome einer akuten Rejektion wie Fieber und schmerzhafte Transplantatschwellung sind seit der Einführung von Ciclosporin A selten geworden; umso wichtiger ist eine häufige Bestimmung des Serumkreatinins, mindestens täglich in den ersten drei Wochen nach Nierentransplantation. Eine Erhöhung des Serumkreatinins um 20% des Ausgangswertes muss differenzialdiagnostisch abgeklärt werden.

Differenzialdiagnose der akuten Abstoßungsreaktion

- Akute tubuläre Nekrose
- Akute oder chronische Calcineurininhibitor-Nephrotoxizität
- Harnwegsobstruktion
- Gefäßkomplikationen (Thrombose etc.)
- Hypovolämie mit prärenalem Nierenversagen (bspw. bei Verabreichung von ACE-Hemmern)
- Harnwegsinfektion
- Medikamentennephrotoxizität
- Chronische Transplantatabstoßung
- *De-novo*-Glomerulonephritis
- Rezidiv der Grundkrankheit im Transplantat

Weitere hinweisende, aber unspezifische Symptome einer Rejektion sind Zunahme der Proteinurie und arterielle Hypertonie. In der apparativen Diagnostik der akuten Abstoßungsreaktion hat die farbkodierte Duplexsonographie einen gewissen Stellenwert. Beurteilt werden die Perfusion des Nierenparenchyms und die sogenannten Widerstandsindizes, die durch eine Verminderung der enddiastolischen Blutflussgeschwindigkeit ansteigen, wenn es im Rahmen einer akuten

Rejektion infolge einer lymphohistiozytären Infiltration mit Ödem zu einem Druckanstieg im Transplantat kommt. Diese Veränderungen sind jedoch nicht spezifisch. Da das Verfahren zudem einen geringen negativen Vorhersagewert hat und stark untersucherabhängig ist, ist der Stellenwert der Duplexsonographie zur Diagnose der akuten Rejektion begrenzt.

- Wegen der Unsicherheit der laborchemischen und der apparativen Diagnostik ist es bei dringendem Verdacht auf eine akute Rejektion und nach Ausschluss von Differenzialdiagnosen empfehlenswert, die Diagnose mittels perkutaner Nierenbiopsie zu sichern, wenn keine Kontraindikationen (bspw. Blutungsneigung, ungünstige Anatomie, schwere arterielle Hypertonie) vorliegen. Unter Ultraschallkontrolle ist eine Nierentransplantatbiopsie möglich und nur mit einem sehr geringen Risiko (<1‰) eines Transplantatverlusts verbunden.

Histologisch wird prinzipiell zwischen einer akuten zellulären Rejektion, die durch lymphohistiozytäre Infiltration des Interstitiums mit Tubulitis gekennzeichnet ist, und einer antikörpervermittelten (humoralen) Rejektion mit mehr arterien- und kapillarlastiger Inflammation unterschieden. Rejektionen haben meistens als gemischte Abstoßungen auch eine zelluläre Komponente. Beurteilung und Einschätzung des Schweregrads einer Abstoßungsreaktion erfolgen nach der Banff-Klassifikation, bei der interstitielle, tubuläre, arterielle, glomeruläre und peritubulokapilläre Läsionen getrennt beurteilt werden.

Die Therapie einer akuten Rejektion erfolgt zunächst mit hochdosierten Glukokortikoiden. Es wird in der Regel ein intravenöser Bolus von Methylprednisolon, bspw. in einer Dosis von 400/200/200/100 mg/m^2 KOF an vier aufeinanderfolgenden Tagen, verabreicht und die orale Steroidmedikation vorübergehend ausgesetzt. Wenn es nicht innerhalb von 4–5 Tagen nach Therapiebeginn zu einem zu mindestens partiellen Abfall des Serumkreatinins kommt, liegt eine steroidresistente Rejektion vor, mit der in ca. 10% der Fälle zu rechnen ist. In dieser Situation hat sich die Therapie mit ATG bewährt oder, falls eine ciclosporinbasierte immunsuppressive Therapie erfolgt, die Umstellung von Ciclosporin A auf den potenteren Calcineurininhibitor Tacrolimus. Nach erfolgreicher Therapie einer akuten Rejektion sollte als metaphylaktische Maßnahme eine Intensivierung der immunsuppressiven Erhaltungstherapie durch Dosiserhöhung oder Umstellung auf ein potenteres Präparat erwogen werden.

5.8.4.2 Akute antikörpervermittelte Rejektion

Im Falle einer akuten antikörpervermittelten Rejektion muss der histopathologische Befund um den Nachweis donorspezifischer Antikörper gegen HLA- oder Non-HLA-Antigene des Spenders ergänzt werden. Zusätzlich zu Steroidpulsen ist hier der schnelle Beginn einer extrakorporalen Elimination der Antikörper mittels Plasmapherese oder Immunadsorption anzustreben sowie die Basisimmunsuppression zu intensivieren. Zusätzlich kann hochdosiert intravenös Immunglobulin G verabreicht werden und insbesondere bei gleichzeitig bestehender zellulärer Rejektion auch ATG. Weitere Präparate, die bei Nichtansprechen der konventionellen Therapie eingesetzt werden, sind Rituximab, Bortezomib und Eculizumab. In Einzelfällen ist eine Splenektomie als ultima ratio erfolgreich.

5.9 Poststationäre Nachsorge und Komplikationsmanagement

5.9.1 Chronische Abstoßungsreaktion

Bei der chronischen Abstoßungsreaktion wird nach der Banff-Klassifikation ebenfalls zwischen der chronisch zellulären Rejektion und der chronisch aktiven oder inaktiven antikörpervermittelten Rejektion unterschieden.

- Die chronische antikörpervermittelte Rejektion gilt heutzutage als die wichtigste Ursache des späten Transplantatverlusts auch bei Kindern und Jugendlichen.

Ursächlich sind präformierte oder neu entstandene (*de novo*) donorspezifische HLA-Antikörper, in der Regel gegen HLA-Klasse-II-Antigene, deren Entstehung durch HLA-Klasse-II-Mismatche, Unterimmunsuppression, Noncompliance mit der immunsuppressiven Medikation oder vorangegangene akute zelluläre Rejektionen begünstigt wird. Außer HLA-Antikörpern und Antikörpern gegen endotheliale Antigene sind in der Pathogenese der chronischen antikörpervermittelten Rejektion auch aktivierte zelluläre Faktoren wie NK-Zellen, T-Lymphozyten, Makrophagen und Thrombozyten beteiligt. Von diesen Zellen sezernierte Zytokine und Wachstumsfaktoren führen zu Fibroblastenproliferation und ggf. auch Gerinnungsaktivierung. Als unspezifische, nichtimmunologische Faktoren untergeordneter Relevanz sind die arterielle Hypertonie und die glomeruläre Hyperfiltration zu nennen. Die klinische Diagnose einer chronischen Rejektion lässt sich lediglich anhand einer stetigen Abnahme der GFR und evtl. einer Zunahme der Proteinurie stellen. Entscheidend für die differenzialdiagnostische Abgrenzung sind die histologische Untersuchung des Transplantats und die Einordnung der Gewebeläsionen nach der aktuellen Banff-Klassifikation in der Zusammenschau mit der HLA-Antikörperdiagnostik. Die Histologie erlaubt auch eine genaue differenzialdiagnostische Abgrenzung von anderen Ursachen der chronischen Transplantatdysfunktion, wie bspw. Schüben einer akuten zellulären Rejektion, calcineurininhibitorinduzierte chronische Nephrotoxizität, Rezidiv der Grundkrankheit im Transplantat oder *De-novo*-Glomerulonephritis (Übersicht in Abschn. 5.8.4).

Die geeignete Therapie der chronischen Transplantatrejektion richtet sich nach der identifizierten Ursache. Bei wiederkehrender zellulärer Rejektion ist die immunsuppressive Erhaltungstherapie zu intensivieren. Falls die immunsuppressive Therapie bisher nur aus zwei Medikamenten, bspw. Ciclosporin A und Prednison, bestand, kann durch ein zusätzliches Medikament, wie Mycophenolatmofetil, die Progredienz der chronischen Rejektion verlangsamt werden. Der Einsatz von Mycophenolatmofetil ist auch dadurch begründet, dass es nicht nur die Proliferation von Lymphozyten, sondern auch von glatten Muskelzellen und Endothelzellen inhibiert, was die Transplantatvernarbung hemmt. Bei chronischer aktiver antikörpervermittelter Rejektion ist ein Therapieversuch mit intravenös appliziertem Immunglobulin G und Rituximab gerechtfertigt (Billing et al. 2012; Chiu et al. 2020). Eine additive Therapie mit Immunadsorption zur Reduktion der Titer donorspezifischer HLA-Antikörper kann im Einzelfall bei sehr hohen Antikörpertitern und sich rapid verschlechternder Transplantatfunktion erwogen werden. Eine additive Therapie mit dem Proteasominhibitor Bortezomib ist bisher nicht etabliert. Ein weiterer wichtiger therapeutischer Ansatz zur Progressionsverlangsamung bei chronischer Transplantatdysfunktion ist eine gute Blutdruckeinstellung.

Wegen der unbefriedigenden Behandlungsmöglichkeiten kommt der Prophylaxe der chronischen Transplantatrejektion besondere Bedeutung zu. In der Transplantationsnachsorge muss der Patient regelmäßig auf die Entstehung von *de novo* donorspezifischen Antikörpern gescreent werden. Risikofaktoren der *de novo* Antikörpersynthese (HLA-Klasse-II-Mismatche, Unterimmunsuppression, Noncompliance oder vorangegangene zelluläre Rejektionen) müssen vermieden bzw. konsequent therapiert werden. Insbesondere die Verhinderung akuter antikörpervermittelter Rejektionen scheint sich auf die Entwicklung einer chronischen Rejektion günstig auszuwirken, während milde zelluläre Rejektionen, die prompt auf eine Steroidbolusgabe ansprechen, prognostisch weniger relevant sind. Es wird kontrovers diskutiert, ob mittels der routinemäßigen Durchführung einer sogenannten „Protokoll"-Transplantatbiopsie, bspw. sechs Monate nach Transplantation, und eine dadurch veranlasste Anpassung der immunsuppressiven Therapie einer chronischen Transplantatabstoßung entgegengewirkt werden kann.

5.9.2 Infektiologische Komplikationen

Um Transplantatrejektionen zu verhindern, benötigen die Patienten in der Regel eine lebenslange medikamentöse Immunsuppression, die mit einer verminderten zellvermittelten Immunität und einer eingeschränkten Antikörperproduktion einhergeht. Neben einer daraus resultierenden erhöhten Infektionsanfälligkeit zeigen Transplantierte im Falle einer Infektion häufig einen aggravierten, mitunter lebensbedrohlichen Krankheitsverlauf. Die Prävention von Infektionen durch Impfung ist die am wenigsten invasive und zugleich kosteneffektivste Vorgehensweise sowohl zur Reduktion der Infektionsrate als auch zur Senkung der Morbidität und Mortalität von Transplantierten (Höcker et al. 2015; Cordts et al. 2019). Aufgrund des jungen Empfängeralters, einer unzureichenden Impftiterentwicklung bei ausgeprägter Urämie oder der Zurückstellung von Impfungen wegen des Krankheitszustands des Patienten ist der Impfstatus pädiatrischer Patienten vor Nierentransplantation nicht selten unvollständig. Hinzu kommt, dass Transplantierte infolge der immunsuppressiven Therapie oft eine unzureichende Impfantwort zeigen bzw. einen Verlust ihrer Impftiter aufweisen.

Vor allem in den ersten sechs Monaten nach Nierentransplantation besteht wegen der in diesem Zeitraum erforderlichen intensiveren medikamentösen Immunsuppression und der möglichen Übertragung von Krankheitserregern mit dem Transplantat ein erhöhtes Infektionsrisiko insbesondere mit opportunistischen Erregern. Während dieser Periode treten Virusinfektionen und opportunistische Infektionen (auch Pilzinfektionen) auf. Opportunistische Infektionen können durch Virusinfektionen gebahnt werden, insbesondere durch Viren aus der Herpesfamilie (Cytomegalievirus, Epstein-Barr-Virus, Varizella-Zoster-Virus sowie Herpesviren der Gruppen 1, 2 und 6). Diese Virusinfektionen sind immunmodulierend und beeinflussen auch die langfristige Transplantatfunktion. Exemplarisch sind im folgenden Infektionen mit CMV, EBV, dem BK-Virus und Pneumocystis jirovecii aufgeführt.

5.9.2.1 Cytomegalievirusinfektion

Das Cytomegalievirus(CMV) zählt zu den wichtigsten opportunistischen Infektionserregern nach Organtransplantation. Eine Cytomegalievirusinfektion ist mit einer erhöhten Morbidität, Mortalität und reduzierten Transplantatüberlebensrate assoziiert. Da Kinder zum Zeitpunkt der Transplantation häufiger als Erwachsene noch keinen Kontakt mit dem Cytomegalievirus hatten (63% CMV-seronegative Organempfänger im Kindesalter *vs.* 36,1% im Erwachsenenalter), ist die Wahrscheinlichkeit größer, dass sie sich entweder durch die Transplantation oder durch infizierte Kontaktpersonen („community-acquired") erstmals mit Cytomegalievirus infizieren. Die sogenannte CMV-Hochrisikokonstellation, also CMV-seropositiver Organspender, CMV-seronegativer Organempfänger, besteht im Kindesalter deutlich häufiger (31,4%) als im Erwachsenenalter (17,2%) (Höcker et al. 2016a, b).

Cytomegalievirusinfektionen treten insbesondere bei der eben beschriebenen Konstellation auf, können jedoch auch bei seropositiven Empfängern durch Reaktivierung oder Zweitinfektion mit einem anderen Cytomegalievirusserotyp entstehen. Die Infektion kann asymptomatisch verlaufen, zu einem Cytomegalievirussyndrom mit Allgemeinsymptomen wie Fieber, Leukozytopenie und Thrombozytopenie führen oder sich als gewebeinvasive CMV-Erkrankung manifestieren mit interstitieller Pneumonie, Hepatitis, Kolitis und Befall weiterer Organe. Neben den direkten Folgen einer Cytomegalievirusinfektion, nämlich dem Cytomegalievirussyndrom oder der gewebeinvasiven Organerkrankung, trägt das Cytomegalievirus über verschiedene Mechanismen auch zur beschleunigten Transplantatfunktionsverschlechterung bei, die wahrscheinlich auf cytomegalievirusinduzierten chronischen Umbauprozessen des Transplantats *via* Aktivierung profibrotischer Zytokine (TGF-β1, PDGF-AA und ICAM-1) basieren.

▶ Von den meisten Transplantationszentren wird zur Vermeidung einer Cytomegalievirusinfektion bzw. Replikation eine Chemoprophylaxe mit oralem Valganciclovir in den ersten drei Monaten nach Transplantation durchgeführt mit der Rationale, sowohl direkte (Cytomegalievirussyndrom, -erkrankung) als auch indirekte Effekte einer Cytomegalievirämie wie eine beschleunigte Funktionsverschlechterung des Nierentransplantats und eine akzelerierte Atherosklerose zu vermeiden (Höcker et al. 2016a).

Die Valganciclovirprophylaxe ist indiziert bei entsprechender Risikokonstellation wie CMV-seropositiver (IgG) Spender, CMV-seronegativer oder seropositiver Empfänger; bei Verwendung lymphozytendepletierender Antikörper auch bei der Konstellation CMV-seronegativer Spender, CMV-seropositiver Empfänger.

> **Praxistipp** Die zur Valganciclovirprophylaxe empfohlene Dosis wird nach der folgenden Formel berechnet: Einmaldosis pro Tag (mg/d) = 7 × Körperoberfläche (m^2) × Kreatininclearance nach Schwartz (ml/min×1,73 m^2); die Dosis ist an die Nierenfunktion zu adaptieren.

Eine relevante dosisabhängige Nebenwirkung von Valganciclovir ist eine Leukozytopenie bzw. Granulozytopenie, selten auch eine Agranulozytose, sodass ein regelmäßiges Monitoring der Leukozytenzahl empfohlen wird.

5.9.2.2 Epstein-Barr-Virus-Infektion

Das Epstein-Barr-Virus (EBV) ist ein humanpathogenes γ-Herpesvirus, mit dem die Mehrheit der Weltbevölkerung infiziert ist und das latent im Organismus persistiert (Höcker und Tönshoff 2013). Beim Immunkompetenten verursacht das EBV aufgrund seiner geringen zytopathischen Eigenschaften nur selten eine gravierende klinische Symptomatik. Während die Infektion bei Säuglingen und Kleinkindern meist asymptomatisch verläuft, entwickeln immunkompetente Jugendliche und junge Erwachsene typischerweise das Bild einer infektiösen Mononukleose. Auch die akute EBV-assoziierte klinische Symptomatik bei pädiatrischen Nierentransplantatempfängern verläuft mehrheitlich mild. Allerdings kann sich EBV unter medikamentöser Immunsuppression der T-Zell-spezifischen Regulation entziehen mit der Gefahr einer EBV-assoziierten posttransplantationslymphoproliferativen Erkrankung (PTLD), die eine gefürchtete Komplikation nach Organtransplantaiton darstellt.

Pädiatrische Patienten tragen ein erhöhtes PTLD-Risiko, da sie bei Transplantation häufig noch EBV-seronegativ sind, sich durch ein EBV-positives Spenderorgan infizieren und damit eine sogenannte EBV-Primärinfektion akquirieren. Im Kindesalter sind nahezu 90% der Posttransplantationslymphome durch eine EBV-Infektion bedingt (Maecker-Kolhoff und Klein 2009). Geeignete diagnostische Surrogatmarker für das Risiko einer PTLD stehen derzeit nicht zur Verfügung; die EBV-spezifische Serologie und die EBV-Viruslast im Blut weisen nur eine geringe prognostische Aussagekraft auf. Eine unkritische deutliche Reduktion der medikamentösen Immunsuppression und damit Gefährdung des Transplantats, einzig basierend auf einer hohen, persistierenden Viruslast, sollte daher vermieden werden.

Da für die EBV-Primärinfektion als wichtigem Risikofaktor einer PTLD keine effiziente Therapie zur Verfügung steht, kommt der Prophylaxe einer EBV-Infektion zur Vermeidung einer EBV-induzierten PTLD eine besondere Bedeutung zu. Eine wirksame EBV-Vakzine steht derzeit noch nicht zur Verfügung. Der Einsatz von (Val-)Ganciclovir, das bereits effizient zur Prophylaxe einer CMV-Infektion verwendet wird, senkt auch die Inzidenz einer EBV-Primärinfektion und der damit assoziierten PTLD. (Val-)Ganciclovir inhibiert EBV in der initialen, sogenannten lytischen Phase, nicht aber in der latenten Phase der Infektion. Zudem eliminiert (Val-)Ganciclovir bei Verabreichung zum Transplantationszeitpunkt das Virus bereits im Moment der Übertragung durch das Spenderorgan und beugt auf diese Weise einer signifikanten Virämie und Primärinfektion vor. Die Elimination von EBV in der lytischen Phase verhindert möglicherweise den Übergang der Infektion in die zweite, latente Phase mit der Gefahr der B-Zell-Immortalisierung und malignen Entartung (Höcker und Tönshoff 2013).

5.9.2.3 BK-Virus-Infektion und -Nephropathie

Die BK Polyomavirus-Nephropathie ist eine relevante Komplikation nach Nierentransplantation. Erkrankungen werden meist durch einen neu mit dem Transplantat erworbenen Virusstamm ausgelöst. Das Virus wird mit dem Urothel des Transplantates übertragen. Kommt es zu einer Replikation, steigt die Infektion innerhalb des Epithels auf in das Nierenbecken, die Sammelrohre und anschließend in die Tubuli bis hin zu den Glomeruli. In der Folge gehen die vom

Virus befallenen tubulären Zellen zugrunde, und das Virus kann über die peritubulären Kapillaren in den Kreislauf und so wieder zurück in die Niere gelangen und diese diffus befallen. Die BK-Polyomavirus-Nephropathie kann durch einen direkten Zellschaden, aber auch durch die daraus entstehende interstitielle Nephritis zu einer Nierentransplantatfunktionsverschlechterung bis hin zum Transplantatverlust führen (Höcker et al. 2019).

Da es keine spezifische Therapie gibt, muss die Diagnose früh erfolgen. Dies erreicht man mit einem regelmäßigen Screening mittels BKV-PCR im Urin (Replikation des Polyomavirus im Urogenitaltrakt) und Blut.

> **Praxistipp** Folgende Untersuchungsfrequenzen werden empfohlen: Monat 0–6: monatlich; Monat 6–24 3-monatlich; ab Monat 24 6-monatlich.

Bei einer erhöhten Viruslast (>4 $\log_{10}$ Kopien pro ml) im BKV-PCR-Test im Blut erfolgt ohne weitere Diagnostik die sofortige Reduktion der immunsuppressiven Therapie, die sich als Therapiestandard sowohl bei erheblicher BK-Virämie als auch bei BKV-Nephropathie durchgesetzt hat. Durch Kontrollen der Viruslast im Blut wird der Therapieerfolg abgeschätzt und bei Bedarf die Therapie weiter angepasst. Erst bei einer Funktionsverschlechterung oder fehlendem Absinken der Viruslast muss eine Nierentransplantatbiopsie durchgeführt werden, auch zur differenzialdiagnostischen Abgrenzung von einer akuten Rejektion. Eine Vielzahl potenziell BKV-wirksamer Therapeutika wie Cidofovir, Gyrasehemmer und Leflunomid sind in klinischen Studien mit meist geringer Aussagekraft geprüft worden. Bislang ist kein überzeugender Wirksamkeitsnachweis gelungen.

5.9.2.4 Pneumocystis jirovecii

Die Pneumocystis-jirovecii-Pneumonie ist eine typische opportunistische Infektionskrankheit bei immundefizienten Patienten; sie tritt bei etwa 5% aller Nierentransplantierten auf und ist eng mit einer CMV-Infektion vergesellschaftet. Der Nachweis einer Pneumocystis-jirovecii-Infektion wird durch direkten Immunfluoreszenztest und parallel durch DNA-Nachweis mittels PCR aus bronchoalveolärer Lavage oder Sputum geführt. Die Therapie der manifesten Pneumocystis-jirovecii-Infektion besteht in der hochdosierten Gabe von Cotrimoxazol. Da bei manifester Pneumonie die Prognose unsicher ist, kommt der Prophylaxe eine besondere Bedeutung zu.

> **Praxistipp** Hier ist die prophylaktische Gabe von niedrigdosiertem Cotrimoxazol über 6(–12) Monate nach Transplantation zu empfehlen, die eine Pneumocystis-jirovecii-Pneumonie fast vollständig verhindert. Dosierungsempfehlung:
>
> - Kinder ≤13 Jahre: 150 mg Trimethoprim/m^2 pro Tag + 750 mg Sulfamethoxazol/m^2 pro Tag oral in zwei Einzeldosen 3-mal wöchentlich an alternierenden Tagen; maximale absolute Dosis 160 mg Trimethoprim + 800 mg Sulfamethoxazol,
> - Jugendliche >13 Jahre: 160 mg Trimethoprim + 800 mg Sulfamethoxazol (bspw. 1 Tabl. Kepinol forte) in einer Einzeldosis 3-mal wöchentlich an alternierenden Tagen.

Nach Applikation von Anti-T-Zell-Antikörpern sollte ebenfalls eine Prophylaxe mit Cortrimoxazol erfolgen, insbesondere bei CD4+-T-Zellen <150/mm^3.

5.9.3 Arterielle Hypertonie

Eine arterielle Hypertonie ist eine häufige Komplikation nach Nierentransplantation. In der Frühphase stehen ätiologisch Überwässerung, akute Rejektion und Nebenwirkungen der immunsuppressiven Therapie mit Calcineurininhibitoren und Glukokortikoiden im Vordergrund; später treten als mögliche Ursachen chronische Rejektion, Nierenarterienstenose, minderperfundierte Eigennieren und ein Rezidiv der Grundkrankheit im Transplantat hinzu. Da eine arterielle Hypertonie neben den bekannten Risiken wie hypertensive Enzephalopathie und langfristige kardiovaskuläre Morbidität einen wichtigen Risikofaktor für die Progredienz einer chronischen Transplantatdysfunktion darstellt, muss sie konsequent therapiert werden.

Eine Dosisreduktion der Calcineurininhibitoren bzw. der Steroide oder eine Umstellung der immunsuppressiven Therapie hat mitunter bereits einen günstigen Effekt. Darüber hinaus gelten die gleichen Therapieprinzipien wie bei anderen Ursachen der renalen Hypertonie. Nach dopplersonographischem Ausschluss einer Nierenarterienstenose können auch Inhibitoren des Renin-Angiotensin-Aldosteron-Systems eingesetzt werden. Bei Arterienstenose im Nierentransplantat muss in ausgeprägten Fällen eine perkutane transluminale Angioplastie durch einen interventionellen Radiologen erwogen werden.

5.9.4 Wachstumsstörungen

Obwohl nach einer erfolgreichen Nierentransplantation die Voraussetzungen für ein normales Längenwachstum gegeben sind, beobachtet man häufig eine Wachstumsstörung. Ein spontanes Aufholwachstum, das Erreichen der genetisch determinierten Größenperzentile, wird in der Regel nur bei jüngeren Kindern beobachtet. Hauptursachen für die Wachstumsstörung sind die immunsuppressive Therapie mit Glukokortikoiden und eine eingeschränkte Transplantatfunktion.

Therapieoptionen

1. Bei stabilem Transplantat und guter Medikamentencompliance alternierende (jeden zweiten Tag) Verabreichung der Steroide in derselben kumulativen Dosis wie vorher, womit der wachstumsinhibitorische Effekt der Steroide weniger ausgeprägt ist.
2. Langsames Ausschleichen der Steroide, was insbesondere bei präpubertären Kindern oft zu einem deutlichen Aufholwachstum führt. Dieses Vorgehen ist bei niedrigem immunologischem Risiko und ausreichender Exposition mit anderen potenten Immunsuppressiva gerechtfertigt.
3. Eine Therapie mit rekombinantem Wachstumshormon (Somatropin) in einer Dosis von 0,045–0,050 mg/kg KG/Tag subkutan.

Die Rationale für diese Therapie ist, dass Steroide zu mindestens bei einem Teil der Patienten die endogene GH-Sekretion supprimieren und/oder ein vermindertes Ansprechen des Wachstumsknorpels auf GH hervorrufen, das durch eine supraphysiologische Dosis von Somatropin kompensiert werden kann. Prinzipiell bestehen bei Kindern nach Nierentransplantation die gleichen Indikationen für eine Somatropin-Therapie wie bei chronisch niereninsuffizienten Kindern vor Nierentransplantation. Die Behandlung sollte jedoch frühestens ein Jahr nach Nierentransplantation begonnen werden, da in einigen Fällen insbesondere bei guter Transplantatfunktion und niedriger Steroiddosis oder steroidfreier Immunsuppression ein spontanes Aufholwachstum zu beobachten ist (Drube et al. 2019).

5.9.5 Tumore

Das Risiko für die Entstehung von malignen Tumoren als Nebenwirkung der immunsuppressiven Therapie ist bei pädiatrischen Nierentransplantatempfängern höher als in der Normalbevölkerung. Große, populationsbasierte Studien zeigen, dass das Krebsrisiko nach Transplantation insgesamt ca. zweifach im Vergleich zur Normalbevölkerung erhöht ist; für infektionsassoziierte Malignome wie die posttransplantationslymphoproliferative Erkrankung (PTLD), das Kaposi-Sarkom, Lebertumoren und HPV-assoziierte Krebsformen ist das Risiko deutlich höher. Ca. 11% aller Todesfälle nach pädiatrischer Nierentransplantation sind heutzutage auf maligne Tumore zurückzuführen.

Posttransplantationslymphoproliferative Erkrankung (PTLD) Die PTLD ist die häufigste und früheste maligne Erkrankung nach pädiatrischer Nierentransplantation (Maecker-Kolhoff und Klein 2009). Die 5-Jahres-Inzidenzrate liegt bei 1–2% und ist damit niedriger als bei anderen soliden Organtransplantationen (5-Jahres-PTLD-Inzidenzrate nach Lungen- oder Dünndarmtransplantation ca. 15%), wahrscheinlich aufgrund der weniger intensiven Immunsuppression nach Nierentransplantation. Die PTLD zeigt im Kindesalter zwei Häufigkeitsgipfel: Etwa 40% der Fälle treten im ersten Jahr nach Organtransplantation auf; ein zweiter Schwerpunkt findet sich im dritten und vierten Jahr nach Transplantation. Es gibt aber auch sehr viel später auftretende PTLD.

Für die Entstehung einer PTLD spielt eine Primärinfektion mit dem Epstein-Barr-Virus (EBV) eine wichtige Rolle. B-Lymphozyten werden durch EBV infiziert und maligne transformiert, da durch die medikamentöse Immunsuppression die T-Zell-Antwort inhibiert ist und somit B-Zell-Klone nicht wie bei gesunden Kindern durch EBV-spezifische T-Zellen zerstört werden können. Ein negativer EBV-Serostatus bei EBV-seropositiver Spenderniere erhöht das PTLD-Risiko. Auch ein komplettes Mismatch auf dem HLA-DR-Lokus ist mit einem erhöhten PTLD-Risiko assoziiert, weil bei dieser Konstellation die medikamentöse Immunsuppression intensiver gestaltet werden muss. Die Rolle einzelner Immunsuppressiva auf das PTLD-Risiko ist bisher nicht eindeutig geklärt. Es gibt Hinweise darauf, dass ATG, Tacrolimus und Belatacept das Risiko erhöhen, während es durch den Einsatz von mTOR-Inhibitoren möglicherweise reduziert wird. Jedoch spielt als Risikofaktor eher die Gesamtintensität der Immunsuppression eine Rolle als die pharmakologische Aktivität einer einzelnen Substanz.

Die PTLD ist eine komplexe Krankheitsentität und umfasst histologisch sehr verschiedene Varianten (Tab. 5.1), die nach der WHO-Klassifikation in Frühläsionen, polymorphe und monomorphe Formen unterteilt werden und meist EBV-assoziiert sind. Die meisten Tumoren zeigen einen B-Zell-lymphatischen Ursprung, jedoch gibt es in der Gruppe der monomorphen PTLD auch die eher seltenen T-Zell-Lymphome sowie klassische Morbus-Hodgkin-Erkrankungen. Diese letzteren Tumoren sind in der Literatur meist nur als kleine Serien oder Fallstudien beschrieben.

Tab. 5.1 WHO-Klassifikation der PTLD (Mod. nach Harris et al. 1999)

Histologischer Typ	Beispiele
Frühläsion	- Reaktive plamazytäre Hyperplasie
	- Infektöse Mononukleose-artige PTLD
Polymorphe PTLD	a. Polyklonal
	b. Monoklonal
Monomorphe PTLD	a. B-Zell-NHL
	- Diffus großzelliges B-Zell-Lymphom
	- Burkitt-/burkittartiges Lymphom
	b. T-Zell-Lymphom
	- Peripheres T-Zell-Lymphom
	- Anaplastisch großzelliges Lymphom
	- Andere seltene (bspw. γ-/δ-T-Zell-Lymphom, T-NK-Zell-Lymphom)
Andere	a. M. Hodgkin
	b. T-Zell-reiches/M.-Hodgkin-ähnliches großzelliges B-Zell-Lymphom
	c. Plasmozytom-ähnliches Lymphom

Die Behandlung der PTLD erfolgt interdisziplinär durch pädiatrische Transplantationsmediziner und pädiatrische Onkologen. Sie unterscheidet sich von der Behandlung lymphoproliferativer Erkrankungen bei Patienten ohne immunkompromittierende Vorerkrankung. Ziel der Therapie sind die Wiederherstellung der Immunkompetenz und die Tumorkontrolle.

Die **drei Säulen der Behandlung** sind:

1. Reduktion der immunsuppressiven Therapie, soweit toleriert und ggf. Applikation von ex vivo hergestellten EBV-spezifischen T-Zellen,
2. Antikörpertherapie bei definierten Antigenexpressionen (bspw. bei CD20-Expression Rituximab),
3. Polychemotherapie.

- Die wichtigste therapeutische Maßnahme ist die Reduktion der Immunsuppression, zumeist das Absetzen des Calcineurininhibitors, die allein schon in 50% der Fälle zu einer Remission führt.

Eine Umstellung auf einen antiproliferativ wirkenden mTOR-Inhibitor wie Sirolimus oder Everolimus wird ebenfalls häufig durchgeführt. Wenn eine alleinige Reduktion der Immunsuppression nicht ausreichend oder nicht möglich ist, wird zumeist eine zusätzliche Therapie mit dem monoklonalen CD20-Antikörper Rituximab begonnen. In Deutschland erfolgt die Diagnostik und Therapie standardisiert nach dem Protokoll des Ped-PTLD-Registers (Maecker-Kolhoff und Klein 2009). Dieses sieht eine sequenzielle, nach Therapieansprechen stratifizierte Behandlung mit Reduktion der immunsuppressiven Therapie, dem anti-CD20-Antikörper Rituximab und einem an die Immunsuppression adaptierten Chemotherapieschema vor. Therapierefraktäre Patienten und solche mit einer Beteiligung des zentralen Nervensystems benötigen eine individualisierte Behandlung. Der Einsatz von EBV-spezifischen T-Zellen zur Therapie der PTLD wird aktuell in Studien evaluiert. Das Zwei-Jahres-Überleben von Kindern mit PTLD liegt aktuell bei 80–85%.

EBV-assoziierte Leimyome Selten treten nach Transplantation (im Median nach vier Jahren) auch bei Kindern und Jugendlichen langsam wachsende und ebenfalls EBV-assoziierte Leimyome auf. Therapeutisch wird eine Kombination aus Reduktion der Immunsuppression und Exzision des Tumors empfohlen.

Plattenzellkarzinom und Basalzellkarzinom Das Plattenzellkarzinom und das Basalzellkarzinom stellen die häufigsten Krebsformen bei erwachsenen nierentransplantierten Patienten im Langzeitverlauf dar. Die Inzidenz des nicht-Melanom-Hautkrebses liegt bei 15% in den ersten 15 Jahren nach Nierentransplantation im Erwachsenenalter, während das Auftreten bei Kindern sehr selten ist.

Kaposi-Sarkom Das Kaposi-Sarkom kommt in Nordeuropa selten vor, hat aber im Mittelmeerraum Inzidenzraten vergleichbar der PTLD. Es wird durch eine Infektion mit dem humanen Herpes-Virus-8 ausgelöst, am ehesten durch sexuelle Transmission. Wichtigster therapeutischer Schritt ist die Reduktion der Immunsuppression in Kombination mit einer Umstellung auf einen mTOR-inhibitor.

Seltene Tumore Andere seltene infektionsbedingte Tumore sind anogenitale Karzinome, hepatozelluläre Karzinome sowie Magenkarzinome, die aber fast nur im Erwachsenenalter auftreten. Nicht infektionsbedingte Tumoren, die ebenfalls zumeist erst viele Jahre nach pädiatrischer Nierentransplantation auftreten, sind das Nierenzellkarzinom, Lungenkarzinome und maligne Melanome.

Tumorprophylaxe Zur Prävention vor Tumoren wird eine HPV-Impfung vor und auch nach Transplantation sowie ggf. eine antivirale Prophylaxe mit Valganciclovir bei EBV-seronegativen Empfängern empfohlen, die ein EBV-seropositives Transplantat erhalten. Regelmäßige Screeninguntersuchungen beim Hautarzt sowie Untersuchungen der Anogenitalregion sollten durchgeführt werden.

5.9.6 Rezidiv der Grundkrankheit im Transplantat

Bei ca. 5–10% der Nierentransplantationen im Kindesalter rezidiviert die Grunderkrankung in der Transplantatniere. Rezidive der Grunderkrankung sind der dritthäufigste Grund für einen späten Transplantatverlust. Hierbei sind glomeruläre, teilweise komplementbedingte und systemische Stoffwechselerkrankungen wie die Hyperoxalurie getrennt zu betrachten.

5.9.6.1 Glomeruläre Erkrankungen

Bei glomerulären Erkrankungen im Transplantat ist es wichtig zu klären, ob es sich um eine *De-novo*-Glomerulonephritis in der Transplantatniere oder um ein Rezidiv der Grunderkrankung handelt. Der zugrundeliegende systemisch-autoimmune Pathomechanismus bei glomerulären Erkrankungen wird durch eine Nierentransplantation nicht unterbrochen. Die zur Rejektionsprophylaxe verabreichte Immunsuppression ist in vielen Fällen nicht ausreichend, um ein Rezidiv der Grunderkrankung im Transplantat zu verhindern.

Die IgA-Nephropathie stellt im Kindesalter im Gegensatz zum Erwachsenenalter eine seltene Indikation zur Nierentransplantation dar. IgA-Ablagerungen in der Transplantatniere sind bei diesen Patienten häufig nachweisbar (50–60 % in Protokollbiopsien); aber das Rezidiv einer IgA-Nephropathie per se führt selten zum Transplantatverlust, da die IgA-Ablagerungen unter der Immunsuppression nach Transplantation langsam verlaufen und eine Proteinurie erst allmählich auftritt. Bisher ist nicht gesichert, ob bestimmte Immunsuppressiva ein Rezidiv verhindern oder verlangsamen können. Bei nachgewiesenem Rezidiv wird eine Therapie mit Inhibitoren des Renin-Angiotensin-Aldosteron-Sytems empfohlen. Rezidive einer Schönlein-Henoch-Nephritis im Transplantat treten ebenfalls auf und verlaufen ähnlich wie die IgA-Nephropathie.

Im Gegensatz zur genetisch bedingten Form der fokal-segmentalen Glomerulosklerose (FSGS) ist die immunologisch bedingte (primäre) FSGS mit einem hohen Risiko (30–50 %) assoziiert, im Transplantat zu rezidivieren (Weber et al. 2021). Die Pathogenese der FSGS ist nur teilweise verstanden. Diskutiert wird, dass ein zirkulierender Faktor Rezidive auslöst. Zur Therapie eines FSGS-Rezidivs im Transplantat wird eine Plasmapherese oder Immunadsorption in Verbindung mit einer hochdosierten Calcineurininhibitortherapie empfohlen. Bei einzelnen Patienten muss langfristig eine regelmäßige Extrakorporaltherapie mit Plasmapherese oder Immunadsorption erfolgen. Die Wirksamkeit der Immunadsorption stützt die Hypothese, dass Rezidive der FSGS durch einen zirkulierenden Faktor ausgelöst werden. Bei einigen Patienten ist auch eine B-Zell-depletierende Therapie mit dem monoklonalen CD20-Antikörper Rituximab erfolgreich.

Bei komplementbedingten Erkrankungen wie dem atypischen hämolytisch-urämischem Syndrom (aHUS) und den G3-Glomerulopathien (C3-Glomerulonephritis und Dense Deposit Disease) persistiert nach Transplantation der autoimmunologisch oder genetisch bedingte Defekt an komplementregulatorischen Proteinen, sodass es zu Rezidiven der Grunderkrankung im Transplantat kommen kann. Derzeit können beim aHUS in mehr als 50% der Fälle Mutationen in Genen detektiert werden, die für Inhibitoren oder Aktivatoren des alternativen Wegs des Komplementsystems kodieren. Insbesondere beim aHUS sind in der Vergangenheit durch schnelle Rezidive innerhalb der ersten Monate nach Transplantation die meisten Transplantatnieren verloren gegangen.

Seit einigen Jahren steht der C5-Inhibitor Eculizumab zur Blockade des terminalen Komplementkomplexes zur Verfügung; dieses Medikament hat die Therapie des aHUS revolutioniert. Mittels Eculizumabprophylaxe können aHUS-Rezidive nach Transplantation sicher verhindert werden. Bei den C3-Glomerulopathien, deren Rezidive nach Transplantation später und langsamer auftreten als beim aHUS, wurde Eculizumab ebenfalls in Einzelfällen erfolgreich eingesetzt. Hier müssen weitere Studien zeigen, ob komplementblockierende Therapien auch bei den C3-Glomerulopathien Rezidive nach Transplantation verhindern bzw. behandeln können. Da sich die Pathogenese von aHUS und C3-Glomerulopathie überlappt, können im Transplantat Rezidive auch unter einem Gestaltwechsel oder als Mischformen beobachtet werden.

5.9.6.2 Primäre Hyperoxalurie

Bei der primären Hyperoxalurie kann sich das toxische Stoffwechselprodukt Oxalat wieder in der Transplantatniere ablagern und somit ein Rezidiv der Grundkrankheit im Transplantat auslösen; eine isolierte Nierentransplantation ist daher bei der primären Hyperoxalurie nicht zu empfehlen. Vielmehr ist eine kombinierte oder sequenzielle Leber-Nieren-Transplantation die Therapie der Wahl, um den bei der primären Hyperoxalurie Typ I ausschließlich in der Leber exprimierten zugrundeliegenden Enzymdefekt zu korrigieren.

Hierdurch wird ein anderen Grundkrankheiten vergleichbares Nierentransplantatüberleben erreicht. Vor Transplantation wird empfohlen, durch eine intensive Hämodialyse über einen längeren Zeitraum den Gesamtkörperpool an Oxalsäure zu senken. Die Ausfällung von Oxalat im Tubulus kann nach Transplantation durch eine hohe Diurese, Gabe von Magnesium, Citrat, Phosphat und bei pyridoxinsensiblen Formen auch von Vitamin B6 verringert werden. Bei der primären Hyperoxalurie Typ I ermöglicht eine kürzlich zugelassene, auf der RNA-Interferenz-basierende Therapie mit Lumasiran eine kurative Behandlung, und eine Lebertransplantation wird nicht mehr erforderlich sein.

5.9.7 Nachsorge

Für den Erfolg einer Nierentransplantation ist nicht zuletzt eine intensive Nachsorge in speziellen pädiatrischen Transplantationseinrichtungen in Zusammenarbeit mit dem betreuenden Kinderarzt oder Hausarzt entscheidend. Es ist empfehlenswert, bestimmte Untersuchungen in regelmäßigen Abständen routinemäßig durchzuführen, um Komplikationen frühzeitig möglichst noch im präsymptomatischen Stadium zu erfassen (Übersicht). Ein wichtiger Punkt ist auch die Überprüfung der Medikamentencompliance, insbesondere bei jugendlichen Patienten.

Nachsorge im Kindesalter

1. **Bei jeder Vorstellung**
   - **Klinische Untersuchung**: Gewicht, Länge, Pubertätsstadium, Blutdruck, Lokalstatus (schmerzhaftes Transplantat)
   - **Laboruntersuchungen**: Blutbild mit Differenzialblutbild und Thrombozyten, Serum: Kreatinin, Harnstoff, Cystacin C, Elektrolyte inkl. Magnesium, Phosphat, Glukose, Blutgase im venösen Blut, Talspiegel der Immunsuppressiva Tacrolimus, Ciclosporin A, Mycophenolsäure, Everolimus
   - **Urin**: Stäbchenprobe, Protein-Kreatinin-Quotient, Zytologie, ggf. Kultur, falls korrekte Urinsammlung möglich ist: 24-Stunden-Urin auf Eiweiß, Kreatinin- und Harnstoffclearance
2. **Alle 3 Monate (zusätzlich zu 1)**
   - **Laboruntersuchungen**: Retikulozyten, PTH, Protein, Harnsäure, Enzyme (AP, GPT, GOT, CHE, γGT, LDH), Bilirubin, Cholesterin, Triglyceride
3. **Jährlich (zusätzlich zu 1 und 2)**
   - **Laboruntersuchungen**: Glukose (nüchtern), HbA_{1c}, Eisen, Ferritin, Transferrin, Cholesterin (HDL, LDL), Triglyzeride, Enzyme (CK), Immunglobuline, Testosteron, Östradiol
   - IgG und IgM für CMV, anti-HBS-Antikörper, anti-Hepatitis C-AK, Hepatitis C-DNA mittels quantitativer PCR, Antikörpertiter (IgG) für impfpräventable Erkrankungserreger (Mumps, Masern, Röteln, Varizellen, Hepatitis A, Hepatitis B), donorspezifische HLA-Antikörper (bei hohem immunologischem Risiko häufiger als jährlich), lösliches CD30 (sCD30)
   - **Bildgebung**: Röntgen: Linke Hand, falls Symptome vorhanden sind auch andere Skelettteile; Sonographie des Transplantats und der Eigennieren sowie Dopplersonographie der Transplantatarterie
   - **Kardiale Diagnostik**: EKG, Echokardiographie, ambulante Blutdruckmessung über 24 Stunden
   - **Ophthalmologische Untersuchung**: Katarakt, Glaukom, Fundus
   - **Dermatologischer Status**
   - **Zahnstatus**

Screening auf opportunistische Viruserkrankungen

- **BK-Virus**
  - Material: quantitative (q) PCR im EDTA-Vollblut
  - Monat 0–6: monatlich
  - Monat 6–24: 3-monatlich
  - Ab Monat 24: 6-monatlich
  - Sonderfälle:
    1. Persistierende BKV-Virämie: (2–)4-wöchentliche qPCR im Blut
    2. BKV-Nephropathie: (1–)2-wöchentliche qPCR im Blut
    3. Zusätzliche Bestimmung der qPCR im Blut bei:
       - Transplantatdysfunktion
       - Nierentransplantatbiopsie
       - Intensivierung der Immunsuppression
       - Rejektionstherapie
- **CM-Virus**
  - Material: qPCR im EDTA-Vollblut
  - Ohne Chemoprophylaxe mit Valganciclovir:
    Monat 0–3: wöchentlich
    Monat 4–12: monatlich
    Ab Monat 12: 6-monatlich
  - Mit Chemoprophylaxe mit Valganciclovir über 3–6 Monate:
    Monat 0–3 (6): monatlich
    Monat 4–6 (7–8): wöchentlich
    Monat 7– (8–)12: monatlich
    Ab Monat 12: 6-monatlich
- **EB-Virus**
  - Material: qPCR im EDTA-Vollblut
  - Woche 1: einmal
  - Monat 0–12: monatlich
  - Ab Monat 12: (3–)6-monatlich (3-monatlich bei Patienten mit hoher Viruslast)

5.9.8 Psychosoziale Aspekte

Neben den medizinischen Problemen müssen auch psychosoziale Aspekte für eine umfassende familiäre, schulische und berufliche Rehabilitation adäquat berücksichtigt werden. Das Transplantatüberleben ist nicht der einzig entscheidende Langzeitparameter zur Einschätzung des Erfolges einer Nierentransplantation; Wachstum und psychosoziale Entwicklung sind ebenfalls von Bedeutung. Viele nierentransplantierte Kinder und Jugendliche haben Schwierigkeiten, sich in der Schule oder ihrer Peer-Group zu integrieren. Eine Verbesserung der sozialen Integration ist eine wichtige und schwierige Herausforderung für die Zukunft.

Häufig ist auch durch die chronische Erkrankung die familiäre Situation angespannt. Eltern sind in manchen Fällen mit der chronischen Erkrankung ihres Kindes überfordert, und Geschwister fühlen sich häufig in Bezug auf die elterliche Aufmerksamkeit benachteiligt. Familienorientierte Schulungen wie bspw. durch den Arbeitskreis „Familienschulung" der Gesellschaft für pädiatrische Nephrologie, Geschwisterseminare und familienorientierte Rehabilitationsaufenthalte wie bspw. auf dem Ederhof in Stronach/Tirol, der von der Rudolf-Pichelmayr-Stiftung getragen wird, sind geeignet, psychosozialen Defiziten entgegenzuwirken.

Eine Analyse von Erwachsenen, die als Kinder nierentransplantiert wurden, hat gezeigt, dass eine gute Rehabilitation erreicht werden kann (Haubitz und Pape 2011). Die Arbeitslosenquote lag mit 14% nur leicht oberhalb der Quote bei Gesunden in einem vergleichbaren Zeitraum (9%), obwohl 26% der Patienten zusätzliche Probleme wie eingeschränktes Hören oder Sehen aufwiesen. Der Anteil an akademischen Abschlüssen war geringer als im Bevölkerungsdurchschnitt. Frauen, die als Kind nierentransplantiert wurden, können erfolgreich Schwangerschaften austragen; die Rate an Mangelgeborenen ist allerdings unter medikamentöser Immunsuppression erhöht.

- Eine umfassende medizinische und psychosoziale Rehabilitation ist das entscheidende langfristige Ziel nach pädiatrischer Nierentransplantation.

5.9.9 Transition in die Erwachsenenmedizin

Die Transition, also der langfristig gesteuerte Übergang von der Pädiatrie in die Erwachsenenmedizin, ist von dem direkten Transfer, also dem Wechsel der Betreuung, zu unterscheiden (Oldhafer und Pape 2019). Die Transition aus der pädiatrischen Nephrologie in die internistische Nephrologie wird in den verschiedenen Nachsorgeeinrichtungen bisher nicht einheitlich strukturiert und durchgeführt. Durch Probleme im Übergang von der Jugend- in die Erwachsenenmedizin wie bspw. eine Verschlechterung der Medikamentenadhärenz oder das nicht Wahrnehmen von Kontrollterminen erhöht sich das Risiko einer Funktionsverschlechterung der Transplantatniere sowie eines Transplantatverlusts. Die Adoleszenz und das junge Erwachsenenalter, also die Zeit zwischen dem 16. und 24. Lebensjahr, ist der Zeitraum, in dem am meisten Transplantatnieren verloren gehen mit der Folge, dass die Betroffenen wieder dialysepflichtig werden. Dies hat nicht nur einen gravierenden Einfluss auf die Lebensqualität, sondern führt auch zu einer verkürzten Lebenserwartung. Zudem hat ein vorzeitiger Transplantatverlust erhebliche zusätzliche Kosten im Gesundheitswesen zur Folge.

Bei der Transition werden folgende Modelle unterschieden: Der direkte Transfer von der pädiatrischen Sprechstunde in die Erwachsenenmedizin, die Zwischenschaltung einer Adoleszentensprechstunde oder eine durchgehende Ambulanz für Kinder und Erwachsene, in der eine langsame Transition vom Pädiater zum Erwachsenenmediziner stattfindet. Transitionsmodelle mit Adoleszentensprechstunde als neue Versorgungsstruktur können präventiv zu einer langsameren Progredienz von Nierenerkrankungen in dieser Lebensphase beitragen. Schulungsprogramme wie „Endlich-Erwachsen" des Kuratoriums für Dialyse und Nierentransplantation (KfH) und auch computerbasierte Schulungen zeigen erste Erfolge in der Verbesserung der Transition bei nierentransplantierten Adoleszenten. Im nordamerikanischen Raum gibt es etablierte Transitionschulungsprogramme, die Ärzte, Psychologen, Schwestern, Patienten, aber vor allem auch deren Geschwister und Eltern mit einbeziehen und langfristig den Prozess steuern.

In Deutschland existiert seit 2009 das Berliner TransitionsProgramm, ein Strukturkonzept, das den Übergang in die Erwachsenenmedizin indikationsübergreifend regelt und bisher bei Patienten mit Diabetes mellitus Typ 1 und Epilepsie angeboten wird. Es wird neuerdings auch für alle nephrologischen Diagnosen in einigen Bundesländern von den gesetzlichen Krankenkassen (GKV) finanziert. Im Programm werden Versorgungspfade beschrieben, die den Ablauf der Transition regeln. Darin sind neben den bereits im Leistungskatalog der GKV enthaltenen Regelleistungen auch transitionsspezifische Leistungen festgehalten, die bislang in der Regelversorgung nicht vorgesehen waren. Diese beziehen sich vor allem auf eine Intensivierung der Kommunikation zwischen den behandelnden Ärzten aus der Kinder- und Jugendmedizin und der Erwachsenenmedizin und ihren Teams sowie auf zeitlich und inhaltlich strukturierte Gespräche mit den Adoleszenten und ihren Eltern über die Transition. Zur Unterstützung und Sicherstellung des Informationsflusses und der Maßnahmen wird ein Fallmanager eingesetzt. Die Transition gliedert sich in zwei Abschnitte, die Zeit vor dem eigentlichen Übergang in die Erwachsenenmedizin und in die Zeit nach dem Übergang. Die Vorbereitungszeit beginnt im Alter von 16–18 Jahren. Der Übergang in die Erwachsenenmedizin erfolgt dann, je nach individueller Reife der Jugendlichen, ab dem Alter von 18 Jahren. Eine adäquate und damit vollständige Finanzierung des zusätzlichen Aufwands bei Transition, vor allem von gemeinsamen Sprechstunden des Pädiaters und des Erwachsenenmediziners, ist leider bisher im deutschen Gesundheitssystem nicht gewährleistet.

Die Transition muss langfristig vorbereitet werden; viele Zentren beginnen schon vor dem 16. Lebensjahr mit der Planung und ersten Maßnahmen. Die Vorbereitung muss sowohl die Patienten als auch die Familien beinhalten. Der Patient soll frühzeitig zur Selbstständigkeit erzogen werden, die Bedeutung seiner Medikamente kennenlernen, selbständig mit dem Arzt und den Schwestern kommunizieren und ohne Unterstützung Arzttermine organisieren können. Zunehmend werden hierzu Checklisten genutzt, die alle wichtigen Transitionsaspekte beinhalten. Regelmäßig wird durch Arzt und Patient in einem gemeinsamen Gespräch festgelegt, welche Meilensteine erreicht sind und wann der richtige Transitionszeitpunkt gekommen ist.

Es ist wichtig, nicht nur den Patienten, sondern auch sein Umfeld in die Planung der Transition und vor allem auch Schulung mit einzubeziehen. Eltern müssen lernen loszulassen und Schritt für Schritt zu akzeptieren, dass die Adoleszenten die Verantwortung für ihre Gesundheit übernehmen. Dies kann mit speziellen Elternschulungen unterstützt werden. Aber auch die Pädiater müssen lernen, die zunehmende Selbstständigkeit ihrer Patienten zu akzeptieren, mehr und mehr allein mit ihnen und nicht mehr mit den Eltern zu kommunizieren und ihr häufig überprotektives Verhalten zurückzunehmen. Eine weitere Schwierigkeit stellt die mangelnde Zeit und Erfahrung der internistischen Nephrologen mit dem speziellen Patientengut der adoleszenten Nierentransplantierten dar. Die Einrichtung von Adoleszentensprechstunden von speziell interessierten Ärzten und eine auskömmliche Finanzierung wären hier notwendig. Transition funktioniert insbesondere dann gut, wenn ein Ansprechpartner mit entsprechendem Charisma den Patienten bei diesem schwierigen Prozess begleitet. Im angloamerikanischen Sprachraum wird diese Person häufig als „Transition Champion" bezeichnet.

In manchen deutschen Zentren ist eine Transition mit Erreichen des 18. Lebensjahres notwendig, da über diesen Zeitraum hinaus keine Ermächtigung der kassenärztlichen Vereinigung mehr für den Pädiater besteht. Da viele nierentransplantierte Adoleszente mit Erreichen des 18. Lebensjahrs noch nicht reif für eine selbstständige Gesundheitsvorsorge sind, wäre eine individualisierte Festsetzung des Transferzeitpunktes nach ärztlicher und psychologischer Einschätzung wünschenswert, aber sie ist derzeit nur in einigen Hochschulambulanzen von Universitätskliniken möglich.

Bei mental schwer retardierten Patienten ist häufig keine Transition wie oben beschrieben möglich. In den meisten Fällen betreuen die Eltern die nierentransplantierten Patienten dann auch weit über das 18. Lebensjahr hinaus und organisieren die Nachsorge nach Nierentransplantation langfristig.

► Eine langfristig vorbereitete und gesteuerte Transition verbessert deutlich das Langzeittransplantatüberleben.

5.10 Ergebnisse der Nierentransplantation

Die 1-Jahres-Patientenüberlebensrate liegt gegenwärtig nach den Daten der „North American Pediatric Renal Transplant Cooperative Study (NAPRTCS)" bei Lebend- bzw. bei Verstorbenen-Nierenspenden bei 98% bzw. 97%, die 5-Jahres-Überlebensrate bei 96% bzw. 93% (NAPRTCS 2014). Die häufigsten Todesursachen sind Infektionen (40%), kardiopulmonale Erkrankungen (13%) und Malignome (10%). Insgesamt ist das Patientenüberleben im Kindesalter nach Nierentransplantation jedoch deutlich günstiger als unter einer Langzeitdialysetherapie. Die Überlebensrate der Transplantate hat sich in den letzten Jahren insbesondere bei Verstorbenennierentransplantationen erheblich gebessert; derzeit kann nach den Daten des CTS-Registers bei pädiatrischen Patienten in Europa, Nordamerika und Australien mit einer 5-Jahres-Transplantatüberlebensrate von 84% nach Lebendspende und von 76% nach Verstorbenenspende gerechnet werden (Abb. 5.7).

Abb. 5.7 5-Jahres-Nierentransplantatüberleben bei pädiatrischen Patienten in Europa, Nordamerika und Australien nach Verstorbenen-(DecDon) bzw. Lebendspende (Liv-Don), stratifiziert nach den Zeiträumen 1990–1999 und 2000–2009. Mit freundl. Genehmigung der „Collaborative Transplant Study" (Prof. Süsal, Heidelberg)

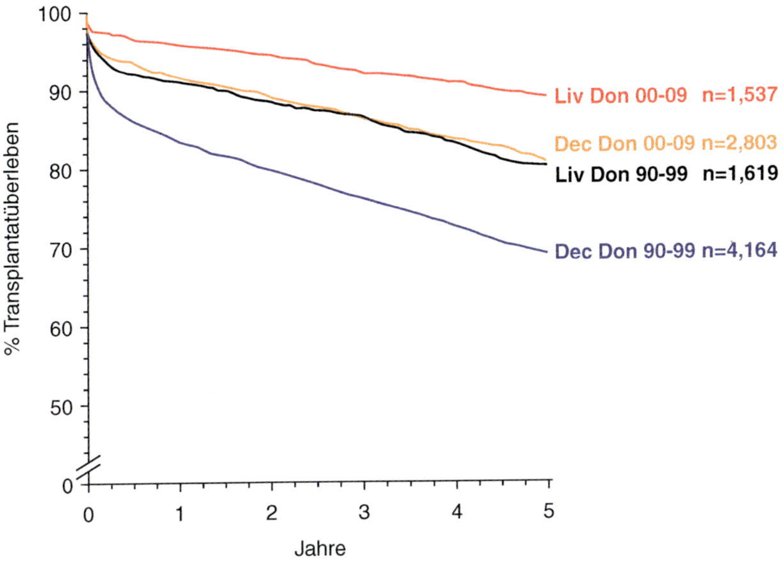

5.10.1 Einflussfaktoren auf das Nierentransplantatüberleben

Folgende Faktoren beeinflussen das Nierentransplantatüberleben bei Kindern und Jugendlichen: Art der Nierenspende (Verstorbenen- oder Lebendspende), präemptive Transplantation oder vorherige Dialysetherapie, das Alter des Spenders und des Empfängers, das Ausmaß der HLA-Kompatibilität, eine Sensibilisierung mit Entwicklung präformierter HLA-Antikörper, eine lange kalte Ischämiezeit (>24 Stunden) bzw. eine verzögerte Nierentransplantatfunktionsaufnahme, akute und chronische Rejektion, interkurrente, insbesondere opportunistische Infektionen, Noncompliance mit der regelmäßigen Einnahme der immunsuppressiven Medikation und die Nierengrundkrankheit des Empfängers bzw. eine mögliche Rekurrenz im Transplantat sowie nichtimmunologische Faktoren, insbesondere die arterielle Hypertonie.

Die Ergebnisse der Nierentransplantation im Kindes- und Jugendalter variieren auch mit dem Empfängeralter. Während die Ergebnisse bei Kindern <5 Jahren vor ca. 20 Jahren noch nicht zufriedenstellend waren, ist heutzutage die Nierentransplantatüberlebensrate in dieser Gruppe durch Verbesserung der Operationstechnik und des postoperativen Managements vergleichsweise gut. Das schlechteste 5-Jahres-Nierentransplantatüberleben haben Jugendliche und junge Erwachsene. Nach einer Analyse des NAPRTCS-Registers betrug das 5-Jahres-Nierentransplantatüberleben nach Lebendspende in der Altersgruppe <5 Jahren 85%, in der Altersgruppe 6–12 Jahre 85% und in der Altersgruppe >12Jahre nur 79%. Vergleichbare Ergebnisse zeigen sich im Register der Collaborative Transplant Study (CTS; Abb. 5.8). Die schlechteren Ergebnisse bei Jugendlichen und jungen Erwachsenen sind sicher zum Großteil auf eine Noncompliance mit der regelmäßigen Einnahme der immunsuppressiven Medikation und der Transition in die Betreuung durch die Erwachsenenmedizin in dieser vulnerablen Lebensphase zurückzuführen (Gold et al. 2020).

5.10.2 HLA-Kompatibilität

Vergleichbar zur Situation bei Erwachsenen ist eine gute HLA-Kompatibilität zwischen Empfänger und Spender, unabhängig ob nach Lebend- oder Verstorbenenspende, mit einem

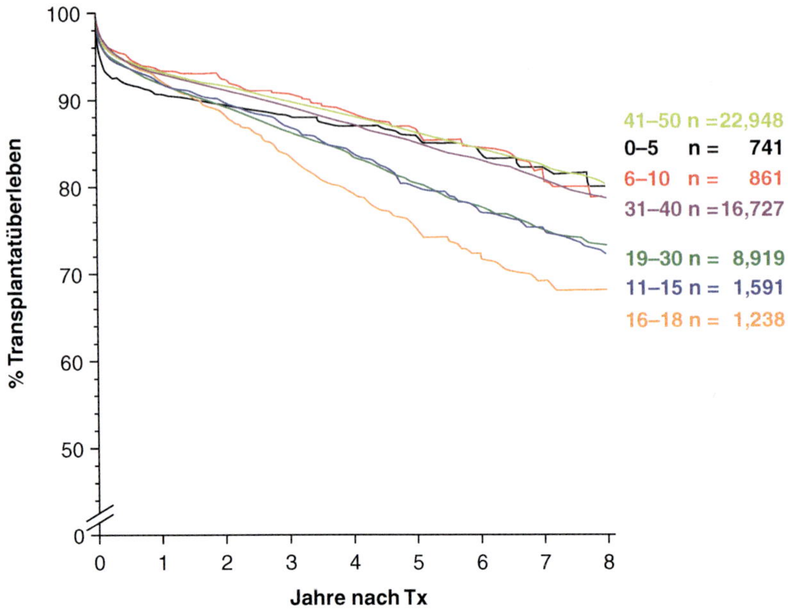

Abb. 5.8 8-Jahres-Nierentransplantatüberleben (zensiert für Tod mit funktionierendem Transplantat) bei pädiatrischen Patienten in Europa, Nordamerika und Australien nach Verstorbenenspende, stratifiziert nach dem Empfängeralter in Jahren. (Mit freundl. Genehmigung der „Collaborative Transplant Study", Prof. Süsal, Heidelberg)

besseren Nierentransplantatüberleben assoziiert. Eine identische HLA-Konstellation zeigt die besten Ergebnisse. Allerdings haben Kinder und Jugendliche selten HLA-identische erwachsene Geschwister, die als Spender in Frage kämen. Die weitaus meisten Lebendspenden stammen daher von einem Elternteil, sodass eine Haploidentität in den HLA-Merkmalen von Elternteil und Kind besteht. Ein optimales HLA-Match ist auch für die Vermeidung einer Sensibilisierung für junge Empfänger wichtig, die im Laufe ihres Lebens mehr als ein Nierentransplantat benötigen werden. In den letzten Jahren wurde eine Debatte geführt, ob ein gutes HLA-DR-Match sich auch auf das Überleben des ersten Nierentransplantats positiv auswirkt. In der Ära der neuen Immunsuppressiva in den Jahren 1998–2007, anders als in den Jahren 1988–1997, waren zwei HLA-Mismatche im Vergleich zu keinem oder einem Mismatch nicht mit einem signifikant schlechteren Nierentransplantatüberleben nach Verstorbenenspende assoziiert (Tönshoff et al. 2013). Eine höhere Anzahl von kombinierten HLAA+B+DR-Mismatchen korrelierte jedoch mit einem schlechteren Transplantatüberleben in beiden Zeitperioden.

5.10.3 Verbleibende Problemfelder

Trotz der Erfolge in der Verbesserung der Patienten- und Organüberlebensraten verbleibt eine Reihe teils übergreifender, wichtiger Problemfelder, so bspw.:

- Vermeidung einer Organschädigung insbesondere durch chronische Rejektion,
- Entwicklung von toleranzinduzierenden Protokollen,
- Minimierung der Langzeittoxizität der immunsuppressiven Therapie (vor allem Calcineurininhibitoren und Glukokortikoide),
- Vermeidung von kardiovaskulärer Sekundärmorbidität, Prävention der PTLD, Optimierung des Längenwachstums, Verbesserung der Lebensqualität,
- Förderung der Compliance insbesondere bei jugendlichen Organtransplantierten und
- Eine Verbesserung der Konzepte zum strukturierten Übergang (Transition) der betroffenen Patienten in die Erwachsenenmedizin.

Fortschritte sind hier insbesondere durch interdisziplinäre Lösungsansätze und eine zunehmende Professionalisierung der pädiatrischen Transplantationsmedizin in der Krankenversorgung und klinischen Forschung zu erwarten. International hat die Professionalisierung der pädiatrischen Transplantationsmedizin zur Gründung einer internationalen Fachgesellschaft, der International Pediatric Transplant Association (IPTA), mit einer eigenen Fachzeitschrift („Pediatric Transplantation") geführt. In der klinischen Forschung sind wegen der Seltenheit der terminalen Niereninsuffizienz und Nierentransplantation im Kindes- und Jugendalter nationale und internationale kooperative Studien und Register nach den Prinzipien der evidenzbasierten Medizin für eine Weiterentwicklung dieses Spezialgebietes erforderlich. Allerdings können wegen der geringen Patientenzahlen nur für wenige Fragestellungen randomisierte klinische Studien durchgeführt werden. Alternativ können aber auch systematische, prospektive Beobachtungsstudien zu Behandlungsmodalitäten und -verläufen wichtige Informationen liefern, die zur Formulierung von Behandlungsempfehlungen verwendet werden können.

Da monozentrische Studien wegen der geringen Fallzahlen nur eine begrenzte Aussagekraft haben, bestehen zunehmend die Notwendigkeit und auch die Bereitschaft für zentrumsübergreifende Kooperationen. Als eine europaweite Forschungsplattform für die pädiatrische Nierentransplantation hat sich in den letzten Jahren das webbasierte CERTAIN-Registry (Akronym für „Cooperative European Paediatric Renal Transplant Initiative", http://www.certain-registry.eu) mit einem assoziierten europäischen Expertennetzwerk etabliert (Tönshoff et al. 2015; Plotnicki et al. 2013). Hiermit werden wissenschaftliche Auswertungen und die Qualitätssicherung im Bereich der pädiatrischen Nierentransplantation ermöglicht und gemeinsame Behandlungsstrategien entwickelt und validiert, zumal die in Nordamerika generierten Ergebnisse wegen ethnischer, soziokultureller und medizinischer Unterschiede nur begrenzt auf Europa übertragbar sind.

Literatur

Billing H, Rieger S, Süsal C et al (2012) IVIG and rituximab for treatment of chronic antibody-mediated rejection: a prospective study in paediatric renal transplantation with a 2-year follow-up. Transpl Int 25:1165–1173

Buder K, Zirngibl M, Bapistella S et al (2020) Current practice of antithrombotic prophylaxis in pediatric kidney transplantation-Results of an international survey on behalf of the European Society for Paediatric Nephrology. Pediatr Transplant. 24(7):e13799

Chiu HF, Wen MC, Wu MJ et al (2020) Treatment of chronic active antibody-mediated rejection in renal transplant recipients – a single center retrospective study. BMC Nephrol 21(1):6

Cordts S, Jansen S, Tönshoff B (2019) Impfungen in der Nephrologie. Nephrologe 14:479–492

Drube J, Wan M, Bonthuis M et al (2019) Clinical practice recommendations for growth hormone treatment in children with chronic kidney disease. Nat Rev Nephrol 15(9):577–589

Gold A, Tönshoff B, Döhler B, Süsal C (2020) Association of graft survival with tacrolimus exposure and late intra-patient tacrolimus variability in pediatric and young adult renal transplant recipients-an international CTS registry analysis. Transpl Int. 33(12):1681–1692

Halloran PF (2004) Immunosuppressive drugs for kidney transplantation. N Engl J Med 351:2715–2729

Harris NL, Jaffe ES, Diebold J et al (1999) World health organization classification of neoplastic diseases of the hematopoietic and lymphoid tissues: report of the Clinical Advisory Committee meeting-Airlie House, Virginia, November 1997. J Clin Oncol 17:3835–3849

Haubitz M, Pape L (2011) Mögliche Ansätze für eine gute Transition. Nephrologe 6:44–50

Höcker B, Tönshoff B (2013) Epstein-Barr-Virus-Infektion nach pädiatrischer Nierentransplantation. Nephrologe 8:71–76

Höcker B, Aguilar M, Tönshoff B (2015) Impfungen vor und nach Nierentransplantation. Nephrologe 10: 488–496

Höcker B, Zencke S, Krupka K et al (2016a) Cytomegalovirus infection in pediatric renal transplantation and the impact of chemoprophylaxis with (Val-)Ganciclovir. Transplantation 100:862–870

Höcker B, Zencke S, Pape L et al (2016b) Impact of everolimus and low-dose cyclosporin on cytomegalovirus replication and disease in pediatric renal transplantation. Am J Transplant 16:921–929

Höcker B, Schneble L, Murer L et al (2019) Epidemiology of and risk factors for BK polyomavirus replication and nephropathy in pediatric renal transplant recipients: an international CERTAIN registry study. Transplantation 103:1224–1233

Maecker-Kolhoff B, Klein C (2009) Das pädiatrische PTLD-Register (Ped-PTLD-Register). Nephrologe 4:339–344

NAPRTCS (2014) NAPRTCS 2014 annual report. https://web.emmes.com/study/ped/index.htm. 14.4.2022

Oldhafer M, Pape L (2019) Von der Kindersprechstunde in die Erwachsenensprechstunde. Nephrologe 14:280–286

Plotnicki L, Kohl CD, Höcker B et al (2013) The CERTAIN registry: a novel, web-based registry and research platform for pediatric renal transplantation in Europe. Transplant Proc 45:1414–1417

Tönshoff B (2020a) Immunosuppressive therapy post-transplantation in children: what the clinician needs to know. Expert Rev Clin Immunol 16(2):139–154

Tönshoff B (2020b) Immunosuppressants in organ transplantation. Handb Exp Pharmacol. 261:441–469

Tönshoff B, de Boer J, Rahmel A, Heemann U (2011) Änderungen der Allokation in der pädiatrischen Nierentransplantation bei Eurotransplant. Transplantationsmedizin 23:40–49

Tönshoff B, Billing H, Rieger S, Höcker B (2012) Nierentransplantation im Kindesalter. Monatsschr Kinderheilkd 160:335–342

Tönshoff B, Fichtner A, Rieger S, Höcker B, Opelz G (2013) Langzeitprognose der Nierentransplantation im Kindes- und Jugendalter. Nieren- und Hochdruckkrankheiten 42:152–158

Tönshoff B, Krupka K, Köster L et al (2015) CERTAIN registry – Eine europaweite Forschungsplattform für die pädiatrische Nierentransplantation. Nephrologe 10:480–487

Tönshoff B, Becker JU, Pape L (2017) Nierentransplantation. In: Dötsch J, Weber LT (Hrsg) Nierenerkrankungen im Kindes- und Jugendalter. Springer, Berlin, S 243–274

U.S. Renal Data System (USRDS) (2005) Annual data report: atlas of end-stage renal disease in the United States. National Institute of Diabetes and Digestive and Kidney Diseases, National Institutes of Health, Bethesda, MD

Weber LT, Tönshoff B, Grenda R et al (2021) Clinical practice recommendations for recurrence of focal and segmental glomerulosclerosis/steroid-resistant nephrotic syndrome. Pediatr Transplant 25(3):e13955

Nierenlebendspende erwachsene Empfänger 6

Karl Weigand, Paolo Fornara und Wolfgang Arns

Inhaltsverzeichnis

Ein Einstieg

Organspende ist das höchste Zeichen der sozialen Kompetenz (Paolo Fornara)

Die Lebendspende stellt eine besondere Herausforderung im Rahmen der Transplantationsmedizin dar. Dies liegt darin begründet, dass die Lebendspende zum einen sehr emotional diskutiert wird, zum anderen, dass man bei einem gesunden Menschen, dem Organspender, einen für ihn persönlich unnötigen und sogar potenziell schädlichen Eingriff durchführt.

Am Beginn der Ära von Nierentransplantationen beim Menschen steht die Lebendspende unter eineiigen Zwillingen, erstmals durchgeführt von Murray et al. 1954 in Boston. In der Bundesrepublik Deutschland wurde die erste Nierentransplantation im Rahmen einer Lebendnierenspende 1963 von Brosig und Nagel in Berlin vorgenommen und in der ehemaligen Deutschen Demokratischen Republik von

K. Weigand (✉)
Universitätsklinikum Halle, Klinik für Urologie, Halle (Saale), Deutschland
e-mail: karl.weigand@uk-halle.de

P. Fornara
Universitätsklinikum Halle (Saale), Universitätsklinik und Poliklinik für Urologie, Halle (Saale), Deutschland
e-mail: direktor.urologie@uk-halle.de

W. Arns
Kliniken der Stadt Köln gGmbH, Medizinische Klinik I, Köln, Deutschland
e-mail: wolfgang.arns@uni-koeln.de

U. Settmacher, F. Rauchfuß (Hrsg.), *Organtransplantation mit Lebendspende*,
https://doi.org/10.1007/978-3-662-65736-2_6

Rockstroh 1966 in Halle/Saale. Durch die Einführung der modernen medikamentösen Immunsuppression und deren stetige Verbesserung trat in der Folgezeit die postmortale Organspende zur Nierentransplantation in den Vordergrund. In den letzten Jahren gewann die Lebendspende durch den anhaltenden Organmangel an postmortalen Organspenden (Abb. 6.1) und den daraus resultierenden langen Wartezeiten wieder an Bedeutung.

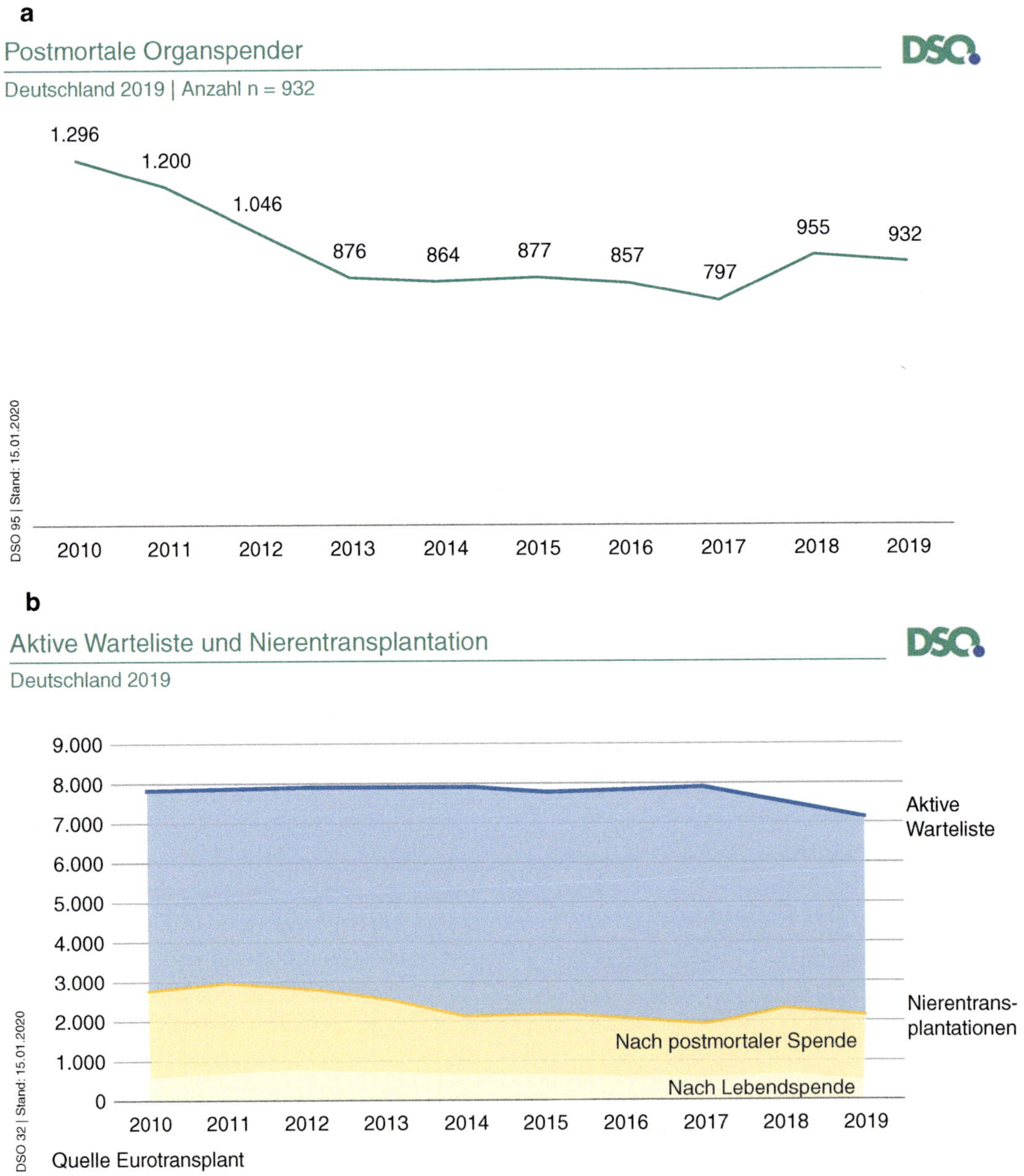

Abb. 6.1 Organspende in Deutschland (Mit freundl. Genehmigung aus DSO Jahresbericht 2019 der Deutschen Stiftung Organtransplantation, 2020). (**a**) Entwicklung der Organspende in Deutschland. (**b**) Entwicklung der aktiven Warteliste und Nierentransplantation in Deutschland, getrennt nach Verstorbenen- und Lebendspende. Unter der aktiven Warteliste versteht man alle Patienten, die transplantabel gemeldet sind und am Organaustausch teilnehmen

6.1 Vorteile der Lebendspende

Auch wenn die postmortale Organtransplantation den größten Teil der Nierentransplantation ausmacht, ist die Lebendspende in mehrfacher Hinsicht der Verstorbenenspende überlegen. Der große Vorteil der Lebendspende besteht im besseren Outcome nach der Transplantation. Dies bezieht sich sowohl auf eine bessere Transplantatfunktion als auch auf ein längeres Transplantatüberleben bei verminderter Morbidität und Mortalität im Vergleich zur postmortalen Spende oder auch der fortgesetzten Dialysetherapie (Collaborative Transplant Study 2020) (Levey und Beto 1998) (Abb. 6.2).

Das Hauptproblem aller Patienten mit chronischer Niereninsuffizienz ist die steigende Morbidi-

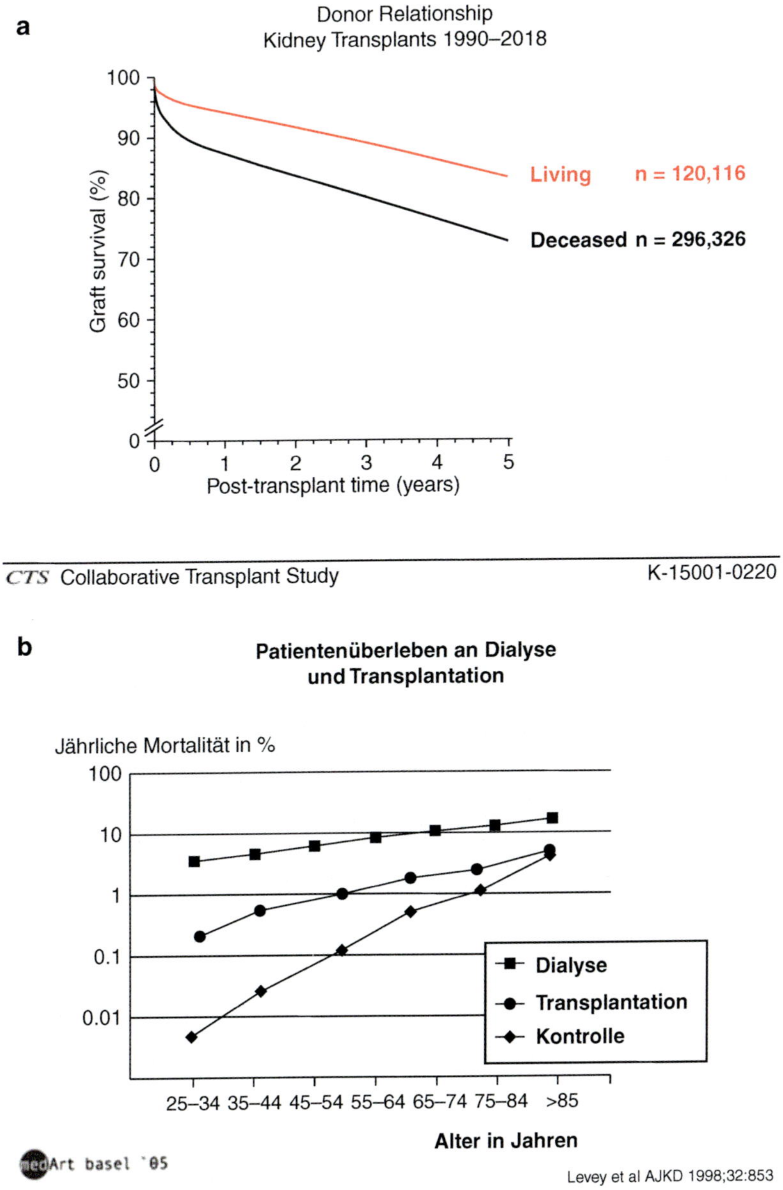

Abb. 6.2 Überleben. (**a**) Vergleich Transplantatüberleben (Graft survival) Spender Beziehung (Donor Relationship): Lebendspende (Living) vs. postmortale Spende (Deceased) (Collaborative Transplant Study 2020), (**b**) Patientenüberleben an der Dialyse und nach Transplantation: Gerade bei jüngeren Patienten macht sich die Mortalität aus kardiovaskulärer Ursache besonders bemerkbar (Levey und Beto 1998)

tät und Mortalität mit zunehmender Dialysezeit (Levey und Beto 1998). Mit einer Nierenlebendspende lässt sich die Zeit an der Dialyse durch eine Verringerung der Wartezeit verkürzen. Erfolgt die Nierenlebendtransplantation vor Beginn der Dialyse („präemptiv"), kann die Einleitung der Dialyse sogar ganz vermieden werden. Dies ist insbesondere deshalb vorteilhaft, weil Dialysepatienten im Verlauf und im Vergleich zu Transplantierten ein vielfach höheres Risiko für verschiedene Erkrankungen entwickeln können. Im Vordergrund stehen kardiovaskulären Risiken mit assoziierten Problemen, wie bspw. Myokardinfarkt, Herzinsuffizienz, Herzrhythmusstörungen sowie Arteriosklerose mit und ohne Gefäßverschlüssen, aber auch Anämie, Osteoporose, kaum beeinflussbarer Pruritus, Sexualstörungen und weitere mehr. Zudem beeinträchtigt die Dialyse häufig Leistungs- und Arbeitsfähigkeit und verringert die Möglichkeiten einer beruflichen Rehabilitation. Beschränkungen in der täglichen Trinkmenge mit oft starkem Durstgefühl, eine strenge „Dialysediät", und Einschränkungen bei Reisen und Urlaub beeinträchtigen häufig die Lebensqualität des Dialysepatienten.

Die negativen Faktoren kumulieren im Verlauf der Dialysebehandlung und spiegeln sich im Transplantatoutcome wider: Die zeitliche Abhängigkeit von der Dialysetherapie korreliert mit den schlechteren Langzeitergebnissen.

Die Wartezeit auf ein Organangebot beträgt gegenwärtig im Eurotransplant Kidney Allocation System (ETKAS) (Eurotransplant Foundation 2020) in Abhängigkeit von der Blutgruppe, zwischen 5 und zum Teil länger als 10 Jahre; Patienten mit der Blutgruppe 0 warten länger auf ein geeignetes Spenderorgan (ET Graphik 2194P) (Eurotransplant Foundation 2020).

Für die Wartezeit werden unterschiedliche Zahlen verwendet; die Berechnung vom Dialysebeginn bis zur Transplantation (Abb. 6.3) wird routinemäßig herangezogen. Bei dieser Berechnung entsteht jedoch ein Bias durch eine eventuell verzögerte Anmeldung zur Transplantation, die im Median drei Jahre nach Dialysebeginn betragen kann. Eine weitere Maßzahl der Wartezeit kommt für jene Patienten zur Anwendung, die sich noch auf der Warteliste befinden und bisher noch kein Organ erhalten konnten.

Im Rahmen der Lebendspende lässt sich die Wartezeit auf eine Transplantation verringern oder ganz vermeiden. Die damit verbundenen Vorteile sind also im Wesentlichen durch die ge-

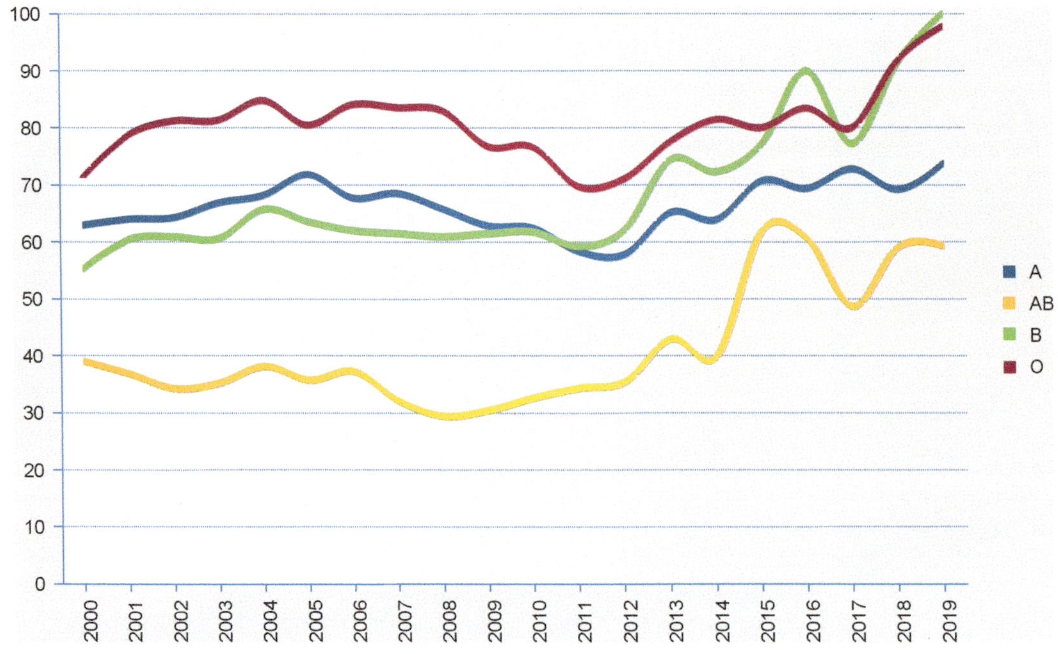

Abb. 6.3 Die Entwicklung der Wartezeit. Medianwert der Wartezeit in Monaten von der Dialyse bis zur Transplantation von den Jahren 2000 bis 2019 in Abhängigkeit von der Blutgruppe des Empfängers (Eurotransplant Foundation 2020)

ringere Komorbidität im Vergleich zu einer längeren Dialysebehandlung bedingt.

Ein weiterer Vorteil der Lebendspende besteht in der Planbarkeit des Eingriffs. Dadurch können Empfänger und Spender präoperativ auch über mehrere Tage hinweg optimal vorbereitet werden und auch bestmögliche Operationsbedingungen gewährleistet werden. Darunter sind auch das Vorhandensein des geeigneten Personals und eine günstige OP-Zeit zu verstehen. Unter diesen optimalen Voraussetzungen kann zudem sowohl die warme als auch die kalte Ischämiezeit sehr stark begrenzt werden (Hoda und Greco 2010) und somit der Nachteil der oft schlechteren HLA-Kompatibilitäten im Vergleich zur postmortalen Transplantation ausgeglichen werden (Opelz 1997), wie wir dies vor allem bei der nichtverwandten Lebendspende antreffen. Die Allokation der Nieren von Verstorbenen erfolgt über Eurotransplant nach dem ETKAS-Punktesystem, in dem die HLA-Kompatibilität eine hohe Gewichtung hat (Eurotransplant Foundation 2020) (Tab. 6.1).

Bei einer Lebendspende ist eine gute HLA-Übereinstimmung jedoch nicht zwingend gegeben. Das ist gerade dann nachvollziehbar, wenn es sich um Ehepartner handelt, die häufig nur geringe oder keinerlei HLA-Übereinstimmung zeigen. Lediglich bei Spenden von Eltern auf Kinder oder unter Geschwistern sind diese zuweilen besser. Dennoch muss man immer bedenken, dass die HLA-Übereinstimmung das langfristige Transplantatüberleben nachhaltig beeinflusst (Opelz 1997).

Tab. 6.1 Zuordnung von Punkten im ETKAS (European Transplantation Kidney Allocation System) gemäß Chapter 4 des ET Manuals

Parameter	Maximale Punkte
Human Leukocyte Antigen Missmatch (HLA-MM)	400
MM Probability (MP)	100
Waiting Time (WT)	(33/Jahr)
Distance Donor → Recipient	300
National Balance	200
High urgency	+500
European Senior Program (ESP)	+700

Zusammenfassend könnte man postulieren, dass bedingt durch das bessere Outcome einer Transplantation durch Lebendspende gegenüber einer Verstorbenenspende der Vorzug gegeben werden sollte, sofern ein geeigneter Lebendspender vorhanden und der Empfänger transplantabel ist sowie eine postmortale Transplantation zu diesem Zeitpunkt nicht realisiert werden kann. Dies kommt im Gesetz in der Subsidiarität zum Ausdruck. Im praktischen Vorgehen bedeutet dies in Deutschland, dass der Empfänger bereits vor einer geplanten Lebendspende bei Eurotransplant gelistet sein muss. Die Details sind im Transplantationsgesetz (TPG) und in den Richtlinien für die Wartelistenführung und die Organvermittlung zur Nierentransplantation (Bundesärztekammer 2013) festgelegt (Kap. 3). Leider fehlt zurzeit noch eine Richtlinie zur Lebendspende.

6.2 Lebendspendeverfahren

6.2.1 Klassische Form der Lebendspende

In Deutschland ist die Lebendspende zwischen Verwandten oder sich sehr nahestehenden Personen die Regel und gesetzeskonform. Es muss eine persönliche Verbundenheit zwischen dem Spender und Empfänger bestehen. Diese Form der Lebendspende wird explizit im TPG und den Richtlinien für die Wartelistenführung und die Organvermittlung zur Nierentransplantation geregelt; eine Richtlinie speziell zur Lebendspende steht noch aus.

6.2.2 Cross-over-Spende

Ist eine Lebendspende zwischen Verwandten oder sich emotional nahestehenden Personen aus medizinischen Gründen nicht realisierbar, wie bspw. bei einer AB0-Inkompatibiltät, kommt prinzipiell ein wechselseitiger Austausch mit einem anderen Spender-Empfänger-Paar in Frage. Für diese so genannte Cross-over-Lebendspende fehlt die dezidierte gesetzliche Grundlage, sodass deren Realisierung rechtlich umstritten ist (Kap. 2). Bisher gibt es nur vereinzelt lokale Initiativen, die auf die Genehmigungen der jeweiligen regionalen Ärztekammern angewiesen sind, da die im TPG geforderte enge „emotionale“ Bindung zwischen Spender und Empfänger fehlt. Auf jeden Fall wird gefordert, dass die jeweilige persönliche Bindung zwischen den Paaren herbeigeführt werden muss. Außerdem muss die Transplantation im Cross-over-Verfahren gleichzeitig durchgeführt werden. Zur Cross-over-Spende fand durch den Wissenschaftlichen Dienst des Deutschen Bundestages im Juli 2017 (Deutscher Bundestag – Wissenschaftlicher Dienst, WD 9 – 3000 -022/17) eine Ausarbeitung statt. Es wurde bis heute jedoch vom Bundestag kein endgültiger Beschluss dazu gefasst, ob diese Form der Lebendspende zulässig ist. Grundvoraussetzung für eine flächendeckende Umsetzung wäre die Einführung einer bundesweiten Datenbank speziell für die Lebendspende, die bisher noch nicht existent ist.

6.2.3 Altruistische, ungerichtete Spende

Hier spendet eine Person aus Überzeugung, freiwillig und ohne finanziellen Nutzen ungerichtet ein Organ in einen Pool. Diese Form ist in Deutschland nach TPG nicht erlaubt.

6.2.4 Kommerzielle Spende

Auf Grundlage des Schutzes von Spendern und des Verbots von Organhandel ist diese Form in Deutschland verboten und strafbewehrt.

6.3 Voraussetzung für den Empfänger

Grundlage für den Empfänger ist eine schon bestehende oder eine unmittelbar bevorstehende Dialysepflichtigkeit. Es muss somit klar sein, dass der Empfänger in die Warteliste bei Eurotransplant aufgenommen werden kann. Eurotransplant sieht die Möglichkeit einer präemptiven und aktiven (T) Listung von noch nicht dialysepflichtigen Transplantationskandidaten ausdrücklich im Eurotransplant Manual vor (Eurotransplant Foundation 2020), allerdings ist in der neuen Richtlinie der Bundesärztekammer eine diesbezügliche Einschränkung vorgesehen. Solange der Patient noch keine Dialysetherapie erhält, werden auch keine Wartezeitpunkte angesammelt. Die Wartezeitberechnung startet also erst mit Beginn der Dialyse. Ein definierter Grad der Einschränkung der Nierenfunktion wird als Einschlusskriterium in den neuen Richtlinien genannt. Hierzu hat die Arbeitsgemeinschaft der Nierentransplantationszentren NRW unter Berücksichtigung der aktuellen Literatur und Leitlinien folgenden Konsensus getroffen, der auch deutschlandweite Zustimmung fand:

> Die Nierenfunktion hat sich über die letzten 6–12 Monate zunehmend und irreversibel verschlechtert; eGFR <20 ml/min: Listung mit Dringlichkeitsstatus NT; eGFR <15 ml/min: Listung mit Dringlichkeitsstatus T möglich.

Hierbei muss an mindestens zwei unterschiedlichen Zeitpunkten die gemessene eGFR unter 15 ml/min liegen (AG der Nierentransplantationszentren NRW 2019).

Der Patient muss alle Voraussetzungen für eine Transplantation, wie sie auch für eine postmortale Transplantation gefordert werden, erfüllen. Weiterhin ist zwingend notwendig, dass der Empfänger in einem ausreichenden Zeitraum vorher der Vermittlungsstelle, also Eurotransplant, gemeldet wird und auf der Warteliste als transplantabel geführt wird. Dies dient dem Spenderschutz und erfüllt das im TPG geforderte Prinzip der Subsidiarität.

6.3.1 Empfängerevaluation

Wie bei jeder Transplantation müssen die Blutgruppen übereinstimmen oder kompatibel sein, allerdings besteht auch die Möglichkeit der AB0-inkompatiblen Transplantation nach entsprechender immunologischer Vorbehandlung des Empfängers.

6.3.2 AB0-inkompatible Nierentransplantation

Die Blutgruppeninkompatibilität beruht auf der Existenz präformierter Antikörper so genannter Isoagglutinine. Bei den vier Blutgruppen A, B, AB und 0 finden sich die jeweils komplementären Anti-A- oder Anti-B-Isoagglutinine. So liegen bei der Blutgruppe A Antikörper gegen die Blutgruppe B und umgekehrt vor. Bei der Blutgruppe AB finden sich keine Isoagglutinine und bei der Blutgruppe 0 Antikörper gegen A und B. Daraus ergibt sich auch, dass Patienten mit der Blutgruppe AB Spenderorgane aller Blutgruppen übertragen werden können („Universalempfänger") und Spenderorgane von Patienten der Blutgruppe 0 allen Empfängern zur Verfügung gestellt werden können („Universalspender").

Durch neue antikörperdepletierende Medikamente und maschinelle Eleminationsverfahren wurde es seit Anfang der 2000er-Jahre möglich, auch außerhalb der Blutgruppenkompatibilität Organe zu transplantieren. Durch spezielle Immunadsorptionsverfahren und/oder Plasmapherese kann in Kombination mit einem Anti-B-Zell-Antikörper der Isoagglutinintiter in einen ungefährlichen niedrigen Bereich abgesenkt werden; ein Isoagglutinintiter von $\leq$1:8 gilt als unproblematisch und lässt eine AB0-inkompatible Nierentransplantation zu. Anwendung findet hierbei der monoklonale Antikörper Rituximab, in einer Dosierung von meist einmalig 375 mg/m^2 Körperoberfläche, der sich gegen CD20-positive B-Lymphozyten richtet. So können vorhandene Antikörper eliminiert und deren Neubildung unterbunden werden. Trotz dieser Maßnahmen kann es in Einzelfällen nach der Transplantation wieder zu einem Anstieg der Isoagglutinintiter kommen, sodass die Immunadsorption fortgeführt werden muss. In der Regel kommt es jedoch nach erfolgter Transplantation zu einer Toleranzentwicklung auf AB0-Ebene, wobei ein Verschwinden der AB0-Rezeptoren auf den Erythrozyten vermutet wird.

Zusätzlich kann bspw. bereits eine Woche vor dem geplanten Transplantationstermin die immunsuppressive Therapie begonnen werden, wie dies bei einer Lebendspende sinnvoll ist. Die Art der immunsuppressiven Kombinationstherapie wird nicht von der AB0-inkompatiblen Transplantation beeinflusst, die wiederum nach einem standardisierten Schema durchgeführt (AG der Nierentransplantationszentren NRW 2019; Tyden und Kumlien 2005).

Nach einer Therapie mit dem Anti-B-Zell-Antikörper Rituximab kann das Spender-Empfänger-Crossmatch – hier speziell das B-Zell-Crossmatch – therpiebedingt positiv ausfallen. Es ist deshalb wichtig, dass Spender-Empfänger-Crossmatch vor der Rituximabtherapie durchzuführen.

Außerdem gilt es zu bedenken, dass in einer Transplantnierenbiopsie nach einer AB0-inkompatiblen Transplantation häufig ein CD4-positiver Befund gefunden wird, der nicht im Zusammenhang mit einer humoralen Rejektion interpretiert werden darf.

6.3.3 HLA-inkompatible Nierentransplantation

Eine HLA-inkompatible Transplantation ist durch den Nachweis von HLA-Antikörpern beim Empfänger definiert, die gegen HLA-Merkmale des Spenders gerichtet sind. Solche Antikörper können sich bspw. nach einer Schwangerschaft, einer vorangegangenen Transplantation oder Bluttransfusion entwickelt haben, sodass der Partner als möglicher Spender aufgrund der HLA-Inkompatibilität nicht infrage kommt. Ob im Einzelfall ein Desensibilisierungsverfahren beim Empfänger zielführend ist, hängt von der Expertise und Erfahrung jedes einzelnen Transplantationszentrums ab. Auf jeden Fall müssen Spender und Empfänger in die Entscheidung mit eingebunden werden. Hierbei spielt auch die Dringlichkeit der Indikation zur Transplantation eine entscheidende Rolle. So konnten Montgomery (Montgomery und Lonze 2011) und auch später Orandi (Orandi und Luo 2016) zeigen, dass eine desensibilisierende Vorbehandlung mit Plasmapherese und/oder Immunadsorption sowie Anti-B-Zell-Antiköpern gegenüber einer fortgesetzten Dialysebehandlung mit vergeblicher Wartezeit auf ein Verstorbenenorgan hinsichtlich der Lebenserwartung überlegen ist.

6.4 Spenderevaluation

Generell müssen sich potenzielle Organspender neben dem Ausschluss einer Nierenerkrankung umfangreichen Untersuchungen aller Organsysteme zur Überprüfung ihres Gesundheitszustands unterziehen. Die Gesamtbeurteilung erfolgt in der Regel im Gesamtkontext unter Einbeziehung von Spender und Empfänger. Dazu gehören unter anderem die Einschätzung des kardiovaskulären Risikos einschließlich der arteriellen Hypertonie und des Operationsrisikos. Tumorerkrankungen, eine chronische Infektion oder ein Diabetes mellitus sind wichtigsten möglichen Kontraindikationen. Die nachfolgende Checkliste (Tab. 6.2) dient zur Beurteilung des potenziellen Nierenspenders (AG der Nierentransplantationszentren NRW 2019).

Grundsätzlich macht es Sinn, für die Spenderevaluation die Empfehlungen des Amsterdamer Forums zur Vorbereitung einer Lebendspende (Delmonico und Council of the Transplantation Society 2005) sowie die KDIGO-Richtlinien (Lentine und Kasiske 2017) anzuwenden. Malignome stellen in der Regel eine absolute Kontraindikation zur Organspende dar. Ausnahmen sind möglich, sofern eine kurative Behandlung erfolgt ist bzw. ausgeschlossen werden kann, dass der Tumor im Rahmen der Transplantation nicht auf den Empfänger übertragen werden kann. Ebenso sollte individuell über eine Lebendnierenspende entschieden werden, wenn kardiovaskuläre Probleme oder Risikofaktoren vorliegen. Hierzu zählt auch die arterielle Hypertonie, die medikamentös gut regulierbar sein muss und nicht bereits zu sekundären Organschäden geführt hat (Delmonico und Council of the Transplantation Society 2005). Spezielle, patientenbezogene Problemstellungen sollen und müssen in einer interdisziplinären Transplantationskonferenzen diskutiert und auch mit dem Patienten besprochen werden. Dies gilt generell für folgende „relative" Kontraindikationen (Tab. 6.3).

Ebenso wurden absolute Kontraindikationen wie folgt definiert (Tab. 6.4) (Lutz und Heemann 2009; Delmonico und Council of the Transplantation Society 2005; Lentine und Kasiske 2017).

Tab. 6.2 Spenderevaluation gemäß dem Amsterdamer Forum (Delmonico und Council of the Transplantation Society 2005), KDIGO-Richtlinien (Lentine und Kasiske 2017) und anderen Leitlinien (Abramovicz und European Renal Best Practice Guideline on kidney donor and recipient evaluation and perioperative care 2013) (Abramovicz und European Renal Best Practice Guideline on kidney donor and recipient evaluation and perioperative care 2015) (British Transplantation Society)

Grunduntersuchung	- Anamnese und körperliche Untersuchung - Blutdruck - Puls, Pulsstatus - BMI
Immunologie	- Blutgruppe - HLA-Typisierung - Cross-Match
Serologie	- Hepatitis A, B, C - HIV - CMV, EBV, HSV, VZV - Toxoplasma-AK - TPHA-Test

Basislabor	- Elektrolyte inkl. Phosphat
	- Harnsäure
	- Nierenwerte
	- Leberwerte
	- Serumelektrophorese
	- Gesamteiweiß, Albumin
	- Blutbild
	- BGA
	- TSH
	- Glukose- und Fettstoffwechsel
	  - Nüchtern-BZ, ggf. OGTT, HbA_{1c}
	  - Nüchtern Cholesterin, Triglyzeride, HDL, LDL

Tab. 6.2 (Fortsetzung)

Gerinnung	- Quick, PTT - Thrombophiliescreening
Rheumatologisches Screening	- ANA-Screening - ANCA - Cardiolipin-AK - Rheumafaktoren - BSG
Sonstiges (nach Klinik)	- Immunfixation im Serum - TB-Screening (Interferon-Gamma-Test/Elispot) - LDH - CK - CrP

Urindiagnostik	- Urinstatus
	- Urinsediment
	- Eiweiß-Kreatinin-Ratio
	- Albumin-Kreatinin-Ratio
	- 24-h-Sammelurin:
	  - Proteinurie
	  - Kreatinin-Clearance
	- Mikrobiologische Urinuntersuchung
	- Eiweißdifferenzierung
	- Immunfixation im Urin

Apparative Untersuchungen	- EKG
	- Blutdruckmessung
	- Abdomensonographie
	- Thoraxröntgenaufnahme
	- Schnittbildgebung des Abdomens mit Kontrastmittel (CT/MRT)
	- Ergometrie (lt. Amsterdam-Guidelines)
	- Patient >50 Jahre oder mit Risikofaktoren (Nikotinabusus, milde Hypertonie): erweiterte kardiologische Beurteilung
	  - Echokardiographie
	  - Belastungsuntersuchung (Myokardszintigraphie/Stressechokardiographie)
	  - Koronarangiographie
	- Frauen:
	  - Schwangerschaftstest
	  - Gynäkologische Vorsorgeuntersuchung
	  - Mammographie ab dem 50. Lebensjahr
	- Männer:
	  - Urologische Vorsorgeuntersuchung ab dem 45. Lebensjahr
	- Gesetzlichen Vorsorgeuntersuchungen
	  - Dermatologie ab dem 35. Lebensjahr
	  - Hämoccult ab dem 50. Lebensjahr
	  - Koloskopie ab dem 55. Lebensjahr
	- Isotopen-Szintigraphie der Nieren:
	  - Seitengetrennten Nierenfunktion
	  - GFR (alternativ 24-h-Sammelurin)
	- 24-h-Blutdruckmessung
	- Lungenfunktion
	- Duplexsonographie der Karotiden

Gutachten	- Psychologische/psychiatrische Evaluation - Lebendspendekommission

Tab. 6.3 Relative Kontraindikationen des Spenders für eine Organspende (AG der Nierentransplantationszentren NRW 2019)

Gewicht	BMI >35
Proteinurie	Persistierende Mikroalbuminurie >30 mg/24 h bzw. >30 mg/g
Hämaturie	Dünne Basalmembran (Einzelfallentscheid)
Diabetes mellitus	Pathologische IFG und Glukosetoleranz (OGTT-BZ 140–199 mg/dl nach 2 h)
Nephrokalzinose/ Nephrolithiasis	Asymptomatischer Spender (Einzelstein <1,5 cm oder Steinanamnese) kann bei Fehlen von Hyperkalzurie, Hyperurikämie, metabolischer Azidose, Zystinurie, Hyperoxalurie, Harnwegsinfekt spenden
Malignität	Tumor ist heilbar und nicht übertragbar (bspw. Basaliom, In-situ-Karzinom der Blase, In-situ-Cervix-Karzinom)
Harnwegsinfektion	Asymptomatische Bakteriurie
Nierenanatomie	Vorhandene Zysten ≥Bosniak 2F

Tab. 6.4 Absolute Kontraindikationen bei einem Organspender (Lutz und Heemann 2009; AG der Nierentransplantationszentren NRW 2019; Delmonico und Council of the Transplantation Society 2005; Lentine und Kasiske 2017)

Alter	<18
Schwangerschaft	Bestehende Schwangerschaft
Nierenfunktion	mGFR <80 ml/min × 1,73 m^2
Arterielle Hypertonie	Blutdruckwerte >140/90 mmHg (mit max. zwei RR-Medikamenten) Hypertoniebedingte Endorganschäden
Proteinurie	Persistierende Albuminurie >300 mg/24 h
Hämaturie	Persistierende glomeruläre Hämaturie
Diabetes mellitus	Bestehender Diabetes mellitus (Nüchtern-BZ >126 mg/dl (zwei Zeitpunkte) bzw. OGTT-BZ (75 g) >200 mg/dl nach 2 h oder HbA_{1c} >6,5 %)
Nephrokalzinose/ Nephrolithiasis	Nephrokalzinose in der Bildgebung Bilaterale Steinerkrankung Steine mit hoher Rekurrenzrate
Malignität	Aktives Malignom, fachonkologisches Konsil Tumore mit einer hohen Übertragungsrate
Infektionen	Symptomatische aktive Infektion Aktive HIV-Infektion Aktive Tuberkulose HBV-PCR positiv, HBsAG positiv HCV-RNA positiv
Harnwegsinfekte	Bestehende Pyurie oder Hämaturie
Nierenerkrankungen	ADPKD, ARPKD: bei verwandtem Spender jünger 30 Jahre mit Nachweis einer PKD-Gen-Mutation Alport-Konduktorinnen, x-chromosomalem Alport aHUS (genetisch bestätigt): verwandte Lebendspender mit nachgewiesener Mutation
Nierenanatomie	Hufeisenniere Signifikante Arteriosklerose Fibromuskuläre Dysplasie Nierenfunktion <30 % Funktionsanteil
Drogenabusus	Aktiver Drogenabusus Alkoholkrankheit
Psychosoziale Faktoren	Aktive psychiatrische Erkrankung Unsicherheit in Bezug auf die Nierenspende Unfähigkeit eine informierte und fundierte Zustimmung zu geben Zustimmung unter Zwang

Bei Erkrankungen des Empfängers, deren Pathogenese zumindest einen teilweise genetischen Hintergrund haben können, wie bspw. thrombotische Mikroangiopathie (HUS/TTP), eine fokal segmentale Glomerulosklerose (FSGS) oder aber einer IgA-Nephropathie, sollte die Indikation zur Lebendspende streng gestellt werden (Choy und Chan 2006; Gerke 2007). Hierbei kann nicht nur der Transplantationserfolg beim Empfänger gefährdet sein, auch kann der Spender einem unnötigen erhöhten Risiko mit späterer Niereninsuffizienz und reduzierter Lebenserwartung ausgesetzt sein.

6.4.1 Alport-Syndrom

Besonderheiten beim Empfänger mit Alport-Syndrom Das Patienten- und Transplantatüberleben ist bei der Grunderkrankung Alport-Syndrom generell besser als bei gleichaltrigen Patienten mit anderen Nierenerkrankungen (Temme und Kramer 2012). Das Risiko einer antiGBM-Nephritis nach Transplantation liegt deutlich unter 5 % (Savige und Gregory 2013). Generell sollte im ersten Jahr nach Transplantation bei jedem Alport-Patienten das Monitoring auf antiGBM-Antikörper durchgeführt werden. Bereits der Nachweis von antiGBM-Antikörpern rechtfertigt auch ohne Zeichen einer klinischen Manifestation eine therapeutische Intervention, die eine zentrumsspezifisch vorgehalten werden sollte, wie bspw. mit Plasmapherese und Rituximab.

Besonderheiten beim Spender im Rahmen der Verwandtenlebendspende beim Alport-Syndrom Patienten mit heterozygoten autosomalen Alport-Mutationen in den *COL4A3*- oder *COL4A4*-Genen haben eine dünne Basalmembran oder „benigne familiäre Hämaturie". Generell haben Patienten mit dünner Basalmembran ein erhöhtes Risiko, im höheren Alter niereninsuffizient zu werden (Stock und Kuenanz 2017). Dieses Risiko liegt um 1–2 % und kann durch RAAS-Blockade minimiert werden (Stock und Kuenanz 2017). Lebendspenden von Müttern mit dünner Basalmembran und Mikroalbuminurie oder Proteinurie haben eine eingeschränkte Prognose (Gross und Weber 2009).

In betroffenen Alport-Familien sind bis zu 50 % der Verwandten nicht heterozygote Mutationsträger und können daher ohne besondere Einschränkungen spenden. Da 85 % der Alport-Fälle X-chromosomal vererbt werden, können oft die Väter spenden, die Mütter nur mit folgenden Einschränkungen (Gross 2012):

- Verwandte mit **Mikroalbuminurie** oder **Proteinurie:** Bei Verwandten mit Mikroalbuminurie oder Proteinurie wird beim Alport-Syndrom generell von Lebendspenden abgeraten, auch wenn die Intention der Mutter bei diesen Familien oft hoch ist. In Zweifelsfällen kann ggf. eine Nierenbiopsie erfolgen, um beim potenziellen Spender einen subklinischen Nierenschaden nachzuweisen.
- Verwandte mit **isolierter Mikrohämaturie**: Heterozygote Patienten mit isolierter Hämaturie können sehr wohl eine Niere spenden mit guten Langzeitergebnissen. Die gute Prognose gilt für alle Erbgänge (X-chromosomal oder autosomal). Bei Nachweis einer Mikrohämaturie hat, sollten für die Spende folgende Voraussetzungen erfüllt sein:
  - Spenderalter über 40 Jahre,
  - isolierte Hämaturie (Mikroalbuminurie während schwerer Infekte oder der Schwangerschaft ist keine Kontraindikation),
  - Nierenbiopsie vor Spende: Histologisch sollte kein über das Spenderalter hinausgehender Nierenschaden vorliegen, insbesondere keine deutliche FSGS (die bei dünner Basalmembran gehäuft vorkommt). Eine FSGS in über 20 % der Glomeruli sollte als eine Kontraindikation gewertet werden.

Nach der Lebendspende wird empfohlen, dass die Spender eine lebenslange RAAS-Blockade durchführen.

6.5 Aufklärungen und Einverständniserklärungen zur Lebendnierenspende

Im TPG hat der Spenderschutz einen besonderen Stellenwert. Dies spiegelt sich auch darin wider, dass der Lebendspende im TPG ein eigener Paragraf gewidmet ist und explizit darauf eingegangen wird (§ 8 Abs. 2ff TPG). Hierbei wird auch darauf verwiesen, dass Einzelheiten nach Länderrecht festgelegt werden müssen, dem die meisten Länder in Durchführungsgesetzen auch nachgekommen sind.

Auf eine verständliche Form wird Wert gelegt, um den Zweck und die Art des Eingriffs, die Untersuchungen, die Maßnahmen, die dem Schutz des Spenders dienen, sowie den Umfang und mögliche, auch mittelbare Folgen und Spätfolgen der beabsichtigten Organentnahme für Gesundheit des Spenders und die zu erwartende Erfolgsaussicht der Organentnahme und die Folgen für den Empfänger zu erläutern. Zusammenfassend muss für den Spender ein zukünftiger Lebensentwurf aus medizinischer Sicht entworfen werden. Weiterhin wird festgelegt, dass der Spender über sonstige Umstände aufgeklärt wird, denen er erkennbar eine Bedeutung beimisst, sowie über die Verarbeitung personenbezogener Daten.

Entgegen der sonst in der Medizin üblichen Aufklärung durch den behandelnden Arzt wird im TPG zusätzlich festgelegt, dass die Aufklärung in Anwesenheit eines weiteren unabhängigen Arztes und, wenn erforderlich, anderer sachverständiger Personen zu erfolgen hat. Der Inhalt der Aufklärung unter Angaben über die versicherungsrechtliche Absicherung der gesundheitlichen Risiken und die Einwilligungserklärung des Spenders sind zu dokumentieren. Die Aufklärung ist von den aufklärenden Personen, dem weiteren unabhängigen Arzt und dem Spender zu unterschreiben. Der Spender muss weiterhin darauf hingewiesen werden, dass er seine Einwilligung jederzeit schriftlich, elektronisch oder mündlich widerrufen kann. Diese Forderungen des TPG beinhaltet, dass zu Beginn der Aufklärung und Evaluation zur Lebendnierenspende sowohl vom Spender als vom Empfänger eine Einverständniserklärung eingeholt werden muss; die transplantationsrelevanten Befunde sollten gegenseitig zur Kenntnis genommen werden. Bei einer Lebendnierentransplantation müssen Spender und Empfänger gegenseitig über die Risiken der Lebendnierenspende und der nachfolgenden Transplantation aufgeklärt werden und dies durch Unterschrift bestätigen. Gleichzeitig verpflichten sich Spender und Empfänger an den empfohlenen Nachsorgen lebenslang teilzunehmen.

Diese Anforderungen können in Einzelfällen problematisch sein, weil damit sehr stark in die Persönlichkeitsrechte des Einzelnen eingegriffen wird. Bisher unbekannte Umstände werden so offenbart; typische Beispiele sind bisher unbekannte Verwandtschaftsverhältnisse oder psychische Störungen. Weiterhin ist der Umgang mit einer inzidentellen Diagnose eine Herausforderung, die im Vorfeld besprochen werden muss. Es besteht diesbezüglich noch keine einheitliche Rechtssicherheit oder verbindliche Richtlinien der Bundesärztekammer im Rahmen einer Nierenlebendspende.

Bei der Aufklärung zur Lebendspende ist zu beachten, dass es sich bei der Organentnahme um einen für den Spender unnötigen Eingriff handelt. Somit sind besondere Anforderungen an die Aufklärung und die aufklärenden Ärzte zu stellen (Tab. 6.5). Durch die notwendige Selbstbestimmungsaufklärung soll es dem Patienten ermöglichen werden, Art, Bedeutung, Ablauf, Risiken und Folgen der Behandlung zu verstehen, um eine informierte Risikoabwägung zu treffen. Gleichzeitig muss auch eine Sicherungsaufklärung erfolgen, deren Aufklärungsinhalte umfassend sein müssen: Über das behandlungsgerechte und behandlungsabhängige Verhalten und Wohlergehen nach der Behandlung (Organspende), die voraussichtliche gesundheitliche Entwicklung, über Maßnahmen nach der Behandlung, Risiken und Spätfolgen, Misserfolg, Änderung der Lebensführung und gesundheitsförderndes eigenes Verhalten (Nachsorge/Prävention/Reha). Zusätzlich zu der Aufklärung was den Spender direkt und persönlich betrifft, ist er ebenso über die Behandlung, Erfolgsaussichten und Risiken für den Empfänger aufzuklären. Umgekehrt hat dies ebenso für den Empfänger zu erfolgen.

Tab. 6.5 Umfang der notwendigen Aufklärung des Spenders (Lutz und Heemann 2009; AG der Nierentransplantationszentren NRW 2019; Delmonico und Council of the Transplantation Society 2005; Lentine und Kasiske 2017; Abramovicz und European Renal Best Practice Guideline on kidney donor and recipient evaluation and perioperative care 2013; Abramovicz und European Renal Best Practice Guideline on kidney donor and recipient evaluation and perioperative care 2015); British Transplantation Society. BTS/RA Living Donor Kidney Transplantation Guidelines 2018

Vorbereitung	- Ablauf der Vorbereitung - Invasive Diagnostik - Meldung an Eurotransplant - Psychologisches Gutachten - Operationsaufklärung - Inzidentelle Diagnosen - Verhaltensregeln vor und nach dem Eingriff - Rechtliche Grundlagen gemäß TPG
Perioperativ	- 15 % Lungenatelektasen - 10 % Harnwegsinfektionen - 6 % Pneumonien - 6 % Sensorikausfälle im Narbenbereich - 4 % Hautemphysem - 5 % Nachblutungen im OP-Bereich - 3 % Wundinfektionen - <3 % Pneumothorax - 2 % Blasenfunktionsstörungen - 1 % Beinvenenthrombosen - <1 % Lungenembolien - <1 % Verletzung innerer Organe - Transfusionen - Schmerzen - Ileus
Spätfolgen	- Narbenbrüche - Abnahme der Nierenfunktion über die Jahre - Erhöhtes Risiko für arterielle Hypertonie - Erhöhtes Risiko für kardiovaskuläre Erkrankungen - Erhöhtes Risiko für spätere Dialyse - Fatigue-Syndrom - Schmerzen - Versicherungsrechtliche Aspekte

6.5.1 Lebendspendekommission

Die Evaluierung zur Lebendspende wird durch eine Beratung durch eine nach Landesrecht zuständigen Kommission (Lebendspendekommission) abgeschlossen. Die Aufgabe der Kommission ist es, die persönliche Verbundenheit zwischen Spender und Empfänger zu bestätigen, den freien Willen des Spenders zur Organspende zu überprüfen und einen möglichen Organhandel nach § 17 TPG (§ 8 Abs. 3 S. 2 TPG). auszuschließen. Der freie Wille des Spenders setzt voraus, dass eine hinreichende Evaluation durchgeführt worden ist, und die Befundergebnisse dem Spender vollständig bekannt sind. Nur wenn dem Spender alle medizinischen Befunde und die damit verbundenen Risiken im Kurz- und Langzeitverlauf erläutert worden sind, kann er sich auch aus freiem Willen heraus entscheiden. Die Lebendspende fasst ihr Beratungsergebnis in einer gutachtlichen Stellungnahme zusammen, an die sich das Transplantationszentrum nicht zwingend gebunden fühlen muss. Somit hat das Votum der Lebendspendekommission vordergründig nur einen empfehlenden Charakter. Allerdings dürfte dem Votum der Lebendspendekommission im Falle eines Rechtsstreits eine besondere Bedeutung zuerkannt werden.

Der Lebendspendekommission gehören gemäß des TPG unter anderem ein Arzt an, der weder an der Entnahme noch an der Übertragung von Organen beteiligt ist, noch Weisungen eines Arztes des Transplantationszentrums untersteht, sowie eine Person mit der Befähigung zum Richteramt und eine in psychologischen Fragen erfahrene Person an. Die genaue Zusammensetzung der Kommission, die Verfahrensanweisungen und die Finanzierung werden durch Landesrecht bestimmt. Somit gibt es kein einheitliches Vorgehen der Kommissionen in den einzelnen Bundesländern. In der Regel wird eine psychische Exploration bereits vor Vorstellung in der Lebendspendekommission angefertigt.

6.5.2 Interdisziplinäre Transplantationskonferenz

Wie für die Listung eines Organempfängers, so ist auch die Vorstellung des potentzellen Lebendorganspenders in der interdisziplinären Transplantationskonferenz rechtlich vorgeschrieben. In diesem Forum wird unter Einschluss von Spender und Empfänger darüber entschieden, ob und unter welchen Voraussetzungen die Organspende und die nachfolgende Transplantation auch realisiert werden können (Bundesärztekammer 2013). Es macht Sinn, dass die Sitzung der Transplantationskonferenz der Transplantationskommission vorausgeht, damit der Kommission eine umfängliche Darstellung durch die Transplantationskonferenz zur Verfügung gestellt werden kann.

6.6 Spenderoperation

6.6.1 Seitenwahl

Bei der Frage nach der Seitenwahl der Spenderniere gelten feste Prinzipien zum Schutz des Spenders. Es sollte grundsätzlich immer angestrebt werden, die Niere mit dem geringeren Funktionsanteil zu entnehmen. In der Regel basiert die Entscheidung auf einer seitengetrennten Nierensequenzszintigraphie, wobei Messungenauigkeiten und Lageanomalien berücksichtigt werden müssen (Müller-Suur und Durand 2003). Vielversprechende Ergebnisse mit geringeren Messfehlern liefert hier die duale Nierensequenzszintigraphie (Hahn 2013), bei der von ventral sowie von dorsal die Funktionsrate gemessen wird.

Neben der seitengetrennten Funktion ist vor allem die Gefäßversorgung mit ausschlaggebend für die Seitenwahl der Nierenspende. Als diagnostisch bildgebende Verfahren stehen die selektive Angiographie, das Angio-CT oder Angio-MRT mit 3D-Rekonstruktion der arteriellen Gefäßversorgung zur Verfügung (Del Pizzo und Sklar 1999). Nieren mit Eingefäßversorgung sollten bevorzugt werden. Im Gegensatz dazu sollte bei arterieller Mehrfachversorgung individuell über die Seitenwahl entschieden werden. Dünnlumige Polarterien können nach einer Transplantation thrombosieren, weshalb bereits im Vorfeld abgeschätzt werden sollte, welches Ausmaß der Verlust des Versorgungsgebiets für die Transplantatfunktion besitzen könnte, und ob das damit verbundene Risiko für den Patienten vertretbar ist. Im Falle derartiger anatomischer Besonderheiten kann es zulässig sein, die „szintigraphisch bessere" Niere zu entnehmen.

In vielen Transplantationszentren wird die Entnahme der linken Niere als unkomplizierter erachtet. Dieses Vorgehen wird auch durch die Annahme gestützt, dass bei rechtsseitigen Spenderorganen häufiger eine Venenthrombose nach Transplantation beobachtet werden soll. Im Rahmen von großen Studien in den USA und Italien konnte dies widerlegt werden und sollte kein Kriterium für die Seitenwahl darstellen (Khalila und Mujtaba 2016; Ravaioli und Capocasale 2017; Broudeur und Karam 2020).

6.6.2 Operative Techniken der Spendernephrektomie

An den Operateur sind bei einer Spendernephrektomie die höchsten Anforderungen zu stellen, da ein gesundes Organ entfernt wird und der Eingriff für den Spender eine unnötige Operation darstellt und zusätzlich alle potenziellen Risiken bestehen. Zur Entnahme der Spenderniere ist kein Standardverfahren definiert, jedoch wird die laparoskopische Spendernephrektomie als minimalinvasive Technik von den verschiedenen Fachgesellschaften wie der Deutschen Transplantations Gesellschaft (DTG), American Society of Nephrology (ASN) und American Society of Transplant Surgeons (ASTS) empfohlen. Das zu spendende Organ kann somit sowohl offen chirurgisch trans- oder retroperitoneal entnommen werden, aber auch minimalinvasiv laparoskopisch oder roboterassistiert.

> Unabhängig von der Technik besitzt die größtmögliche Spendersicherheit oberste Priorität (Kasiske und Ravenscraft 1996).

Daher sollte die etablierte Operationsmethode des jeweiligen Zentrums zur Anwendung kommen. Erst wenn eine generelle Expertise der unterschiedlichen Techniken vorliegt, sollte man diese auch auf die Spendernephrektomie anwenden.

Die Ischämiezeiten haben einen direkten Einfluss auf die Transplantatfunktion und das Outcome und sollten prinzipiell so kurz wie möglich gehalten werden. Dies betrifft die erste warme

Ischämie zwischen Unterbindung der A. renalis und der Perfusion des Organes mit einer Perfusionslösung, bspw. Custodiol, die kalte Ischämiezeit, solange das Organ gekühlt verbleibt, und schlussendlich auch die sogenannte Handling-Time, auch Anastomosenzeit, auch 2. warme Ischämiezeit genannt, in der eine gemischte Ischämie vorliegt, das heißt, das Organ wird langsam wieder erwärmt.

Wie eingangs erwähnt, besteht die klare Empfehlung zu minimalinvasiven Verfahren, da der Spender dadurch so wenig wie möglich belastet wird (Fornara und D. C. 2000). Durch das geringere operative Trauma profitiert der Spender von einer schnelleren Rekonvaleszenz, einem geringeren Analgetikabedarf und einem kürzeren stationären Aufenthalt (Hoda und Greco 2010; Greco und Hoda 2010). Das minimalinvasive Vorgehen (Abb. 6.4) stellt einen sicheren Standard bei der Spendernephrektomie dar (Abb. 6.5). Das verdeutlicht auch die mittlerweile nahezu identische warme Ischämiezeit der beiden unterschiedlichen Operationstechniken (Fornara und Hamza 2014) als auch die vorteilhaften Ergebnisse der letzten beiden Jahrzehnte.

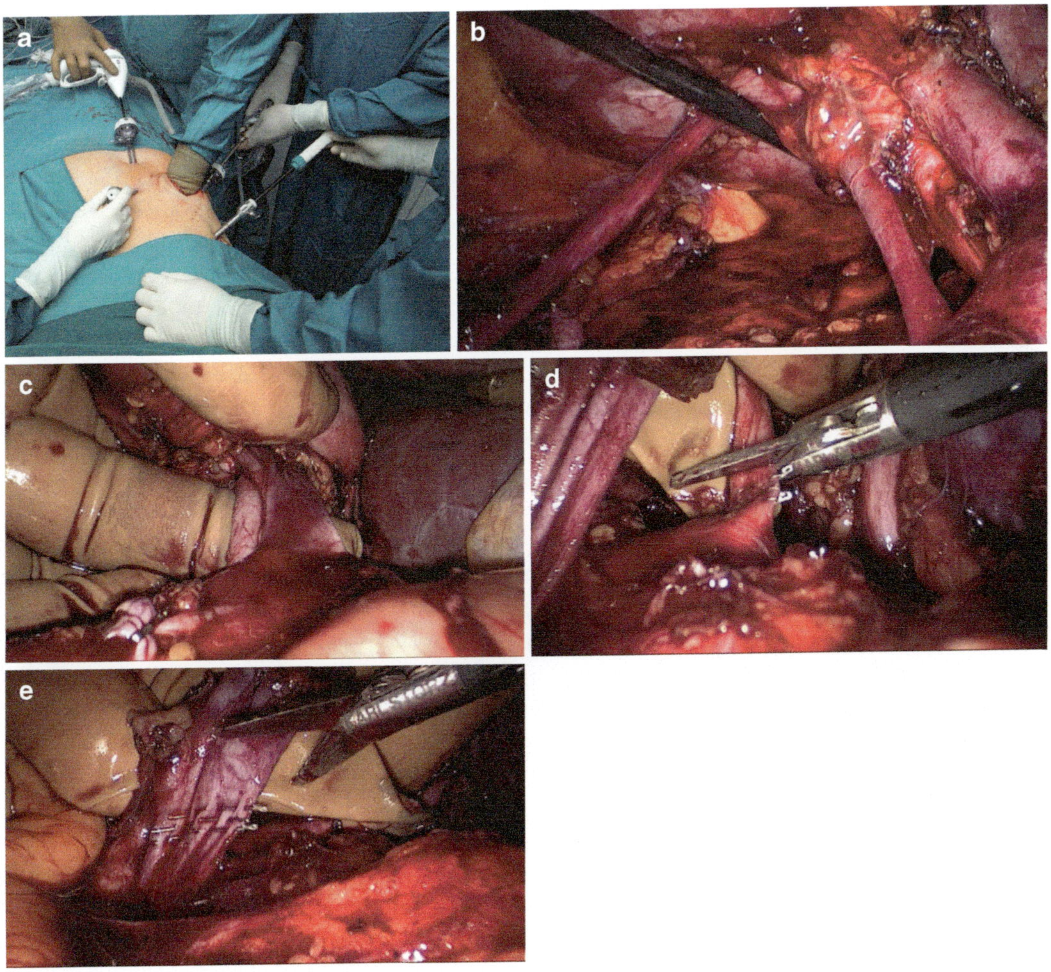

Abb. 6.4 Laparoskopische Spendernephrektomie mit handassistierter Bergung. (**a**) Eingehen mit der Hand zur Bergung der Niere über eine Minilaparotomie. (**b**) Vollständig freipräparierter Nierenhilus. (**c**) Digitale Sondierung der Nierengefäße. Absetzen der (**d**) Nierenarterie und (**e**) Nierenvene nach Verschluss mit dem Endostapler

6.6.2.1 Offene Spendernephrektomie

Hierfür wird der Patient bei den meisten Zentren in Seitenlage verbracht, wobei die zu operierende Seite nach oben zeigt. Über einen Parakostalschnitt bzw. dorsolateralen Subkostalschnitt erfolgt der schichtweise Zugang. Anhängig des im Hause üblichen Vorgehen kann der weitere Zugang transperitoneal bzw. retroperitoneal durchgeführt werden. Das Peritoneum wird bei dem retroperitonealem Vorgehen medialisiert und der Ureter bis zum Psoas dargestellt und angeschlungen, bei dem transperitonealen Vorgehen wird das Retroperitoneum laterokolisch eröffnet, ehe man dieses medialisiert. Nach Eröffnung der Gerota-Faszie erfolgt die Präparation und Mobilisierung der Niere und Darstellung der Gefäße. Das sogenannte „Goldene Dreieck" zwischen Gefäßstiel, Ureter und Nierenunterpol ist unbedingt zu schonen, um Ureterstenosen bzw. Uretcrnekrosen zu vermeiden. Es ist zu beachten, dass die Aorta bei einer linksseitigen Donornephrektomie oder die V. cava bei einer rechtseitigen Donornephrektomie dargestellt werden. Dies ist dringend notwendig, um eine ausreichende Gefäßlänge für die Transplantation zu erreichen.

Bevor man die Nierengefäße absetzt, sollte im Vorfeld der Ureter vorzugsweise unterhalb der Iliacalgefäße abgesetzt werden, um einen nur kurzen Ureterstumpf in situ zu belassen. Die Unterbindung erfolgt meist mittels freier resorbierbarer Ligatur 2-0. Während der Transplantation wird dann der Ureter auf die endgültige Länge gekürzt. Dabei ist immer zu beachten, dass nur das obere Ureterdrittel aus dem Bereich des Nierenbeckens sicher durchblutet wird.

Ehe man die Niere ausklemmt, erfolgt üblicherweise eine gewichtsadaptierte Gabe von Heparin (110 IE je kg Körpergewicht) zur Vermeidung von Thrombenbildung. Bei der rechtseitigen Donornephrektomie kann die V. renalis am Abgang aus der V. cava mittels Overhold- oder Satinsky-Klemme ausgeklemmt werden. Die V. renalis wird abgesetzt und der Gefäßstumpf mittels Prolene 4-0 übernäht. Ebenso wird mit der A. renalis verfahren, wobei diese wenn eine größere Länge benötigt wird, retrocaval abgesetzt werden kann.

Viele Operateure bevorzugen hingegen die linksseitige Donornephrektomie aufgrund der Möglichkeit die Vene nahe an der V. cava abzusetzen und somit für die Transplantation eine längere Vene zu Verfügung zu haben. Dies ist jedoch nicht notwendig. Das übrige Vorgehen entspricht der rechtseitigen Donornephrektomie.

Nach dem Absetzen der Niere ist es wichtig das applizierte Heparin wieder zu antagonisieren, es werden üblicher Weise 1000 IE weniger Protamin verabreicht als Heparin gegeben wurde, um eine Hyperkoagulopathie zu vermeiden.

6.6.2.2 Laproskopische Spendernephrektomie

Die laparoskopische Donornephrektomie ist sowohl transperitoneal als auch retroperitoneal möglich. Für den transperitonealen Zugang wird ein 12 Ch-Kameratrokar umbilical, ein 12 Ch-Arbeitstrokar unterhalb des Xyphoid, zwei 12 Ch-Trokare in der Medioklavikularlinie sowie ein 5 Ch-Trokar in der vorderen Axillarlinie etabliert. Laterokolisch wird in das Retroperitoneum eingegangen und die Niere sowie die Gefäße präpariert, entsprechend der offenen OP-Technik. Zur Bergung der Niere wird vor dem Absetzen entweder ein Bergebeutel eingebracht bzw. bei einer handassistierten Bergung ein Trokarzugang erweitert, um mit der linken Hand des Operateurs die Niere und die Gefäße direkt in die Hand zu nehmen. Die Gefäße werden meist mittels Klammergeräht (Endo TA Corvedian dreireihig) an den Abgängen verschlossen, abgesetzt und das Organ geborgen. Hämolook-Clips sind aufgrund von Komplikationen durch die FDA (USA) nicht erlaubt und von der TTC nicht empfohlen.

Ebenso wie bei der offenen Donornephrektomie sollte vor dem Absetzen der Gefäße der Ureter abgesetzt werden. Die Unterbindung findet hierbei meist mittels 10-mm-Clip statt.

Wichtig bei all diesen Techniken ist es, die warme Ischämiezeit so kurz wie möglich zu halten und eine schnellstmögliche Perfusion nach Entnahme zu gewährleisten.

6.7 Empfängeroperation

6.7.1 Offene chirurgische Transplantation

Die heute noch an den meisten Zentren durchgeführte Technik der Transplantation im Rahmen der Lebendspende ist die klassische, offen chirurgische Nierentransplantation. Dabei kommen unterschiedliche Vorgehensweisen zur Anwendung. Man kann die Transplantation durch eine mediane Unterbauchlaparotomie transperitoneal durchführen. Der weltweit am meisten durchgeführte Zugang ist der sogenannte Hockey-/Golfsschlägerschnitt (Abb. 6.5). Eine Schnittführung von 3 cm oberhalb der Symphyse im Bogen hin zum Beckenkamm. Die Faszie de M. obliquus externus abdominalis sowie der Mm obliquus internus und transversus abdominis werden lateral des Übergangs in die Rektusscheide durchtrennt. Hierbei wird die Transplantation meist extraperitoneal durchgeführt, aber auch transperitoneal ist möglich. Das Peritoneum wird stumpf von der seitlichen Bauchwand mobilisiert und medialisiert. Die Vasa epigastrica inferior ligiert und durchtrennt. Das Lig. rotundum bzw. der Samenstrang muss mobilisiert und deutlich medialisiert werden. Je nach Situs kann es auch notwendig werden, diese Strukturen zu ligieren und zu durchtrennen und so eine Sterilität zu erzeugen. Hierbei ist auf eine entsprechende Aufklärung des Empfängers hinzuweisen! Bei der Präparation der üblicher Weise zur Nierentransplantation genutzten externen Iliakalgefäßen ist auf eine explizite Unterbindung der Lymphbahnen bzw. Abschiebung von den Gefäßen unter Erhalt der Bahnstrukturen zu achten, um eine Lymphozelenbildung zu vermeiden. Die weltweit am meisten durchgeführte Technik der Nierentransplantation ist die End-zu Seit-Anastomose auf die A. bzw. V. iliaca externa. Im Einzelfall wird aber auch eine arterielle Anastomose End-zu-End mit der A. iliaca interna nach entsprechender Mobilisation und Unterbindung notwendig. Um unterschiedliche Gefäßlängen der Nierengefäße auszugleichen, kann man diese entsprechend einkürzen bzw. die Orte der Anastomose so weit auseinanderlegen, dass die Gefäße bei endpositionierter Lage in der Fossa Iliaca gestreckt liegen und nicht knicken. Je größer der Unterschied der Gefäßlänge ist, umso weiter ist der Abstand der Anastomosen zu wählen.

Initial erfolgt das Ausklemmen der V. iliaca externa mittels Satinsky-Klemme; Gefäßklemme oder Tourniquets. Hiernach wird der zukünftige Anastomosenbereich ovalär exzidiert, das Gefäß mittels Heparin-Kochsalz-Lösung gespült und die venöse Anastomose mit Prolene 5-0 fortlaufend spannungsfrei genäht. Die V. renalis wird mittels Bulldog-Klemme unterbunden und die V. iliaca externa wieder freigegeben. Falls es nötig ist, können jetzt kleinere Leckagen noch mittels Prolene 6-0 umstochen werden. Erst hiernach erfolgt das entsprechende Vorgehen mit der arteriellen Anastomose. Hierbei können unterschiedliche Nahttechniken zu Einsatz kommen wie Einzelknopfnähte, eine fortlaufende Naht oder auch die Parachute-Technik.

Nach Überprüfung der Anastomosen auf Dichtigkeit kann das Transplantat freigegeben werden. Es ist hierbei auf den Tugor und Color des Organs nach Reperfusion zu achten. Sollte eine arterielle Mehrgefäßversorgung vorliegen, so müssen zum Teil alle Arterien separat anastomisiert werden bzw. eine V-förmige Verbindung („common channel technique" bzw. Hose) angelegt werden. Nach Reperfusion der Niere wird die antirefluxive Ureterozystoneostomie nach Lich-Gregoir bzw. Leadbetter durchgeführt, mit oder ohne Anastomosenschutz mittels Ureterschiene, je nach Hausstandard. Im Ausnahmefall, bei sehr kurzem Ureter, kann aber auch eine Boari-Plastik Anwendung finden.

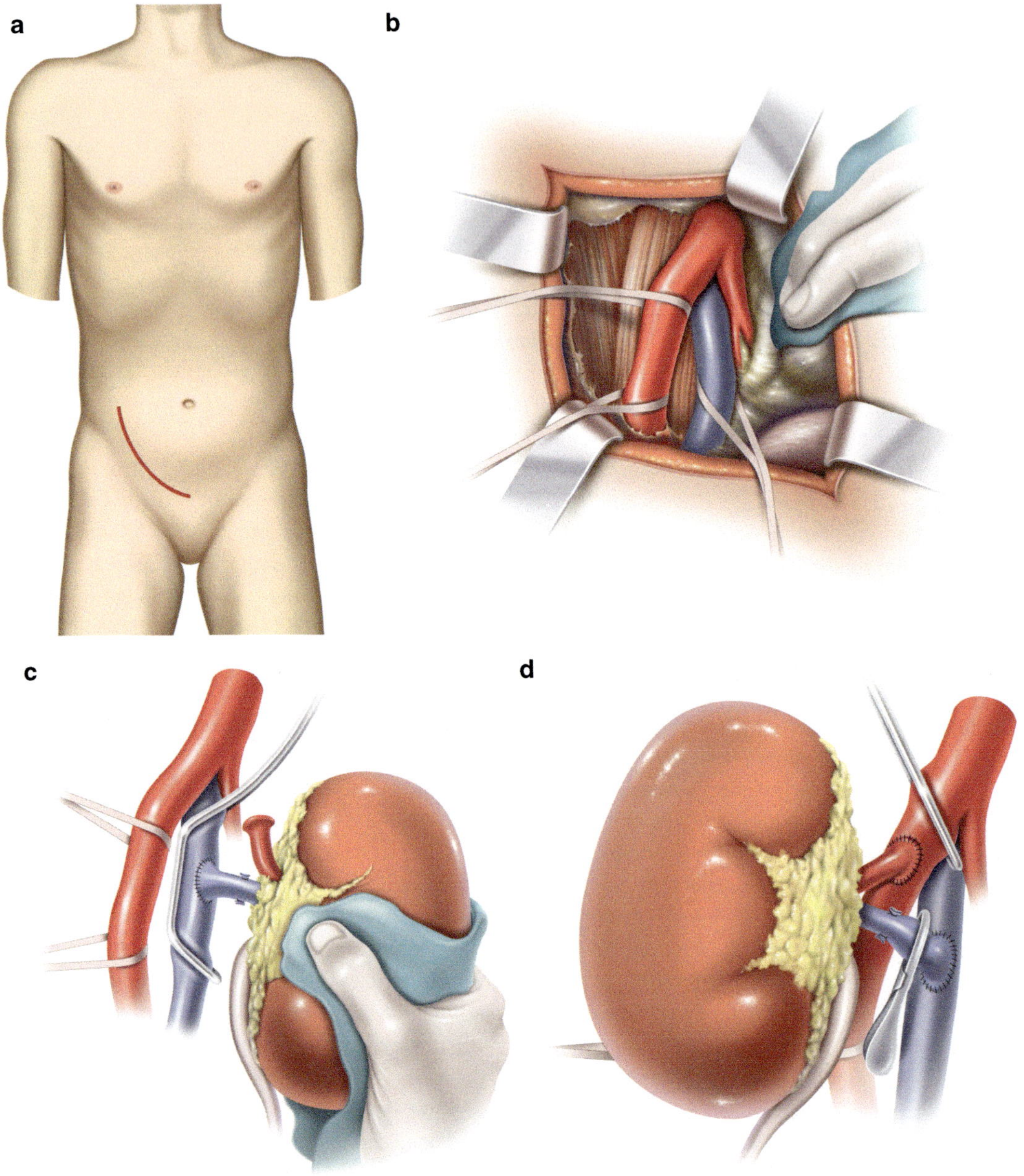

Abb. 6.5 Offene Transplantation. (**a**) Schnittführung beim Hockeyschlägerschnitt, (**b**) Gefäßpräparation, (**c**) venöse Anastomose, (**d**) arterielle Anastomose

6.7.2 Laparoskopische Transplantation

In den frühen 2000er-Jahren wurde parallel zur Einführung der Laparoskopie in der Medizin auch versucht, diese in der Transplantationsmedizin einzusetzen. Dies gelang durchaus mit sehr guten Ergebnissen in einzelnen Zentren. Anbetracht der technischen Schwierigkeiten der Laparoskopie, gerade bei der Ausbildung der Gefäßanastomosen, hat sich diese Technik aber nicht durchgesetzt und wird heute weltweit nur in wenigen Zentren in ausgewählten Fällen durchgeführt (Oniscu und Brown 2005; Rosales und Salvador 2010).

6.7.3 Roboterassistierte Nierentransplantation (RAKT)

Mit Einführung des DaVinci-Operations-Robotersystems (Fa. Intuitive Surgical, Inc.) im Jahr 2000 wurden die technischen Einschränkungen der Laparoskopie erheblich verbessert. Dreidimensionales Arbeiten mit stabiler Kameraführung, Vergrößerungsoptionen und multiplen Freiheitsgraden ermöglicht es nun, präzise Mikroanastomosen zitter- und ermüdungsfrei zu operieren. Im Zuge dessen publizierten Hoznek et al. 2002 den ersten Fallbericht einer roboterassistierten Nierentransplantation (RAKT) überhaupt (Hoznek und Zaki 2002). Initial noch handassistiert, wurden die ersten RAKT in den USA zwischen 2009 und 2011 durchgeführt (Hoda und Greco 2010). Weitere Serien unter anderem mit Etablierung der aktuellen, transperitonealen OP-Technik und regionaler Hypothermie folgten ab 2013 (Oberholzer und Giulianotti 2013).

Mit zunehmender klinischer Verfügbarkeit des DaVinci-Systems hat sich nun auch der Einsatz der robotischen Transplantation in Europa und auch Deutschland verbreitet (Tewrrito und Gausa 2018). Gegenwärtig werden an drei Zentren in Deutschland (Homburg/Saar, Halle/Saale und Kiel) diese Technik seit 2016 durchgeführt. Europaweit werden zusätzlich an den 13 durchführenden Zentren alle erfassten Daten zur RAKT im ERUS Robotic Kidney Transplantation Group Registers zusammengefasst. Im Rahmen dieses Registers konnte die Transplantationssicherheit sowie die Patientensicherheit im Vergleich zur klassischen offenen Transplantation belegt werden (Pein und Girndt 2020; Sozilagesetzbuch (SGB V) 2019). Gegenwärtig laufen noch Untersuchungen zur Minimalinvasivität und verminderter Aktivierung des Aggressionsstoffwechsels.

Man muss heute schon feststellen, dass diese Technik der klassischen offenen Transplantation mehr als nur ebenbürtig ist und diese sogar übertrifft, gerade im Hinblick auf die Gefäßanastomosen.

Für die RAKT wird ein Portsystem (Abb. 6.6) supraumbilikal etabliert (bspw. Alexis-Port), um das Organ einzubringen und einen schnellen Zu-

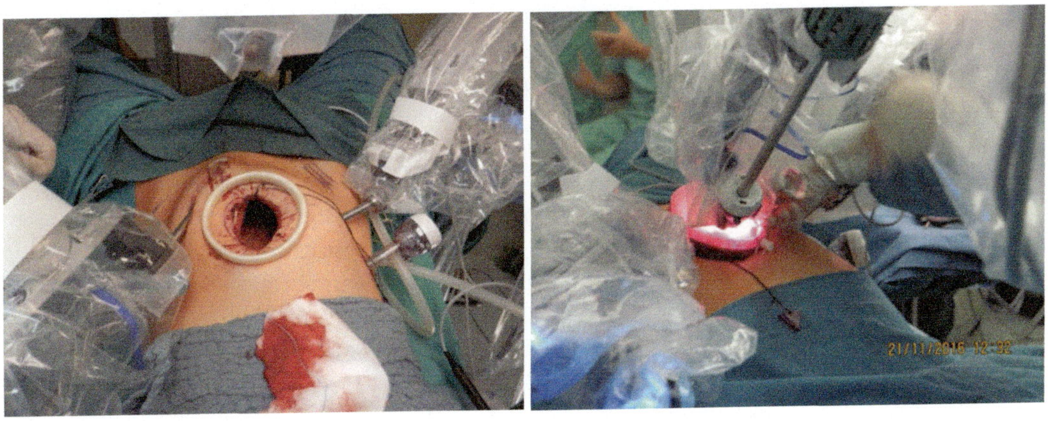

Abb. 6.6 Etablierung des Alexis-Portsystems

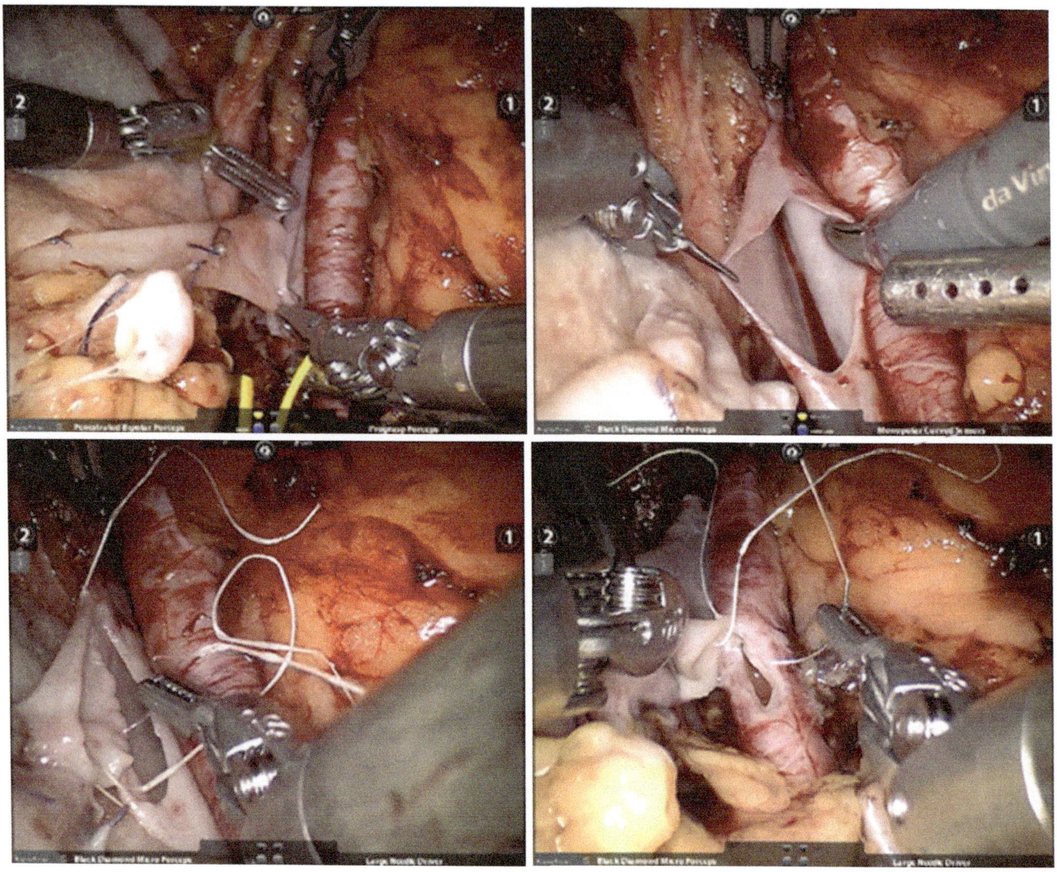

Abb. 6.7 Ausbildung der Anastomosen

gangsweg für Eventualitäten zu gewährleisten. Bei einer rechtsseitigen Transplantation wird ein weiterer 12 mm-Trokar rechts sowie zwei 8 mm-Trokare linksseitig in der Umbilicallinie angelt. Des Weiteren ein 8 mm-Trokar in der Mitte zwischen Spina iliaca anterior superior und umbilical sowie ein 5 mm-Trokar 4 cm lateral der Oberkante des Alexis-Ports. Über den Alexis-Ports wird die Kamera etabliert, die übrigen Arme des Operationsroboters über die 8 mm-Trokare. Der 12 mm-Trokar wird für den Sauger benutzt, der 5 mm-Trokar nach Bedarf genutzt.

Initial werden die externen Iliacalgefäße präpariert sowie die Harnblase. Mit dem zu transplantierenden Organ wird Eis über den Alexis-Port abdominal eingebracht. Das Organ wird im Bereich der externen Iliakalgefäße positioniert. Danach erfolgt die Gefäßanastomosierung (Abb. 6.7) vergleichbar zur offenen Nierentransplantation, nur das als Nahtmaterial ein Goretex-Faden benutzt wird und die Anastomosen fortlaufend genäht werden. Nach Ausbildung der Anastomosen wird das Transplantat in die Fossa Iliaca gelegt und mit Peritoneum überdeckt, um es zu fixieren. Die Ureterozystostomie erfolgt nach Lich-Gregoir. Zum Abschluss erfolgt die sonographische und dopplersonographische Kontrolle der Perfusion mittels intraabdomineller Ultraschallsonde (Abb. 6.8).

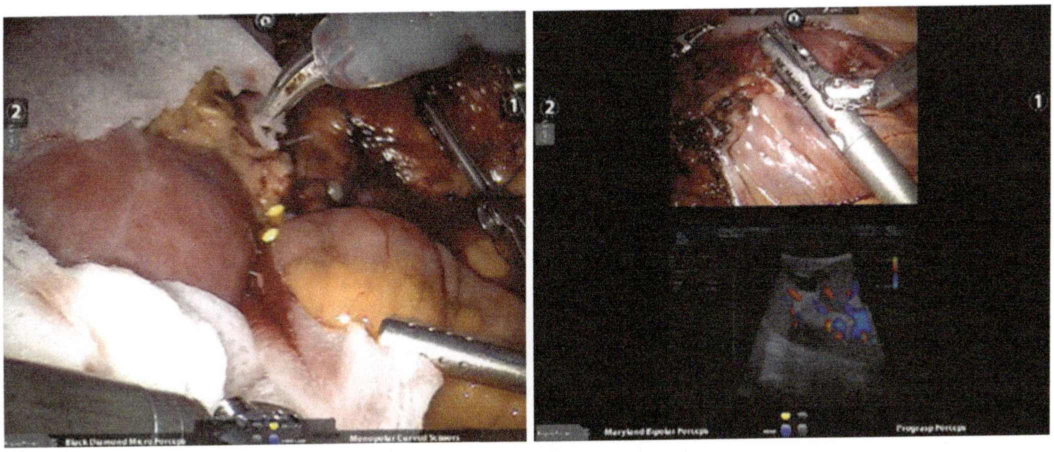

Abb. 6.8 Transplantat nach Freigabe und intraabdomineller Kontrollultraschall

6.8 Nachsorge und Risikobetrachtung

Die Nachsorge nach Lebendnierenspende umfasst nicht nur den Empfänger, der sich als transplantierter Patient regelmäßig einer Nachsorge durch spezifische Transplantationsmediziner unterzieht. Vielmehr verpflichtet sich auch der Spender einer lebenslangen spezifischen Nachsorge. So legt das TPG fest, dass sich der Spender und der Empfänger zur Teilnahme an einer ärztlich empfohlenen Nachbetreuung bereit zu erklären haben (§ 8 Abs. 3 TPG). Im Rahmen der Qualitätssicherung des IQTIG (Institut für Qualität und Transparenz im Gesundheitswesen) ist eine jährliche Untersuchung mit einem Benchmarking vorgesehen (Garg et al. 2020). Dort sind auch die Jahresberichte der Transplantationszentren einsehbar. Der Grund für diese verpflichtende Nachsorge ist, dass gesundheitliche Schäden, die infolge der Lebendspende entstehen könnten, frühzeitig behandeln sowie eine entsprechende Entschädigung geltend machen zu können (§ 12a SGB VII). Trotz ausführlicher Spenderevaluation nach bspw. den KDIGO-Leitlinien (KDIGO Executive Committee 2017; Temme und Kramer 2012; Tewrrito und Gausa 2018) können nach Nephrektomie im Verlauf Probleme auftreten. So ist bekannt, dass sich nach einer Nephrektomie das Risiko für kardiovaskuläre Erkrankungen 10 Jahre nach dem Eingriff um ca. 10 % erhöhen kann. Dies drückt sich auch darin aus, dass nach den versorgungsmedizinischen Grundsätzen der Grad der Behinderung bzw. Schädigung auf 25 % festgesetzt werden kann, was sich bei Schädigung der verbliebenen Niere auf 30 % erhöht, auch wenn die Nierenfunktion nicht beeinträchtigt ist. Aber auch weitere Erkrankungen haben nach Nephrektomie eine erhöhte Inzidenz, sodass es im Einzelfall sinnvoll sein kann, die Nachsorge an den KDIGO-Richtlinien für niereninsuffiziente Patienten zu orientieren (Transplantationsgesetz 2020).

Im Rahmen der Nachsorge stehen die nierenbezogenen Befunde wie Nierenfunktion (Kreatinin, GFR) und Proteinurie bzw. Albuminurie im Vordergrund; allerdings sind entsprechend dem individuellen Risikoprofil auch weitergehende Untersuchungen sinnvoll.

Zur Morbidität und Mortalität nach Nierenlebendspende gibt es eine Übersicht aus nephrologischer Sicht, die fortlaufend aktualisiert wird (Tyden und Kumlien 2005). In einer Metaanalyse konnte gezeigt werden, dass Lebendnierenspender kein grundsätzlich erhöhtes Risiko für chronische Erkrankungen entwickeln, aber ein erhöhtes Risiko für eine chronische Niereninsuffizienz mit eventueller Dialysepflichtigkeit haben (59). Eine Schwangerschaft nach Nierenlebendspende kann mit erhöhtem Risiko für eine Präeklampsie verbunden sein.

6.9 Fazit

Die Nierenlebendspende ist ein sicheres und etabliertes Verfahren zur Nierentransplantation und bietet gegenüber der postmortalen Organspende nachgewiesene Vorteile hinsichtlich Transplantatfunktion und Transplantatüberleben. Dabei ist die laparoskopische Spendernephrektomie ein besonders schonendes und attraktives Verfahren für den Spender, ebenso wie die sich immer mehr verbreitende roboterassistierte Transplantation für den Empfänger. Die Planbarkeit, welche eine optimale Vorbereitung von Spender und Empfänger zulässt, ermöglicht gesamtheitlich optimale Bedingungen für den Eingriff. Dabei sind kurze warme Ischämiezeiten möglich, um die oftmals schlechte HLA-Übereinstimmung auszugleichen, wie bspw. bei der Lebendspende unter nicht genetisch Verwandten. Rahmenbedingungen und Rechtsgrundlagen sind im TPG und den (subgesetzlichen) Richtlinien für die Wartelistenführung und die Organvermittlung zur Nierentransplantation aufgeführt und wurden zum Schutz von Spender und Empfänger in der Novellierung von 2012 weiter angepasst und deutlich verbessert. Eine Richtlinie zur Lebendspende liegt noch nicht vor. Neu geregelt ist die spezielle fachärztliche Vor- und Nachsorge des Spenderpaares. Vor dem Hintergrund rückläufiger postmortaler Spenderzahlen und dem immer noch bestehenden Mangel an Organen stellt die Lebendnierenspende die bestmögliche und sicherste Art der Transplantation dar. Minimalinvasive Verfahren können die Akzeptanz, vor allem für den Spender, zusätzlich verbessern.

Literatur

Abramovicz D, Cochat P (2013) European renal best practice guideline on kidney donor and recipient evaluation and perioperative care. Nephrol Dial Transplant (28):ii1–ii71. https://doi.org/10.1093/ndt/gft218

Abramovicz D, Cochat P (2015) European Renal Best Practice Guideline on kidney donor and recipient evaluation and perioperative care. Nephrol Dial Transplant 30:1790–1797

AG der Nierentransplantationszentren NRW (2019) Abgerufen am 07 2020 von http://www.d-t-g-online.de/index.php/leitlinien/2015-01-15-10-27-45

British Transplantation Society (o.J.). BTS/RA Living Donor Kidney Transplantation Guidelines 2018. https://bts.org.uk/wp-content/uploads/2018/07/FINAL_LDKT-guidelines_June-2018.pdf

Broudeur L, Karam G (2020) Feasibility and safety of laparoscopic living donor nephrectomy in case of right kidney and multiple-renal artery kidney: a systematic review of the literature. World J Urol 38:919–927

Bundesärztekammer (09.12.2013) Abgerufen am 07 2020 von https://www.bundesaerztekammer.de/fileadmin/user_upload/downloads/Niere_0912013.pdf

Choy BY, Chan TM (2006) Recurrent glomerulonephritis after kidney transplantation. Am J Transplant 6(11):2535–2542

Collaborative Transplant Study (02.2020) Abgerufen am 07 2020 von http://www.ctstransplant.org/servlet/AnalyseServlet?ts=1595157372392

Del Pizzo JJ, Sklar GN (1999) Helical computerized tomography arteriography for evaluation of liver renal donors undergoing laparoscopic nephrectomy. J Urol 162:31–34

Delmonico F, Council of the Transplantation Society (2005) A report of the Amsterdam forum on the care of the live kidney donor: data and medical guidelines. Transplantation 79:S53–S66

Deutsche Stiftung Organtransplantation (2020) Jahresbericht 2019. https://www.dso.de/SiteCollectionDocuments/DSO-Jahresbericht%202019.pdf

Deutscher Bundestag – Wissenschaftlicher Dienst(o.J.). (WD 9 – 3000 -022/17). https://www.bundestag.de/resource/blob/516746/1626054b26217e351195403f2f41661f/wd-9-022-17-pdf-data.pdf

Eurotransplant Foundation (20.05.2020a) Eurotransplant statistics. Abgerufen am 07 2020 von https://statistics.eurotransplant.org/index.php?search_type=transplants+%28deceased+donor%29&search_organ=&search_region=Germany&search_period=&search_characteristic=time+on+dialysis&search_text=&search_collection=

Eurotransplant Foundation (09.01.2020b) Manual Chapter 4 Kidney. Abgerufen am 07 2020 von https://my.eurotransplant.org/wp-content/uploads/2020/07/H4-Kidney-January-2020.pdf

Fornara P, D. C. (2000) Why is urological laparoscopy minimally invasisve? Eur Urol 37:241–250

Fornara P, Hamza A (2014) Nierentransplantation. In: Hautmann GJR (Hrsg) Urologie. Springer, Berlin/Heidelberg

Garg AX, Levey AS (2020) Application of the 2017 KDIGO guideline for the evaluation and care of living kidney donors to clinical practice. CJASN 15:896–905. https://doi.org/10.2215/CJN.12141019

Garg AX, Levey AS, Kasiske BL et al (2020) Application of the 2017 KDIGO Guideline for the Evaluation and

Care of Living Kidney Donors to Clinical Practice. CJASN. Bd. 15, https://doi.org/10.2215/CJN.12141019, S. 896–905
Gerke P (2007) Rekurrenz der Grundkrankheit nach Nierentransplantation. Nephrologe 2:189–195
Greco F, Hoda MR (2010) Laparoscopic living-donor nephrectomy: analysis of the existing literature. Eur Urol 58:498–509
Gross O, Weber M (2009) Living donor kidney transplantation from relatives with mild urinary abnormalities in Alport syndrome: long term risk, benefit and outcome. Nephrol Dial Transplant 24(5):162–630
Gross O (2012) Pädiatrie aktuell – Alport Syndrom und Syndrom der dünnen Basalmembran. Internationale State of the Art Empfehlungen zur Diagnostik und Therapie. Update 2012. Nephrologe 7(6): 511–514
Hahn K, P. T (04.2013) Nierenfunktionsszintigraphie mit und ohne Furosemidbelastung bei Kindern und Erwachsenen. https://www.nuklearmedizin.de/leistungen/leitlinien/docs/031-042l_S1_Nierenfunktionsszintigraphie_mit_und_ohne_Furosemidbelastung_04-2013.pdf?navId=53
Hoda MR, Greco F (2010) Right-sided transperitoneal hand-assisted laparoscopic donor nephrectomy. J Endourol 24:1947–1952
Hoznek A, Zaki SK (2002) Robotic assisted kidney transplantation: An intial experience. J Urol 167(4):S 1604–1606
IQTIG (o.J.) Nierenlebendspende. https://iqtig.org/qs-verfahren/nls/#recordingmodule76
Kasiske BL, Ravenscraft M (1996) The evaluation of living renal transplant donors: clinical practice guidelines. Ad Hoc Clinical Practice Guidelines Subcommittee of the Patient Care and Education Committee of the American Society of Transplant Physicians. J Qm Soc Nephrol 7:2288–2313
KDIGO (2013) KDIGO 2012 Clinical practice guideline for the evaluation and management of chronic kidney disease. Kidney Int Suppl 3(1):1–150
KDIGO Executive Committee (2017) KDIGO clinical practice guideline on the evaluation and care of living kidney donors. Transplantation 101(8:S-1)
Khalila A, Mujtaba MA (2016) Trends and outcomes in right vs. left living donor nephrectomy: an analysis of the OPTN/UNOS database of donor and recipient outcomes – should we be doing more right-sided nephrectomies? Clin Transpl 30:145–153. https://doi.org/10.1111/ctr.12668
Lentine CL, Kasiske BL (2017) Summary of kidney disease: improving global outcomes (KDIGO) clinical practice guideline on the evaluation and care of living kidney donors. Transplantation 101:1783–1792
Levey AS, Beto JA (1998) Controlling the epidemic of cardiovascular disease in chronic renal disease. Am J Kidney Dis 32:853–906
Lutz J, Heemann U (2009) Spendervorbereitung für die Nierenlebendspende. Nephrologe 4:213–220
Meier-Kriesche HU, Kaplan B (2002) Waiting time on dialysis as the strongest modifiable risk factor for renal transplant outcomes. Transplantation 74:1377–1381
Meier-Kriesche HU, Port FK (2000) Effect of waiting time on renal transplant outcome. Kidney Int 58:1311–1317
Montgomery RA, Lonze BE (2011) Desensitization in HLA-incompatible kidney recipients and survival list of authors. N Engl J Med 365:318326
Müller-Suur R, Durand E (2003) Nierenfunktionsbestimmungen mit Clearance: Methoden und Indikationen. Nulearmediziner 26:181–188
Neft H (2013) Reform des Transplantationsgesetzes – Weichenstellung für eine bessere Patientenversorgung? Medizinrecht 31:82–89
O'Keeffe M, Ramond A (2018) Mid- and long-term health risks in living kidney donors. Ann Intern Med 168:276–284
O'Keeffe M, Ramond A, Oliver-Williams C et al (2018) Mid- and Long-Term Health Risks in Living Kidney Donors. Ann Intern Med. 2018, Bd. 168, S. 276–284
Oberholzer J, Giulianotti P (2013) Minimally invasive robotic kidney transplantation for obese patioents previously denied access to transplantation. Am J Transplant 13(3):721–728
Oniscu GC, Brown H (2005) Impact of renal transplantation on survival in patients listed for transplantation. J Am Soc Transpl 16(6):1859–1865
Opelz G (1997) Impact of HLA compatibility on survival of kidney transplants from unrelated live donors. Transplantation 64:1473–1475
Orandi BJ, Luo X (2016) Survival benefit with kidney transplants from HLA-incompatible live donors. N Engl J Med 374(10):940–950
Pein U, Girndt M (2020) Minimal invasive robotic versus conventional open living donor kidney transplantation. World J Urol 38:795–802. https://doi.org/10.1007/s00345-019-02814-7
Ravaioli M, Capocasale E (2017) Are there any relations among transplant centre volume, surgical technique and anatomy for donor graft selection? Ten-year multicentric Italian experience on mini-invasive living donor nephrectomy. Nephrol Dial Transplant 32:2126–2131
Renders L, Hasenau AL (2013) Nierenlebendspende: Wer ist geeignet, und wer ist es nicht? Nephrologe 8(8):208–216
Rosales A, Salvador JT (2010) Laparoscopic kidney transplantation. Eur Urol 57(1):164–167
Savige J, Gregory M (2013) Expert guidelines for the management of Alport syndrome and TBMN. J Am Soc Nephrol 24(3):364–375
Siebtes Buch Sozialgesetzbuch – Gesetzliche Unfallversicherung. (Zuletzt geändert durch Art. 15 G v. 20.05.2020 I 1055). https://www.gesetze-im-internet.de/sgb_7/SGB_7.pdf
Sommerer C (2018) Aktuelles zur Nierenlebendspende. Nephrologe 13:173–185
Sozialgesetzbuch SGB III. (Zuletzt geändert durch Art. 1 G v. 20.05.2020 I 1055). https://www.gesetze-im-internet.de/sgb_3/SGB_3.pdf

Sozialgestzbuch (SGB VI). (Neugefasst durch Bek. v. 19.02.2002 I 754, 1404, 3384; zuletzt geändert durch Art. 14 G v. 20.05.2020 I 1055). https://www.gesetze-im-internet.de/sgb_6/SGB_6.pdf

Sozialgestzbuch (SGB XI). (Zuletzt geändert durch Art. 5 G v. 19.05.2020 I 1018). https://www.gesetze-im-internet.de/sgb_11/SGB_11.pdf

Sozilagesetzbuch (SGB V). (Zuletzt geändert durch Art. 32 G v. 12.12.2019 I 2652). https://www.gesetze-im-internet.de/sgb_5/SGB_5.pdf

Stock J, Kuenanz J (2017) Potential of RAAS-blockade to halt renal disease in heterozygous carriers of Alport-mutations: a 4-year prospective study. Pediatr Nephrol 32(1):131–137

Temme J, Kramer A (2012) Outcomes of male patients with Alport syndrome on renal replacement therapy. Clin J Am Soc Nephrol 7(12):1969–1976

Tewrrito A, Gausa L (2018) European experience of robot-assisted kidney transplantation: minimum of 1-year follow up. BJU Int 122:255–262

Transplantationsgesetz (19.05.2020 (BGBl. I S. 1018)). https://www.gesetze-im-internet.de/tpg/TPG.pdf

Tyden G, Kumlien G (2005) AB0 incompatible kidney transplantations without splenectomy, using antigen-specific immunoadsorption and rituximab. Am J Transplant 5(1):145–148

7 Lebendspende Lebertransplantation beim Kind und Jugendlichen

Michael Melter, Stefan Brunner, Dirk Grothues, Frank Brennfleck, Jürgen Kunkel, Birgit Knoppke und Hans J. Schlitt

Inhaltsverzeichnis

7.1 Spezifische Aspekte des elterlichen Spenders

Primär widerspricht eine Lebendspende dem ärztlichem Grundsatz *primum non nocere*. Nicht zuletzt daher sind in Deutschland Organlebendspenden auf ein nur sehr begrenztes Kollektiv naher Angehöriger oder „emotional" entsprechend nahe Stehender (bspw. Lebenspartner) begrenzt. Anonyme Lebendspenden, wie in Kanada, sind prinzipiell ausgeschlossen (Kehar et al. 2019).

Die Definition für Gesundheit der Weltgesundheitsorganisation (WHO) lautet:

> Gesundheit ist ein Zustand des vollständigen körperlichen, geistigen und sozialen Wohlergehens und nicht nur das Fehlen von Krankheit oder Gebrechen (Health is a state of complete physical, mental and social well-being and not merely the absence of disease or infirmity).

Unbestritten ist für Eltern das Wohlergehen und „die Gesundheit" ihres Kindes auch ein ganz zentraler Bestandteil ihres eigenen Wohlergehens. Damit sind die berechtigten generellen

M. Melter (✉) · S. Brunner · D. Grothues · J. Kunkel
B. Knoppke · H. J. Schlitt
Klinik und Poliklinik für Kinder- und Jugendmedizin, Universitätsklinikum Regensburg, Regensburg, Deutschland
e-mail: Michael.Melter@ukr.de; stefan.brunner@ukr.de; dirk.grothues@ukr.de; juergen.kunkel@ukr.de; birgit.knoppke@ukr.de; hans.schlitt@ukr.de

F. Brennfleck
Klinik für Allgemein-, Viszeral- und Gefäßchirurgie, Main-Kinzig-Kliniken, Gelnhausen, Deutschland
e-mail: frank.brennfleck@ukr.de

U. Settmacher, F. Rauchfuß (Hrsg.), *Organtransplantation mit Lebendspende*,
https://doi.org/10.1007/978-3-662-65736-2_7

ethischen Überlegungen und Bedenken für das Kollektiv der elterlichen Spender „exklusiv differenziert" zu betrachten und zu relativieren. Auch auf der Basis der geltenden umfangreichen Patientenrechte, muss daher in jedem einzelnen Fall einer möglichen elterlichen Spende, hinterfragt werden, inwieweit nach vollständiger Aufklärung, „gesunden" Eltern ein weitreichendes Recht auf eine eigene Entscheidung hinsichtlich ihrer Lebendspende „vorenthalten" werden darf (Singer et al. 1989; Sann 1993). In jedem Fall gilt aber, dass der Betroffene in der Lage sein muss, die Tragweite seiner Entscheidung weitestgehend möglich umfänglich zu verstehen.

7.2 Spenderevaluation und Logistik

Der Evaluation von möglichen Lebendspendern kommt in der pädiatrischen Leberlebendspende eine ganz besondere Bedeutung zu. Hier treffen die ärztliche Sorgfaltspflicht und der elterliche Fürsorgeinstinkt mit dem imperativen Drang, dem eigenen Kind zu helfen, aufeinander. Die Balance zu finden, den Spender nicht zu gefährden, gleichzeitig jedoch schnellstmöglich ein geeignetes Spenderorgan zu finden, kann sich mitunter schwierig gestalten. Neben der medizinischen Evaluation zur Klärung der Eignung als Spender müssen auch wichtige anatomische Gegebenheiten der Leber evaluiert werden. Die Sicherstellung der Freiwilligkeit im 4-Augen-Gespräch inklusive Aufzeigens möglicher „Exit-Strategien" aus der emotionalen Drucksituation ist hierbei selbstverständlich.

7.2.1 Spenderauswahl

Die Auswahl möglicher Lebendspender sollte interdisziplinär geschehen und deren Freigabe in einem interdisziplinären Lebertransplantationsboard erfolgen. Dabei sollten die Entscheidungsträger in gleichberechtigter Weise stimmberechtigt sein und ausgesprochene Zweifel an der Eignung zur Lebendspende Berücksichtigung finden. Den Vertretern der unterschiedlichen Fachgebiete kommen hierbei unterschiedliche Rollen zu. Aus pädiatrischer Sicht sollte die generelle Eignung als Spender für das jeweilige Kind sowie die Dringlichkeit der Transplantation festgestellt werden. Sozialmedizinische Aspekte wie bspw. die Versorgungssituation weiterer Familienmitglieder sollten hierbei Berücksichtigung finden. Es muss einerseits die Unbedenklichkeit für den Spender festgestellt werden und andererseits muss die technische Durchführbarkeit evaluiert werden. Flankierend sollte ein psychosoziales Gutachten vorliegen und zudem die Freigabe der Lebendspendenkommission der Ärztekammer. Im Fall der häufigsten Transplantationsindikation im Kindesalter, der Gallengangatresie, sollte die Evaluation möglicher Lebendspender möglichst rasch nach der Aufnahme auf die Warteliste erfolgen, da im derzeitigen Vergabesystem die Chance auf ein Verstorbenenorgan gering ist und im Verlauf Dekompensationen auftreten können, die promptes Handeln bzw. Transplantieren erfordern. Generell sollte bei zunehmendem Organmangel die Lebendspende unter Minimierung potenzieller Risiken für den Spender als ernsthafte Alternative in Betracht gezogen werden.

Im Gegensatz zur Erwachsenenlebendspende mangelt es meist nicht an spendebereiten Erwachsenen, wenn ein Kind oder gar ein Säugling ein Spenderorgan benötigt. Häufig stehen die Eltern sehr unkritisch zur Spende des links lateralen Leberlappens bereit. Sofern sich die Eltern nicht zur Spende eignen, stehen häufig die Großeltern oder andere Verwandte zur Verfügung. Aufgrund des meist fortgeschrittenen Alters vor allem bei Großeltern sollte jedoch die Evaluation unter ausreichend kritischem Blickwinkel erfolgen, um Spender und Empfänger nicht zu gefährden.

Erstes Auswahlkriterium stellt in der Regel die Blutgruppenkompatibilität dar. Obwohl gerade Kinder erfolgreich blutgruppeninkompatibel transplantiert werden können (Rummler et al. 2016), stellt die blutgruppengerechte Transplantation den Goldstandard dar. In der Regel verfügt zumindest ein Elternteil über dieselbe Blutgruppe wie das leibliche Kind und kommt somit als potenzieller Spender in Frage. Anschließend müssen vor Beginn der Evaluation wichtige grundlegende Dinge geklärt werden. Dazu gehört die generelle Spendebereitschaft, die Bereitschaft an einem strukturierten Nachsorgeprogramm gemäß § 8, Abs. 3 TPG teilzunehmen und der Ausschluss von absoluten Kontraindikationen zur Spende, wie bspw. Malignome.

Auch sollte zu diesem frühen Zeitpunkt der potenzielle Spender auf den auf ihm lastenden emotionalen Druck angesprochen werden und ihm auch Möglichkeiten aufgezeigt werden, sich diesem entziehen zu können. Sollte zu einem Zeitpunkt der Evaluation der Eindruck entstehen, dass beim Spender Zweifel an der freiwilligen Spendebereitschaft bestehen, sollte ihm in einem vertraulichen Gespräch die Unterstützung zur Lösung dieses Konflikts ermöglicht werden. Zudem sollte den Spendern zu diesem Zeitpunkt bereits die Tragweite der Entscheidung mit möglichen Komplikationen und Folgen einer solchen Spende bewusst gemacht werden. Sozioökonomische Faktoren müssen hier ebenso berücksichtigt werden wie medizinische. Handelt es sich bspw. um den Alleinversorger einer Familie mit weiteren Kindern, ist eine mögliche Spende kritischer zu sehen als im Falle einer Familie mit zwei Gehältern und nur dem zu transplantierenden Kind.

7.2.2 Chirurgisch-technische Spenderevaluation

Nachdem die generelle Eignung wie oben beschrieben festgestellt ist, erfolgt die medizinische Evaluation. Oberstes Ziel der Evaluation ist die Sicherstellung der körperlichen Unversehrtheit des Spenders. Diese ist eindeutig durch § 8, Abs. 1 TPG geregelt. Es darf unter keinen Umständen zu einer Gefährdung über das Maß der üblichen Komplikationen des Entnahmeeingriffs hinauskommen. Daher erfolgt die Evaluation mit dem Ziel, jegliche Art von Gesundheitsgefährdung und unentdeckter Vorerkrankung seitens des Spenders aufzudecken. Zusätzlich, jedoch von sekundärer Bedeutung, ist zudem die Verhinderung der Gefährdung des Empfängers zum Beispiel durch unentdeckte Malignome oder Infektionen. Es hat sich in der Vergangenheit in unserem Zentrum bewährt, zunächst die anatomischen Verhältnisse der Leber des potenziellen Spenders abzuklären, bevor mit der weiteren Evaluation begonnen wird. Dazu führen wir zunächst ein 2-Phasen-Computertomogramm der Leber mit begleitender linkslateraler Volumetrie durch (Abb. 7.1).

Wichtiges Kriterium in der Beurteilung der Computertomographie ist – vor allem für sehr kleine Kinder – der Sagittaldurchmesser im Bereich des Lig. falciforme hepatis sowie die entsprechende Volumetrie des linkslateralen Leberlappens. Beides sind wichtige Indikatoren, ob eine Size-Missmatch-Situation (in beide Richtungen) vorliegen wird. Dabei sollte als Faustformel das Volumen des Transplantates 2,5 % des Körpergewichtes des Empfängers in ml nicht überschreiten. Bei besonders kleinen Empfängern ist dies selbst mit sehr schmächtigen Spendern kaum zu erreichen, sodass auch Transplantate bis 4 % des Körpergewichts in Betracht gezogen werden sollten. Hierbei gilt jedoch, dass mit zunehmendem Volumen des Organs auch die Komplikationsrate zu-

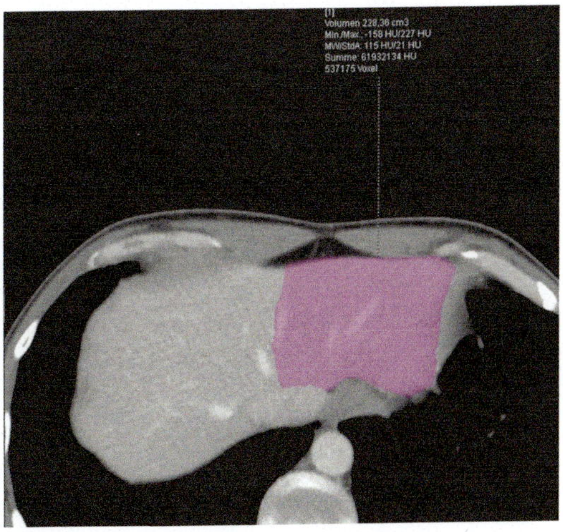

Abb. 7.1 Volumetrie der Lebersegmente II/II: Die Lebersegmente II und III werden in der axialen Rekonstruktion der portalvenösen Phase des Evaluations-CT volumetriert. Dabei gilt es die Segmentgrenzen so exakt wie möglich einzuzeichnen, um eine zu große Varianz des geschätzten zum tatsächlichen Transplantatvolumen zu verhindern. Im Zweifel werden die Volumetrien in unserem Zentrum interdisziplinär durch die Radiologie und die Chirurgie durchgeführt und mehrfach diskutiert

nimmt. Hiervon besonders betroffen sind portalvenöse Komplikationen durch Kompression, Kinking und Thrombosen (Moon et al. 2010). Bei jugendlichen Empfängern muss vor allem die drohende „Small-for-Size"-Situation berücksichtigt werden. Näherungsweise werden mindestens 0,8 % des Körpergewichts des Empfängers in ml Spenderorgan benötigt. Bei sehr guten Transplantaten kann hiervon geringfügig nach unten abgewichen werden. Hier müssen auch komplette Links- oder Rechtsspenden evaluiert werden.

Zudem ist es wichtig die Gefäßversorgung der Leber zu klären (Abb. 7.2). Nachdem die Pfortader wenig Varianzen bietet, sind diese in der arteriellen Versorgung umso häufiger. Die komfortabelste Situation besteht bei der Versorgung der linkslateralen Leber durch eine separate Arterie aus der A. gastrica sinistra mit gleichzeitiger separater Segment-IV-Arterie aus der rechten Arterie oder der A. hepatica communis. Hierbei stellen die arteriellen Normvarianten in der Regel kein Ausschlusskriterium dar, die exakte Kenntnis der arteriellen Versorgung insbesondere des Segments IV ist für die Entnahmeoperation aber von großer Bedeutung.

Der Verlauf und die Mündung der linken Lebervene müssen vor jeder Entnahme ebenfalls untersucht werden, da gerade bei gemeinsamer Mündung mit der Mittelvene die linke Vene weiter proximal im Parenchym abgesetzt werden muss.

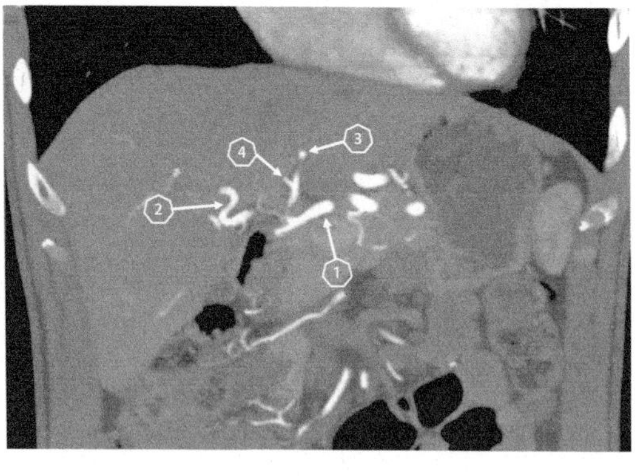

Abb. 7.2 Koronare Rekonstruktion der CT-Angiographie der Lebergefäße zur Lebendspendenevaluation. In der koronaren Rekonstruktion lässt sich die Lagebeziehung der Leberarterien gut nachvollziehen. In diesem Schnitt dargestellt sind die A. hepatica propria (*1*), die rechte (*2*) und die linke (*3*) Leberarterie sowie der Abgang der Segment-IV-Arterie, dessen Topographie zur Planung der Entnahmeoperation von großer Bedeutung ist

Zudem müssen größere Venen, die zum Beispiel das Segment III in die Mittelvene drainieren, ebenfalls berücksichtigt und gegebenenfalls sogar separat anastomosiert oder rekonstruiert werden.

Ähnlich verhält es sich mit der Anatomie der Gallenwege, diese sollten präoperativ mittels Magnetresonanzcholangiopankreatikographie (MRCP) dargestellt werden. Die exakte Kenntnis der Hepatikusgabelanatomie, des Vorliegens eines späten Abgangs des Segment-IV-Gangs aus dem linken Gallengang können entscheidend für das postoperative Outcome des Lebendspenders sein. Da die MRCP bei nicht gestauten Gallengängen, vor allem in der Darstellung der segmentalen Verzweigungen, deutliche Schwächen aufweist, sind wir dazu übergegangen, ergänzend eine intraoperative Cholangiographie durchzuführen.

7.2.3 Allgemeine Operationsfähigkeit des Spenders

Nach einer ausführlichen Anamnese und körperlichen Untersuchung des potenziellen Spenders folgen Ruhe- und Belastungs-EKG sowie eine Echokardiographie. Zusätzlich werden apparativ eine Röntgenaufnahme des Thorax und eine Abdomensonographie mit Duplexuntersuchung der Lebergefäße ergänzt. Bei Spendern über 50 Jahre wird eine Ösophagogastroduodenoskopie und Koloskopie gefordert. Zusätzlich erfolgen eine gynäkologische bzw. urologische Mitbegutachtung zum Ausschluss von gynäkologischen und/oder urologischen Malignomen oder Infektionen. Abschließend werden die Spender psychiatrisch und internistisch vorgestellt und abschließend die Narkosefreigabe eingeholt (Tab. 7.1). In diesen abschließenden Konsilen werden nochmals alle erhobenen Befunde zusammen betrachtet und ggf. Empfehlungen zur präoperativen Risikominimierung ausgesprochen (bspw. Gewichtsreduktion).

Flankierend zu den apparativ-technischen und klinischen Evaluationsuntersuchungen, werden eine Reihe laborchemischer, mikrobiologischer und virologischer Untersuchungen durchgeführt. Neben Elektrolyten und Spuren-

Tab. 7.1 Spenderevaluation

Allgemeine Angaben	Größe, Gewicht, BMI
Anamnese	Allgemein, Alkohol, Nikotin
	Voroperationen, Allergien
	Dauermedikation
Apparative Untersuchungen	Ruhe-EKG, Belastungs-EKG
	Magnetresonanzcholangiopankreatikographie
	Ösophagogastroduodenoskopie und Koloskopie (ab 50 Jahren)
Bildgebung	Echokardiographie
	Thoraxröntgenaufnahme
	Abdomensonographie mit Leberduplex
	CT-Abdomen (3-Phasen) mit Volumetrie SII/III
Konsile	Psychiatrisches Konsil
	Internistisches Konsil
	Urologisches und/oder gynäkologisches Konsil
	Anästhesiologisches Konsil

elementen wie bspw. Kupfer werden Schilddrüsen-, Retentions-, Leber- und Stoffwechselparameter sowie der Eisenstatus, Blutbild und Gerinnungsparameter inklusive hämostaseologischer Spezialdiagnostik bestimmt. An Tumormarkern werden AFP, CA 19-9 und CEA erhoben. Zusätzlich wird ein Urinstatus durchgeführt. Mikrobiologisch werden Tuberkulose, MRSA-Besiedelung und andere Infektionskrankheiten ausgeschlossen. Virologisch erfolgt der Nachweis abgelaufener oder der Ausschluss bestehender Hepatitiden, HSV 1/2, EBV, CMV und von HIV. Zusätzlich wird der Impfstatus der Spender für Hepatitis A und B überprüft und evtl. aufgefrischt. Selbstverständlich müssen die durchzuführenden Untersuchungen regelmäßig auf Basis der sich stetig weiterentwickelnden wissenschaftlichen Erkenntnissen angepasst werden. Praktisches Beispiel ist die Abfrage des Covid-19-Impfstatus und ggf. Bestimmung des Antikörpertiters vor der Spende. Ein Crossmatch wird in einigen Zentren durchgeführt.

7.2.4 Rechtliche Aspekte und Management der Spende

Wie auch in der Erwachsenenlebendspendesituation (Kap. 8) sind die geltenden rechtlichen Bestimmungen einzuhalten (Kap. 3). § 8 TPG regelt dabei die grundsätzlichen Voraussetzungen der Volljährigkeit, der Zustimmung, der medizinischen Vertretbar- und Notwendigkeit sowie des Fehlens verstorbener Spenden in vertretbarem Zeitraum. Ebenso in § 8 des TPG geregelt sind die dezidierten Aufklärungspflichten des entnehmenden Arztes im Beisein eines unabhängigen Arztes. Der Spender ist hierbei auch explizit über die bestehenden Versicherungsverhältnisse gemäß § 2 Abs. 1 Ziff. 13b SGB VII aufzuklären. Dabei sind alle Folgen einer Organspende versichert und müssen vom Unfallversicherungsträger grundsätzlich gemäß § 26 SBG VII behandelt werden. Hierbei ist die frühzeitige Intervention zur Wiederherstellung der Arbeitsfähigkeit und Übernahme der Rehabilitation einer möglichen Berentung vorangestellt. Leistungen nach § 27 und § 28 SGB VII sind unter anderem die Heilbehandlung sämtlicher Folgeerkrankungen der Organspenden, Verletztengeld bei Ausfall von Arbeitsentgelt sowie Zahlung einer Rente, wenn eine Erwerbsminderung von mehr als 20 % besteht und über 26 Wochen anhält oder Leistungen an Hinterbliebene erbracht werden.

7.2.5 Spendelogistik

Wie bei jeder Lebendorganspende bedarf es eines gewissen organisatorischen Aufwands, um eine solche Spende zu realisieren. Neben einem ca.

vier- bis fünftägigen Aufenthalt zur Evaluation der möglichen Spende, müssen die Spender einen ca. ein- bis zweiwöchigen Aufenthalt rund um die Spende einplanen. Je nach beruflicher Tätigkeit und Belastung kann die Ausübung des Berufs für mehrere Wochen nach der Spende beeinträchtigt sein. Präoperativ muss die Spende durch die jeweilige Lebendspendekommission der Landesärztekammer evaluiert und ein Votum abgegeben werden. Hierzu muss der jeweilige Lebendspender persönlich bei der lokalen Lebendspendekommission vorstellig werden – wobei dies in Notfallsituationen sehr kurzfristig organisiert werden kann.

Für die eigentliche Spende werden zwei OP-Säle benötigt, in denen parallel operiert werden kann. Die Spendeoperation wird hierbei meist etwa eine Stunde vor der Empfängeroperation begonnen, sodass im besten Fall keine Zeitverzögerung zwischen Organteilentnahme und Transplantation entsteht. Obwohl es sich medizinisch nur um eine linkslaterale Leberresektion handelt, wird der Spender in unserem Zentrum im Anschluss an die Spende für eine Nacht auf der Intensivstation überwacht und betreut. Im poststationären Verlauf ist die nach § 8, Abs. 3 TPG vorgeschriebene Nachsorge sicherzustellen und der Spender dieser zuzuführen.

7.3 Empfängervorbereitung

Um dem oben dargestellten Anspruch und Recht eines Elternteils als möglichem Spender gerecht werden zu können, bedarf es einer umfangreichen Diagnostik bezüglich der zugrundeliegenden Erkrankung, möglicher zusätzlicher Erkrankungen (bspw. heterozygoter ⟨1-Antitrypsinmangel bei der kindlichen Gallengangatresie) und des Ausmaßes der konsekutiven Morbidität im Rahmen der Grunderkrankung (bspw. portale Hypertension, hepatopulmonales Syndrom) (Melter et al. 2012). Zusätzlich sind die spezifischen anatomischen Aspekte beim Empfänger hinsichtlich eines konkreten Spenders zu verifizieren.

Zu bedenken ist, dass generell eine hohe Dringlichkeit die Möglichkeiten einer sorgfältigen voll umfänglichen Statuserhebung sowohl beim Spender als auch beim Empfänger einschränkt. So kann bspw. ein Heterozygotenstatus für den ⟨1-Anttrypsinmangel (A1ATM) bei Empfänger und/oder Spender im Einzelfall nicht vor Transplantation bestimmt und dementsprechend für die Entscheidung für eine Lebendspende auch nicht berücksichtigt werden.

Da selbst im Falle der Möglichkeit einer HU („high urgency")-Allokation eine unmittelbare Verfügbarkeit eines Spenderorgans nicht gegeben sein kann, ist der primäre Treiber für eine Lebendspende in aller Regel die Dringlichkeit für eine Lebertransplantation.

Die Durchführung einer Lebendspende sollte sich daher wesentlich an der schwere des „aktuellen" Krankheitszustands des Empfängers bzw. dessen Progress orientieren. In praxi definieren wir, möglichst schon zum Zeitpunkt der Feststellung der Indikation zu einer Lebertransplantation – also meist mit Aufnahme auf die Warteliste bei Eurotransplant – bestimmte Kriterien, die ein „Umschwenken" zu einer Lebendspende begründen würden. Das können Zeitfenster sein, wenn beispielsweise für einen Patienten mit Hepatoblastom bis zu einem bestimmten Zeitpunkt ein Transplantat nicht zur Verfügung steht, oder auch „Morbiditätsmarker" (bspw. fehlende Gewichtszunahme).

Prinzipiell sind Empfänger mit genetisch bedingten Erkrankungen durch die Spende eines genetisch Nahestehenden prinzipiell gefährdet. Bei Erkrankungen mit dominantem Erbgang (bspw. Alagille-Syndrom) kommen Spender mit demselben Defekt generell nicht in Frage. Bei rezessivem Erbgang ist das Risiko gegenüber dem Nutzen individuell und entsprechend der Grunderkrankung zu beurteilen. So besteht beim heterozygotem α1-Antitrypsinmangel ein Risiko für die Entwicklung eines Lungenemphysems und auch für hepatische Störungen. Bei einem Patienten mit homozygotem Status könnte ein Organ von einem heterozygot Betroffenen mit einem diesbezüglich relevant erhöhten Risiko verbunden sein. Bei anderen Lebererkrankungen mit rezessivem Erbgang (bspw. progressiv familiäre intrahepatische Cholestase; PFIC) besteht nicht nur für den Empfänger ein erhöhtes (theoretisches) Risiko, sondern auch für den Spender, und auch dieses muss ins Kalkül gezogen werden.

Darüber hinaus bedarf es bei Erkrankungen mit (hohem) Rezidivrisiko (bspw. Autoimmunhepatitis, Hepatoblastom), mit extrahepatischer Manifestation (bspw. Tyrosinämie Typ 1) oder bei Systemerkrankungen, die auch mit einer Lebertransplantation nicht „kurativ" behandelt werden können (bspw. zystische Fibrose), einer besonders sorgfältigen und gewissenhaften Aufklärung des potenziellen Spenders.

Zu guter Letzt ist zu berücksichtigen, ob der Patient anatomische Strukturen aufweist, die eine Lebendspende einschränken oder gar ausschließen, wie bspw. bei Patienten mit Gallengangatresie und Heterotaxiesyndrom, einschließlich einer V.-cava-Aplasie und/oder komplexen Herz-/Gefäßfehlbildungen (Yamada et al. 2018).

Eine Besonderheit des AB0-Systems besteht darin, dass Erwachsene gegen diejenigen Blutgruppenantigene, die sie nicht besitzen, sogenannte physiologische oder natürliche Antikörper, aufweisen. Bei der Geburt bestehen diese Antikörper aber noch nicht, sondern werden gegen heterogenetische Antigene gewisser humansymbiotischer Bakterien aus der Darmflora erst im Verlauf des ersten Lebensjahres (ggf. auch etwas später) gebildet. Damit erhöht eine Blutgruppeninkompatibilität bei jungen Kindern eine Immunreaktivität nicht, solange diese Antikörper nicht gebildet wurden.

Entsprechend der aktuellen Regeln ist die Blutgruppenkompatibilität zwischen Spender und Empfänger allerdings Voraussetzung für eine Verstorbenenallokation. Dementsprechend ist eine blutgruppeninkompatible Lebertransplantation auch bei nicht oder unbedeutend erhöhtem immunologischem Risiko mit wenigen Ausnahmen, nur via Lebendspende möglich (Egawa et al. 2008; Schukfeh et al. 2015). Diesbezüglich sind zusätzliche Aspekte, wie die Bestimmung von Isoagglutinine und ggf. eine diesbezügliche Prophylaxe oder Therapie, bspw. Rituximab, notwendig bzw. sinnvoll (Narumoto et al. 2019).

Es konnte an großen Zentren für die Lebertransplantation bei Kindern und Jugendlichen gezeigt werden, dass trotz der technischen Herausforderungen, auch eine Retransplantation mittels Lebendspende bei Kindern sicher und machbar ist (Zakaria et al. 2020). Somit gelten für eine solche die gleichen Kriterien wie oben dargestellt, insbesondere die Dringlichkeit, als Entscheidungsgrundlage.

7.4 Spenderoperation

Die Spenderoperation ähnelt einer offen chirurgischen, linkslateralen Leberresektion. Nach möglichst sparsamer, medianer Oberbauchlaparotomie wird das Lig. teres hepatis unter Overholts und Ligaturen abgesetzt und das Lig. falciforme hepatis mit der bipolaren Schere bis zur Cavaebene inzidiert. Nach sorgfältiger Blutstillung wird der Sperrer eingebracht. Wir verwenden hierzu den Ulmer-Seilzugretraktor, da er größtmögliche Übersicht im Oberbauch ermöglicht. Nach Inspektion, Palpation und sonographischer Beurteilung der Leber sowie Untersuchung der Bauchhöhle wird zunächst die Gallenblase in üblicher Art und Weise entfernt, wobei ein möglichst langer Zystikusstumpf, ggf. mit einem Rest Infundibulum, belassen wird. Nun werden die linke Leberarterie und die linke Pfortader dargestellt. Hierzu wird das Omentum minus inzidiert. Anschließend wird nach Identifikation der linken Arterie das begleitende lymphatische Gewebe und etwaige vorhandene Lymphknoten reseziert. Nach Anzügeln der linken Leberarterie wird diese nach medial gehalten und die darunterliegende Pfortader dargestellt. Hierbei ist die Diskriminierung der linksseitigen Pfortader vom Hauptstamm essenziell und es muss im Zweifel eine Präparation nach zentral mit konsekutiver Darstellung der Pfortadergabel erfolgen. Da diese Technik meist zu einem Verlust der portalvenösen Perfusion des Lebersegments IV führt, sollte die Arterie des Segments IV, wenn ohne Beeinträchtigung der späteren Transplantatarterie möglich, erhalten werden. Der zum Segment I ziehende Pfortaderast sollte ebenfalls, sofern gefahrlos möglich, erhalten werden. Abb. 7.3 zeigt die angezügelte linke Leberarterie sowie den ebenfalls angezügelten linken Pfortaderast.

Nach Präparation des Hilus (Abb. 7.3) erfolgt die Mobilisation der linkslateralen Leber durch Inzision des Lig. triangulare sinistrum von lateral

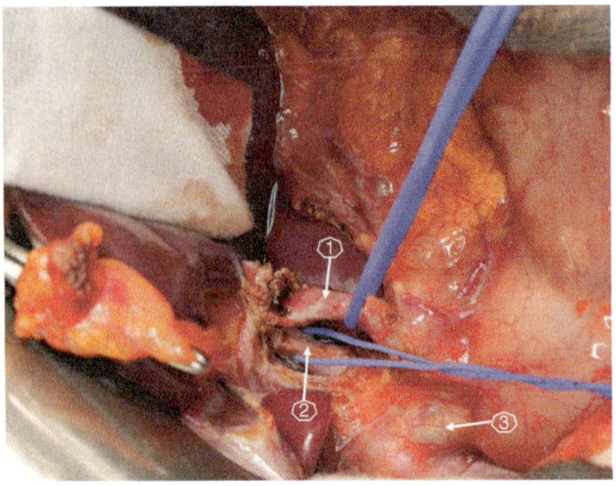

Abb. 7.3 Operationssitus nach Präparation des Lig. hepatoduodenale: Nach Resektion des lymphatischen und Fettgewebes des linksseitigen Lig. hepatoduodenale zeigen sich langstreckig dargestellt die linke Leberarterie (*1*) sowie der linke Pfortaderast (*2*). Der Ductus choledochus (*3*) ist weit von der Präparationslinie entfernt und wird dadurch sicher geschont

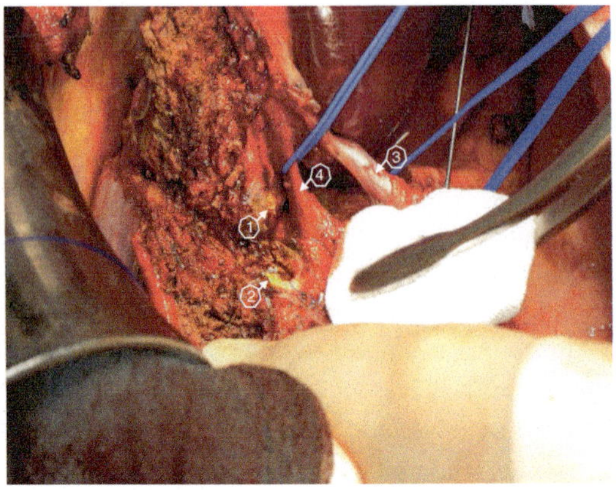

Abb. 7.4 Operationssitus nach offenem Absetzen des Segment-II/III-Gallengangs: Der Segment-II/III-Gallengang (*1*) wird offen, unmittelbar nach Abgang des S-IV-Gallengangs abgesetzt. Über das zentrale Lumen (*2*) kann zunächst der Segment-IV-Gang sondiert werden, bevor es fortlaufend mit einer nichtresorbierbaren, monofilen Naht der Stärke 5–0 oder 6–0 übernäht wird. Die Dichtigkeitsprobe kann über den Zystikusstumpf erfolgen. Weiterhin perfundiert ist das Transplantat zu diesem Zeitpunkt über die linke Arterie (*3*) und den linken Pfortaderast (*4*)

nach medial bis zur Einmündung der linken Lebervene auf Cavaebene unter Schonung der linken Zwerchfellvene. Das Omentum minus muss nicht zwangsläufig in Gänze gespalten werden. Nun wird mit der Parenchymdissektion unmittelbar rechts des Lig. falciforme begonnen. Hier wird die Standardtechnik des jeweiligen Zentrums genutzt. Wir dissezieren das Leberparenchym üblicherweise in adaptierter Crush-clamp-Technik, bei der die Hepatozyten mit der geschlossenen Schere entlang der Resektionsfläche von tubulären Strukturen gekratzt werden, die wiederum mit Clips oder Ligaturen vor dem Absetzen beidseitig verschlossen werden. Vor Absetzen des Gallengangs wird über den Stumpf des Ductus cysticus ein Cholangiographiekatheter eingebracht und eine retrograde Cholangiographie durchgeführt. Hierbei soll eine Verletzung des Segment-IV-Gangs beim Absetzen des Gallengangs verhindert und dessen atypischer bzw. weit links gelegener Verlauf ausgeschlossen werden. Gleichzeitig soll der Gallengang weit rechts abgesetzt werden, dass später möglichst nur ein Gang anastomosiert werden muss, die Resektionsebene also minimal rechts der Segment-II/III-Gallenganggabel liegt. Der Gallengang wird dann mit dem Skalpell offen abgesetzt und beidseitig in alle Gänge hin sondiert, um nochmals ein korrektes Absetzen zu überprüfen (Abb. 7.4).

Die Parenchymdissektion wird bei komplett erhaltener Vaskularisation fortgeführt. Nach kompletter Parenchymdurchtrennung bis auf die Cavaebene zeigt sich das Bild wie in Abb. 7.5 dargestellt mit freiliegender Vene und freier Arterie sowie Pfortader. Zunächst wird die Arterie möglichst abgangsnah geklemmt, abgesetzt und spenderseitig ligiert oder übernäht. Die Pfortader wird mit einer Femoralisklemme mit ausreichendem Abstand zur Pfortadergabel geklemmt und abgesetzt. Die Lebervene wird ebenso mit einer Femoralisklemme geklemmt und offen abgesetzt.

Die Pfortader wird im Anschluss mit einem 5–0 oder 6–0 monofilen, nichtresorbierbaren Faden fortlaufend übernäht. Hier ist nach Entfernung der Klemme darauf zu achten, dass die verbleibende Pfortader durch die Naht nicht eingeengt wird. Die Vene wird mit gleichem Nahtmaterial ebenfalls fortlaufend übernäht, wobei gleiche Kriterien bei Entfernung der Klemme gelten wie bei der Pfortaderübernähung. Insbesondere bei einer

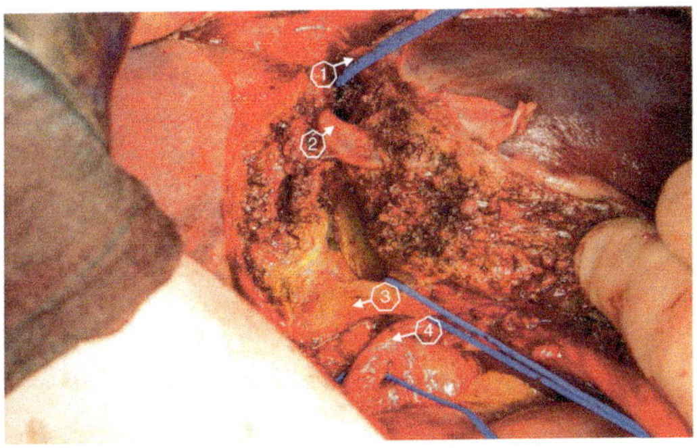

Abb. 7.5 Operationssitus nach kompletter Parenchymdissektion und Separation der Lebervenen: Nach Kompletter Parenchymdissektion bei weiterhin portalvenöser (*3*) und arterieller (*4*) Perfusion wird die linke Lebervene (*1*) dargestellt und angezügelt. In diesem Fall wurde eine akzessorische, in die Mittelvene drainierende Segment-III-Vene dargestellt und angezügelt. Nach der Entnahme zeigte sich eine gute venöse Kommunikation, sodass diese Vene am Transplantat übernäht und nicht anastomosiert werden konnte. Im Falle einer fehlenden venösen Kommunikation muss eine zweite Cavaanastomose angelegt werden

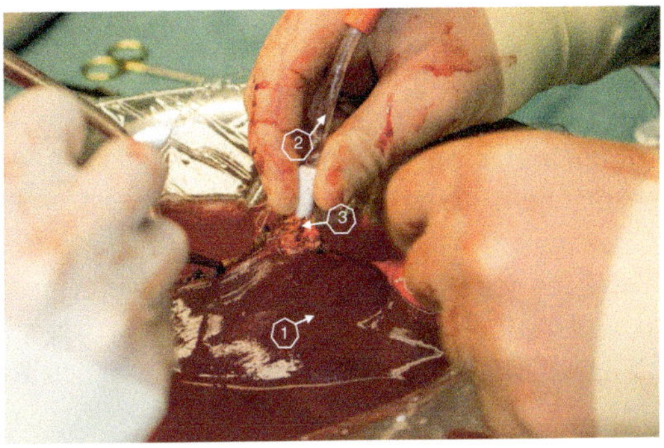

Abb. 7.6 Perfusion des Transplantats: Nach Entnahme des Lebertransplantats (*1*) wird es portalvenös (2) mit einem Perfusionskatheter (*3*) mit ca. 2 Litern kalter HTK-Perfusionslösung perfundiert

gemeinsamen Mündung der mittleren und linken Lebervene ist hier ggf. eine plastische Rekonstruktion der Absetzungsstelle von Nöten, um einer Einengung der Mittelvene vorzubeugen. Die Resektionsfläche wird erneut bipolar blutgestillt und das Gallenganglumen nach zentral mit einem nichtresorbierbaren Faden der Stärke 5–0 oder 6–0 übernäht. Die Dichtigkeit kann anschließend durch Anspülen des Zystikusstumpfes überprüft werden. Zeitgleich wird das Präparat backtable zunächst mit Perfusionslösung (HTK-Lösung) portalvenös perfundiert (Abb. 7.6) und über die Arterie mit Heparin-Kochsalz-Lösung geflusht und zusätzlich werden abschließend sämtliche Gefäße sowie der Gallengang durchgespült.

Nach Perfusion mit ca. 2 Litern Perfusionslösung wird das Organ in den Nachbarsaal zur Implantation gebracht und dort vom entnehmenden Chirurgen den implantierenden Chirurgen demonstriert und „übergeben“. Hierbei ist die Darstellung der anatomischen Besonderheiten von großer Bedeutung.

Beim Spender werden nach Ligatur des Zystikusstumpfs noch eine Robinson-Drainage (20 Ch) an der Resektionsfläche platziert und nach Spülung des Situs und abschließender Farbduplexsonographie zur Bestätigung einer regulären Leberperfusion, die Faszie verschlossen. Die Haut wird intrakutan vernäht. In einzelnen Fällen mit Devaskularisation von Segment I oder in diesem Bereich bestehenden blind endenden Gallengängen, kann eine zusätzliche Resektion von Segment I erforderlich sein.

Bei sehr kleinen Empfängern wurde mitunter eine Monosegmenttransplantation als Lebendspende mit Nutzung von Segment 3 oder 2 durchgeführt. Dies erfolgt meist nach linkslateraler Resektion im Spender mit anschließender Nachresektion.

7.5 Empfängeroperation

7.5.1 Lagerung

Wie bei allen Operationen kommt auch bei der pädiatrischen Lebertransplantation der Lagerung des Patienten eine große Bedeutung zu. Hier gilt es durch sorgfältige Entlastung der Prädilektionsstellen für Druckgeschwüre diese zu verhindern. Neben der besonders schonenden und weichen Lagerung stellt auch der Wärmeerhalt des kindlichen Körpers einen wichtigen Teil der Lagerung dar. Das Kind wird auf einer Wärmematte gelagert und durch entsprechende gelhaltige Lagerungshilfen insbesondere die Fersen entlastet. Die monopolare Erdungselektrode wird in der Regel am Rücken des Kindes befestigt, wobei bei Kindern unter 5 kg eine entsprechende pädiatrische Elektrode zu verwenden ist. Die Arme werden in der Regel mit um 90 Grad nach kranial flektierten Ellenbogen ausgelagert und der Kopf in einem Gelring platziert. Beim Abdecken des Patienten wird darauf geachtet, dass die Klebeflächen der OP-Tücher eine möglichst breite Auflagefläche erreichen. Dies kann durch vorsichtiges Drehen durch den Assistenten erreicht werden. Nichtsdestotrotz besteht durch auslaufenden Aszites, Blut und Spülflüssigkeiten die Gefahr, dass Flüssigkeiten unter die Abdeckung und dementsprechend in die Flanken und an den Rücken des Kindes laufen und hier zu einem größeren Verlust der Körpertemperatur oder Verbrennungen durch monopolaren Strom führen. In jüngerer Vergangenheit haben wir daher zusätzlich durch Aufbringen einer Inzisionsfolie eine Flüssigkeitssperre erreicht, die zu einem deutlich besseren Management des Wärmehaushaltes geführt hat.

7.5.2 Hepatektomie

Der Standardzugang zur pädiatrischen Lebertransplantation ist in unserem Zentrum ebenso wie in der Erwachsenentransplantation ein Rechtwinkelschnitt des rechten Oberbauchs. Da es sich bei den pädiatrischen Leberempfängern jedoch häufig um Kinder mit Gallengangatresie handelt, die in der Vorgeschichte meist eine Kasai-Operation erhalten haben, muss bei der Wahl des Zugangswegs der in der Voroperataion gewählte Schnitt Beachtung finden. Hier kommt es je nach Zentrum auch zu Rippenbogenrandschnitten, die dann in den Rechtwinkelschnitt eingebunden werden müssen und zu teils deutlichen Erschwernissen bei der Transplantation führen (meist zu kraniale Positionierung des queren Anteils des Rechtwinkelschnitts). Aufgrund des geringen Blutvolumens des Patienten wird nach Hautschnitt bereits penibel auf die Vermeidung von Blutverlusten geachtet, das subkutane Fettgewebe mit dem monopolaren Messer disseziert und anschließend die Faszie auf ganzer Länge eröffnet. Je nach Voroperation kann es hier zu ausgeprägten Verwachsungen insbesondere des Omentums und des Kolon transversum mit der vorderen Bauchdecke kommen. Nach kompletter Adhäsiolyse zur vorderen Bauchwand kann der Retraktor, in unserem Fall der Ulmer-Seilzugretraktor, eingebracht werden. Im Falle des Vorliegens einer Gallengangatresie und Zustand nach Kasai-Operation, besteht der erste Schritt in der Adhäsiolyse des Omentum majus und des Kolons vom Unterrand des rechten Leberlappens und der Darstellung der Kasai-Schlinge. Die Jejunumschlinge wird dann vom Hilus und der Pforte abpräpariert und bis zum Durchtritt durch das Mesokolon transversum mobilisiert (Abb. 7.7). Hierbei ist es wichtig, die Grenzen des Mesenteriums der Schlinge zu respektieren, um eine spätere Durchblutungsproblematik zu verhindern. Die biliäre Schlinge wird dann um die bestehende Öffnung mit einem Linearstapler zurückgekürzt und mit einem dünnen monofilen resorbierbaren Faden (5-0 PDS) fortlaufend übernäht. Alternativ kann die ganze Länge der Schlinge verwendet und die alte Anastomose übernäht werden.

Im Anschluss wird der Hilus dargestellt und präpariert (Abb. 7.8). Wie auch bei der Erwachsenentransplantation werden sämtliche Gefäße lebernah abgesetzt. Zunächst werden hier die rechte und linke Arterie dargestellt, abgesetzt und bis zur A. hepatica communis bzw. bis zum Abgang der A. gastroduodenalis dargestellt.

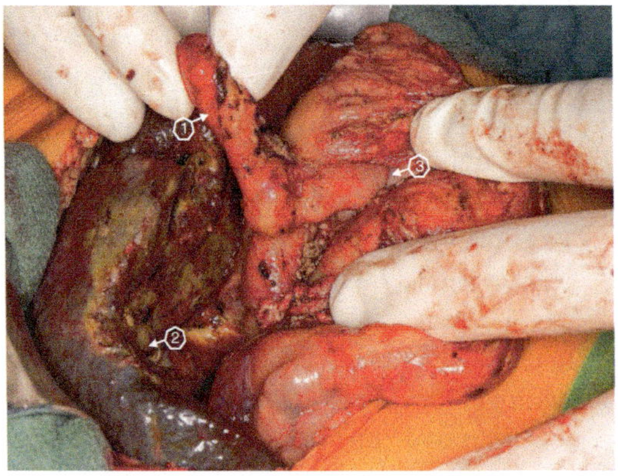

Abb. 7.7 Operationssitus nach Mobilisation der biliodigestiven Schlinge: Nach anfänglicher Adhäsiolyse wird die in der Kasai-Operation in der Leberpforte anastomosierte (*2*) biliodigestive Darmschlinge (*1*) von der Leber abpräpariert, mittels Linearstapler verschlossen und anschließend bis zum Durchtritt durch das Mesokolon transversum (*3*) mobilisiert

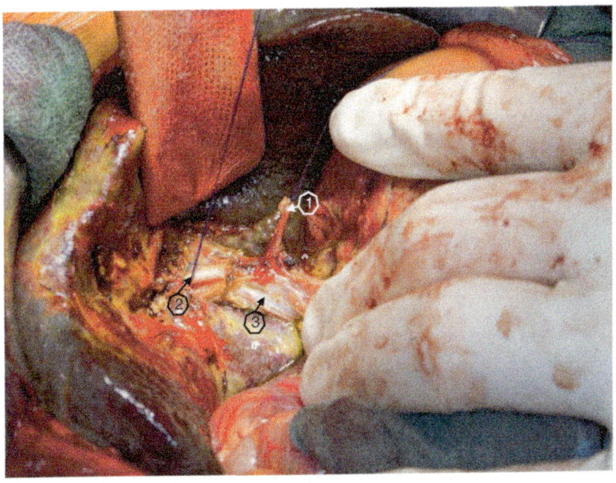

Abb. 7.8 Hiluspräparation: Nachdem die biliodigestive Schlinge ventral des Lig. hepatoduodenale abpräpariert wurde, werden die linke (*1*) und die rechte (*2*) Leberarterie lebernah abgesetzt und nach zentral mobilisiert. Anschließend wird die dorsal davon gelegene Pfortader (*3*) vom begleitenden lymphatischen Gewebe befreit und dargestellt

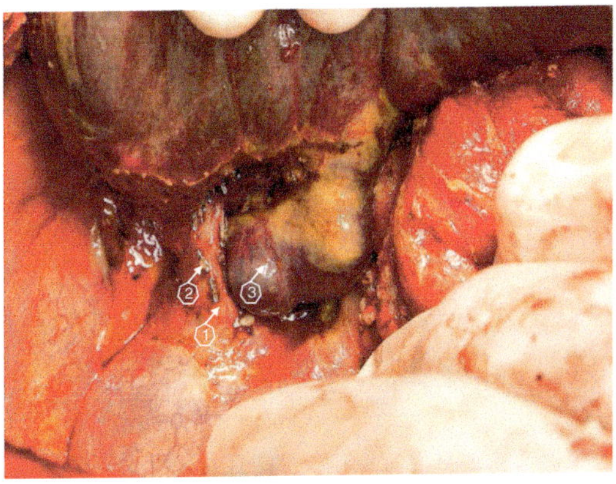

Abb. 7.9 Operationssitus nach Mobilisation der Leber von der retrohepatischen V. cava. Nachdem die retrohepatische V. cava (*1*) durch Absetzen und Clippen bzw. Ligatur der multiplen direkt in die V. cava mündenden Lebervenen (*2*) von der Leber abpräpariert wurde, zeigt sie sich klemmbereit. Häufig ist die V. cava an dieser Stelle bis zu 360° vom Lebersegment I (*3*) umschlungen, was bei der Mobilisation zu beachten ist

Die Pfortader wird vom umgebenden lymphatischen Gewebe befreit und bis zur Pfortadergabel dargestellt. Bei Gallengangatresie und nach einer Kasai-OP wurde der obliterierte Gallengang, sofern vorhanden, in aller Regel bereits reseziert. Bei Transplantation aus anderer Indikation muss auch der Gallengang lebernah abgesetzt und von der Pfortader präpariert werden. Nachdem der Hilus kontrolliert ist, wird die Leber mobilisiert. Dazu wird zunächst im Bereich des linkslateralen Leberlappens das Lig. triangulare sinistrum inzidiert und bis auf Cavaniveau durchtrennt. Das Omentum minus wird in seiner ganzen Länge lebernah gespalten. Eine etwaige atypische linke Leberarterie wird lebernah abgesetzt. Anschließend wird der rechte Leberlappen in gleicher Weise mobilisiert. Von rechts lateral her werden die retroperitonealen Verwachsungen sowie das rechtsseitige Lig. triangulare durchtrennt und die Leber bis auf Cavaniveau mobilisiert. Da es sich bei Split-Leber-Transplantationen in der Regel um Piggy-back-Transplantationen handelt, ist es nötig, die Leber von der V. cava abzupräparieren. Hierzu werden vorsichtig von kaudal nach kranial die direkt in die V. cava drainierenden, kurzen Venenäste geclipt oder selektiv übernäht und durchtrennt (Abb. 7.9).

Sollte es hier zu Blutungen kommen, muss mit äußerster Vorsicht und sehr dünnen Fäden selektiv übernäht werden, um die bei Kindern doch sehr schmächtige V. cava nicht einzuengen. Im Bereich des Segments I und des Lig. Barry (bandartige Struktur kranial zwischen Leber und V. cava) zeigt sich bei Kindern mit Leberzirrhose häufig ein kompletter Umschluss der V. cava durch den Lobus caudatus. Auch hier muss mit äußerster Vorsicht das Gewebe durchtrennt und von der V. cava abpräpariert werden.

Ziel ist die sichere Klemmung der Vene zur Hepatektomie. Ein tangentiales Ausklemmen der Vene ist prinzipiell möglich, in unserem Zentrum bevorzugen wir jedoch, die gesamte V. cava mit einer Satinsky-Klemme zu verschließen um, falls nötig, einen Erweiterungsschnitt der venösen Anastomose ins Lumen der V. cava hinein zu ermöglichen. Bei der endgültigen Hepatektomie ist in der Lebendspendesituation eine enge Abstimmung mit dem explantierenden Team nötig. Sobald durch das Entnahmeteam das „Ok" gegeben wird, wird die Pfortader geklemmt und meist oberhalb der Gabel abgesetzt (Abb. 7.10). Der Erhalt der Pfortadergabel ermöglicht später eine Anastomosierung der Spenderpfortader auf

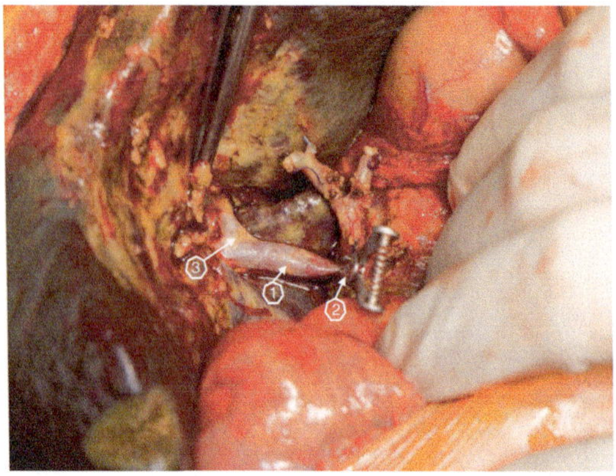

Abb. 7.10 Operationssitus zu Beginn der Hepatektomie: Zu Beginn der Hepatektomie wird die Pfortader (*1*) mit einer möglichst zarten Bulldog-Klemme (*2*) verschlossen und anschließend im Bereich der Pfortadergabel (*3*), unter deren Mitnahme, abgesetzt

den als Patch verwendeten Gabelbereich, sodass eine hier bestehende Lumeninkongruenz partiell ausgeglichen werden kann.

Die Pfortader wird mit Heparin-Kochsalz-Lösung gespült. Die rechte Lebervene wird übernäht, anschließend wird die Mündung der linken und mittleren Lebervene unter Einbeziehung der V. cava mit einer Satinsky-Klemme geklemmt und abgesetzt (Abb. 7.11). Hier kann es in der pädiatrischen Lebertransplantation zu mehreren Besonderheiten kommen. Zum einen zeigen viele Kinder eine ausgeprägte V. azygos, sodass das komplette Klemmen der Cava zu allenfalls geringen hämodynamischen Veränderungen führt. Bei syndromalen Gallengangatresien besteht oft eine Aplasie der retrohepatischen V. cava, sodass in diesem Fall die venöse Anastomose direkt auf die suprahepatische V. cava genäht werden kann.

Bei normaler Anatomie der V. cava wird das Ostium der linken und mittleren Lebervene in ein „common ostium" vereinigt und das Lumen dieses Ostiums gegebenenfalls auch noch durch Inzision in die V. cava hinein erweitert, sodass eine ausreichend weite Anastomose angelegt werden kann (Abb. 7.12).

Als Nahtmaterial wird im eigenen Vorgehen üblicherweise ein monofiler, resorbierbarer Faden der Stärke 5–0 verwendet. Die Naht wird zunächst ohne geknotete, jedoch mit zu beiden Seiten vorgelegten Eckfäden begonnen (Parachute-Technik)

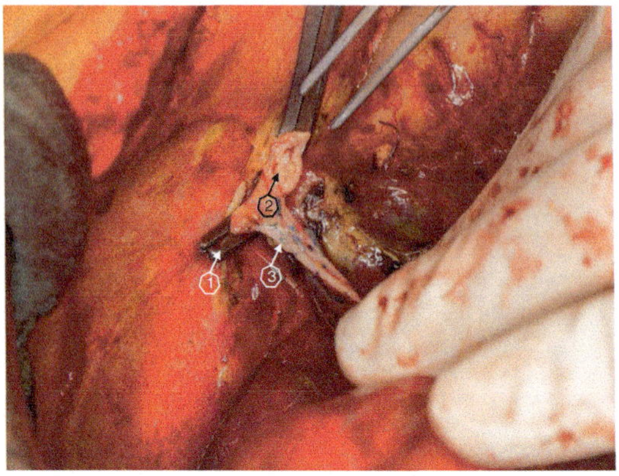

Abb. 7.11 Operationssitus nach Hepatektomie: Die retrohepatische V. cava (*3*) wurde suprahepatisch mit einer Satinsky-Klemme (*1*) geklemmt. In diesem Fall wurde die V. cava infrahepatisch (nicht abgebildet) mit einer Löffel-Klemme verschlossen. In den meisten Fällen reicht eine tangentiale Ausklemmung mittels Satinskyk-Klemme jedoch völlig aus. Zusätzlich dargestellt sind die multiplen Clips und Übernähungen der kleinen Lebervenen. Die Piggy-back-Anastomose wird dann auf das „common ostium" der Lebervenen (*2*) genäht

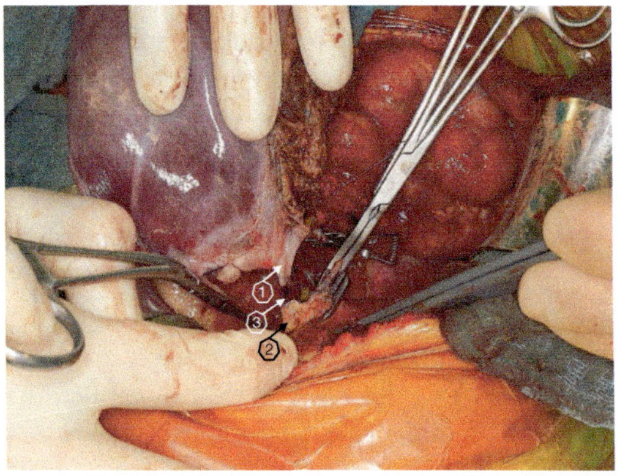

Abb. 7.12 Anlage der venösen Anastomose: Die transplantatseitige linke Lebervene (*1*) wird in Piggy-back-Technik auf das „common ostium" der linken und der Mittelvene (*2*) des Empfängers anastomosiert. Die Anastomose wird aufgrund der beengten Verhältnisse in Parachute-Technik (*3*) angelegt

und im Weiteren in fortlaufender Nahtechnik durchgeführt. Vor Abschluss der Naht wird mit Heparin-Kochsalz-Lösung geflusht. Insgesamt ist es von essenzieller Bedeutung, eine möglichst weite Anastomose anzulegen, sodass ein guter venöser Abstrom aus dem Transplantat gewährleistet ist. Sollte die gesamte V. cava geklemmt sein, kann nach Abschluss dieser Anastomose bereits wieder so umgeklemmt werden, dass die V. cava wieder durchströmt wird und lediglich die linke Lebervene des Transplantats geklemmt bleibt. Hierdurch können Phasen mit Kreislaufinstabilität verkürzt werden.

Als Nächstes wird nach kurzem Flushen durch Öffnen der Bulldog-Klemme/Löffel-Klemme – um eventuell vorhandene Thromben auszuspülen – die Pfortaderanastomose angelegt (Abb. 7.13).

Hierzu wird ebenfalls ein monofiler, resorbierbarer Faden, bevorzugt der Stärke 6–0 oder 7–0, verwendet. Wie bereits oben erwähnt wird die Pfortadergabel des Empfängers so inzidiert, dass sie als „Erweiterungspatch" fungiert und die bestehende Lumeninkongruenz zwischen sehr kleiner pädiatrischer und Erwachsenenpfortader ausgleicht. Eine Schwierigkeit besteht in der Wahl der richtigen Länge und auch der Rotation der Pfortader, wobei die spätere Position des Transplantats im Situs berücksichtigt werden muss. Die Naht selbst wird in fortlaufender Nahttechnik mit vorgelegten und geknoteten Eckfäden angelegt. Beim Führen des Fadens ist nur minimaler Zug zu applizieren, da die Naht ansonsten gerafft wird und daraus eine Stenose der Pfortader resultiert. Vor Abschluss der Naht wird erneut mit Heparin-Kochsalz-Lösung gespült. Nun wird das Organ in enger Absprache mit den anästhesiologischen Kollegen reperfundiert und an der Resektionsfläche die Blutstillung komplettiert.

Nach Kontrolle der Anastomose auf Suffizienz und Ausschluss größerer Blutungen wird die arterielle Anastomose angelegt (Abb. 7.14). Zur Wiederherstellung der arteriellen Perfusion wird in der Regel eine End-End-Anastomose angelegt. Dabei wird die Spenderarterie häufig auf die Rechts-/Linksgabel des Empfängers oder eine weiter proximal gelegene Stelle anastomosiert. Bei sehr lumenstarken Arterien kann zumindest die Hinterwand dieser Anastomose in fortlaufender Nahttechnik durchgeführt werden, je kaliberschwächer sich die beiden Arterien jedoch zeigen, desto eher bedarf es einer komplett in Einzelknopftechnik durchgeführten Anastomose. Das bevorzugte Nahtmaterial liegt hier bei 7–0 resorbierbar, monofil und aufwärts.

Zur sicheren Durchführung wird in unserem Zentrum eine Approximatorklemme genutzt, um die arteriellen Enden spannungsfrei verbinden, stabil positionieren und die Anastomose drehen zu können. Nach Vorlage und Knüpfen der Hinterwandnähte wird die Anastomose samt Approximator um 180° gedreht und die Vorderwand in gleicher Art und Weise versorgt. Wie bei jeder arteriellen Anastomose erfordert auch dies vollkommen kontrollierte Stiche, um die Intima si-

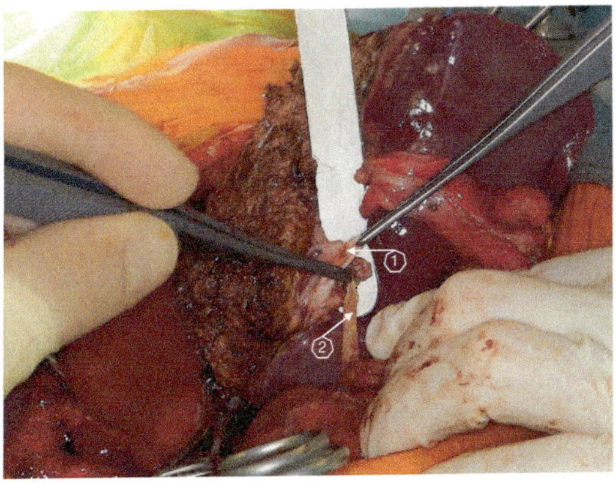

Abb. 7.13 Anlage der portalvenösen Anastomose: Bei der Anastomose der transplantatseitigen (*1*) und der spenderseitigen (*2*) Pfortader gilt es in aller Regel durch Adaptation der Stichabstände die Lumeninkongruenz zwischen der kindlichen und der erwachsenen Pfortader auszugleichen. Ein zunächst schwacher portalvenöser Blutfluss nach Reperfusion zeigt sich häufig, verbessert sich jedoch in aller Regel mit zunehmender Zeit

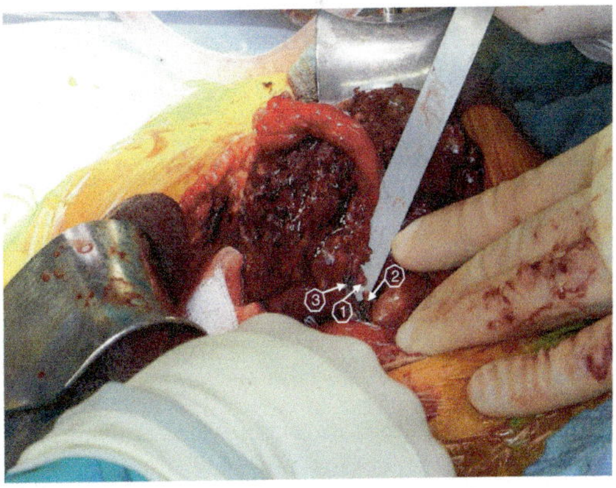

Abb. 7.14 Anlage der arteriellen Anastomose: Für die arterielle Anastomose werden die Transplantatarterie (*1*) und die Empfängerarterie (*2*) mit einer Approximatorklemme adaptiert und anschließend mit mind. 7–0 monofilem, resorbierbarem Faden in Einzelknopftechnik vernäht

cher in die Naht einzuschließen, damit Dissektionen vermieden werden. Die Freigabe der Arterie erfolgt durch Entfernung der Approximatorklemme. Nicht selten zeigt sich das arterielle Duplexsignal distal der Anastomose anfänglich eher schwach, da sich durch die Manipulation an den Gefäßen Spasmen entwickeln können, diesen kann durch Aufträufeln von Lidocain oder Papaverin entgegengewirkt und die Perfusion deutlich verbessert werden. Führt dies und die Anhebung des systemischen Blutdrucks nicht zu der gewünschten Verbesserung des Duplexsignals bzw. zeigt sich weiterhin ein pathologisches Flussmuster, muss zu diesem Zeitpunkt die Auflösung der Anastomose mit Reanastomosierung erwogen werden.

Nach Anlage der arteriellen Anastomose und duplexsonographischer Verifizierung der adäquaten Leberperfusion wird die biliodigestive Anastomose angelegt (Abb. 7.15). Die zu Beginn der Hepatektomie vorbereitete ehemalige Kasai-Schlinge wird hierzu nun spannungsfrei zum Leberhilus geführt, nachdem sie ggf. nochmals etwas adhäsiolysiert wurde. Durch den explantierenden Chirurgen wurde während der Übergabe des Präparats die Gallenwegsituation demonstriert. Wichtig ist hierbei die Anzahl der zu anastomosierenden

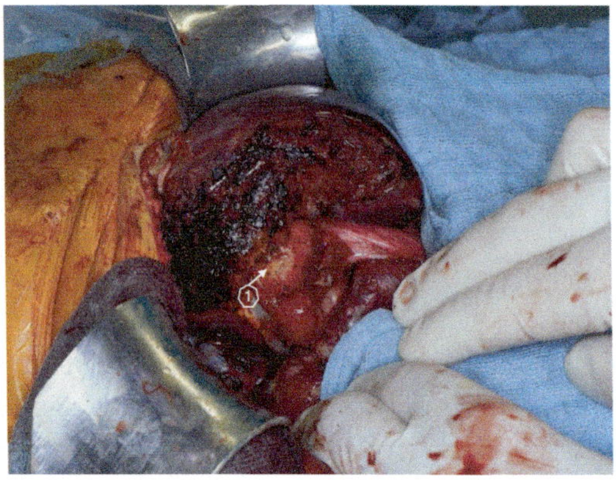

Abb. 7.15 Operationssitus nach Anlage der biliodigestiven Anastomose: Nachdem die biliodigestive Schlinge (*1*) mit Einzelknöpfen an den Gallengang anastomosiert wurde zeigt sich der Hilus wie oben dargestellt

Gänge, die durch die Resektionslinie und die anatomischen Gegebenheiten beim Spender determiniert ist. Trotz dieser Demonstration durch den übergebenden Chirurgen sollten zu diesem Zeitpunkt nochmals Sondierungen des oder der Gallengänge erfolgen, um einen Überblick über die Gallenganganatomie zu erhalten. Die Anastomose wird schließlich in Standardtechnik angelegt. Bei in der Regel sehr lumenschwachen Gallengängen wird auch hier bevorzugt monofil, resorbierbares Nahtmaterial ab Stärke 7–0 in Einzelknopftechnik verwendet.

Nach Einbringen von zwei bis drei 12 Ch-Robinson-Drainagen, die an der Resektionsfläche, linksseitig der Leber und – bei vorher bestehenden größeren Aszitesmengen – im Unterbauch platziert werden, wird die Leberperfusion durch Farbduplexsonographie evaluiert. Hierdurch kann die abschließend beste Positionierung des Transplantats festgelegt und das Spenderorgan ggf. in dieser Position fixiert werden. Hierzu ist das Belassen des Lig. falciforme und des Lig. teres hepatis am Transplantat hilfreich. Ist die für die Durchblutungssituation optimale Position gefunden und fixiert, wird die Muskelfaszie in fortlaufender Vicryl- oder PDS-Naht verschlossen. Prinzipiell hat sich eine kurze farbduplexsonographische Kontrolle der Leberperfusion nach Verschluss jeder Abdominalschicht bewährt und verhindert größeren Zeitverzug bei verschlechterter Perfusion und erforderlicher Wiedereröffnung des Abdomens. Gelingt kein primärer Abdomenverschluss, wird in unserem Zentrum ein deutlich verkleinerter Abthera-Vakuumverband angelegt und eine Second-look-Operation nach ein bis fünf Tagen durchgeführt. Bis zur Second-look-Operation wird der Patient negativ bilanziert. Zu diesem Zeitpunkt kann dann in den allermeisten Fällen das Abdomen verschlossen werden. Prinzipiell besteht auch die Möglichkeit, ein biologisches Netz als Bauchdeckenersatz in Inlay-Position einzubringen mit einem Verschluss der mobilisierten Haut, ganz selten auch mit längerfristiger Vakuumverbandstherapie.

7.6 Nachsorge und Komplikationsmanagement

7.6.1 Perioperative Phase

Die perioperative und frühe Phase ist wesentlich geprägt durch einerseits operativ-technisch bedingte, andererseits pädiatrisch-intensivmedizinische Komplikationen. Die überwiegend auf Basis der verwandten Splittechniken beruhenden Komplikationen haben zwar durch die erheblichen technischen und medizinischen Fortschritte, die zunehmende Erfahrung und insbesondere durch eine Spezialisierung aller an der Lebertransplantation von Kindern und Jugendlichen Beteiligten, erheblich abgenommen, tragen aber unverändert maßgeblich zur Transplantationsmorbidität und -letalität, auch im Langzeitverlauf, bei.

Bei den operativ-technisch bedingten Komplikationen stehen technikimmanente Gefäß- und Gallenwegkomplikationen im Vordergrund. Gefäßkomplikationen, insbesondere Thrombosen der A. hepatica (AHT), werden in der früh-postoperativen Phase (bis zum 90. Tag) bei bis zu 10 % aller pädiatrischen Patienten beobachtet (Yazigi 2013). Aufgrund sich konsekutiv entwickelnder schwerer Gallenwegprobleme, Transplantatdysfunktionen und Infektionen ist für die frühe A. hepatica-Thrombose eine Letalität von 30–40 % und eine Retransplantationsrate von >60 % beschrieben (Yazigi 2013; Bekker et al. 2009). Risikofaktoren für die Entstehung einer frühen A. hepatica-Thrombose sind spenderseitig (bspw. anatomische Varianten), ein Alter <6 Monate, ein ganzes Organ oder ein rechtsseitiges Splitorgan, ein arterielles Interponat und eine lange kalte Ischämiezeit (Yazigi 2013).

V.-portae-Thrombosen (VPT) werden in einer Frequenz von 2–10 % beschrieben, sind aber meistens erst im späteren Verlauf nach Transplantation symptomatisch und nur relativ selten ursächlich für eine Retransplantation (Yazigi 2013). Obstruktionen des hepatischen Ausflusstraktes sind insgesamt selten und oft interventionell erfolgreich zu behandeln (Yazigi 2013).

Die zweite wichtige Gruppe operativ-technisch bedingter Komplikationen betrifft die Gallenwege. Die Gesamthäufigkeit wird mit bis zu 25 % beschrieben (Yazigi 2013). In der Frühphase sind es insbesondere Gallelecks, im längeren Verlauf dann Strikturen, vor allem bei Segmenttransplantationen, die zum größten Teil auf (arteriellen) Perfusionsstörungen basieren, aber auch primär immunologisch begründet sein können. Biliäre Komplikationen sind signifikant mit einer höheren Rate an Organverlusten assoziiert (Laurence et al. 2015). Als einziger unabhängiger protektiver Faktor bezüglich der Entwicklung biliärer Komplikationen hat sich die Roux-Y-Schlinge erwiesen (Laurence et al. 2015).

Zu Beginn der Lebendspende bei Kindern kam es häufig zu technischen Problemen, einschließlich Thrombosen der Leberarterie und der Pfortader sowie biliären Strikturen und Lecks (Kasahara et al. 2017; Ueda et al. 2006).

In großen pädiatrischen Zentren konnten durch den Zugewinn an technischer Expertise und Erfahrung viele dieser Probleme vermindert oder beseitigt werden (Mogul et al. 2018), sodass heute in der Gruppe der Teillebertransplantationen kein wesentlicher Unterschied bezüglich dieser Komplikationen zwischen Lebend- oder Verstorbenenlebertransplantation mehr besteht (Laurence et al. 2015).

Neben den dargestellten chirurgischen Komplikationen machen eine hämodynamische Instabilität, respiratorische und (akute) Nierenfunktionsstörungen sowie vor allem bakterielle Infektionen den Großteil der frühen Komplikationen aus. Komplettiert wird die Gruppe der frühen Komplikationen durch Abstoßungen. Akute Abstoßungen sind häufig, aber gut zu behandeln und in der Regel im Langzeitverlauf ohne bleibende Transplantatschädigung. Im Gegensatz dazu sind hyperakute Abstoßungen selten, aber auch nicht verlässlich zu therapieren. Gleiches gilt für humorale Abstoßungen. Signifikante Unterschiede hinsichtlich des Auftretens dieser Komplikationen sind im Zustand des Patienten zum Zeitpunkt der Lebertransplantation begründet. Die Lebendspende stellt diesbezüglich keinen unabhängigen Parameter dar.

Aus dem Dargestellten ergibt sich für pädiatrische Lebertransplantationspatienten ein im Wesentlichen einheitliches Nachsorgeprogramm, unabhängig von der Art der Spende (Lebend- oder Verstorbenen-Spende).

Unterschiede ergeben sich zumeist aufgrund empfängerseitiger Umstände; bspw. Grunderkrankung oder Schwere des Erkrankungszustands zum Zeitpunkt der Transplantation.

Diagnostisch steht prinzipiell intra-, peri- und früh postoperativ eine sehr engmaschige sonographische, insbesondere dopplersonographische Überwachung im Vordergrund.

Auch ein Abweichen von der Standardimmunsuppression – Basiliximab (Tag 0 und 4), Glukokortikoid, Calcineurininhibitor – erfolgt aufgrund des Erkrankungszustands des Patienten bei der Transplantation und aufgrund der Grunderkrankung (bspw. Hepatoblastom, Autoimmunhepatitis, AB0-inkompatible Transplantation), nicht aber aufgrund der Art der Spende (Lebend- oder Verstorbenenspende).

7.6.2 Poststationäre Phase

Auch die poststationäre Nachsorge unterscheidet sich nicht zwischen den Patienten mit Lebend- oder Verstorbenenspende.

Das Nachsorgeprogramm nach Entlassung aus der stationären Behandlung sieht dabei zunächst wöchentliche, dann zwei- und schließlich vierwöchentliche Untersuchungstermine im Transplantationszentrum vor. Nach ca. 10–12 Wochen können dann die Vorstellungstermine in der Transplantationsambulanz weniger engmaschig stattfinden und teilweise durch Kontrollen der Blutwerte (bspw. leberrelevante Werte, Ciclosporin-A- oder Tacrolimustalspiegel) bei den örtlichen Kinderärzten ersetzt werden. Langfristig sind dann dreimonatliche Vorstellungen, davon einmal jährlich eine sehr umfangreiche Untersuchung – sogenannte Jahreskontrolle – im Transplantationszentrum nötig. Für ein optimales Komplikationsmanagement ist eine kontinuierliche und die gesamte Kindheit und Adoleszenz umfassende Nachsorge in spezialisierten pädiatrischen Lebertransplantationszentren Voraussetzung (Melter et al. 2012). Aufgrund der vorhandenen spezifischen Erfahrung, kann dann auch eine moderne individuelle Nachsorge passgenau modelliert werden.

7.7 Ergebnisse

Unter Nutzung des gesamten Spektrums aller verfügbaren Transplantationstechniken und in Anbetracht der weiteren großen Fortschritte in der pädiatrischen Lebertransplantation (bspw. pädiatrische Intensivmedizin, pädiatrische Hepatologie) werden inzwischen an großen, auf die pädiatrische Lebertransplantation spezialisierten Zentren, konstant Patienten- und Transplantatlangzeitüberlebensraten (10 Jahre) von >85 % bzw. 60–70 % erreicht (Melter et al. 2012; Yazigi 2013; Kohli et al. 2018; Mohan et al. 2017). Hauptletalitätsfaktoren im Langzeitverlauf, mit der höchsten Inzidenz im zweiten Jahrzehnt nach pädiatrischer Lebertransplantation, sind dabei derzeit Infektionen, (Multi)organversagen, Malignome und kardiovaskuläre Störungen (Melter et al. 2012; Yazigi 2013).

Inzwischen nimmt der Anteil an Lebendspenden unter den pädiatrischen Lebertransplantationen auch außerhalb Asiens kontinuierlich und deutlich zu (Laurence et al. 2015; Ueda et al. 2006; Chung et al. 2014; Éboli et al. 2017; Haberal et al. 2008). Während in jüngster Zeit einige Autoren einen Überlebensvorteil der Lebendspende gegenüber der Verwendung von postmortal gespendeten Teillebern im Langzeitverlauf annehmen (Kehar et al. 2019; Mogul et al. 2018), wird in multivariaten Analysen in den meisten großen Zentren kein Unterschied beobachtet (Bonanno et al. 2008; Hong et al. 2009; Yankol et al. 2016; Zhang et al. 2018; Devictor und Tissieres 2013).

Bei Kindern und Jugendlichen mit chronischen Lebererkrankungen sind das Ausmaß der Morbidität und insbesondere eine schwere Malnutrition zum Zeitpunkt der Transplantation nicht nur mit der Morbidität und Letalität vor, sondern auch wesentlich mit der Prognose nach Transplantation assoziiert (Eder et al. 2021; Rodeck et al. 1996; Moukarzel et al. 1990a, b; Olthoff et al. 2015). So sind bspw. eine Malnutrition und ein Kleinwuchs zum Zeitpunkt der pädiatrischen Lebertransplantation signifikant mit einem Kleinwuchs im Erwachsenenalter, aber auch mit dem Risiko der Entwicklung deutlicher neurokognitiver Einschränkungen assoziiert (Eder et al. 2021; Stewart et al. 1988; Wayman et al. 1997; Fine 2002; Gilmour et al. 2009). Im eigenen Kollektiv konnten wir erstmals nachweisen, dass nach pädiatrischer Lebertransplantation auch die neurokognitive Entwicklung im Langzeitverlauf ganz wesentlich von der Morbidität und deren Schwere vor und in der frühen Phase nach der Lebertransplantation abhängt (Eder et al. 2020). Bei Verfügbarkeit eines Lebendspenderorgans kann insbesondere bei einer akuten Verschlechterung des Gesundheitszustands die Dauer der (schweren) Morbidität entscheidend verkürzt werden, was somit mutmaßlich den in verschiedenen Studien beobachteten positiven Effekt von Lebendspenden auf die neurokognitive Entwicklung nach pädiatrischer Lebertransplantation begründet (Gilmour et al. 2009; Kaller et al. 2013; Schulz et al. 2003; Lee et al. 2017; Saner et al. 2006).

▶ Aus den genannten Aspekten ergibt sich, dass der insgesamt wesentlichste Faktor hinsichtlich der Gesamtletalität und (Langzeit)morbidität der meisten Erkrankungen, die eine Lebertransplantation im Kindes- und Jugendalter erfordern, eine pädiatrische Lebertransplantation zum individuell „optimalen“ Zeitpunkt – zumeist frühzeitig – ist.

Demzufolge liegt im derzeitigen Allokationssystem der mit Abstand größte Vorteil einer Lebendspende, in der durch die Verfügbarkeit möglichen **Reduktion der Wartezeit** bis zu einer Transplantation und der dadurch bedingten Reduktion der Wartelistenletalität und - morbidität sowie der damit konsekutiv assoziierten verminderten Morbidität auch post transplantationem. Weitere potenzielle Faktoren, die einen möglichen Vorteil einer Lebendspende bezöglich der Morbidität begründen könnten, sind bisher nicht oder kaum charakterisiert (Kim et al. 2019).

Wie dargestellt ist heute ein Langzeitüberleben nach pädiatrischer Lebertransplantation die Regel, nicht mehr die Ausnahme. Mit der Transplantation erlangt der Patient jedoch keine Heilung. Vielmehr wird eine kurz- bis mittelfristig letale Erkrankung durch den chronischen Erkrankungszustand „**lebertransplantiert**“ ersetzt. Damit hat sich der Fokus bei lebertransplantierten Kindern und Jugendlichen von der Frage des „bloßen“ Überlebens, hin zu den Aspekten eines weitgehend – im ganzheitlichen Sinne der WHO – „gesunden“ Langzeitüberlebens entwickelt (Melter et al. 2012). Das Ziel ist heute also „Überleben, Wachstum und Entwicklung“ mit langanhaltender Transplantatfunktion, Freiheit bzw. Minimierung von Komplikationen der Therapie (Transplantation selbst, Immunsuppression), hoher selbstberichteter Lebensqualität (*self-reported well-being*) und guter globaler funktionaler Gesundheit (Yazigi 2013; Ng et al. 2019). Der zentrale „Schlüssel“ hierzu scheint eine – zumindest operationale – Toleranz zu erzielen, um konsekutiv

1. die immunbedingte Schädigung des Transplantates zu verhindern und
2. die immunsuppressive Therapie reduzieren, bzw. beenden zu können.

Diesbezügliche Hoffnungen auf einen entsprechenden Vorteil der elterlichen Spende, gerade in der Anfangszeit der Lebendspende zu Beginn der 1990er-Jahre, haben sich nicht bewahrheitet.

Akute Abstoßungen (AA) nach dem dritten Monat nach pädiatrischer Lebertransplantation, werden als **späte AA** bezeichnet und sind deutlich therapieresistenter als frühe AA. Die Bedeutung humoraler Komponenten, bspw. donorspezifischer Antikörper (DSA), ist in diesem Zusammenhang bei der pädiatrischen Lebertransplantation nur wenig definiert. In der Literatur wird bei späten AA eine Transplantatverlustrate von bis zu 50 % beschrieben (Yazigi 2013). Dabei sind die Kollektive, die bei späten AA eine so hohe Transplantatverlustrate beschreiben, durch eine frühe immunsuppressive Monotherapie mit Tacrolimus (Tac) charakterisiert (Yazigi 2013). Unter einer auch im Langzeitverlauf Dual- (Ciclosporin A oder Tacrolimus und Steroid, oder Mycophenolatmofetil und Steroid) oder Triple-Therapie (Ciclosporin A oder Tacrolimus, Mycophenolatmofetil und Steroid) sehen wir in unserem Kollektiv deutlich weniger späte AA und diesbezügliche konsekutive Transplantatverluste (Melter et al. 2012). Unterschiede in Bezug auf eine Lebendspende sind nicht beschrieben.

Die **chronische Abstoßung** (CA) definiert sich über eine biliäre Duktopenie und wird heute stabil in <5 % der pädiatrischen Lebertransplantationspatienten beschrieben (Yazigi 2013). Die wichtigsten Einflussvariablen einer CA sind immunologische Faktoren:

- Immunmediierende Grunderkrankungen (bspw. Autoimmunhepatitis),
- Retransplantation bei CA, CMV- und/oder EBV-Infektion und
- Unterimmunsuppression, bzw. Immunsuppressionsimbalancen.

Humorale Abstoßungen vermittelt über präformierte – vorallem *De-novo*-DSA präformierte – möglicherweise auch andere Antikörpern (AK), wie Angiotensin-II-Rezeptor 1 (AT1)-AK – spielen bei frühen AA eine untergeordnete Rolle, scheinen aber bei CA, chronischer Transplantatdysfunktion und Transplantatverlust, eventuell sogar in Bezug auf eine erhöhte Letalität, bedeutsam (Yazigi 2013; Evans et al. 2006; Kaneku et al. 2013; Scheenstra et al. 2009; Ekong et al. 2008). Ein spezieller (positiver) Einfluss einer Lebendspende ist in diesem Zusammenhang nicht beschrieben.

Für pädiatrische Organtransplantierte einzigartig ist, dass bei Organverlusten aufgrund von Abstoßungen im Langzeitverlauf bei einem sehr hohen Anteil (bis zur Hälfte) eine **fehlende Therapieadhärenz** als ursächlich beschrieben ist (Sellarés et al. 2012) (Ettenger et al. 2018). Die Adoleszenz ist eine Zeit einzigartiger psychosozialer und entwicklungsbezogener Veränderungen. Dabei entwickelt sich das für Emotionen zentral verantwortliche limbische System früher als der präfrontale Kortex, der wesentlich für Handlungsplanung und -vorbereitung und damit für die „Selbstpflege" und Adhärenz entscheidend ist. Diese Diskrepanz in der Entwicklung ist insbesondere bei männlichen Adoleszenten „längerfristig" ausgeprägt. Damit ist dieser Lebensabschnitt per se der wesentlichste Risikofaktor für eine fehlende Therapieadhärenz, was sich therapeutisch naturgemäß auch allenfalls geringfügig beeinflussen lässt (Ettenger et al. 2018). Gleichzeitig ist die Adoleszenz eine Zeit der Individualisierung und der Infragestellung von Autorität(en), insbesondere der Eltern. Damit lässt sich erklären, dass in dieser Lebensphase eine **elterliche Spende ein unabhängiges Risiko für eine fehlende Therapieadhärenz** darstellt und zu einer erhöhten Morbidität und Letalität führt (Jindal et al. 2009).

Gleiches könnte auch für die so genannte *De-novo*-Autoimmunhepatitis (AIH) gelten, da auch bei dieser, späte Abstoßungsprozesse eine wichtige und eigenständige Rolle spielen (Liberal et al. 2013; Martin et al. 2011). Darüber hinaus fand sich für die *De-novo*-Autoimmunhepatitis nach pädiatrischer Lebertransplantation eine Assoziation zu folgenden Faktoren: Höheres Alter, weibliches Geschlecht, späte akute und/oder „biliäre Abstoßung" oder höhere Immunsuppression. Einige dieser Patienten weisen zirkulierende AK gegen Glutathion-S-Transferase T1 auf, die zwar im Transplantat, nicht aber beim Spender nachzuweisen sind (Aguilera et al. 2011). Das spricht **für eine allo- und gegen eine autoimmune Reaktion**, also immunologisch im Sinne einer Abstoßung. Für diese Immunreaktion ist eine eigenständige Rolle einer Lebendspende nicht definiert.

Von einigen Autoren wird bei bis zu 80 % aller Patienten 10 Jahre nach pädiatrischer Lebertransplantation eine Transplantatfibrose beschrieben, die damit aktuell einen der wesentlichsten Morbiditätsfaktoren im Langzeitverlauf darstellt (Desai und Neuberger 2009; Sebagh et al. 2012). Obwohl bei etwa 50 % der betroffenen Patienten normale leberrelevante Laborparameter (Transaminasen, etc.) gefunden werden, kommt es dennoch bei etwa 15 % dieser zu einem Progress in eine Leberzirrhose (Evans et al. 2006; Desai und Neuberger 2009; Sebagh et al. 2012). In der Entstehung der Transplantatfibrose ist eine Immunreaktion, die oft durch eine „subklinische Inflammation" gekennzeichnet ist, als wesentlich anzunehmen. Diese Annahme wird durch die Beobachtungen gestützt, dass einerseits die Präsenz und Höhe von Autoantikörpern (insbesondere antinukleäre Antikörper, ANA) mit einer Transplantatfibrose und deren Progress assoziiert ist und andererseits eine Langzeitsteroidtherapie einen diesbezüglich protektiven Effekt aufweisen könnte (Evans et al. 2006; Desai und Neuberger 2009). Auch für die Entstehung der Transplantatfibrose ist der Faktor Lebendspende als unabhängiger Faktor nicht untersucht.

Rezidive der Grunderkrankung spielen in den in Deutschland lebertransplantierten pädiatrischen Kollektiven lediglich bei den immunmediierten, (auto)immunen (Autoimmunhepatitis, primär sklerosierende Cholangitis, etc.) und malignen Grunderkrankungen eine relevante Rolle. Die Hepatitiden B und C und die Steatohepatitis sind als Grunderkrankungen in diesen Kollektiven zahlenmäßig ohne oder von marginaler Bedeutung. Die Rezidivrate bei Autoimmunhepatitis wird mit durchschnittlich einem Drittel bis zur Hälfte der Patienten beschrieben (Liberal et al. 2012). Dabei kommt es durchschnittlich nach ca. 5 Jahren, im Einzelfall aber auch schon früher nach pädiatrischer Lebertransplantation zu einem Rezidiv. Die Letalitätsrate bei Autoimmunhepatitisrezidiv wird mit ca. 10 % beschrieben. Eine sehr hohe Rezidiv- und Letalitätsrate wird aber vor allem in Autoimmunhepatitiskollektiven nach pädiatrischer Lebertransplantation beschrieben, in denen eine Monoimmunsuppression mit Tacrolimus verwendet wird (Stirnimann et al. 2019). In diesen Fällen ist dann die Prognose des Rezidivs entscheidend von einer sehr frühen Diagnose und dem Beginn einer leitliniengerechten Autoimmunhepatitistherapie abhängig. So könnte ein generelles Vorgehen, wie wir es bei Patienten mit primärer Autoimmunhepatitis nach pädiatrischer Lebertransplantation von vorneherein verfolgen, eine Fortsetzung der Therapie mit Steroiden, gegebenenfalls auch Azathioprin bzw. Mycophenolatmofetil zu etablieren, vorteilhaft sein.

Zusammengefasst ergibt sich für alle Störungen, die im Langzeitverlauf nach pädiatrischer Lebertransplantation mit einer „Immunreaktion" bzw. Immundysregulation assoziiert sind (späte AA, CA, *De-novo*-Autoimmunhepatitis, Rezidive von „immunmediierenden Grunderkrankungen" und auch die Transplantatfibrose), dass nach pädiatrischer Lebertransplantation durch eine elterliche Spende im Vergleich zu Transplantation einer Verstorbenenleber einerseits ein theoretischer immunologischer Vorteil, andererseits aber ein tatsächliches relevant erhöhtes Risiko für eine „immunologische" Imbalance aufgrund einer mangelnden Therapieadhärenz, vor allem in der Adoleszenz, besteht. Nicht zuletzt aufgrund der niedrigen Prävalenz von Malignomen, primär sklerosierender Cholangitis und Hepatitiden als Indikationen einer pädiatrischer Lebertransplantation sind Unterschiede zwischen Lebend- und Verstorbenenspende seriös nicht zu erheben.

Wenngleich „theoretisch erhöht, scheint generell das „Rezidivrisiko" bei genetisch-metabolischen Erkrankungen nach Lebendspende eines heterozygot betroffenen Elternteils im Vergleich zu einer Verstorbenenspende bei den meisten Erkrankungen „akzeptabel" gering zu sein (Morioka et al. 2005). Andererseits wird bei Patienten mit PFIC Typ 1 nach Lebendspende in hohem Maße die Entwicklung einer NAFLD und einer Leberfibrose beschrieben (Hori et al. 2011). Welche Bedeutung dabei der mögliche Heterozygotenstatus im Transplantat hat, ist nicht bekannt".

Abschließend ist bezüglich weiterer wichtiger Morbiditätsfaktoren nach pädiatrischer Lebertransplantation festzustellen, dass hierfür keine wesentlichen Unterschiede zwischen Verstorbenen- und Lebendspende beschrieben sind. Das gilt konkret für Nierenfunktionsstörungen, einen Diabetes mellitus und eine posttransplantations-lymphoproliferative Erkrankung (Post-Transplant Lymphoproliferative Disorder, PTLD) (Yazigi 2013; Campbell et al. 2010).

Literatur

Aguilera I, Sousa JM, Gavilan F, Gomez L, Alvarez-Márquez A, Núñez-Roldán A (2011) Complement component 4d immunostaining in liver allografts of patients with de novo immune hepatitis. Liver Transpl 17:779–788

Bekker J, Ploem S, de Jong KP (2009) Early hepatic artery thrombosis after liver transplantation: a systematic review of the incidence, outcome and risk factors. Am J Transplant Off J Am Soc Transplant Am Soc Transplant Surg 9:746–757

Bonanno AP, Saad WA, Ribeiro MA Jr (2008) Pediatric liver transplantation: comparison between results from deceased and living related transplantation. Transplant Proc 40:720–721

Campbell K, Ng V, Martin S et al (2010) Glomerular filtration rate following pediatric liver transplantation – the SPLIT experience. Am J Transplant Off J Am Soc Transplant Am Soc Transplant Surg 10:2673–2682

Chung PH, Chan SC, Mok VW, Tam PK, Lo CM (2014) Recipient body size does not matter in pediatric liver transplantation. J Pediatr Surg 49:1734–1737

Desai M, Neuberger J (2009) Chronic liver allograft dysfunction. Transplant Proc 41:773–776

Devictor D, Tissieres P (2013) Pediatric liver transplantation: where do we stand? Where we are going to? Expert Rev Gastroenterol Hepatol 7:629–641

Éboli L, Tannuri AC, Gibelli N, Silva T, Braga P, Tannuri U (2017) Comparison of the results of living donor liver transplantation due to acute liver failure and biliary atresia in a quaternary center. Transplant Proc 49:832–835

Eder B, Melter M, Gabler V, Zant R, Knoppke B (2021) Risk factors associated with cognitive impairment in patients after pediatric liver transplantation. Pediatr Transplant 25:e13879

Egawa H, Teramukai S, Haga H, Tanabe M, Fukushima M, Shimazu M (2008) Present status of ABO-incompatible living donor liver transplantation in Japan. Hepatology 47:143–152

Ekong UD, Melin-Aldana H, Seshadri R et al (2008) Graft histology characteristics in long-term survivors of pediatric liver transplantation. Liver Transpl 14:1582–1587

Ettenger R, Albrecht R, Alloway R et al (2018) Meeting report: FDA public meeting on patient-focused drug development and medication adherence in solid organ transplant patients. Am J Transplant Off J Am Soc Transplant Am Soc Transplant Surg 18:564–573

Evans HM, Kelly DA, McKiernan PJ, Hubscher S (2006) Progressive histological damage in liver allografts following pediatric liver transplantation. Hepatology 43:1109–1117

Fine RN (2002) Growth following solid-organ transplantation. PediatrTransplant 6:47–52

Gilmour S, Adkins R, Liddell GA, Jhangri G, Robertson CM (2009) Assessment of psychoeducational outcomes after pediatric liver transplant. Am J Transpl 9:294–300

Haberal M, Sevmis S, Karakayali H et al (2008) Pediatric liver transplant: results of a single center. Exp Clin Transpl 6:7–13

Hong JC, Yersiz H, Farmer DG et al (2009) Longterm outcomes for whole and segmental liver grafts in adult and pediatric liver transplant recipients: a 10-year comparative analysis of 2,988 cases. J Am Coll Surg 208:682–689

Hori T, Egawa H, Takada Y et al (2011) Progressive familial intrahepatic cholestasis: a single-center experience of living-donor liver transplantation during two decades in Japan. Clin Transpl 25:776–785

Jindal RM, Neff RT, Abbott KC et al (2009) Association between depression and nonadherence in recipients of kidney transplants: analysis of the United States renal data system. Transplant Proc 41:3662–3666

Kaller T, Langguth N, Petermann F, Ganschow R, Nashan B, Schulz KH (2013) Cognitive performance in pediatric liver transplant recipients. Am J Transplant Off J Am Soc Transplant Am Soc Transplant Surg 13:2956–2965

Kaneku H, O'Leary JG, Banuelos N et al (2013) De novo donor-specific HLA antibodies decrease patient and graft survival in liver transplant recipients. Am J Transplant Off J Am Soc Transplant Am Soc Transplant Surg 13:1541–1548

Kasahara M, Sakamoto S, Fukuda A (2017) Pediatric living-donor liver transplantation. Semin Pediatr Surg 26:224–232

Kehar M, Parekh RS, Stunguris J et al (2019) Superior outcomes and reduced wait times in pediatric recipients of living donor liver transplantation. Transpl Direct 5:e430

Kim MH, Akbari O, Genyk Y, Kohli R, Emamaullee J (2019) Immunologic benefit of maternal donors in pediatric living donor liver transplantation. Pediatr Transplant 23:e13560

Kohli R, Cortes M, Heaton ND, Dhawan A (2018) Liver transplantation in children: state of the art and future perspectives. Arch Dis Child 103:192–198

Laurence JM, Sapisochin G, DeAngelis M et al (2015) Biliary complications in pediatric liver transplantation: incidence and management over a decade. Liver Transpl 21:1082–1090

Lee JM, Jung YK, Bae JH et al (2017) Delayed transplantation may affect intellectual ability in children. Pediatr Int 59:1080–1086

Liberal R, Longhi MS, Grant CR, Mieli-Vergani G, Vergani D (2012) Autoimmune hepatitis after liver transplantation. Clin Gastroenterol Hepatol 10:346–353

Liberal R, Zen Y, Mieli-Vergani G, Vergani D (2013) Liver transplantation and autoimmune liver diseases. Liver Transpl 19:1065–1077

Martin SR, Alvarez F, Anand R, Song C, Yin W (2011) Outcomes in children who underwent transplantation for autoimmune hepatitis. Liver Transpl 17:393–401

Melter M, Vermehren J, Knoppke B, Grothues D (2012) Pädiatrische Lebertransplantation. Monatsschrift Kinderheilkunde 160:343–357

Mogul DB, Luo X, Bowring MG et al (2018) Fifteen-year trends in pediatric liver transplants: split, whole deceased, and living donor grafts. J Pediatr 196(148-53):e2

Mohan N, Karkra S, Rastogi A et al (2017) Outcome of 200 pediatric living donor liver transplantations in India. Indian Pediatr 54:913–918

Moon JI, Jung GO, Choi GS et al (2010) Risk factors for portal vein complications after pediatric living donor liver transplantation with left-sided grafts. Transplant Proc 42:871–875

Morioka D, Kasahara M, Takada Y et al (2005) Living donor liver transplantation for pediatric patients with inheritable metabolic disorders. Am J Transplant Off J Am Soc Transplant Am Soc Transplant Surg 5:2754–2763

Moukarzel AA, Najam I, Vargas I, Mc Diarmid SV, Busuttil RW, Ament ME (1990a) Effect of nutritional status on outcome of orthotopic liver transplantation in pediatric patients. Transplant Proc 22:1560–1563

Moukarzel AA, Najm I, Vargas J, McDiarmid SV, Busuttil RW, Ament ME (1990b) Prediction of long-term linear growth following liver transplantation. Transpl Proc 22:1558–1559

Narumoto S, Sakamoto S, Sasaki K et al (2019) ABO-incompatible liver transplantation for children under 2 years of age: a case report and a single-center review. Pediatr Transplant 23:e13308

Ng VL, Mazariegos GV, Kelly B et al (2019) Barriers to ideal outcomes after pediatric liver transplantation. Pediatr Transplant 23:e13537

Olthoff KM, Smith AR, Abecassis M et al (2015) Defining long-term outcomes with living donor liver transplantation in North America. Ann Surg 262:465–475; discussion 73-5

Rodeck B, Melter M, Kardorff R et al (1996) Liver transplantation in children with chronic end stage liver disease: factors influencing survival after transplantation. Transplantation 62:1071–1076

Rummler S, Bauschke A, Barthel E et al (2016) Current techniques for AB0-incompatible living donor liver transplantation. World J Transplant 6:548–555

Saner F, Gu Y, Minouchehr S et al (2006) Neurological complications after cadaveric and living donor liver transplantation. J Neurol 253:612–617

Sann L (1993) Ethical considerations on live transplantation from living related donors. Le conseil d'éthique de l'hôpital Debrousse. Pediatrie 48:435–445

Scheenstra R, Peeters PM, Verkade HJ, Gouw AS (2009) Graft fibrosis after pediatric liver transplantation: ten years of follow-up. Hepatology 49(3):880–886. https://doi.org/10.1002/hep.22686

Schukfeh N, Lenz V, Metzelder ML et al (2015) First case studies of successful ABO-incompatible living-related liver transplantation in infants in Germany. Eur J Pediatr Surg 25:77–81

Schulz KH, Wein C, Boeck A, Rogiers X, Burdelski M (2003) Cognitive performance of children who have undergone liver transplantation. Transplantation 75:1236–1240

Sebagh M, Samuel D, Antonini TM et al (2012) Twenty-year protocol liver biopsies: invasive but useful for the management of liver recipients. J Hepatol 56:840–847

Sellarés J, de Freitas DG, Mengel M et al (2012) Understanding the causes of kidney transplant failure: the dominant role of antibody-mediated rejection and nonadherence. Am J Transplant Off J Am Soc Transplant Am Soc Transplant Surg 12:388–399

Singer PA, Siegler M, Whitington PF et al (1989) Ethics of liver transplantation with living donors. N Engl J Med 321:620–622

Stewart SM, Uauy R, Kennard BD, Waller DA, Benser M, Andrews WS (1988) Mental development and growth in children with chronic liver disease of early and late onset. Pediatrics 82:167–172

Stirnimann G, Ebadi M, Czaja AJ, Montano-Loza AJ (2019) Recurrent and De Novo Autoimmune Hepatitis. Liver Transpl 25:152–166

Ueda M, Oike F, Ogura Y et al (2006) Long-term outcomes of 600 living donor liver transplants for pediatric patients at a single center. Liver Transpl 12:1326–1336

Wayman KI, Cox KL, Esteban A (1997) Neurodevelopmental outcome of young children with extrahepatic biliary atresia 1 year after liver transplantation. J Pediatr 131:894–898

Yamada Y, Hoshino K, Oyanagi T et al (2018) Successful management of living donor liver transplantation for biliary atresia with single ventricle physiology-from peri-transplant through total cavopulmonary connection: a case report. Pediatr Transplant 22:e13118

Yankol Y, Fernandez LA, Kanmaz T et al (2016) Results of pediatric living donor compared to deceased donor liver transplantation in the PELD/MELD era: experience from two centers on two different continents. Pediatr Transplant 20:72–82

Yazigi NA (2013) Long term outcomes after pediatric liver transplantation. Pediatr Gastroenterol Hepatol Nutr 16:207–218

Zakaria H, Saleh Y, Zidan A et al (2020) Is it justified to use liver grafts from living donors for retransplant? A single-center experience. Exp Clin Transpl 18:188–195

Zhang R, Zhu ZJ, Sun LY et al (2018) Outcomes of pediatric liver transplantation: deceased donor liver transplantation vs living donor liver transplantation. Transplant Proc 50:3601–3605

Lebendspende Lebertransplantation für erwachsene Empfänger

8

Utz Settmacher, Falk Rauchfuß, Michael Bauer, Astrid Bauschke, Susanne Beckebaum, Alfred Königsrainer, Christina Malessa, Silvio Nadalin, Silke Rummler, Andreas Kortgen und Lara Genedy

Inhaltsverzeichnis

U. Settmacher (✉) · F. Rauchfuß · A. Bauschke
C. Malessa
Klinik für Allgemein-, Viszeral- und Gefäßchirurgie, Universitätsklinikum Jena, Jena, Deutschland
e-mail: utz.settmacher@med.uni-jena.de; falk.rauchfuss@med.uni-jena.de; astrid.bauschke@med.uni-jena.de; christina.malessa@med.uni-jena.de

M. Bauer · A. Kortgen
Klinik für Anästhesiologie und Intensivmedizin, Universitätsklinikum Jena, Jena, Deutschland
e-mail: michael.bauer@med.uni-jena.de; andreas.kortgen@med.uni-jena.de

S. Beckebaum
Klinik für Innere Medizin, Gastroenterologie und Hepatologie, Ev. Bethesda Krankenhaus Mönchengladbach und Klinik für Gastroenterologie, Hepatologie und Transplantationsmedizin, Universitätsklinikum Essen, Mönchengladbach/Essen, Deutschland
e-mail: susanne.beckebaum@uk-essen.de

A. Königsrainer · S. Nadalin
Klinik für Allgemein-, Viszeral- und Transplantationschirurgie, Universitätsklinikum Tübingen, Tübingen, Deutschland
e-mail: alfred.koenigsrainer@med.uni-tuebingen.de; silvio.nadalin@med.uni-tuebingen.de

S. Rummler
Institut für Transfusionsmedizin, Universitätsklinikum Jena, Jena, Deutschland
e-mail: silke.rummler@med.uni-jena.de

L. Genedy
Universitätsklinik für Allgemeine, Viszeral- und Transplantationschirurgie, Tübingen, Deutschland
e-mail: lara.genedy@med.uni-tuebingen.de

U. Settmacher, F. Rauchfuß (Hrsg.), *Organtransplantation mit Lebendspende*,
https://doi.org/10.1007/978-3-662-65736-2_8

8.1 Evaluation des Empfängers

U. Settmacher

Insbesondere in Regionen, die über ein System bzw. eine Organisation der Vermittlung postmortaler Spenderorgane verfügen und erst Recht wenn der Subsidiarität gefolgt wird, stellt sich immer wieder die Frage, ob der Wartelistenpatient, hier der erwachsene Leberkranke, auch ein Kandidat für eine Lebendspende wäre. Die Diskussion wurde insbesondere bei Patienten mit hohem oder niedrigem Model for the Endstage of Liver Disease (MELD)-Score[1]-Wert, in Abhängigkeit von der Grunderkrankung und der daraus resultierenden Prognose des Patienten nach Transplantation geführt. Da die Lebendspende der postmortalen Spende formal nachgeordnet ist, scheinen Kriterien wie Dringlichkeit und Erfolgsaussicht jetzt in einer anderen Wichtung. Die Entscheidungsfindung wurde immer vom Erfolg des Verfahrens und dem aufzuwendenden Risiko für den Spender abhängig gemacht.

Mit wachsender klinischer Erfahrung konnte insbesondere in den großen asiatischen Zentren gezeigt werden, dass die Lebertransplantation mit Lebendspende (LDLT) bei „hoch-MELD"-Patienten ebenfalls erfolgreich ist und auch für Patienten mit akutem Leberversagen eine lebensrettende Behandlung darstellt (Ogura et al. 2020). Die stattfindende Regeneration der Teilleber nach Transplantation wurde immer wieder als Risiko für Reinfektionen nach Transplantation bei Virushepatitis induzierter Zirrhose und auch für möglich höhere Rezidive nach Transplantation bei Patienten mit hepatozellulärem Karzinom diskutiert. Dies hat sich glücklicherweise nicht bestätigt (Zhu et al. 2019). Weiter hat sich gezeigt, dass die Verkürzung der Wartezeit nach Listung und die frühe Transplantation nach Indikationsstellung die Prognose der Patienten substanziell verbessert und Kosten spart.

Unter heutiger Sicht kann man feststellen, dass Patienten, bei denen die Indikation zur Lebertransplantation steht, auch für eine Transplantation mit Lebendspende in Frage kommen. Details und schließlich die Ergebnisse der Lebendspende sind auch für erwachsene Empfänger vorteilhaft im Vergleich zur Transplantation von postmortal gespendeten Organen. So schafft die terminliche Planbarkeit der Operation im Sinne eines elektiven Eingriffs für den Empfänger die Optionen, dass er

- für die Transplantation konditioniert werden kann (selektive Darmdekontamination, Verbesserung des Alimentationsstatus etc.),
- die Möglichkeit einer terminlich abgestimmten multimodalen Therapie der Lebererkrankung erhält (lokal-ablative Therapien eines hepatozellulären Karzinoms, Infektsanierung bei cholangiogenen Problemen bei primär sklerosierender Cholangitis etc.) und dann die Transplantation zum optimalen Zeitpunkt erhält,
- die Transplantation nach Vorbereitung bei Blutgruppeninkompatibilität ermöglicht wird und
- eine Toleranzinduktion gezielt durchgeführt werden kann.

Bis auf die Möglichkeiten der Toleranzinduktion sind alle anderen Optionen heute schon gängige, in der klinischen Praxis genutzte Möglichkeiten. Krankenhausaufenthalte zur Behandlung von Problemen der Grunderkrankung in einer längeren Wartezeit werden von vornherein vermieden.

Die Evaluierung und Vorbereitung des Patienten auf die Lebendspende unterscheiden sich nicht in der blutgruppenkompatiblen Situation in den wesentlichen Grundzügen von der auf ein postmortal gespendetes Organ.

Wir empfehlen beim ersten Kontakt im Transplantationszentrum beide Transplantationsoptionen nach Feststellen der Indikation zu thematisieren und nach erster aufklärender Unterhaltung

[1] MELD-Score-Rechner befindet sich auf diversen universitären Internetseiten, z.B,: http://www.klinikum.uni-muenchen.de/Lebercentrum/de/fuer_aerzte/meld_score_rechner/index.html.

in Kooperation mit den Psychosomatikern die weitere Gesprächsführung zur somatischen Evaluation zu führen.

Lebendspender und Empfänger sollten vor Spende gegen COVID-19 geimpft werden, zudem erfolgt bei allen präoperativ eine SARS-CoV-2-PCR-Untersuchung.

8.1.1 Vorbereitung und frühe postoperative Betreuung bei Blutgruppeninkompatibilität

S. Rummler

Blutgruppenantigene werden in fast jeder Zelle des Körpers exprimiert. Ein Individuum entwickelt Antikörper gegen Blutgruppenantigene, die Isohämagglutinine Anti-A und Anti-B (Iso-A/B), die in seinem eigenen Gewebe fehlen. Die Transplantation blutgruppeninkompatibler postmortaler Organe insbesondere bei größeren Kindern und Erwachsenen gilt bis heute als Kunstfehler. Da weit mehr Patienten auf Organe warten als zur Verfügung stehen, wurde eine Vielzahl von Versuchen unternommen, AB0-inkompatible Organe zu transplantieren. Dies gelingt heute nach Vorbereitung des Empfängers mit gutem Erfolg. Mit der Transplantation AB0-inkompatibler Organe ist es möglich den Pool der Lebendspenden zu erweitern. Gerade für dringliche Patienten kann dies die lebensrettende Option sein. Wie wir wissen, ist die Leber ist im Vergleich zur Niere oder auch anderen Organen immunologisch privilegiert. Hier treten zelluläre Abstoßungen deutlich seltener auf.

Humorale Abstoßungen (Demetris et al. 2015), eine höhere Zahl von Leberarterienverschlüssen, Gallengangnekrosen und ein insgesamt geringeres Transplantatüberleben waren oft beobachtete Probleme in den Anfangsjahren der AB0-inkompatiblen Lebertransplantation mit Lebendspende. Insgesamt sind Gallenwegkomplikationen bis heute häufiger als nach AB0-kompatibler Transplantation (Oh und Kim 2020). Behandlungsstrategien zur Konditionierung des Empfängers sind regional bis heute sehr unterschiedlich (Rummler et al. 2016, 2017). Gerade in den Lebendspendezentren Asiens mit hoher Fallzahl wurde hier in der Optimierung der Therapie Pionierarbeit geleistet (Yadav et al. 2019). In Korea, Taiwan und Japan sind in den großen Zentren heute mehr als 7 % der Lebendspenden AB0-inkompatibel. Auf extreme Medikationen oder Verfahren wie Ganzkörperbestrahlungen, Splenektomien und Cyclophosphamid kann dabei heute verzichtet werden.

Alle heute angewandten Behandlungsprotokolle enthalten die:

1. konventionelle Immunsuppression
2. B-Zellmodulation, -depletion
3. Plasmaaustausch, Plasmadifferenzialfiltration, alternativ Immunadsorption

In der Regel wird die Immunsuppression beim Empfänger eine Woche vor Transplantation begonnen und nach Expertise des Zentrums mit anti-CD20-Antikörpern (Rituximab) ergänzt (Bajpai et al. 2019). Die effektivsten Methoden, die Iso-A/B zeitnah zu kontrollieren, sind Plasmaphereseverfahren wie Plasmaaustausch, Doppelfiltrationsplasmapherese und alternativ Immunadsorption. Sie unterscheiden sich hinsichtlich der Selektivität der Elimination der Antikörper. Das Auftreten von Leberzell- und Gallengangnekrosen konnte zu den präoperativen Titern an IsoA/B korreliert werden. Die zulässige Menge an Iso-A/B für die AB0-inkompatible Leberlebendtransplantation ist nicht standardisiert. Iso-A/B-Titer >1:16 (zentrumsabhängig >1:64) werden üblicherweise vor der Transplantation auf einen für die Transplantation akzeptablen Titer von ≤1:4 (zentrumsabhängig <1:32) reduziert. Die Depletion ist prinzipiell nur vorübergehend, es sei denn, das Immunsystem des Transplantatempfängers kann ausreichend supprimiert werden.

Trotz gezielter Immunsuppression ist ein Wiederanstieg der Iso-A/B nicht immer zu vermeiden. Besonders kritisch sind die ersten 14 Tage nach Transplantation. Ein vorhersagbarer erneuter Anstieg der Iso-A/B ist für den Erfolg der Transplantation von größter Bedeutung. Patienten mit einem hepatozellulären Karzinom weisen oft hohe initiale Iso-A/B (>1:256) auf und lassen einen raschen Wiederanstieg nach Reduktion erkennen. Das Iso-A/B-Inkrement zeigt sich bei diesen Patienten größer als die Reduktionsrate und behindert die AB0-inkompatible Transplantation. Es gibt aktuell kein oberes Limit für Plasmaphereseverfahren. In einigen Zentren werden bis zu 12 Verfahren zur Reduktion des Iso-A/B vor AB0-inkompatibler Leberlebendtransplantation durchgeführt. Wir haben in Jena das obere Limit auf 4 Plasmaphereseverfahren festgelegt. In Abhängigkeit vom Iso-A/B-Ausgangswert wird pro Behandlung eine Reduktionsrate von >2 bei einem niedrigen Titerinkrement angestrebt. Das Zeitintervall zwischen Beginn der Plasmaphereseverfahren und der AB0-inkompatiblen Transplantation ist so kurz als möglich zu halten, idealerweise ≤4 Tage. Mindestens 14 Tage nach AB0-inkompatibler Leberlebendtransplantation müssen die Iso-A/B auf einen niedrigen Titer ≤1:8 gehalten werden. Nach diesem Zeitraum kann der Iso-A/B aufgrund von Akkommodation vernachlässigt werden.

Wir beginnen die Immunsuppression mit der Gabe von Steroiden, Calcineurininhibitoren, Antimetaboliten und einem anti-CD25-Antikörper (als Quadrupletherapie). Eine Woche vor Transplantation wird mit der Gabe von Steroiden begonnen. Am Tag drei vor Transplantation folgt die Gabe von Tacrolimus mit einem Zielspiegel von 10 µg/l und Mycophenolatmofetil (MMF). Anti-CD25-Antikörper werden an den postoperativen Tagen eins und vier appliziert.

Sehr viele asiatischen Behandlungsprotokolle beinhalten die Applikation von anti-CD20-monoklonalen Antikörpern (Egawa et al. 2013) im Zeitintervall bis drei Wochen vor Transplantation. Wir geben keinen anti-CD20-Antikörper wegen der Gefahr einer überschießenden Immunsuppression und der eingeschränkten Wirksamkeit auf die Iso-A/B und behalten dies für immunologisch schwierige Einzelsituationen als Reserve.

Intravenöse Immunglobuline (IVIG) wirken stark immunregulatorisch, erhöhen aber auch erneut die Iso-A/B-Titer. In den IVIG sind in unterschiedlichen Mengen Iso-A/B enthalten, ausgenommen davon sind „isolow" IVIG. Der genaue Wirkmechanismus ist bei der AB0-inkompatiblen Transplantation bis heute nicht klar. Diskutiert wird der Einfluss von IVIG auf regulatorische T-Zellen, dendritische Zellen, T-Helferzellen und zytotoxische T-Zellen, ebenso wie die Beeinflussung des Komplementsystems, die Hemmung von CD19 auf aktivierten B-Zellen, Blockade des Fc-Rezeptors auf kernlosen Zellen und die Prävention insbesondere von CMV-Infektionen. IVIG sind Bestandteil des Behandlungsprotokolls bei der infektgetriggerten (bspw. durch CMV) humoralen Abstoßung in einer Dosierung von 0,5 g/kgKG an drei aufeinanderfolgenden Tagen.

Als weitere Maßnahmen werden Prostanoidinfusionen (intravenös oder über Leberarterienkatheter) beschrieben. Wir geben routinemäßig PGI2 intravenös bis sieben Tage nach Transplantation.

Das Überleben nach AB0-inkompatibler Lebertransplantation mit Lebendspende ist heute vergleichbar mit der AB0-kompatiblen LD LT. Selbst bei der „dual-graft"-Lebendspende unter Verwendung von kompatiblen mit nichtkompatiblen Teillebern in Kombination sind die Langzeitergebnisse heute sehr gut (Kim et al. 2018). Zu behandelnde CMV-Infektionen und Probleme der Gallenwege sind häufiger (Yadav et al. 2019). Rejektionen werden zunächst wie nach kompatibler Lebertransplantation behandelt. Sind sie therapierefraktär, setzen wir zusätzlich Rituximab ein. Gute Erfahrungen wurden auch mit Bortezomib, einem Proteaseinhibitor nach Lebertransplantation gesammelt (Tajima et al. 2019) (Abb. 8.1).

Übersicht zentrumseigener Behandlungsprotokolle ohne Darstellung der konventionellen Immunsuppression mit Kortikosteroiden, Tacrolimus, Mycophenolatmofetil (Tab. 8.1).

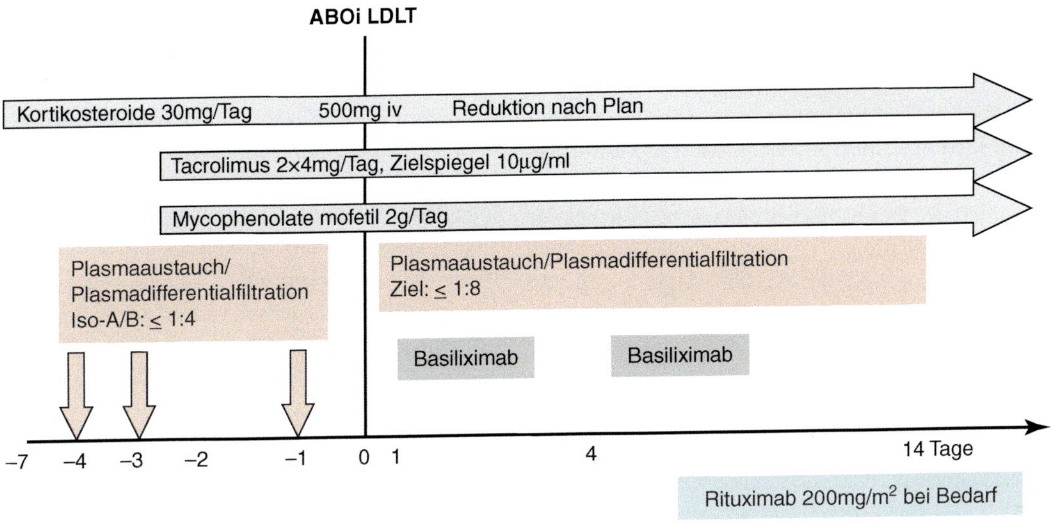

Abb. 8.1 Desensibilisierungsprotokoll für die AB0-inkompatible LD LT am UK Jena

Tab. 8.1 Zentrumseigene Behandlungsprotokolle ohne konventionelle Immunsuppression

	Vor AB0-inkompatibler Leberlebendtransplantation		AB0-inkompatible Leberlebend-transplantation	Nach AB0-inkompatibler Leberlebendtransplantation			
Zentrum	Anti-CD20 (300–375 mg/m² Rituximab) bis 21 Tage vor Lebertransplantation	PP	Iso-A/B-Titer	Anti-CD25 (20 mg Basiliximab)	PP	Anti-CD20 (Rituximab)	Besonderheit (Rescue-Therapie)
Südkorea (Song et al. 2016)	Ja	Ja	≤1:8	Nein	Ja	Nein	IVIG
Japan (Yamamoto et al. 2018)	Ja	Nein	≤1:64	Nein	Nein	Nein	Keine
China (Shen et al. 2015)	Keine Vorbehandlung, Notfall-LT		≤1:1024	Tag 1 und 4	Nein	Tag 0: 375 mg/m²	IVIG 10 Tage 0,4 g/kgKG
Taiwan (Lee et al. 2015)	Keine Vorbehandlung bei niedrigen Iso-A/B		≤1:64	Nein	Nein	Tag 1: 375 mg/m²	Bortezomib
	Ja	Ja	≤1:64	Nein	Nein	Tag 1: 187,5 mg/m²	Bortezomib
Südkorea (Kim et al. 2018)	Ja	Ja	≤1:16	Tag 0 und 4	Ja	Nein	IVIG
Japan (Ikegami et al. 2016)	Ja	Ja	≤1:128	Nein	Ja	Nein	IVIG
Indien (Pandey et al. 2020)	Ja	Ja	≤1:8	Nein	Nein	Nein	ATG Tag 0 und 1, IVIG nach PP

PP Plasmapherese, *IVIG* intravenöses Immunglobulin G, *ATG* Antithymozytenglobulin

8.1.2 Toleranzinduktion

Ein Traum der Transplantationsmedizin ist die Betreuung des Patienten ohne Immunsuppression nach einer kurzen Phase der Induktion einer immunologischen Toleranz des Transplantats. Ähnlich der Desensibiliserungsprotokolle bei der AB0-inkompatiblen Transplantation könnte dies hier auch durchgeführt werden. Angefangen von „Weaning"-Protokollen bis zur primären Desensibilisierung sind unterschiedliche Ideen entwickelt worden (Grisales et al. 2021). Die Lebendspende hat durch die Planbarkeit der Operation und einer genauen immunologischen Vordiagnostik, der Gewinnung von Stammzellen etc. im Vergleich zur postmortalen Spende eine Reihe von Vorteilen.

8.2 Evaluation des Spenders

U. Settmacher

Prinzipielle Bereitschaft
Jeder erwachsene Patient, bei dem die Indikation zur Lebertransplantation gestellt wird, sollte neben anderen alternativen Behandlungsoptionen auch über die Möglichkeit der Transplantation mit einer Teilleber von einem Lebendspender informiert werden. Danach entscheidet der Patient, ob diese Option für ihn Frage kommt. In Deutschland bespricht der Patient dann in seiner Familie oder mit engen Freunden diese Möglichkeit der Behandlung. Da die Lebendorganspende gegenüber der postmortalen Spende subsidiär ist (§ 8 Abs. 1 S. 1 Nr, 3 TPG), muss der Patient zunächst für eine postmortale Organspende geeignet und aktiv gelistet sein. Weiterhin sind Vorstellungen in der Transplantationskonferenz vor Einleitung der Evaluationsmaßnahmen zur Listung des Patienten und eine vor der endgültigen Entscheidung zur Lebendspende erforderlich.

Konformität mit dem TPG
Nach deutschem Gesetz kommen Verwandte bzw. enge persönliche Freunde als Spender in Frage. Nach Klärung der Bereitwilligkeit und der Freiwilligkeit der Spende erfolgen die Voruntersuchungen zur Klärung der Eignung des Spenders und Festlegung des geeigneten Leberanteils für die Spende. Das diagnostische Programm zur Evaluierung vor einer Lebendspende für die Teillebertransplantation ist in groben Zügen etabliert (nach Trotter 2002) aber für viele Details bis heute in jedem Zentrum etwas anders. Der Lebendspender muss gemäß (§ 8 Abs. 1 S. 1 Nr. 1 a) volljährig und einwilligungsfähig sein.

Allgemeine Eignung
Die Blutgruppenkompatibilität sollte festgestellt werden. Besteht Inkompatibilität muss der Empfänger desensibilisiert werden (Abschn. 8.1). Hier haben sich in Anlehnung an die Nierentransplantation heute Schemata der Adsorption und Immunsuppression mit und ohne Rituximab für den Empfänger etabliert (Tab. 8.1).

Grundsätzlich wird empfohlen, das Rauchen vorher einzustellen. Ebenso verhält es sich mit dem schädlichen Gebrauch von Alkohol oder Drogen. Hier sind neben der Wirkung auf das Spenderorgan auch die psychosomatischen Einflüsse zunächst abzuklären.

Adipositas und Steatosis hepatis senken die funktionelle Kapazität der Leber des Spenders und können somit ein Problem für die Restleber und das Transplantat (insbesondere nach Spende des rechten Leberlappens) sein. Adipositas hat ein erhöhtes Risiko an kardiovaskulären Erkrankungen und erhöht daher das perioperative Risiko unangemessen. Vor der Teilleberentfernung ist eine für den Eingriff günstige Optimierung des Body Mass Index (BMI < 30) anzustreben. Erhöhte Serumaktivitäten von in der Leber synthetisierten Enzymen wie ALT, AST, gGT sowie des Bilirubins müssen differenzialdiagnostisch abgeklärt werden. Erhöhte „Leberparameter" können auch ohne eine zum Zeitpunkt der Evaluation evidente Einschränkung der Leberfunktion auf Erkrankungen hinweisen, die die künftige Funktion der Teilleber beim Spender und Empfänger beeinträchtigen werden oder ein erhöhtes Karzinomrisiko beinhalten. Personen mit chronisch entzündlichen Lebererkrankungen sind nicht als Spender geeignet.

Eine Schwangerschaft stellt eine Kontraindikation dar, weil eine Spende mit einer unverhältnismäßigen Gefährdung der Spenderin und des ungeborenen Kindes einhergeht.

Klinisch relevante kardiovaskuläre, pulmonale oder andere systemische Erkrankungen stellen ein erhöhtes perioperatives Risiko dar und können die perioperative Morbidität erhöhen. Sie sind daher besonders kritisch zu bewerten, um das Operationsrisiko für den Spender nicht zu erhöhen. Das individuelle Thromboserisiko sollte sorgfältig evaluiert werden. Bei Leberlebendspenden werden nichttödliche Lungenembolien als seltene Komplikationen berichtet (Yankol et al. 2016). Eine erweiterte Gerinnungsanalyse sollte dann erfolgen, wenn es anamnestische Hinweise für eine Thrombophilie gibt.

Voroperationen im hepatobiliären Bereich können den Situs erschweren und eine relative Kontraindikation darstellen.

Infektionen, Tumore und andere Erkrankungen, welche durch die Organtransplantation auf den Empfänger übertragen werden können, müssen erfasst werden. Aktive Infektionen des Spenders sind vor einer Lebendspende kurativ zu behandeln. Um die ungewollte Übertragung von Infektionserkrankungen zu vermeiden bzw. Risikokonstellationen ähnlich nach postmortaler Transplantation zu therapieren, muss eine entsprechende Diagnostik erfolgen (CMV, EBV, HBV, HCV, HIV, SARS-CoV-2). Die chronische Virushepatitis ist in der Regel eine Kontraindikation zur Lebendspende. Durch die Verfügbarkeit von antiviralen Medikamenten kann eine HCV-Infektion vor und nach der Transplantation kurativ behandelt werden. Bei anti-HBc-positiven Spendern ist eine Reaktivierung der HBV-Infektion möglich. Eine prophylaktische antivirale Therapie sowie eine Nachsorge in dieser Hinsicht sind zu empfehlen. Bei Vorliegen von Risikokonstellationen sind weitere Infektionen auszuschließen (bspw. Tuberkulose, Syphilis). Spendern, die aus endemischen Gebieten für Strongyloides stercoralis, Trypanosoma cruzi oder West-Nil-Virus kommen, sind auf diese Infektionen zu screenen. Über die Nutzung von Spenden von Gesunden nach durchgemachter Coronainfektion liegen bisher noch keine umfangreichen Erfahrungen vor.

Klinischen und anamnestischen Hinweisen auf das Vorliegen einer Lebererkrankung oder einer Erkrankung mit Auswirkungen auf die Leberfunktion ist unbedingt nachzugehen. Eine chronische Lebererkrankung und eine prognostisch unklare Erhöhung der Leberwerte stellt formal eine Kontraindikation zur Lebendspende dar. Beim Spender wird im Wege der psychomedizinischen Evaluation eine aktuelle Alkoholsuchterkrankung ausgeschlossen. Da diese den Spender nach Teilleberspende gefährden kann, stellt sie eine Kontraindikation zur Teilleberspende dar. Andere Drogen (Canabis etc.) sind formal keine Kontraindikationen.

Genetische Erkrankungen können die Leberfunktion nach der Spende im Spender und Empfänger gefährden. Zur Abschätzung des Risikos von familiären Erkrankungen ist eine strukturierte Eigen- und Familienanamnese zu erheben und bei konsanguinen Spender-/Empfängerpaaren von besonderer Bedeutung. Dies schließt auch hereditäre Tumorsyndrome ein. Bestandteil der Diagnostik sind Coeruloplasminspiegel (bei positiver Familienanamnese für M. Wilson), Transferrinsättigung und Ferritin (bei Auffälligkeit weitere Tests wie HFE-Genotypisierung), M. Meulengracht-Genotypisierung (UGT1A1*28-Variante), α1-Antitrypsinspiegel (bei niedrigem Spiegel Phänotypisierung). Genetische Erkrankungen, die als Risiko für den Spender bewertet werden, sind Kontraindikationen für die Teilleberspende. Kontraindikationen sind das Vorliegen einer Hämochromatose, eines M. Wilson und ein α1-Antitrypsinmagel.

Gerinnungsstörungen gefährden den Spender und können auf den Empfänger übertragen werden. Zu ihrer Abschätzung und zur Detektion von inapparenten Gerinnungsstörungen sind neben einer gezielten Anamnese mindestens Blutbild mit Thrombozytenzahl, Prothrombinzeit (Quick/INR) und die partielle Thromboplastinzeit (PTT) zu bestimmen. Als weitere Gerinnungsanalytik werden Protein S und Protein C, Faktor-V-Leiden und Antithrombin empfohlen. Bei Auffälligkeiten ist eine detaillierte hämostasiologische Gerinnungsdiagnostik zur Risikoabschätzung erforderlich.

Die psychosomatische Eignung des Spenders wird separat evaluiert. Aus der klinischen Routine ist es sehr zu empfehlen, dies erst nach einer ersten umfangreichen Aufklärung des Spenders und des Empfängers über die Lebendspende durch im Team beteiligte Ärzte durchzuführen.

Festlegung des Teilorgans: Parenchymmasse und morphologische Eignung
Für die Festlegung des Spenderleberlappens erfolgt eine bildmorphologische Diagnostik mit Kontrastmittel-CT oder MRT/MRCP. Hier werden Aussagen zur Parenchymqualität, zur Volumetrie und zur Anatomie bzw. anatomischen Varianten der Leberarterien, der Pfortader, den Lebervenen und den Gallenwegen getroffen. Diese Diagnostik kann durch moderne Computerprogramme aufgearbeitet, dreidimensional dargestellt und auch die Resektion am Computer in Vorbereitung in unterschiedlichen Varianten simuliert werden (Abb. 8.2).

Wir nutzen hier, wie bei Leberteilresektionen, natürlich die segmentale Einteilung der Leber zur Verständigung (Abb. 8.3).

In seltenen Situationen müssen diese Untersuchungen durch eine direkte Darstellung der Gallenwege (ERC) oder durch eine Leberpunktion (bei fraglicher Steatose) ergänzt werden. Eine eindeutige Grenze für die Leberverfettung beim Spender ist nicht definiert. Ein Fettgehalt der Leber >30 % bei Spende der linkslateralen Segmente bzw. >20 % bei Spende des rechten Leberlappens ist als kritisch zu bewerten.

Parenchymmasse und funktionelles Volumen korrelieren bei Gesunden. Lange hat man sich bemüht sowohl für den Spender als auch für den Empfänger Grenzwerte zu definieren, damit die maximale Sicherheit für beide gewährleistet bleibt, also weder im Spender noch im Empfänger postoperativ ein Leberversagen entsteht. Für den Spender sollten mindestens 30 % des Gesamtlebervolumens erhalten bleiben. Bei er-

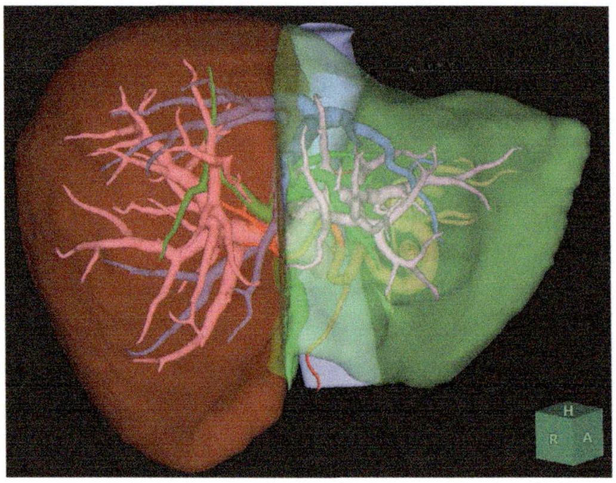

Abb. 8.2 Simulation einer Resektionsebene durch Nachbearbeitung einer KM-CT-Untersuchung für die Spende des rechten Leberlappens (Segmente 5–8), Lebervenen und V. cava inferior in *blau*, Gallenwege in *grün*, Pfortader in *pink*, Leberarterien in *rot* dargestellt

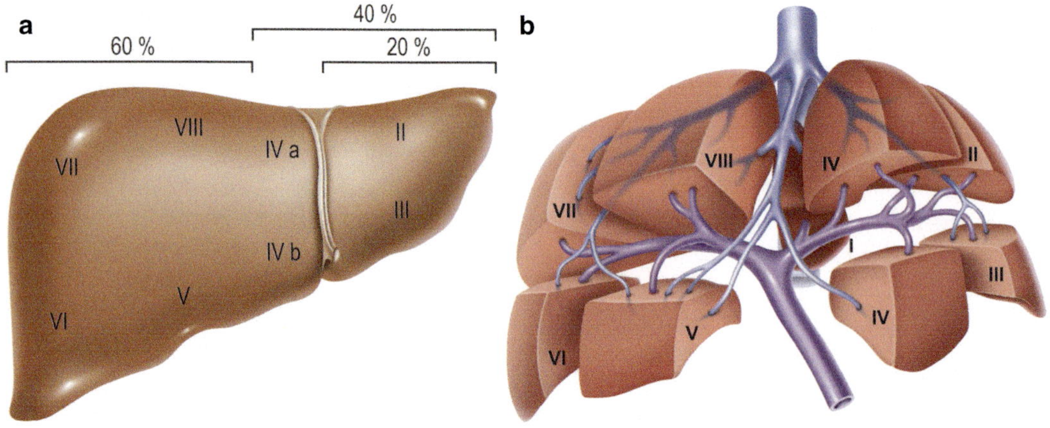

Abb. 8.3 Segmentale Aufteilung der Leber. **a** nach Coinaud (Segment I vor der V. cava inferior ist hinter Segment IVa und IVb zu finden – hier nicht dargestellt). **b** Segmentale Aufteilung nach portal-venöser Perfusion und lebervenöser Drainage dargestellt

wachsenen Empfängern bewegt man sich mit 0,8 % des Körpergewichts für die notwendige zu transplantierende Parenchymmasse im sicheren Bereich (Kiuchi et al. 1997). Dies ist insbesondere bei Empfängern mit weit fortgeschrittener Grunderkrankung (hoher MELD-Score) von größter Bedeutung. Für erwachsene Organempfänger wurden in einem „Einschrittverfahren" sowohl linke als auch rechte Leberlappen als Spenderteillebern verwendet. Da die klinische Erfahrung zunächst zeigte, dass die Morbidität des Spenders mit der Masse resezierten Parenchyms stieg, bestand bis heute die Diskussion, ob man nicht von dem gängig genutzten rechten Leberlappen eher zur Nutzung der Segmente 2–4 übergehen sollte. Eine derzeit von uns neu geprüfte Alternative ist die Durchführung einer „Zweischritt-Transplantation" unter Nutzung der Segmente 2 und 3 als Spenderleberlappen und Erhalt der rechten Leber nach Teilresektion des linken Leberlappens im Schritt eins der Transplantation bis zum Erreichen einer ausreichenden Hypertrophie des Transplantats im Empfänger (siehe weiter unten).

Für die optimale Transplantatfunktion sind rekonstruierbare Leitstrukturen in der Teilleber zwingend notwendig, das bedeutet, eine Gallenwegableitung muss machbar sein sowie eine optimale lebervenöse Drainage sowie eine ungehinderte portalvenöse und arterielle Perfusion der Teilleber technisch umsetzbar sein und auch im Spender erhalten bleiben. Daher ist in der morphologisch/anatomischen Betrachtung der Leber des Spenders natürlich zu beachten, dass dies sowohl für die Restleber im Spender als auch für die Teilleber, die als Spende gewonnen wird, realisiert werden muss.

Die Gallengangsanatomie ist variantenreich. Hier gibt es insbesondere für das rechte System eine Reihe von Varianten, denen unbedingt Beachtung geschenkt werden muss, da diese ggf. zu komplexen Rekonstruktionen im Empfänger führen. Die Varianten sind mit unterschiedlicher Häufigkeit zu finden (Typ A1 62,6 %, A2 19 %, A3 11 %, A4 5,8 %, A5 1,6 % (Huang et al. 1996)). Keine stellt eine Kontraindikation der Lebendspende dar. Multiple zu rekonstruierende Ostien erhöhen aber die postoperative Morbidität des Empfängers (Abb. 8.4).

Die Leberarterien sind ebenfalls variantenreich (Abb. 8.5) (Michels 1955). Insbesondere das Auftreten von akzessorischen Gefäßen der rechten oder linken Leberarterie findet man oft. Sie erleichtern aber meist das Rekonstruieren des arteriellen Einstroms der zu transplantierenden Teilleber.

Das Pfortadersystem hat seltener Varianten (Abb. 8.6)

Die Lebervenenanatomie ist vielfältig. Während die linke Lebervene die Segmente 2 und 3 drainiert und die rechte Lebervene insbesondere die Segmente 6 und 7 sowie auch 5 und 8, drainiert die mittlere Vene das Segment 4 und Teile von Segment 5 und 8. Das Segment 1 wird meist über kleine Venen direkt in die V. cava abgeleitet. Daneben gibt es eine Reihe von Varianten, die die Abflussverhältnisse modifizieren. Formal ergibt sich daraus für die Spende des rechten Leberlappens immer individuell zu entscheiden, ob Teile der mittleren Vene rekonstruiert werden sollten (Abb. 8.7).

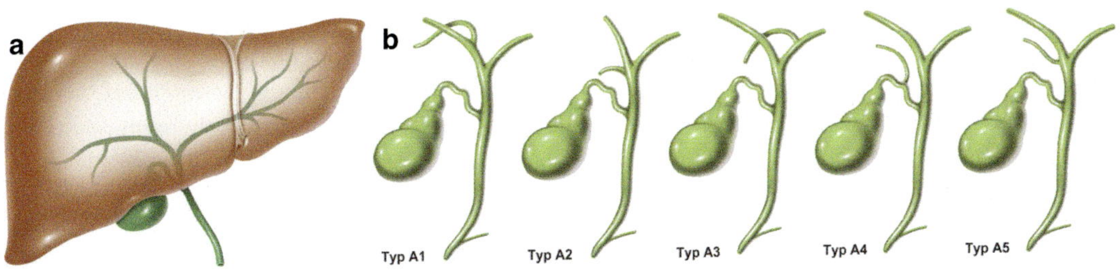

Abb. 8.4 Gallenwegsanatomie. **a** „reguläre" Anatomie, **b** anatomische Varianten der Gallenwege nach Huang

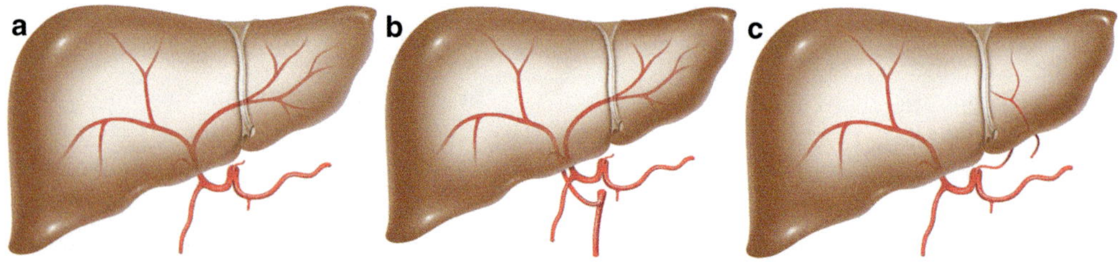

Abb. 8.5 Anatomie der Leberarterien. **a** „reguläre" Anatomie, **b** anatomische Variante der Leberarterien mit akzessorischer rechter Arterie aus der A. mesenterica superior, **c** anatomische Variante der Leberarterien mit hypoplastischer linker Arterie aus der A. gastrica sinistra

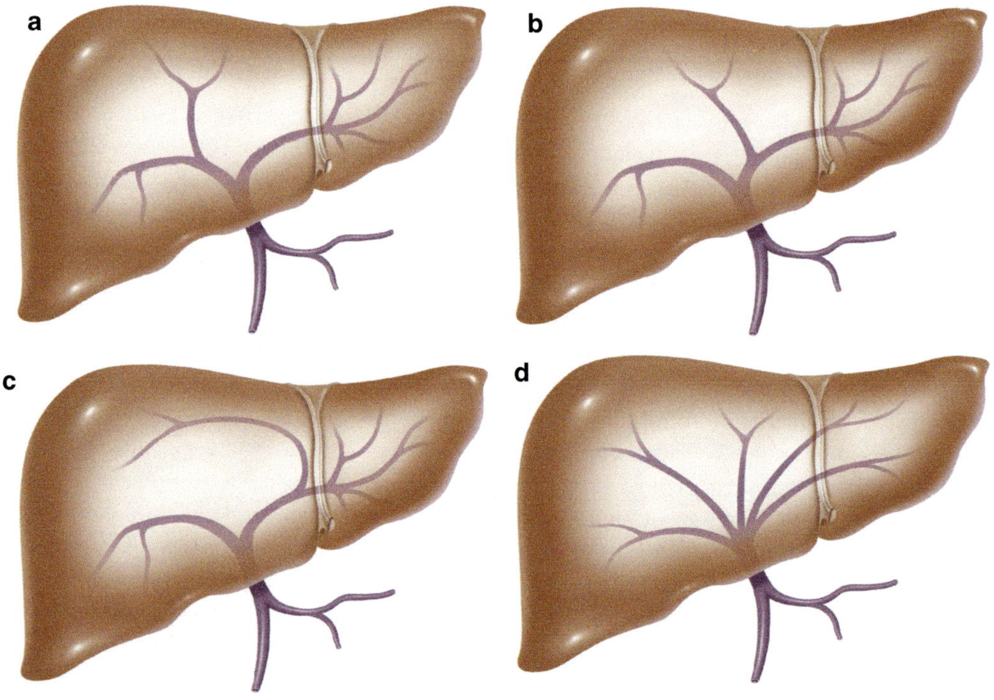

Abb. 8.6 Anatomie der Pfortader. **a** „reguläre" Anatomie, **b** anteromedialer Pfortaderast entspringt aus dem linken Ast (noch als Tripus), **c** anteromedialer Pfortaderast entspringt weit peripher aus dem linken Ast, **d** komplette Aufteilung in segmentale Äste – meist für die Lebendspende ungeeignet

Anatomische Varianten als relative Kontraindikationen sind solche, die Rekonstruktionen nicht ermöglichen bzw. zu Rekonstruktionen an der Restleber des Spenders zwingen.

OP-Planung am Computer

Für die Planung der Spenderoperation und insbesondere die Auswahl der Teilleber für die Spende ist die Schnittbildgebung essenziell. Leider ist in Deutschland ein „one stop shopping" (das heisst inklusive Darstellung der Gallenwegsanatomie) mit i.v.-Kontrastmittel-gestützter CT-Untersuchung nicht möglich, sodass wir neben einer KM-CT-Untersuchung eine MRT mit MRCP beim Spender durchführen. Viele Zentren planen damit bereits die Operation. Eine drei-

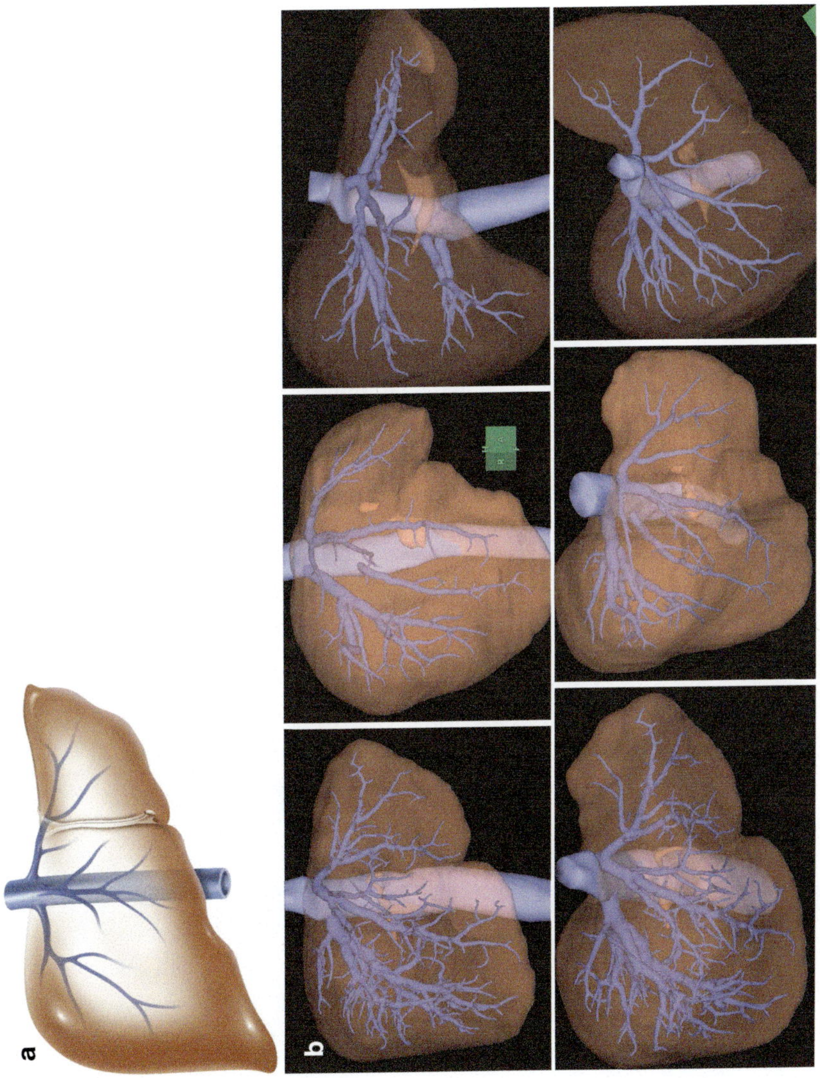

Abb. 8.7 Anatomie der Lebervenen. **a** „reguläre“ Anatomie, **b** mit anatomischen Varianten in der Aufarbeitung

dimensionale Kontrastmittelcomputertomographie (KM-CT) in dünner (0,625 mm) Schichtung mit Volumetrie gilt hier als Standard (Ishifuro et al. 2002). Neue Softwareoptionen gestatten hier aber eine detaillierte Planung am Computer mit Simulation der Resektion. Wir nutzen Angebote der Firma Mevis (MeVis Medical Solutions, Bremen, Deutschland) und vergleichen hiermit die Software von Fuji (Abb. 8.8), bei der man als Nutzer deutlich mehr selbst gestalten kann. Man muss sich nur vergegenwärtigen, dass Artefakte und Fehler in der Erstuntersuchung (Kontrastmittelphasen, Atemmodulation etc.) weitergetragen werden und nicht durch die weitere Aufarbeitung korrigiert werden können, sodass bei der Exploration mitunter Änderungen der Strategie erfolgen müssen. Dies betrifft unter anderem die Rekonstruktion von Ästen der mittleren Vene bzw. direkte dorsale Venen.

Aussagen zur Anatomie der versorgenden und drainierenden Strukturen bis in die segmentale Ebene (Lebervenen, Arterien, Pfortader, Gallenwege) lassen sich relativ präzise mit der heutigen Technik geben. Größte Unsicherheit stellt hierbei allerdings das Segment 1 dar.

Für die Präzision der Kalkulationen der Parenchymmasse sind von vielen auch retrospektiv nach Entnahme gemessenes Gewicht mit den Messungen am Computer verglichen worden. Hier liegt die Fehlerrate bei etwa 10 % und ist somit akzeptabel. Man muss dabei bedenken, dass die Resektionslinie virtuell im Computer immer idealisiert ist.

Es erfolgt die Risikoabschätzung durch Bestimmung des voraussichtlichen Transplantat- („future liver volume", FLV) und Restlebervolumens („future remnant liver volume", FRLV). Hier fehlen bis jetzt klare Daten zu Grenzwerten, die je nach geplanter Parenchymmasse für die Spende die sichere individuelle Machbarkeit beurteilen. Einzig wird ein FRLV von >30 % bei normalem Parenchym für den Spender als sicher definiert. Eine bildmorphologische Schätzung einer Steatosis <20 % sowie ein Volumen von 0,6–0,8 % („graft-to-body weight ratio", GBWR) für erwachsene Empfänger und >0,6 % (GBWR) für die Restleber des Spenders sind „Kennzahlen" für die Akzeptanz heute.

Die Volumetrie der Spenderleber führen wir als 3D-Volumetrie durch. Damit werden die Gesamtvolumina („total liver volume", TLV) und Volumina der einzelnen Segmente (arteriell, portal und venös) bestimmt. In vielen Publikationen wird, wenn das TLV nicht bestimmbar oder nicht als Bezugsgröße geeignet war, das „standard liver volume" (SLV) berechnet. Das SLV ist eine anhand einer empirisch erhobenen Formel berechnete Größe. Für das SLV werden in der Literatur verschiedene Berechnungsformeln beschrieben, von denen die gebräuchlichsten die nach Urata et al. (1995) für die asiatische, nach Vauthey et al. (Wayne et al. 2002) für die westliche und nach Heinemann et al. (1999) für die kaukasische Bevölkerung verwendet. Für unsere Patienten zeigte sich, dass das SLV nach Urata

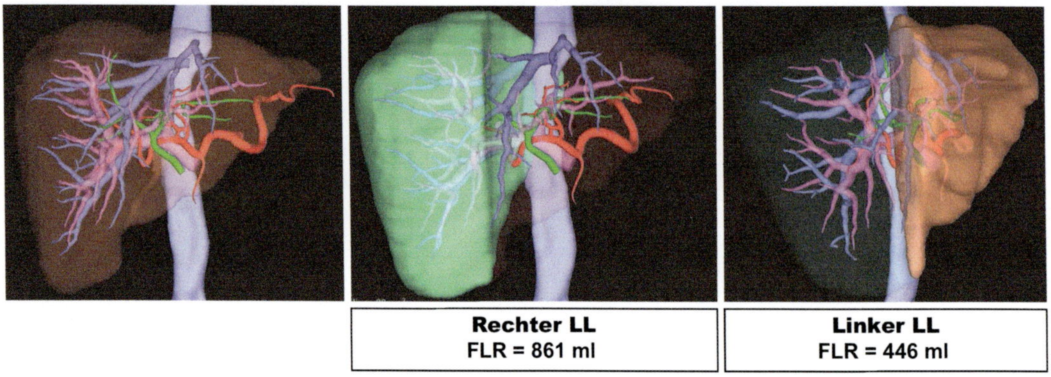

Abb. 8.8 Nachbearbeitung von KM-CT-Untersuchungen zur Planung der Spende mit Darstellung der Gefäße und Gallenwegsanatomie

et al. vom TLV signifikant abwich und die beiden anderen nach Vauthey et al. und Heinemann et al. gleich dem durch MeVis berechneten reellen totalen Lebervolumen waren, wobei die nach Vauthey et al. dem totalen Lebervolumen am nächsten zu kommen scheint (Abb. 8.9). Bei der Berechnung der segmentalen Volumetrie gibt es je nach Benutzung der arteriellen oder venösen Phase mitunter Differenzen insbesondere im Bereich der rechten Leber.

Logistische Vorbereitung
C. Malessa

Die Spenderevaluation beginnt meist mit einer ambulanten Vorstellung im Transplantationszentrum. Oft stellen sich die Lebendspender dazu in Begleitung des Empfängers vor. Das erste Gespräch soll durch einen erfahrenen Arzt erfolgen, denn zu diesem Zeitpunkt beginnt eine vertrauensvolle Zusammenarbeit. Nach sorgfältiger Anamnese und körperlicher Untersuchung erfolgt eine Blutentnahme mit Bestimmung der Blutgruppe, Leber- und Nierenwerten sowie Blutbild und Gerinnungswerten. Eine Ultraschalluntersuchung gibt erste Auskünfte über die Qualität des Parenchyms, die Leberanatomie und zeigt eventuell nicht bekannte Auffälligkeiten im Bauchraum. Am Ende des ersten ambulanten Kontakts liegen bereits viele entscheidende Informationen über den Spender vor. Bei fehlenden Kontraindikationen und Wunsch des Spenders wird ein zweiter ambulanter Termin zur Durchführung einer CT-Untersuchung mit i.v.-Kontrastmittel vereinbart.

Erst die genaue CT-gestützte Analyse des Thorax und des Abdomens mit Volumenbestimmung der Leber und Darstellung der Gefäßanatomie ermöglicht die Entscheidung, ob eine Lebendspende möglich ist. Dieser zweite ambulante Termin eröffnet dem Spender auch die Möglichkeit seine bisher aufgetretenen Fragen zu stellen. Oftmals besteht auch an diesem Punkt des Evaluierungsprozesses der Wunsch zu einem Erfahrungsaustausch mit einem anderen Spender nach erfolgreicher Lebendspende. Das Transplantationsbüro (Koordination) übernimmt dann die Vermittlung eines solchen Kontakts.

Der dritte Schritt der „Eignungsprüfung" als Leberlebendspender findet im Rahmen eines stationären Aufenthaltes (2–3 Tage) statt. Die oftmals jungen und berufstätigen Spender sind gezwungen in ihrem Alltag anzuhalten und sich

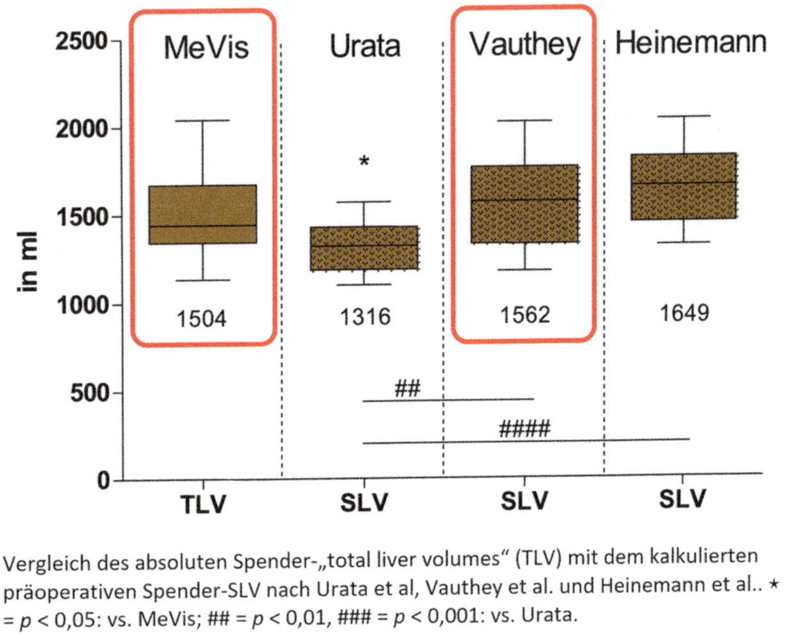

Abb. 8.9 Volumetrie der Leber: Vergleich der Verfahren an eigenen Untersuchungen

mit Zeit und Ruhe dem Thema Lebendspende anzunähern. Der stationäre Evaluierungsprozess beginnt mit der psychologischen/psychosomatischen Exploration, um früh Probleme zu erkennen und gegebenenfalls die weiteren diagnostischen Schritte abzuwenden. Während der Zeit im Krankenhaus finden nicht nur die komplettierenden Untersuchungen (EKG, Echokardiographie, Ergometrie, Lungenfunktionstest, MRCP, Labor inklusive „Crossmatch") statt, vielmehr gibt es auch Zeit zum Austausch mit anderen Patienten, Pflegepersonal und Ärzten.

Bei besonderer Dringlichkeit des Empfängers kann der Evaluierungsprozess durch Abweichen vom Drei-Stufen-Plan verkürzt werden. Eine Notfallevaluierung innerhalb von 24 Stunden ist möglich, aber mit einer besonderen Belastung für den Spender verbunden und sollte nur in begründeten Ausnahmesituationen erfolgen.

Bei fehlenden Kontraindikationen zur Lebendspende (Übersicht) erfolgt am Ende des stationären Aufenthalts eine ausführliche ärztliche Aufklärung mit Spender und Empfänger unter Anwesenheit eines weiteren nicht am Lebendspendeprozess beteiligten Arztes. Nach dem Gesprächstermin mit der Lebendspendekommission der Landesärztekammer kann der Operationstermin geplant werden.

Einen Überblick über die Spenderevaluation gibt der diagnostische Algorithmus (Abb. 8.10).

Kontraindikationen
- nicht volljährig
- älter als 65 Jahre[2]
- psychologische Nichteignung
- somatische Kontraindikation
  - allgemeine Kontraindikationen für eine Leberteilresektion
  - Adipositas
  - Thromboseleiden
  - Schwangerschaft
  - maligne Tumore in der Anamnese[3]
  - Vorerkrankungen der Leber
  - Einschränkungen der Leberfunktion
  - zu geringe funktionelle Parenchymmasse
  - anatomisch schwer zu rekonstruierende Varianten

Patientenaufklärung und Votum der lokalen Ethikkommission

Es erfolgt die Aufklärung über den Ablauf der geplanten Operation und der perioperativen Behandlung und den allgemeinen Risiken. Weiterhin wird darüber informiert, dass die weitere langfristige Betreuung ebenfalls über das Transplantationszentrum erfolgt. Speziell zur Operation wird über das Risiko von Blutungen, Gefäßverschlüssen und Gallelecks bis hin zur Entwicklung einer postoperativen Leberinsuffizienz informiert. Wir informieren die Lebendspender ebenfalls komplett über den Ablauf der Operation beim Empfänger, die damit verbundenen Komplikationsmöglichkeiten sowie die Langzeitbetreuung nach Transplantation. Selbstverständlich werden Therapiealternativen besprochen.

Nach der Vorstellung in der Transplantationskonferenz mit Feststellung der Eignung erfolgt die Vorstellung in der Ethikkommission der Landesärztekammer, da die Entnahme von Organen oder Teilen eines Organs bei einer lebenden Person nach § 8 Abs. 3 S. 2 TPG nur zulässig ist, wenn die nach Landesrecht zuständige Kommission gutachterlich dazu Stellung genommen hat, dass die Einwilligung in die Spende freiwillig unter Ausschluss des verbotenen Handeltreibens nach § 17 TPG ist. Diese Kommission agiert unabhängig von den Ärzten, die den Spender und den Empfänger behandeln bzw. begleiten.

[2]Diese Altersgrenze ist relativ, ab 65 Jahre sollte die Spenderevaluation sehr genau erfolgen, dann sind die Ergebnisse nahezu gleichwertig (Kadohisa et al. 2021).

[3]Ein Malignom stellt in der Regel eine Kontraindikation zu einer Lebendspende dar. Der Lebendspender muss gezielt geschlechts- und risikoprofiladaptiert unter Berücksichtigung aller Risikofaktoren diagnostiziert werden. Nach erfolgreicher kurativer Behandlung kann ein ehemaliger Tumorträger bei nachgewiesener Tumorfreiheit als Spender in Frage kommen, wenn die Gefährdung des Spenders durch das Rezidiv und das Übertragungsrisiko der Tumorerkrankung als vernachlässigbar gilt.

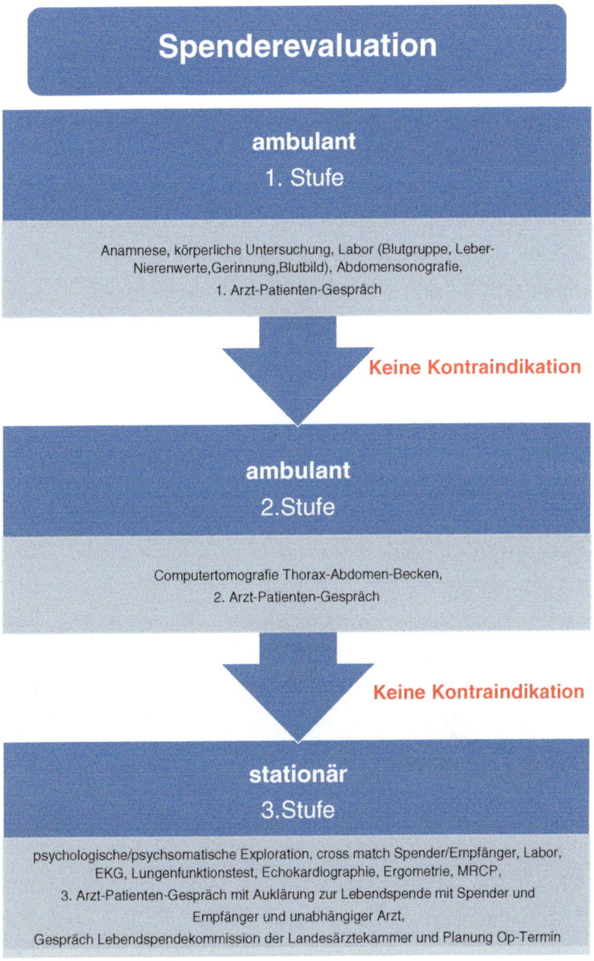

Abb. 8.10 Schema der Evaluierung der Lebendspender für die Spende für erwachsene Empfänger

Nach Listung des Empfängers für ein postmortales Organ auf der Warteliste von Eurotransplant, Abschluss der somatischen und psychologischen Evaluation des Spenders und Vorstellung des Paares bei der Ethikkommission der Landesärztekammer können die Operationen durchgeführt werden.

8.3 Spenderoperation

U. Settmacher

Der Beginn der Spenderoperation erfolgt simultan zur Operation des Empfängers in Abhängigkeit von der Indikation zur Transplantation. Hat der Empfänger eine maligne Grunderkrankung oder bestehen Unklarheiten der Operabilität anderer Natur wird zunächst beim Empfänger im Sinne einer explorativen Laparotomie zur deren Klärung (R0-Resektabilität etc.) begonnen. Warme und kalte Ischämiezeit der gespendeten Teilleber können durch die simultanen und abgestimmten Operationen des Spenders und des Empfängers sehr kurz gehalten werden.

8.3.1 Narkoseführung

Michael Bauer und Andreas Kortgen

Hier haben neben den chirurgisch technischen Verbesserungen auch die zunehmende Verfügbarkeit von organunabhängig metabolisierten

Anästhetika mit Monitoring von ZNS und neuromuskulärer Blockade, eine gut steuerbare Anästhesie im Rahmen von „fast-track“-Konzepten, die für die Erwachsenen-Lebendspende-Transplantation oftmals notwendige Resektion von bis zu 70 % des Lebervolumens des Spenders erfordert, deutliche Verbesserungen gebracht (Camboni-Schellenberg and Sinner 2016). Eine sorgfältige Evaluation und Betreuung von Spender und Empfänger durch den Anästhesisten und Intensivmediziner erfolgen eingebettet in das Gesamtprocedere, wobei das Risiko des gesunden Spenders zu dieser Operation in der perioperativen Phase im Zentrum des Interesses stehen muss. Mithin erfordern die anästhesiologischen Prinzipien für ausgedehnte Leberteilresektionen sowie intraoperativ spezifische Probleme bspw. durch systemischen Übertritt von Konservierungslösungen Aufmerksamkeit; im engeren Sinn postoperative Komplikationen beim Spender, wie ein protrahiertes Leberversagen sind bei korrekter Indikationsstellung seit Jahren Raritäten (Walter et al. 2008).

Der Spender muss über die typischen Komplikationen und die Möglichkeit, an der Operation oder deren Folgen zu sterben, aufgeklärt sein; für eine quantitative anästhesiologische Risikoaufklärung kann eine Sterblichkeit im Promillebereich (bis 0,5 %) für die risikoreichere Rechtsresektion angegeben werden. Hier ist neben einer guten Abstimmung des Anästhesieteams mit dem Operationsteam ein angepasstes Anästhesieverfahren im Rahmen von „fast-track“-Konzepten, wie „Enhanced Recovery After Surgery (ERAS)“, unter Verwendung moderner gut steuerbarer („organunabhängig“ metabolisierter) Anästhetika wahrscheinlich geeignet, um Komplikationen vorzubeugen. Die Evidenzlage bleibt jedoch weit hinter der für die kolorektale Chirurgie zurück (Melloul et al. 2016). Unstrittig trägt ein eingespieltes, interdisziplinäres Team zu den mittlerweile beschriebenen niedrigen Morbiditätsraten in der Lebendspende maßgeblich bei (Adelmann et al. 2017). Dies trifft umso mehr für Sonderfälle, wie bspw. die „dual-grafts“ zu (Abschn. 8.7).

Nach gegenwärtiger Einschätzung können „fast-track“-Protokolle für Patienten, die sich einer ausgedehnten Leberteilresektion unterziehen, helfen, einen frühzeitigeren oralen Kostaufbau, eine schnellere postoperative Erholung und einen kürzeren Krankenhausaufenthalt zu ermöglichen (Melloul et al. 2016).

Im Rahmen einer Metaanalyse war die Epiduralanalgesie als einzelner fester Bestandteil von „fast-track“-Konzepten, der patientenkontrollierten Analgesie (PCA) zur Schmerzkontrolle bei Patienten, die sich einer offenen Leberteilresektion unterzogen, überlegen, ohne dass jedoch für dieses Verfahren allein, signifikante Unterschiede in der Krankenhausaufenthaltsdauer, den Komplikationen oder dem Transfusionsbedarf beobachtet wurden (Li et al. 2019). Multimodale „fast-track“-Konzepte (Übersicht) sind jedoch in der Lage im Gegensatz zu den Einzelmaßnahmen zur Reduktion von Komplikationen beizutragen. Hier am besten validiert ist das „Enhanced Recovery After Surgery“-Protokoll der ERAS-Gesellschaft (Melloul et al. 2016). Die Narkose selbst kann als balancierte Anästhesie mit Inhalationsanästhetika (supplementiert durch geringe Dosen an Opioiden) oder als Total intravenöse Anästhesie (TIVA) durchgeführt werden. Hier sollten insbesondere bei langer Operationsdauer im Verlauf gut steuerbare Substanzen, wie Remifentanil und (Cis)atracurium unter entsprechendem Monitoring erwogen werden (Dehne et al. 2019).

Anästhesiologisch-intensivmedizinisches Fast-track-Konzept

- **Vorbereitung**:
  - Nahrung bis 6 Stunden präoperativ erlaubt
  - Flüssigkeit (kohlenhydratreich) bis 2 Stunden präoperativ
- **Anästhesiologisches Management**:
  - Periduralanästhesie
  - Minimierung perioperativer Opioidgabe (neben der Periduralanästhesie durch Gabe von Nicht-Opioid-Analgetika)
  - Entfernung der Magensonde bei Narkoseausleitung

- **Prophylaxe**:
  - Hypothermie (Wärmemanagementsystem; Körperzieltemperatur ≥36 °C)
  - Thrombose (LMW-Heparin)
  - Antibiotika (Cephalosporin der 3. Generation, bspw. Ceftriaxon plus Metronidazol)
  - Blutung: Tranexamsäure
- **Postoperatives Management**:
  - Entfernung Blasenkatheter Tag 1
  - Kostaufbau Tag 1

Das perioperative Vorgehen, in dessen Mittelpunkt die Sicherheit des Spenders steht, muss sich primär an den zu erwartenden Komplikationen orientieren. Nach Ausmaß der Resektion sind Blutungen, akute Hypoglykämien und ein Abfall der in der Leber synthetisierten Gerinnungsfaktoren als typische, wenn auch mit klinischer Bedeutung seltene Probleme einzustufen (Agarwal und Divatia 2019). Neben dem Abfall der plasmatischen Gerinnungsfaktoren können auch Thrombozytopenien und Thrombozytenfunktionsstörungen klinisch wirksame Blutungen bei der Parenchymresektion verstärken. Der zentrale Venendruck definiert physiologisch den Rückstau in die Leber (Phänomen des „Stauweiers", Wenckebach 1937); mithin sind Strategien zu Reduktion des ZVD immer wieder propagiert worden, um die Blutungsneigung „physikalisch" zu minimieren. Weitere angewandte Strategien sind perioperative Volumenrestriktion, die Gabe von Schleifendiuretika und von Vasodilatanzien, wie Nitraten, die den venösen Druck stärker als den arteriellen Druck senken. Obwohl intuitiv überzeugend, legen große Serien, insbesondere aus Korea, wie auch Metaanalysen, nahe, dass der blutungsreduzierende Effekt statistisch gering und ohne nennenswert Effekt auf die postoperative Morbidität ist (Hughes et al. 2015). Wahrscheinlich liegt die Erklärung der Diskrepanz zu älteren Serien in der Tatsache der substanziell verbesserten chirurgischen Technik, einschließlich moderner Resektionstools, begründet. Aufgrund der guten Planbarkeit können Strategien zum Einsparen von Fremdblut, wie die autologe Transfusion entsprechend den hausinternen Standards erwogen werden. Daneben werden Lysinanaloga (bspw. Tranexamsäure) zur Hemmung des Fibrinolysesystems und damit der Hemmung der Gerinnselauflösung zur Prophylaxe von Nachblutungen (bei moderater Evidenz) in vielen Programmen regelhaft eingesetzt (Gurusamy et al. 2009).

8.3.2 Chirurgisches Vorgehen

U. Settmacher und F. Rauchfuß

Berichte zur laparoskopischen, laparoskopischassistierten oder robotergestützten Spenderoperation liegen vor. Aussagen über Vorteile des minimalinvasiven Vorgehens können aber derzeit noch nicht getroffen werden.

Die Leberteilresektion erfolgt heute unter vollem Erhalt der Perfusion für die komplette Leber, also ohne Hilusokklusion und nach Möglichkeit geringer mechanischer Traumatisierung des zu resezierenden Parenchyms. Leitstrukturen (Arterien und Pfortaderäste für die jeweiligen Leberlappen, die Hauptgallengänge und die entsprechende Hauptlebervene inklusive größerer relevanter zusätzlicher Venen entweder mit direkter Drainage in die V. cava inferior oder die mittlere Vene) werden atraumatisch präpariert und für die Rekonstruktion im Empfänger erhalten.

8.3.2.1 Spenderoperation rechter Leberlappen (konventionell-offener Zugang)

Eine perioperative Antibiotikaprophylaxe führen wir prinzipiell durch. Als Zugang wählen wir eine mediane Oberbauchlaparotomie mit querer Inzision im rechten Oberbauch („rechtes L", Abb. 8.11). Darüber sind konventionell nahezu alle Operationen an der Leber durchführbar.

Nach Eröffnen der freien Bauchhöhle und Lösen von mitunter bestehenden Adhäsionen wird die Leber makroskopisch visuell und palpatorisch beurteilt und extrahepatische Pathologien werden ausgeschlossen. Bei Bedarf wird dies durch einen Schnellschnitt zur Einschätzung der Parenchymqualität ergänzt. Der Halteapparat der rechten Leber

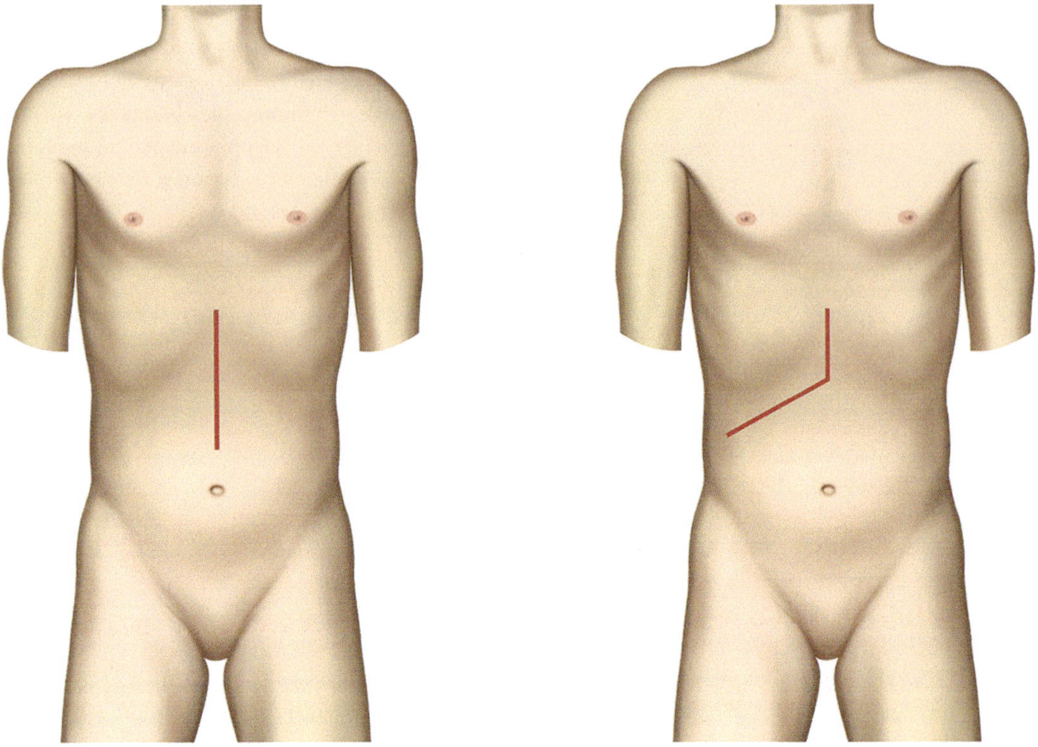

Abb. 8.11 Offene Zugänge für die Teilleberspende

wird gelöst und das Organ von der V. cava, mit Darstellung der Mündung der rechten Vene und ggf. zusätzlicher Venen, abpräpariert. Dabei wird das Lig. hepatocavale abgesetzt und übernäht. Zusätzliche Venen werden erhalten, wenn sie einen Durchmesser von >5 mm haben bzw. in der Computeranalyse signifikante Parenchymanteile drainieren.

Nun werden im Lig. hepatoduodenale die rechte Leberarterie und der rechte Pfortaderast dargestellt. Die Gallenblase wird mobilisiert und es erfolgt die intraoperative Cholangiographie über den Ductus cysticus nach Clipmarkierung des Austritts des rechten Gallengangs aus der hilären Platte. Jetzt erfolgt die intraoperative Sonographie der Leber mit insbesondere Darstellung des Verlaufs der mittleren Vene sowie deren Äste (S5, 8 und 4b ggf. 4a). Zur Kennzeichnung der Resektionsebene werden rechte Arterie und rechter Pfortaderast temporär geklemmt (Abb. 8.12).

Zur Vereinfachung der Parenchymdurchtrennung bei voller Perfusion kann zwischen Leber und V. cava ein Zügel gebracht werden und die Parenchymphase als „hanging liver" durchgeführt werden. Links und rechts im Gallenblasenbett kann man hier noch jeweils einen Haltefaden befestigen, um so die beiden Leberlappen wie ein Buch aufschlagen zu können (Abb. 8.13).

Wir führen die Transsektion mit dem CUSA durch. In der Nähe des Gallengangs (Glisson-Scheide) erfolgt dies nach Möglichkeit ohne den Einsatz von monopolarem Strom (**Cave**: Nekrosen der Gallenwege). Alle zu rekonstruierenden

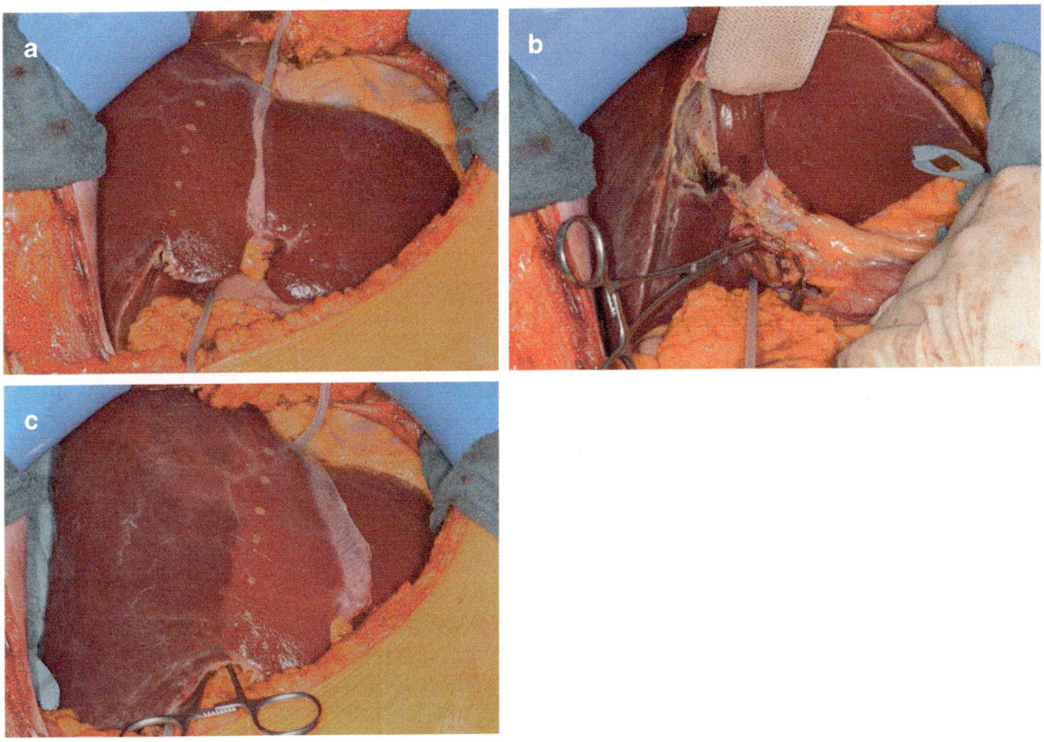

Abb. 8.12 Intraoperativer Situs. **a** Darstellung der mittleren Lebervene und Kennzeichnung an der Oberfläche, **b** warme Ischämie durch temporären Verschluss der rechten Leberarterie (Yasargil-Clip) und des rechten Pfortaderastes (kleine Satinsky-Klemme), **c** Aufsicht auf die Leber mit klarer Abgrenzung von S. 5–8 durch den Einstromblock

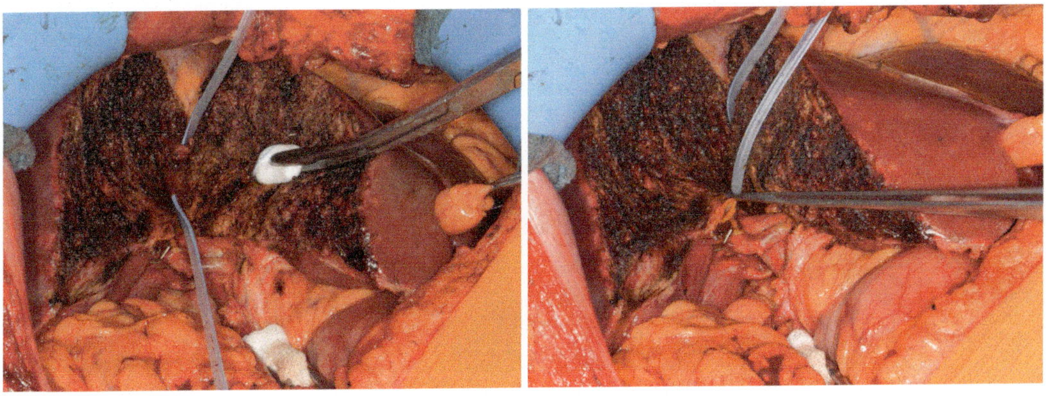

Abb. 8.13 Lebersitus. **a** „hanging-liver"-Manöver zur optimalen Parenchymtranssektion kurz vor Abschluss, **b** durch Heben des Zügels kann man die Brücke klar visualisieren

Gefäße (insbesondere mittlere Vene bzw. S5- oder S8-Äste) bleiben nach Möglichkeit bis kurz vor Entnahme perfundiert (Abb. 8.14).

Den Gallengang setzen wir ab, wenn wir in der Transsektionsphase hier angelangt sind. Der Stumpf zum Ductus hepatocholedochus wird fortlaufend übernäht und der Befund als Abschlusscholangiographie dokumentiert. In Abstimmung mit der Empfängeroperation erfolgt die Entnahme der Teilleber – auf eine kurze kalte Ischämiezeit achtend. Der Spender erhält eine systemische Heparinisierung mit 100 IE/kgKG, die nicht antagonisiert wird. Die Stümpfe der Lebervenen, Pfortader und Arterie übernähen wir mit nichtresorbierbarem Nahtmaterial. Es werden zwei Drainagen (subphrenisch und subhepatisch) vor Wundverschluss platziert.

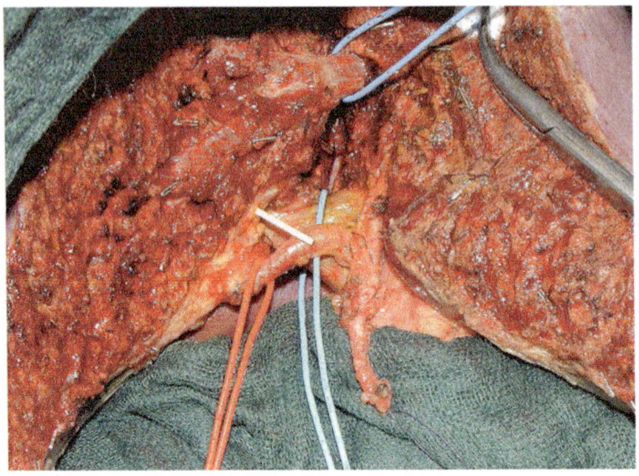

Abb. 8.14 Abgeschlossene Transsektion. Mittlere Vene (*blauer Zügel*), rechte Leberarterie (*roter Zügel*), rechte Pfortadaer (*blauer Zügel unten*), Gallengang (*helles Röhrchen*)

Die Kaltperfusion der Leber erfolgt zunächst mit einem „flush" von Heparin-Lidocain in die Leberarterie und danach portal mit 3 l HTK-Lösung. Notwendige „Back-table"-Rekonstruktionen der Venen bzw. der Gallengangostien oder der Pfortader erfolgen jetzt (Abb. 8.15). Die arterielle Rekonstruktion führen wir so durch, dass wenig Anastomosen in warmer Ischämie erfolgen.

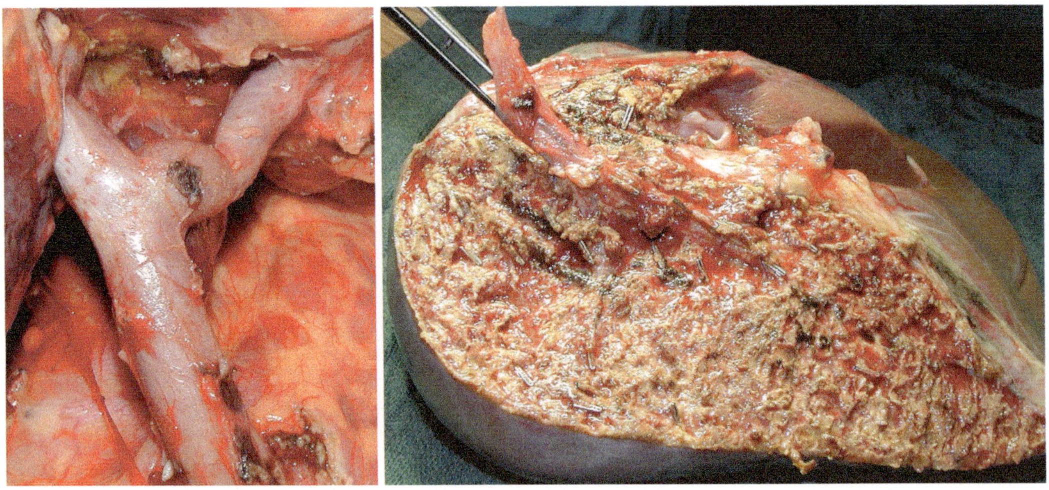

Abb. 8.15 Back-table-Rekonstruktion der peripheren mittleren Vene mit einem resezierten Pfortadersegment

8.3.2.2 Spenderoperation linker Leberlappen

S. Nadalin, L. Genedy und A. Königsrainer

Vorteile der Nutzung des linken Leberlappens als Spenderteilorgan liegen in der meist variantenarmen Anatomie – ein Gallengang, ein Pfortaderast, klare Anatomie der Lebervenen, sodass das technische Vorgehen beim Spender einfacher ist (Abb. 8.16).

Als Zugang beim offenen Verfahren kann man eine mediane Oberbauchlaparotomie oder auch den L-Schnitt wählen (Abb. 8.11). Der mediane Zugang ist weniger traumatisierend für die Bauchwand und hat ein geringes Narbenhernienrisiko.

Es schließt sich die Exploration an, bei der Pathologien (intra- und extrahepatisch), die eine Lebendspende ausschließen würden, noch einmal geprüft werden. Sonographisch wird insbesondere der Verlauf der Lebervenen festgestellt.

Die linke Leber wird entlang des kleinen Netzes und des Lig. triangulare sinistrum mobilisiert. Ist geplant Segment 1 mit in die Spende einzubeziehen, wird S1 von der V. cava unter Absetzen der direkten Venen abpräpariert. Hier muss auf die exakte Darstellung des Lig. hepatocavale („Makuuchi-Ligament") und Verschluss durch Naht geachtet werden (da hier meist ein Gallengang zu finden ist, kann dies zu unangenehmen Gallelecks postoperativ führen). Nun werden die linke und die mittlere Vene (Mündungen) ventral bzw. dorsal des Lig. arantii dargestellt (Majno et al. 2002). Es erfolgt die Cholezystektomie nach Absetzen von Ductus cysticus und A. cystica. Der Zystikusstumpf wird mitunter für die intraoperative Cholangiographie kanüliert. Diese wird je nach Zentrum standardisiert durchgeführt. Weiter werden die Strukturen im Lig. hepatoduodenale präpariert. Es erfolgt die Darstellung der linken und soweit vorhanden Segment-4-Arterie. Darstellen der linken Pfortader. Äste zu Segment 1 und zur hilären Platte sollten abgesetzt werden, um einen langen Stumpf für die Transplantation zu generieren. In dieser Präparation sollen nach Möglichkeit die Strukturen der rechten Leber und der Gallengang unberührt bleiben. Nun erfolgt das temporäre Klemmen der linken Pfortader und der Arterie, um die Resektionslinie (in der Regel die Cantlie-Linie, rechtsseitig der mittleren Lebervene) zu markieren. Segment-5- und -8-Venen mit Mündung in die mittlere Vene werden markiert.

Die Parenchymtranssektion erfolgt auch hier bei voll erhaltener Perfusion. Viele Zentren bevorzugen hier die Dissektion mit einem CUSA. Die Teilung der hilären Platte und das Absetzen des linken Gallengangs folgen. Diese sollte erst nach Feststellung der Operabilität des Empfängers erfolgen. Viele setzen den linken Gallengang erst nach kompletter Parenchymtranssektion ab. Alternativ kann dies auch während die Transsektionsebene hier die Glisson-Scheide erreicht hat, durchgeführt werden. In Abstimmung mit der Operation des Empfängers erfolgt das Absetzen der Gefäße und das Spülen

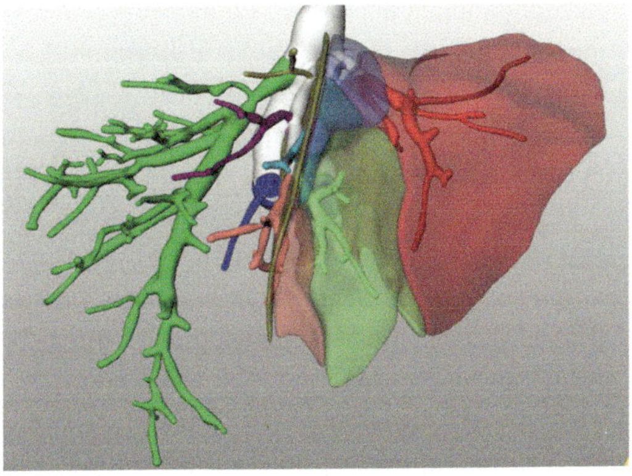

Abb. 8.16 Linker Leberlappen: KM-CT-aufgearbeitet als Simulation für die Spende von S. II–IV

mit Kurzzeitkonservierungslösung direkt vor bzw. zum Zeitpunkt der Hepatektomie. Der Spender wird dazu systemisch heparinisiert. Diese kann nach Entnahme des Transplantats antagonisiert werden. Nach Entnahme werden die Gefäßstümpfe mit Prolene übernäht, inklusive des Gallengangs, hier werden auch resorbierbare Nähte verwendet, und der hilären Platte. Back table erfolgt die portale Perfusion mit HTK-Lösung und, wenn möglich, auch arteriell als „flush". Es schließt sich im Spender die Kontrolle der Bluttrockenheit (je nach Art des Hauses unter Nutzung von Fibrinkleber und hämostyptischem Fließ) und der schichtweise Wundverschluss an.

8.3.2.3 Spenderoperation (laparoskopischer/roboterassisitierter Zugang)

Erste multizentrische Ergebnisse dazu aus zehn Zentren über den Zeitraum 2007–2017 sind bereits publiziert worden (Soubrane et al. 2022). Hier wurde der Weg von der offenen Operation primär laparoskopisch assistiert zum komplett laparoskopischen Vorgehen gegangen (Takahara et al. 2015). In der Auswertung wurden die Hybridtechnik (Mobilisation der Leber und Präparation des Hilus laparoskopisch, dann Transsektion offen mit Entnahme über einen subkostalen Zugang) mit der komplett laparoskopischen Technik mit einem suprapubischen Bergungsschnitt von ca. 10–12 cm Länge verglichen. In 4,1 % der Operationen musste zum konventionellen Verfahren umgestiegen werden. Majorkomplikationen (Clavien 3 und 4) hatten 9,4 % der Patienten (Hauptkomplikation waren Gallelecks). Die Morbidität war unabhängig vom Typ der Spende (rechter versus linker Leberlappen). Die Retransplantationsrate für Empfänger linker Leberlappen war höher als die für rechte unabhängig von der gewählten Technik. Die hier vorgelegten Daten geben sicher Anlass die laparoskopischen bzw. roboterassistierten Spenderoperationen weiter zu entwickeln. Bislang wurden vornehmlich „ideale" Spender in sehr erfahrenen Zentren in der Laparoskopie und Lebendspende operiert, die auch eine Lernkurve diskutieren.

8.4 Empfängeroperation

8.4.1 Narkoseführung

M. Bauer

Das Vorliegen einer ggf. dekompensierten Lebererkrankung hat signifikante Implikationen für die Narkoseführung und perioperative Betreuung. Das Spektrum reicht von häufigeren Problemen, wie dem hepatopulmonalen Syndrom, der portopulmonalen Hypertonie und der hepatischen Enzephalopathie bis zu weniger gut definierten Problemen wie der zirrhotischen Kardiomyopathie, Erkrankungen der Herzkranzgefäße oder der Obstruktion des linksventrikulären Ausflusstrakts. Auf typische, korrigierbare Probleme, wie Koagulopathien und Elektrolytstörungen, wie Hyponatriämie, ist gerade bei der Lebendspende wegen der häufig elektiven und damit planbaren Operation, die eine Präkonditionierung erlaubt, zu achten. Schwere Komplikationen der akuten Leberinsuffizienz, wie die intrakranielle Hypertonie (ICP-Erhöhung), sind verglichen mit postmortalen Spenden seltener. Daneben sind die Patienten generell besonders gut präoperativ abgeklärt, bspw. bezüglich der typischen kardiopulmonalen Folgen der Leberzirrhose. Der Anteil an Patienten mit Tumoren (hepatozellulärem Karzinom), die typischerweise weniger schwere Zeichen der Dekompensation der Leberfunktion (niedrigerer MELD-Score) aufweisen, ist in unserem Zentrum ebenfalls hoch.

Analog zur Transplantation postmortaler Lebern muss für das Management des Patienten in eine präanhepatische, anhepatische Phase und die Reperfusionsphase unterteilt werden. Für den Anästhesisten ist ein Verständnis der chirurgischen Techniken, mit Schwerpunkt auf den vaskulären Ausschluss der Leber, bspw. unter Verwendung eines venovenösen Bypasses wichtig. So können die vollständige oder teilweise Okklusion der V. cava oder das Post-Reperfusions-Syndrom bei Patienten Elektrolytstörungen, hämodynamische Instabilität, Entgleisungen des Säure-Basen-Haushalts und konsekutive Arrhythmien bis hin zum Kreislaufstillstand provozieren.

Zu den spezifischen Maßnahmen in der modernen perioperativen Versorgung des Lebendspendeempfängers gehören neben Antifibrinolytika (Abschn. 8.3) beim wesentlich kritischeren Empfänger die Verwendung von „point-of-care“ Gerinnungstests (wie „ROTEM“) zur Optimierung des sensiblen Gleichgewichts aus Gerinnungsstörung und Hyperkoagulabilität bei schweren Lebererkrankungen (Dehne et al. 2019). Gegebenenfalls können intensivmedizinische Maßnahmen, wie die Nierenersatztherapie schon intraoperativ erforderlich werden. Wenn auch aufgrund der Schwere der Erkrankung beim Transplantatempfänger eine weitgehende Individualisierung der Therapie, standardisierte Maßnahmenbündel, wie beim ERAS-Konzept relativiert, sollen Elemente des „fast-track“-Vorgehens, wie „frühe Extubation“ und Ernährung die perioperative Versorgung optimieren helfen. Trotz der häufig nahezu elektiven Planung des Operationszeitpunkts wird von vielen Anästhesisten im Gegensatz zur Spenderoperation, die Indikation zum Periduralkatheter als wichtigem Faktor zur Erleichterung der frühen Mobilisation und der Prophylaxe der nosokomialen Pneumonie in der viszeralen Transplantationschirurgie generell sehr restriktiv gestellt (Lange et al. 2018).

Der Einfluss spezifischer Anästhesieverfahren (Inhalations-, total intravenöse versus balancierte Anästhesie) auf das Outcome der Transplantation ist offen; die Wahl des Verfahrens wird primär von den häufig signifikanten Begleiterkrankungen bestimmt. So würde bspw. ein erhöhter intrakranieller Druck eine total intravenöse Anästhesie nahelegen. Die Lungenfunktion sowie die Drücke im kleinen Kreislauf müssen auch beim Empfänger der Lebendspende konsequent beachtet werden, da ein hepatopulmonales Syndrom und portopulmonale Hypertension mit dem Funktionsstatus, der Lebensqualität und dem Überleben auf der Warteliste und dem Ergebnis nach Transplantation verbunden sind und direkte Implikationen für die perioperative Phase haben. Hier ist insbesondere in der präoperativen Abklärung auf das Ansprechen eines eventuell vorliegenden pulmonalen Hypertonus auf (inhalierbare) Vasodilatatoren zu achten (Bauer et al. 2019).

Das Monitoring umfasst routinemäßig ein 5-Kanal-EKG sowie die großzügige Indikationsstellung für ein Neuromonitoring (BIS oder Narcotrend), da dies bei langer Operationsdauer und erheblich veränderter Pharmakokinetik und Pharmakodynamik der Anästhetika eine rasche Extubation erleichtert (Camboni-Schellenberg und Sinner 2016). Für gewöhnlich wird auf eine sedierende Prämedikation verzichtet, da diese das Aspirationsrisiko erhöht und gegebenenfalls die Gabe von Sauerstoff erforderlich macht (Camboni-Schellenberg und Sinner 2016). Unter strikt aseptischer Technik wird ein venöser Zugang gegebenenfalls auch eine Radialarterie in Lokalanästhesie punktiert. Die Narkose selbst kann als balancierte Anästhesie mit Inhalationsanästhetika (supplementiert durch Opioide) durchgeführt werden. Die Indikation zur „Rapid Sequence Induction (RSI)“ unter Verwendung von Succinylcholin wird selbst bei geplanten Eingriffen, wie bei der Lebendspende üblich, weit gestellt; hierbei kommt eine modifizierte Technik unter Verzicht auf die präoperative Anlage einer Magensonde bei Patienten mit Ösophagusvarizen zum Einsatz. Von einigen Autoren wird trotz eingeschränkter hepatischer Metabolisierung die „Rapid Sequence Induction" mit Aminosteroiden (Rocuronium) favorisiert, wobei aufgrund älterer Arbeiten die Erholung der Muskelrelaxation, die als Standard, bspw. mittels Accelerometrie überwacht wird, als geeigneter Surrogatparameter für die Erholung der Leberleistung nach Reperfusion empfohlen wird (Marcel et al. 1997). Die Anlage eines zentralen Venenkatheters ist Standard; hier muss im Falle der Verwendung eines venovenösen Bypasses das Kanülenmanagement mit dem Perfusionsteam besprochen werden, insbesondere wenn eine Kanülierung der V. jugularis dextra für den Bypass erwogen wird. Unmittelbar vor Beginn der Operation sollte in Abhängigkeit von Gerinnung und Vorhandensein von Ösophagusvarizen die Anlage einer weichen Magensonde erfolgen.

Bei häufig erforderlicher Gabe eines Vasopressors ist der günstige Effekt von Vasopressin und seiner Analoga auf den Pfortaderdruck ein Argument zu deren zunehmend großzügigeren Verwendung intraoperativ, insbesondere wenn invasivere Maßnahmen als die Anlage einer Magensonde, wie eine transösophageale Echokardiographie, erwogen werden; daneben ist die Wirkung von Vasopressin und seiner Analoga auch bei katecholaminrefraktärer Vasoplegie erhalten (Valentine et al. 2013).

Der routinemäßige Einsatz eines Pulmonaliskatheters entspricht nicht mehr dem gängigen Standard.

(Prä)anhepatische Phase

Während der präanhepatischen Phase ist mit großen Volumenverschiebungen aufgrund der Aszitesdrainage, Blutungen und Volumenverschiebungen zu rechnen, die eine vorsichtige Volumengabe primär durch Kristalloide, gegebenenfalls ergänzt um Humanalbumin erforderlich machen, wobei aus den oben zur Spenderoperation genannten Erwägungen vielfach der ZVD um 5 mmHg als Zielwert empfohlen wird (Hall und Dhir). Die Volumenverschiebungen sollten nicht unterschätzt werden, da häufiger durchgemachte Episoden einer spontan bakteriellen Peritonitis sowie die oft ausgeprägten Umgehungskreisläufe oder Voroperationen mit der schweren Gerinnungsstörung in der Zusammenschau eine große Herausforderung darstellen können. In dieser Phase sollten vorsichtige Korrekturen im Elektrolythaushalt insbesondere von Kalzium und Magnesium erfolgen; auf die Korrektur der häufig bestehenden Hypokaliämie kann meist aufgrund der bevorstehenden erheblichen Kaliumausschwemmung im Rahmen der Reperfusionsphase verzichtet werden.

Mit Beginn der Okklusion der Lebergefäße (Beginn der anhepatischen Phase) ist spätestens mit signifikanten Hypoglykämien und entsprechendem Substitutionsbedarf zu rechnen. Der Anstieg der Laktatwerte in dieser Phase ist dabei neben der Kreislaufinsuffizienz unter Umständen auch auf eine fehlende Clearance des Laktats durch die Hepatozyten bedingt, da Laktat das Substrat der Glukoneogenese darstellt (Hyperlaktatämie Typ 2). Differenzialdiagnostisch muss hier das Ausmaß der Azidose, bspw. anhand des Base excess mit betrachtet werden.

Venovenöser Bypass Die Auswirkungen des Klemmens der V. cava inferior und die resultierende hämodynamische Instabilität können bei ausgewählten Patienten durch die Verwendung von Bypasssystemen erheblich reduziert werden. Diese können bspw. von der V. femoralis in die V. jugularis oder subclavia geführt werden, wobei je nach Zentrum sowohl die Seldinger-Technik als auch die chirurgische Freilegung zum Einsatz kommen. Insbesondere die flächendeckende Verfügbarkeit heparinbeschichteter Perfusionssysteme und die Verwendung moderner Zentrifugalpumpen hat wesentlich dazu beigetragen, dass die Systeme aufgrund ihrer günstigen hämodynamischen Auswirkungen bei geringer erforderlicher systemischer Antikoagulation im Sinne einer Nutzen-Risiko-Abwägung bei der orthotopen Lebertransplantation, auch wegen ihrer günstigen Effekte auf die Nieren-und Splanchnikusperfusion, häufiger zum Einsatz kommen. Trotzdem sollte der Einsatz aufgrund typischer Komplikationen wie der Bildung von Seromen, Lymphozelen, Wundinfektionen, Nervenläsionen oder Gasembolien sowie des höheren Ressourcenverbrauchs nicht grundsätzlich erfolgen (Gurusamy et al. 2011).

Obwohl in der anhepatischen Phase aufgrund des Ausfalls der Leber sowie der beeinträchtigten Kreislauffunktion eine Laktazidose häufig auftritt, erfolgt heute der Azidoseausgleich durch Verwendung von 8,4 % Natriumbikarbonatlösungen nur noch sehr zurückhaltend; dies umso mehr, da bei einem raschen Natriumkonzentrationsanstieg (≥12 mmol/l über einen Zeitraum von 24 Stunden), die Gefahr einer pontinen Myelinolyse mit Locked-in-Syndrom besteht (Dehne et al. 2019). So kann bei der häufiger bei terminaler Leberinsuffizienz vorliegenden Hypernatriämien bei trotz strenger Indikation erforderlichem Azidoseausgleich auch die Gabe von THAM erwogen werden. Der Einsatz kontinuierlicher Nierenersatzverfahren der die typischen Störungen in Elektrolyt- und Säurebasenhaushalt günstig beeinflussen kann, ist schwerkranken Patienten vorbehalten und kommt entsprechend bei der Lebendspende aufgrund günstiger Rahmenbedingungen sehr selten zum Einsatz.

In der anhepatischen Phase werden, wie bei der postmortalen Spende, die spezifischen medikamentösen Maßnahmen zur Immunsuppression sowie zur Rezidivprophylaxe bei Hepatitis eingeleitet.

Neohepatische Phase

Diese Phase beginnt mit der Reperfusion der transplantierten Teilleber, also typischerweise nach Komplettierung der Anastomosen von V. cava und Pfortader (gegebenenfalls simultan mit der Leberarterie). In dieser Phase steht das Post-Reperfusions-Syndrom mit Ausschwemmung einer Vielzahl saurer, fibrinolytisch und vasoaktiver Metabolite im Vordergrund (Adelmann et al. (2017); Dehne et al. 2019; Marcel et al. 1997; Valentine et al. 2013). Typischerweise im Vordergrund der therapeutischen Erfordernisse ist die Aufrechterhaltung eines adäquaten Perfusionsdrucks für das Lebergraft die neben der Gabe von Vasopressoren für den arteriellen Perfusionsdruck auch eine Kontrolle des zentralvenösen Ausflussdrucks umfasst. Hier kann bei hohem ZVD neben Diuretika wie Mannitol und Furosemid auch eine kontinuierliche Infusion von Glyceroltrinitrat erwogen werden. Wichtig ist die Kontrolle und gegebenenfalls Therapie bei Elektrolytentgleisungen, allen voran eine Hyperkaliämie sowie die Aufrechterhaltung der Körpertemperatur aufgrund der Reperfusion des gekühlten Transplantats.

Alle pathophysiologischen Auswirkungen, die in der konventionellen Lebertransplantation unter Umständen sehr ausgeprägt erfolgen können, sind bei der Leberlebendspende aufgrund der kürzeren Ischämie, der ausgezeichneten Parenchymqualität und des typischerweise jüngeren Spenderalters weniger ausgeprägt, da das Spenderalter stark assoziiert ist mit der Störung der Homöostase in der Reperfusionsphase (Ramsay 2008).

8.4.2 Chirurgisches Vorgehen

U. Settmacher

8.4.2.1 Empfängeroperation rechter Leberlappen

Der Zugang erfolgt beim Empfänger ebenfalls über eine gewinkelte Laparotomie („rechtes L", Abb. 8.11) im rechten Oberbauch. Nach Exploration mit Klärung der Durchführbarkeit der Transplantation (onkologisch, technisch) erfolgt die Mobilisation des erkrankten Organs unter Belassung der retrohepatischen V. cava inferior. Die anatomischen Strukturen des Ligaments werden bei der Lebendspende lang belassen (folglich nahe am Hilus abgesetzt), um eine spannungsfreie Rekonstruktion zu ermöglichen. Ebenso sollte die rechte Arterie rechts vom Gallengang präpariert werden, um die Perfusion des Gallengangs nicht zu beeinträchtigen. Einstromoptimierende zusätzliche Maßnahmen (Spaltung des

Lig. arcuatum, Milzarterienligatur, arterielle oder portalvenöse Interponate) führen wir zum Abschluss bzw. direkt vor Hepatektomie durch.

Als Gefäßersatzmaterial werden von vielen autologe Venen bzw. sehr selten auch Arterien vom Empfänger favorisiert. Als Arterien wurden die A. radialis bzw. die A. colica media benutzt. Relativ häufig wird die V. saphena magna sowohl arteriell als auch portalvenös interponiert. Die V. femoralis superficialis oder eine V. liaca externa des Empfängers kann für portalvenöse bzw. lebervenöse Rekonstruktionen verwendet werden. Lebervenös bzw. auch zum Ersatz der retrohepatischen V. cava inferior wurden auch alloplastische Interponate (PTFE) eingesetzt.

Spender- und Empfängeroperation lassen sich so synchronisieren, dass die kalte Ischämiezeit auf ein Minimum herabgesenkt werden kann. Eine Kurzzeitkonservierung mit HTK ist so immer durchführbar (Abb. 8.17).

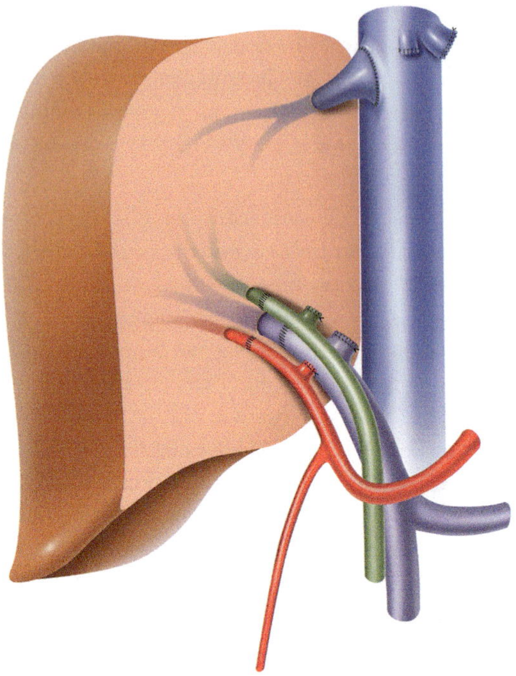

Abb. 8.17 Schema der Rekonstruktion nach Lebendspende des rechten Leberlapens, Gallengang als duct-to-duct-Anastomose (*grün*), Arterie als end-end-Anastomose der rechten Arterie auf die A. hepatica dextra des Empfängers (*rot*), Pfortader als End-end-Anastomose des rechten Astes auf den Pfortaderhauptstamm des Empfängers (*blau unten*), Lebervene end-seit der rechten Vene des Teilorgans auf die V. cava inferior (*blau oben*)

Die back-table-Präparation der entnommenen Teilleber kann die Rekonstruktion von Ästen der mittleren Vene bzw. der Verlängerung des peripheren Stumpfs der mittleren Lebervene (Abb. 8.15), der Gallengangostien, der Pfortader oder der Arterien umfassen. Wir rekonstruieren Lebervene und Pfortader back table und bereiten arteriell in situ vor, sodass die Zeit der warmen Ischämie ebenfalls kurzgehalten wird. Die Optimierung bzw. plastische Rekonstruktion der Gallengangostien führen wir nach Möglichkeit erst nach Reperfusion durch.

Die anhepatische Phase kann mit und ohne Clamping der retrohepatischen V. cava inferior erfolgen. Oft ist die Rekonstruktion der Lebervenen einfacher und die Anastomose besser offen bei komplett geklemmter V. cava durchführbar (Abb. 8.18). Dies kann je nach „Art des Hauses" auch mit Verwendung eines veno-venösen Bypass erfolgen.

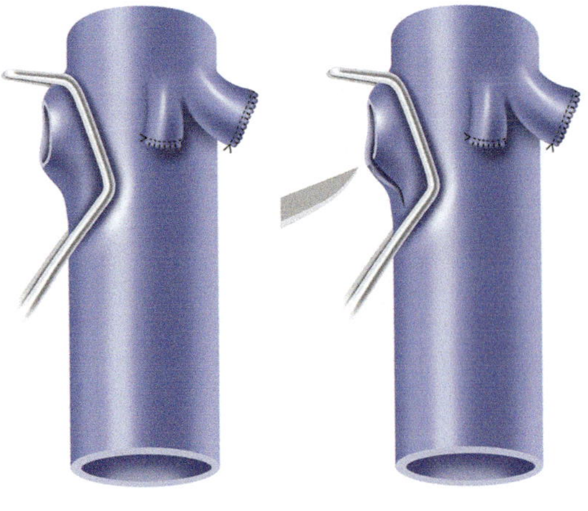

Abb. 8.18 Tangentiales Ausklemmen der V. cava inferior im Bereich des Ostiums der rechten Vene und Durchführen einer Venotomie im Sinne einer Erweiterungsplastik

Nach Abschluss der Anastomose der rechten Vene werden zusätzliche Venen – direkte und mittlere Vene bzw. deren Äste – anastomosiert (Abb. 8.19). Dies kann in die V. cava oder auf das Ostium der mittleren und linken Vene der V. cava erfolgen (Abb. 8.20).

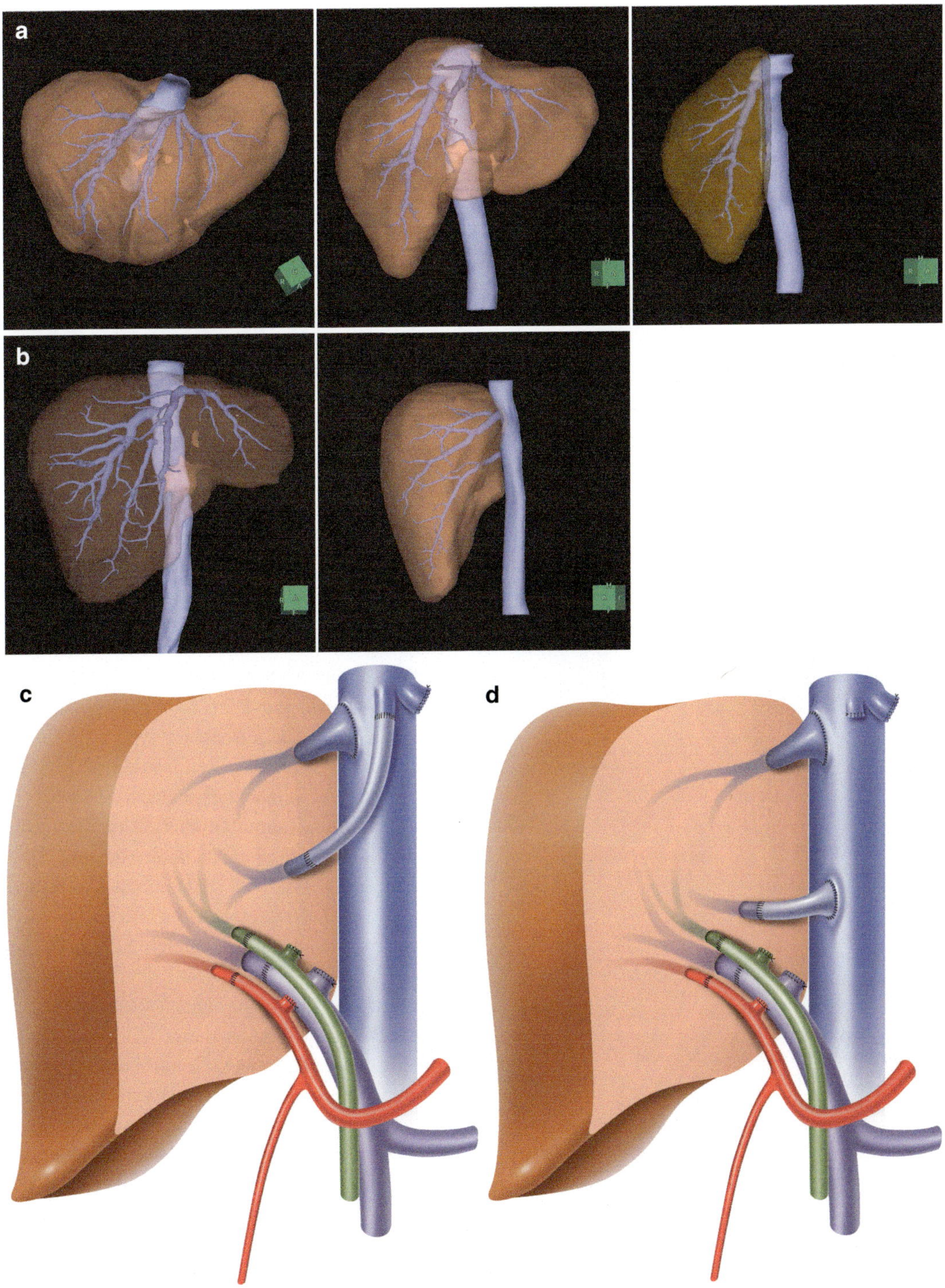

Abb. 8.19 Nach venöser Rekonstruktion. **a** rechte Vene (links Darstellung im Spender, rechts im Empfänger nach Rekonstruktion vor Entlassung des Patienten). **b** Zusätzliche untere rechte Vene (links Darstellung im Spender, rechts im Empfänger) nach Rekonstruktion vor Entlassung des Patienten. **c** Schema der Rekonstruktion der mittleren Vene über ein Veneninterponat zum Ostium der mittleren Vene. **d** Schema der Rekonstruktion der mittleren Vene über ein Veneninterponat direkt in die V. cava inferior

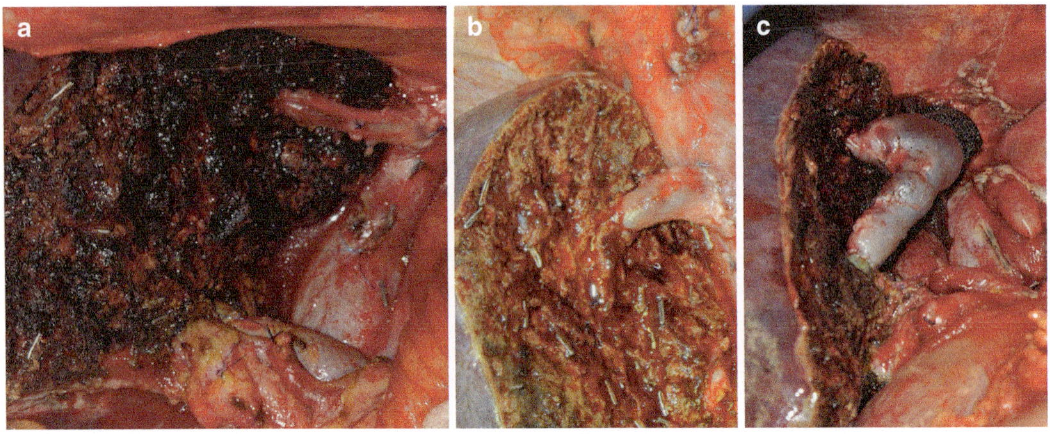

Abb. 8.20 Technische Umsetzung von Lebervenenrekonstruktionen bei der Transplantation des rechten Leberlappens im situs. **a** Pfortader als Interponat zur Rekonstruktion der mittleren Lebervene auf das Ostium der mittleren Lebervene, **b** Pfortader als Interponat zur Rekonstruktion der mittleren Lebervene direkt in die V. cava, **c** S5- und S8-Äste der mittleren Lebervene über ein Beckenveneninterponat (postmortale Spende) zur V. cava

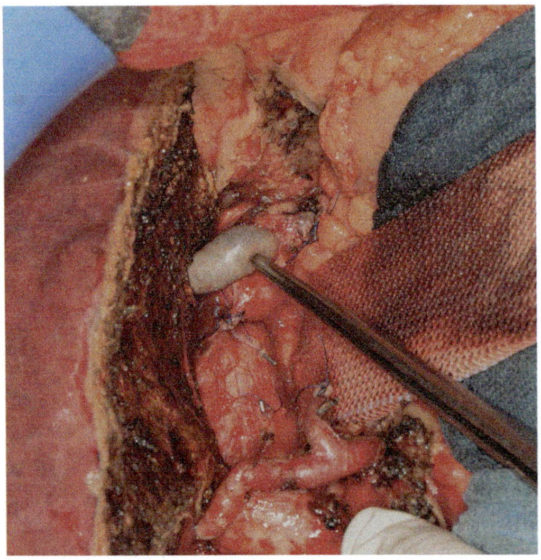

Abb. 8.21 Rekonstruierte Segment 8-Vene mit Interponat zum Ostium der mittleren Vene, arterielle und portalvenöse Rekonstruktionen unten im Bild

Die Pfortaderrekonstruktion erfolgt als End-end-Anastomose (Abb. 8.21), wie in der Ganzorganimplantation. Zentrale Shunts zur Vermeidung einer portalen Hyperperfusion der Teilleber wenden wir bei der Nutzung des rechten Leberlappens nicht an. Unseres Erachtens ist eine zentrale Milzarterienligatur zur transitorischen Drucksenkung nach Reperfusion bei Bedarf ausreichend.

Jetzt erfolgt die Anlage der arteriellen Anastomose. In dieser Phase sollten (wie bereits bemerkt) alle komplexen Rekonstruktionen zur Senkung der warmen Ischämiezeit bereits vollendet sein (Abb. 8.21 und 8.22).

Die Reperfusion kann retrograd nach Fertigstellen der venösen Anastomosen, nach Vollendung der portalvenösen Rekonstruktion (antegrad nur portal) bzw. nach Abschluss der arteriellen Rekonstruktion (simultan arteriell und portal) erfolgen. Dabei ist es nicht nötig (bei der kurzen Ischämiezeit und der reduzierten Parenchymmasse) das Perfusat abzulassen. Reperfusionssyndrome werden hier im Vergleich zur Transplantation ganzer Organe mit deutlich längerer Konservierungszeit nur äußerst selten beobachtet.

Auch hier werden heute für die Gallengangrekonstruktionen Gang-Gang-Anastomosen gegenüber den biliodigestiven Anastomosen bevorzugt (Abb. 8.23). Alle technischen Varianten nach möglicher Vereinigung der Ostien als fortlaufende oder Einzelknopfnähte (Allschicht) mit oder ohne interne bzw. externe Drainage wurden empfohlen, was Ausdruck der technischen Unsicherheit ist. Auch hier ist der Gallengang die „Achillesferse" der Transplantation.

Der Abschluss der Operation stellt die Kontrolle der Bluttrockenheit dar. Die Perfusion wird duplexsonographisch vor Bauchdeckenver-

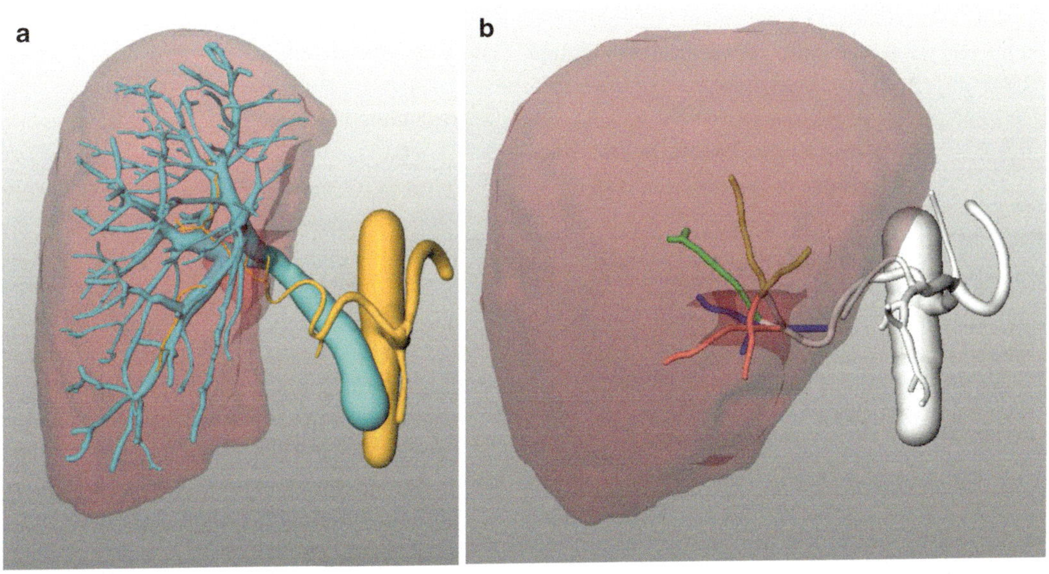

Abb. 8.22 Pfortader und Arterienanastomose. **a** Standard-end-end-Pfortader und End-end-AHD-auf-AHD, **b** Rekonstruktion von zwei rechten Arterien; *AHD* Ramus dexter A. hepaticae

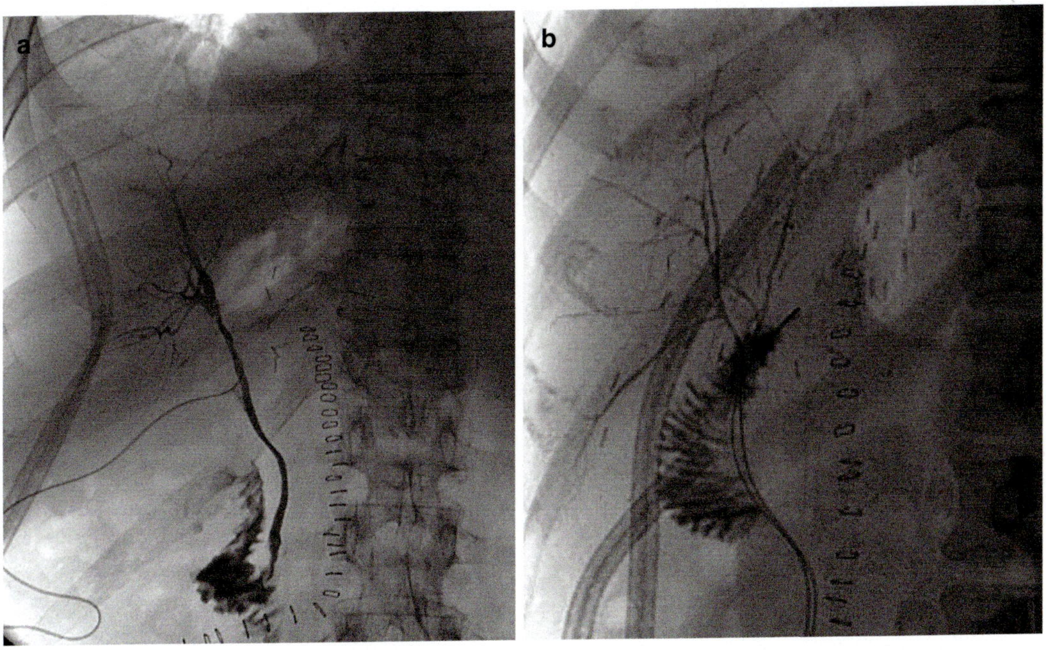

Abb. 8.23 Cholangiographie. **a** duct-to-duct-Anastomose (ein Ostium), **b** biliodigestive Anastomose (zwei Ostien)

schluss kontrolliert. Drainagen subphrenisch und subhepatisch sollen mitunter auftretende blutige Sekretion und Aszites ableiten.

8.4.2.2 Empfängeroperation linker Leberlappen (konventionell-offener Zugang)

S. Nadalin, L. Genedy und A. Königsrainer

Folgt man dem Prinzip der „double equipoise" und den Empfehlungen zur Vermeidung der Entwicklung eines „small-for-size"-Syndroms, dann sollte eine Parenchymmasse von mindestens 0,6–0,8 % („graft-to-recipient weight ratio", GRWR) verwendet werden (Abb. 8.24). Zurückhaltung bei der Verwendung von linken Lebern sollte insbesondere bei Empfängern mit labMELD >30 oder mit funktionierendem transjugulärem intrahepatischem portosystemischem Shunt (TIPS) geübt werden. Ggf. vorhandene Shunts (insbesondere splenorenal) sollten vor oder direkt zur Transplantation verschlossen werden. Die einleitenden Schritte der Transplantation erfolgen, wie Abschn. 8.4.2.1 erwähnt.

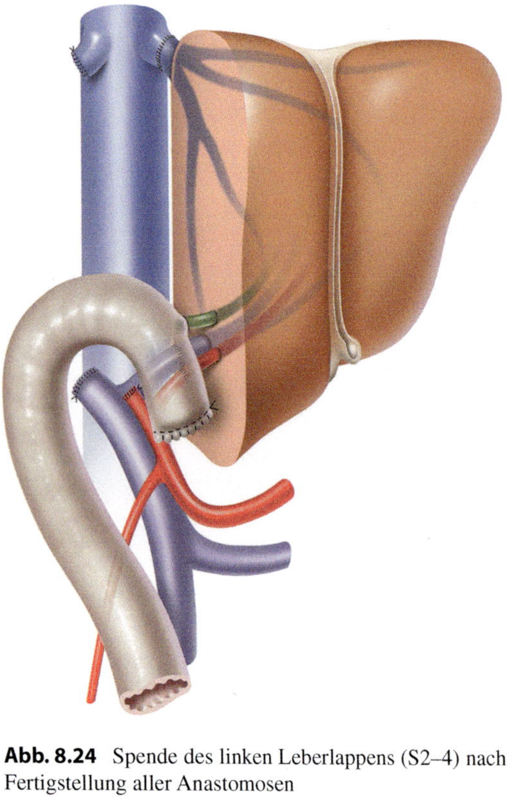

Abb. 8.24 Spende des linken Leberlappens (S2–4) nach Fertigstellung aller Anastomosen

Für die Hepatektomie im Speziellen ergeben sich folgende Details:

- Hilusnahe Präparation der Leberarterien und Belassen langer Stümpfe, sodass bei der Implantation entschieden werden kann, welches Gefäß (linke oder rechte Leberarterie) besser geeignet ist.
- Langstreckiger Erhalt der Pfortader inklusive der Pfortadergabel, um so gegebenenfalls auch einen hemiportocavalen Shunt anlegen zu können.
- Komplette Darstellung des Lebervenensterns für die Entscheidung auf welches Ostium die Venenanastomose (ggf. mit plastischer Erweiterung) erfolgen sollte.
- Langstreckiger Erhalt des Gallengangs (Absetzen oberhalb der Gabel), wie bei der Lebertransplantation des rechten Leberlappens (Abschn. 8.4.2.1), damit nach Möglichkeit eine Gang-Gang-Anastomose angelegt werden kann.
- In Situationen schwieriger Präparation bei Patienten mit ausgeprägten Kollateralen ist mitunter die Anlage eines portocavalen Shunts oder die Transplantation mit venovenösem Bypass hilfreich.

Zur Implantation beginnt man auch hier mit der Lebervenenanastomose. In der Regel erfolgt diese auf das Ostium der mittleren und linke Vene des Empfängers (Abb. 8.25).

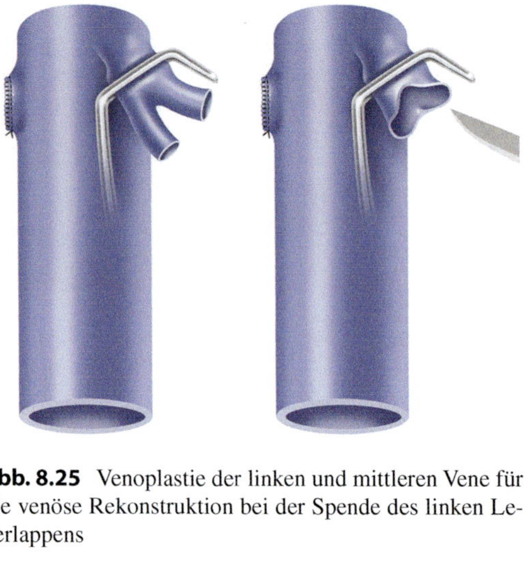

Abb. 8.25 Venoplastie der linken und mittleren Vene für die venöse Rekonstruktion bei der Spende des linken Leberlappens

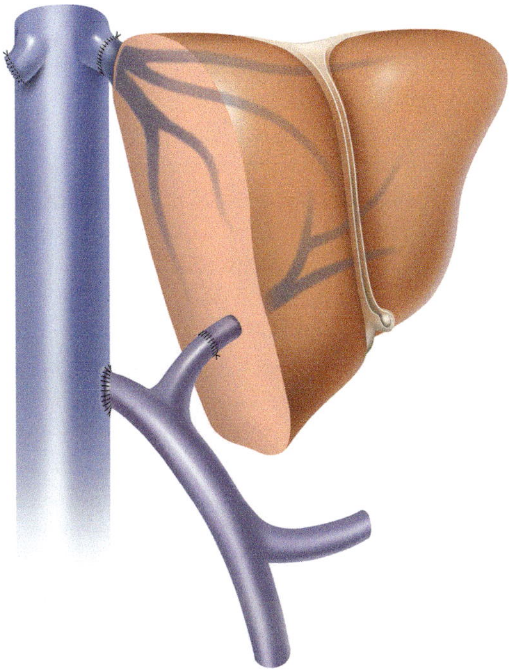

Abb. 8.26 Hemiportocavale Shuntanlage zur Druckentlastung

In Ausnahmesituationen wird das Ostium der rechten Vene genutzt. Mitunter werden die Ostien plastisch erweitert (Seoul-Technik). Es folgt die Pfortaderanastomose als End-end-Anastomose auf den Hauptstamm oder gegebenenfalls (sollte ein Shunt angelegt werden müssen) auf den linken Ast, sodass der rechte als portocavale Anastomose (Abb. 8.26) geführt werden kann.

Die Leberarterienrekonstruktion erfolgt vornehmlich auf die linke Arterie des Empfängers. Wichtig ist dabei, die Gefäße kurz und gerade zu lagern, um ein „kinking" zu vermeiden. Je nach individueller Morphologie kann auch die rechte Leberarterie des Empfängers als Anschlussgefäß besser zu nutzen sein. Finden sich zwei Arterien für das Transplantat, sollten beide separat rekonstruiert werden.

Die Reperfusion kann nur portal oder simultan erfolgen. Nach kompletter Reperfusion sollte ein hämodynamisches Monitoring (Pfortaderdruck, Fluss der Leberarterie und „resistance index", gegebenenfalls Lebervenendruck) durchgeführt und dann entschieden werden, ob und welche portale Druckentlastung erfolgen sollte. Dem entsprechend kann eine Einstrommodulation (*graft inflow modulation*) erfolgen (Huang et al. 2010; Troisi et al. 2017; Sainz-Barriga et al. 2011). Hier gelten als Empfehlungen: der Pfortaderdruck(PVP) sollte <20 mmHg betragen, der Gradient zwischen Pfortader und Lebervenen (HVPG) sollte <15 mmHg sein und der Pfortaderfluss ist bei 250 ml/min/100 g Lebergewebe (Troisi et al. 2017). Akkurat und objektiver Indikator für die Schwere des Pfortaderhochdrucks ist der Lebervenendruckgradient (HVPG), eindeutiger als der Pfortaderdruck allein.

Als Flussmodulation und Druckentlastung kommen die Milzarterienligatur (oder banding), die Splenektomie, hemiportokavale Shunts oder mesenterikokavale Shunts in Frage (Sainz-Barriga et al. 2011; Ikegami et al. 2013; Soejima et al. 2012; Soin et al. 2019; Goldaracena et al. 2017; Boillot et al. 2002; Ishizaki et al. 2011; Yoshizumi und Mori 2020a, b). Der Lebervenendruckgradient ist in direkter Korrelation zum Pfortader- und Leberarterienfluss (Matsushima et al. 2019). Hemiportokavale Shunts sollten mit Umsicht angelegt werden, da es hier auch zu Steal-Phänomenen mit Enzephalopathie und mangelnder Transplantatregeneration kommen kann (Troisi et al. 2017). Hier wird die intraoperative Kalibirierung des Shuntvolumens empfohlen mit Messung des portal-venösen Einstroms in das Transplantat, der nicht weniger als 200 ml/min/100 g Lebergewicht betragen sollte (Troisi et al. 2017). Dies kann bei zunächst hyperdynamer Kreislauflage nach Reperfusion durchaus schwierig zu bewerkstelligen und mit schwer zu verwendenden Werten sein. Steal-Phänomene durch spontane Shunts müssen Berücksichtigung finden. Diese sollten ggf. intraoperativ vorher aufgehoben oder interventionell postoperativ verschlossen werden.

8.4.2.3 Weitere Transplantationsoptionen sind

U. Settmacher und F. Rauchfuß

Dominotransplantation

Wird die Indikation zur Lebertransplantation bei Patienten mit Stoffwechselerkrankungen, deren Defekt in der Leber lokalisiert ist, gestellt, deren Organe morphologisch und bis auf den Defekt funktionell unauffällig sind, wurde immer wieder deren Nutzung als grenzwertige Spenderorgane (Dominotransplantation) bedacht. Transplantiert man die Organe, kann man deren Empfänger aus der akuten Lebensgefahr der primären Lebererkrankung retten. Der „mittransplantierte" Stoffwechseldefekt wird erst später klinisch auffällig bzw. relevant. Häufig wurden für solche Lebern ältere Empfänger mit fortgeschrittenen Tumorleiden ausgewählt, sodass bei diesen Patienten der Stoffwechseldefekt nicht mehr von klinischer Relevanz sein sollte. In Schweden wurde 1999 ein internationales Register für Dominotransplantationen etabliert (http://www.fapwtr.org). Diese Dominolebern wurden sowohl als komplettes Organ als auch nach *in vivo* oder *ex situ split* als Teilorgane transplantiert. Die Transplantationen erfolgten sogar unter Nutzung von Lebern von Spendern mit einem anderen Stoffwechseldefekt (Qu et al. 2019a, b; Zhu et al. 2017) „über Kreuz". Für die Patienten mit dem Stoffwechseldefekt wurden sowohl postmortale Spenden als auch Lebendspenden genutzt. Die Rekonstruktionen sind dann technisch aufwendig, insbesondere bei Einsatz von Lebendspenden primär als auch bei der Teilung des Organes, wenn es als „split" dominotransplantiert werden soll (Nishizaki et al. 2000; Inomata et al. 2001). Erstes technisches Problem war die Wiederherstellung der venösen Ausflussbahn der Dominoleber. Steht ein postmortales Vollorgan zur Verfügung, kann die stoffwechselkranke Leber ebenfalls mit dem retrohepatischen V.-cava-Segment entnommen werden (Herden et al. 2019). Bei diesen Organen erfolgt die Vollorganimplantation auch sonst ohne besonderen technischen Aufwand (Abb. 8.27).

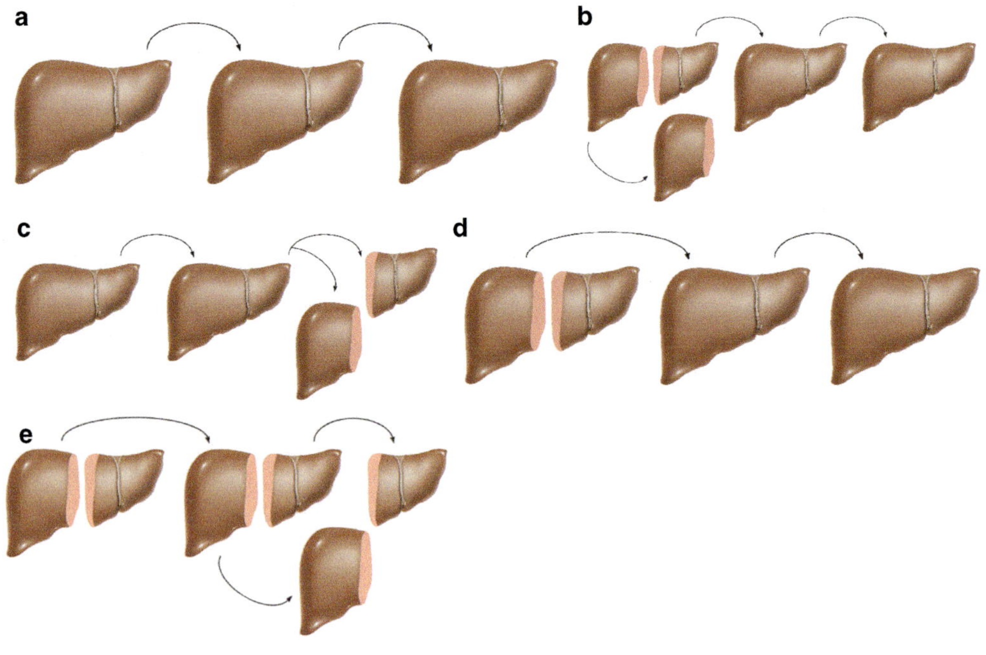

Abb. 8.27 Varianten der Dominotransplantation. **a** postmortale Spende (Empfänger mit Soffwechselerkrankung auf zweiten Empfänger), **b** postmortale Spende (Empfänger mit Stoffwechselerkrankung Split auf 2 Empfänger), **c** postmortaler Split (Empfänger mit Stoffwechselerkrankung und zweiter Empfänger, dritter Empfänger des stoffwechselkranken Organs), **d** Lebendspende (Empfänger mit Stoffwechselerkrankung auf zweiten Empfänger), **e** Lebendspende (Empfänger mit Stoffwechseldefekt, Split auf zwei weitere Empfänger)

Die erste Dominotransplantation wurde von Furtado et al. (1997) bei einem Patienten mit einer familiären Amyloidose (FAP), der ein postmortales Spenderorgan erhielt, durchgeführt. Lebern von diesen Patienten werden, wie bereits erwähnt, als grenzwertige Organe klassifiziert, da die Erkrankung im Empfänger auftreten kann. Die Kyoto-Gruppe führte die erste Dominotransplantation mit Hilfe einer Lebendspende 1997 durch (Kiuchi et al. 1999).

Indikationen und Zeitpunkt und Schwere des Auftretens der klinischen Symptomatik des Stoffwechseldefekts im Empfänger haben die Dominotransplantation in ihrer Entwicklung natürlich beeinflusst. Wie in der Tab. 8.2 dargestellt, wurden Lebern von Patienten mit unterschiedlichen Defekten für die Dominotransplantation verwendet. Heute werden im wesentlichen noch Amyloidose-Lebern und die von Patienten mit Ahornsiruperkrankung verwendet. Die größte Serie dazu ist 2019 aus Pittsburgh publiziert worden. Es stellte sich bei keinem der Empfänger, die länger als ein Jahr beobachtet werden konnten ein klinisches Rezidiv der Erkrankung ein. Alle Empfänger dieser Lebern hielten auch keine spezielle Eiweißrestriktion ein (Celik et al. 2019a, b), sodass diese Spenderorgane auch für Empfänger mit einer sehr guten Langzeitprognose empfohlen werden. Bei allen anderen Erkrankungen wurde zeitig und klinisch oft bedeutsam eine Symptomatik der mittransplantierten Erkrankung festgestellt, sodass für diese Indikationen die Dominotransplantation verlassen wurde.

Erweiterter linker Leberlappen und rechts posteriore oder anteriore „Sectorgrafts"
Neben den oben aufgeführten „Standardspenden" wurden auch Alternativen bei geringerem Parenchymbedarf für den Empfänger aber zu kleinem linken Leberlappen und insbesondere bei anatomischen Varianten der Pfortader des Spenders ausprobiert (Abb. 8.28).

Bei den rechten reduzierten Spenden ging man von einem reduzierten Parenchymbedarf für den Empfänger aus und wollte so einerseits das Risiko für den Spender senken und weiterhin auf anatomische Varianten der portalen Versorgung eingehen (Sugawara et al. 2001). Diese erschweren einerseits die Spende des rechten Leberlappens ermöglichen andererseits aber diese Varianten der Lebendspende.

Rechts posteriorer Sektor (Segmente 6 und 7) (Sugawara et al. 2001) ist vom Volumen größer als der normale linke Leberlappen und hat nur

Tab. 8.2 Für Dominotransplantation genutzte Organe

	Postmortale Spende als primäre Spende	Lebendspende als primäre Spende	Risiko/Probleme für den Empfänger
Familiäre Amyloidose	Furtado A18	Kiuchi et al. (1999)	Erkrankung nach 7–9 Jahren
Oxalurie	Donckier et al. (2001)		Klinisch relevante Erkrankung, Niereninsuffizienz
Ahornsiruperkrankung	Khanna et al. (2016)		–
Hyperhomocysteinämie		Qu et al. (2019a, b)	–
Hämochromatose	Fagiuoli et al. (2013)		Klinisch relevante Erkrankung
Akute intermittierende Porphyrie	Dowman et al. (2011)		Klinisch relevante Erkrankung, Neurotoxizität
Hypercholesterolämie	Popescu et al. (2003), Golbus et al. (2017)		Klinisch relevante Erkrankung
M. Wilson	Fagiuoli et al. (2013)	Sakoguchi et al. (2000)	

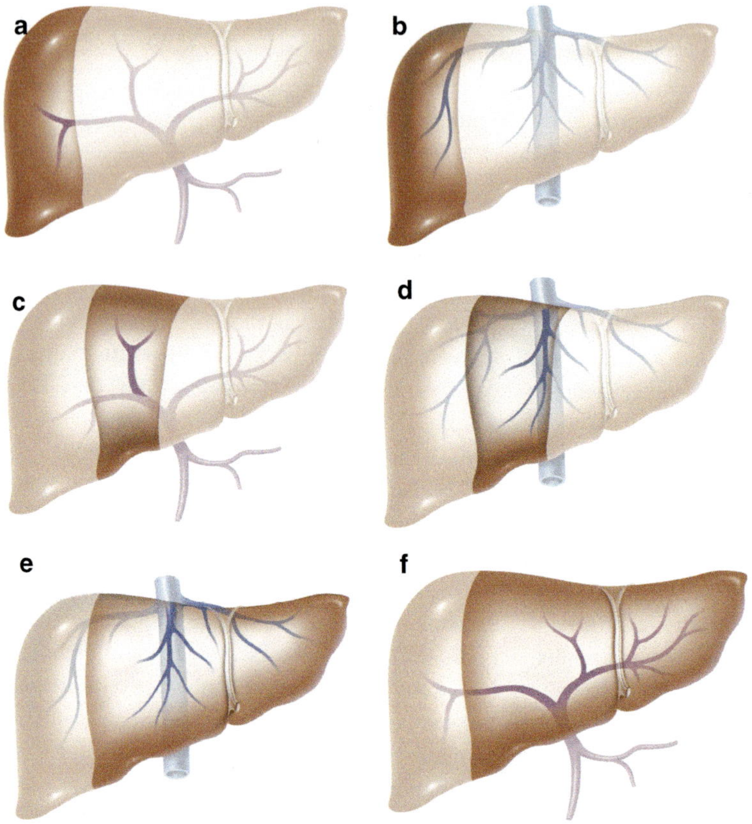

Abb. 8.28 Spendevarianten. **a** Darstellung mit Pfortader Spende S6 und 7 (posterolateraler Sectorgraft), **b** Darstellung mit Lebervenen Spende (posterolateraler Sectorgraft), **c** Darstellung mit Pfortader Spende S5 und 8 (anteromedialer Sectorgraft), **d** Darstellung mit Lebervenen Spende Spende S5 und 8 (anteromedialer Sectorgraft), **e** Darstellung mit Pfortaderspende S1–4 und 5 und 8 (erweiterter linker Leberlappen), **f** Darstellung mit Lebervenen S1–4 und 5 und 8 (erweiterter linker Leberlappen)

eine Resektionsfläche. Dies hat dazu geführt, dass neben den koreanischen und japanischen Zentren auch indische Kollegen damit begannen. Dies ist auch als Möglichkeit gesehen worden bei Spendern, bei denen die linke oder die rechte Spende funktionell bzw. anatomisch nicht machbar war. Gallenwegskomplikationen waren hier das Hauptproblem (Chen 2014). Voraussetzungen sind nach Möglichkeit separate extrahepatische Pfortaderäste und Leberarterien sowie einen Gallengang vor der Pfortader. Als Lebervene wird die rechte Vene an der Mündung zur V. cava inferior abgesetzt, da die rechts anterioren Segmente über die mittlere Vene (sie muss in der Diagnostik ausreichend weit sein) drainiert werden (Yoshizumi et al. 2014). Von der Parenchymmasse ist dieses Transplantat auch für größere Kinder gut geeignet (Qu et al. 2021; Luo et al. 2017). Die Planung der Resektion und des entsprechend geeigneten Sektors erfolgt am Computer (Abschn. 8.2.5) und verlangt natürlich Erfahrung, da auch bei der Absetzung der Venen modifiziert unter Erhalt der rechten Vene vorgegangen werden kann, eine Stauung des Spenderparenchyms natürlich vermieden werden muss (Chan et al. 2021; Rammohan et al. 2020). Standardisierte Computerprogramme können dies bisher im Detail nicht leisten. Auch für diese Spende gibt es bereits Publikationen zur laparoskopischen Entnahme (Hasegawa et al. 2021; Han und Han 2021).

Der erweiterte linke Lappen mit dem rechts anterioren Sektor (S2–5 und S8) (Suh et al. 2015) wurde bei zu kleinem linkem Leberlappen und Varianten der Pfortaderanatomie als Spenderteilleber genutzt. Für den Spender verblieb rechts posterior mit ausreichender Parenchymreserve.

Rechts anteriorer Sektor (S5 und 8) ist sicherlich technisch noch aufwendiger als der rechts posteriore Sektor. Zusätzlich hat er zwei Resektionsflächen. Die venöse Drainage erfolgt über die mittlere Vene. Gallengang, Arterie und Pfortader sind die sektoralen Gefäße.

Dual-graft-Transplantation

Die Transplantation mit Teillebern von Lebendspendern hat sowohl für den Empfänger als auch für den Spender das Risiko der zu kleinen Parenchymmasse nach der Operation – „small-for-size"-Syndrom. Ein Weg dies zu verhindern, war die Nutzung von Teillebern von zwei Lebendspendern (Lee et al. 2001). Begonnen wurde diese Strategie zunächst unter Nutzung von zwei linken bzw. links-lateralen Spenden. Im Verlauf wurde auch auf die Nutzung der Kombination aus rechtem Leberlappen bzw. posteriorem Sektorgraft und links(lateralem) Leberlappen ausgedehnt. Die erste Dual-graft-Transplantation in Deutschland bzw. Europa wurde in Hamburg von D. Broering et al. (2007) vorgenommen. Es werden heute alle Kombinationen angewendet. Die größten Erfahrungen liegen aus Seoul vor (Kwon et al. 2018). Heute werden diese Spenden auch inkompatibel und über einen minimal invasiven Zugangsweg durchgeführt (Kim et al. 2018). Technisch besonders anspruchsvoll ist die Rekonstruktion von linken Teillebern in rechter Position, da hier am Hilus mit dem Gallengang begonnen werden muss (das Transplantat ist rotiert um 180° in der Längsachse). Mitunter werden für die ersten Tage unter das rechtsseitige Transplantat Expander positioniert, die nach Hypertrophie in einer zweiten Operation entfernt werden können (Abb. 8.29).

Zweischritttransplantation (two stage liver transplantation)

Folgende Gründe/Argumente haben immer wieder Anlass gegeben, den Eingriff einer Lebertransplantation, der aus Entfernung der „alten" und Implantation der „neuen" Leber besteht, auf zwei Operationen zu teilen:

- Senkung des OP-Traumas,
- Behandlung eines „toxic liver syndroms" ohne Vorhandensein eines Spender(teil)organs,
- Regeneration der „naiven" (Rest)leber bei akutem Leberversagen und temporärem Ersatz der Leberfunktion durch Teilorganspende, hier erfolgt im zweiten Schritt die Entfernung des transplantierten Teilorgans,

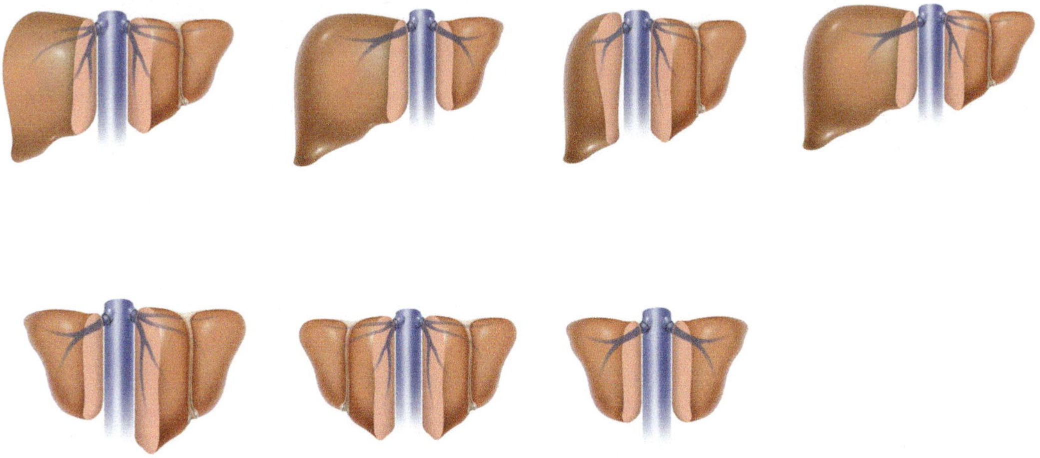

Abb. 8.29 Dual grafts zur Vermeidung eines „Small-for-size"-Syndroms

- Regeneration eines zu kleinen, funktionell nicht ausreichenden Transplantats, das unter Funktion einer belassenen Restteilleber des Empfängers nach Implantation wächst.

Der letzte Punkt war in der klinischen Entwicklung der Lebendspende in den 1990-iger Jahren eine Idee zur Nutzung kleiner Parenchymmengen für die Durchführung der Lebendspende für erwachsene Empfänger vor Einführung der Spende des rechten Leberlappens. Nach Einführung der Nutzung des rechten Leberlappens als Spenderteilorgan geriet dieses Konzept (sicher wegen des höheren Aufwands) in den Hintergrund.

Beim Zweischrittverfahren mit Lebendspende erfolgt im Empfänger zunächst die Hemihepatektomie links mit der Transplantation der formal zu kleinen Teilleber (Segmente 2 und 3) gekoppelt mit der Drosselung der portalen Perfusion der Restleber. So wird ein Regenerationsschub im Transplantat induziert. Die Restleber verbleibt so lange in situ bis das Transplantat ausreichend funktioniert. Dann erfolgt gegebenenfalls im Schritt 2 die Resthepatektomie (Abb. 8.30).

Für die technische Umsetzung des Verfahrens sind aus unserer Sicht folgende Punkte zu beachten:

Im Schritt 1 wird die erkrankte Leber komplett aus dem Retroperitoneum mobilisiert, um die Restheptatektomie im Schritt 2 für die transplantierte Teilleber wenig traumatisierend zu gestalten. Die Teilresektion in Schritt 1 erfolgt als Resektion von Segment 1–4 damit die venöse Anastomose für das Transplantat komfortabel (Ostium der mittleren und linken Vene) angelegt werden kann.

Die Pfortaderanastomose führen wir meist auf den Stumpf der linken Pfortader es Empfängers. In der Literatur wird aber auch die Implantation in den Pfortaderhauptstamm direkt oder über ein kurzes Veneninterponat aufgeführt.

Die arterielle Rekonstruktion kann auf den Stumpf der linken Arterie erfolgen oder über ein kurzes Veneinterponat (V. saphena) von der A. hepatica communis aus erfolgen (Abb. 8.31).

Nach Reperfusion erfolgt das „banding“ bzw. die Ligatur des rechten Pfortaderasts. Dazu gibt es Empfehlungen der Literatur, den Pfortaderdruck invasiv zu messen. Steigt er nach Ligatur über 20 cm H_2O und bleibt so, sollte nur ein sub-

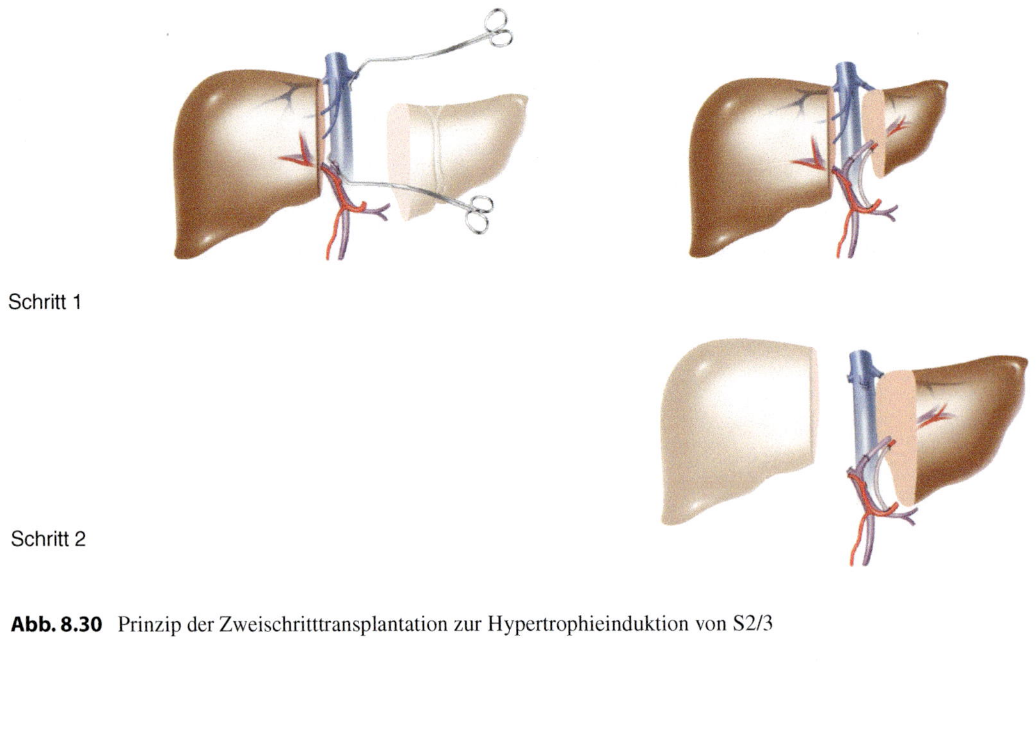

Abb. 8.30 Prinzip der Zweischritttransplantation zur Hypertrophieinduktion von S2/3

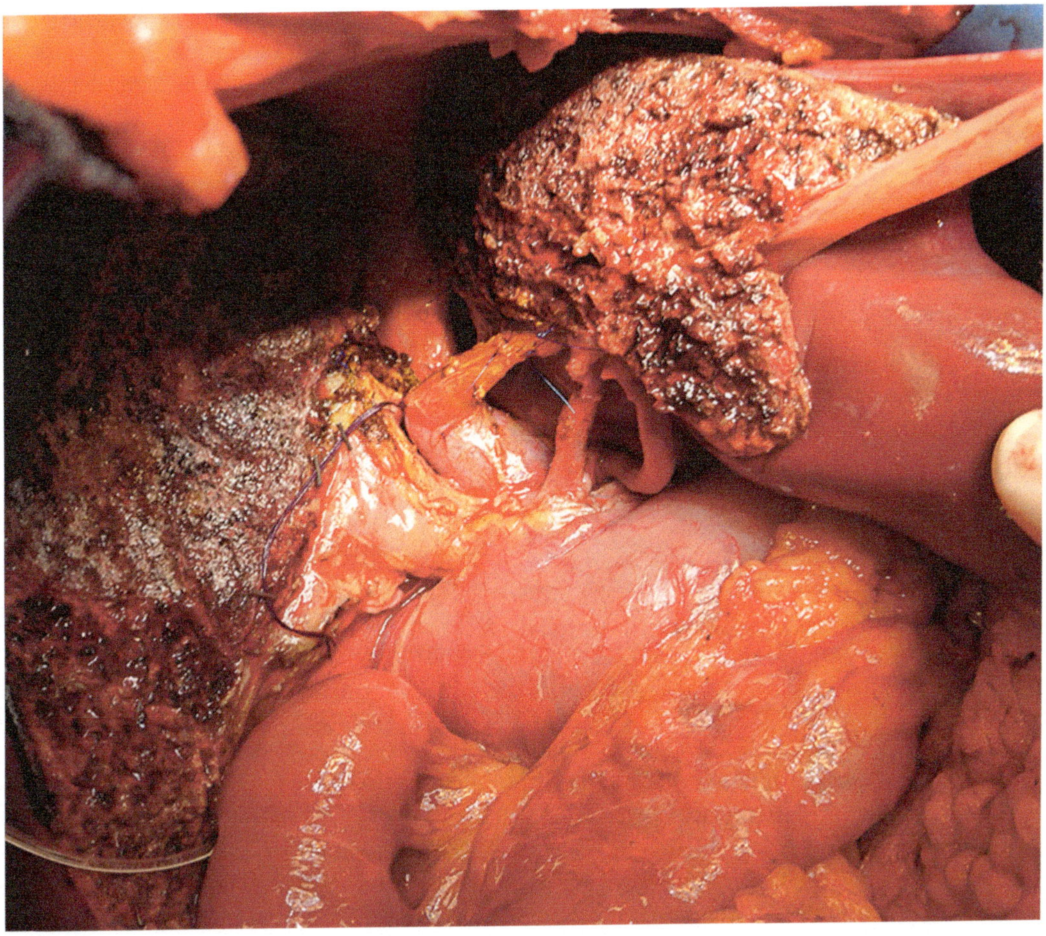

Abb. 8.31 Zweischritttransplantation nach Reperfuison des Transplantats. Zwei arterielle Rekonstruktionen: einmal direkt an die linke Arterie, einmal über ein Saphenainterponat von der A. hepatica communis

totales „banding" erfolgen. Andernfalls kann die rechte Pfortader ligiert werden.

Für die Gallengangrekonstruktion haben wir in Anlehnung an die Teillebertransplantation bei Kindern zunächst biliodigestive Anastomosen durchgeführt. Da diese bei der Durchführung von Schritt 2 meist unbewusst traumatisiert werden, fanden sich Leckagen. Dies war der Grund, um auch Gang-Gang-Anastomosen mit externer Schienung (Abb. 8.32) durchzuführen. So ließ sich das Problem bis dato erfolgreich verhindern.

„Timing" von Schritt 2 – der klinische Verlauf dieser Transplantationen ist bei den hierfür bisher gewählten Indikationen milde. CT-morphologische und -volumetrische Kontrollen am Operationstag sowie am Tag 10 helfen für die Festlegung des Termins für den zweiten Schritt. Szintigrafische Untersuchungen bzw. funktionelles MR haben wir zur Abschätzung der Hypertrophie des Transplantats versucht, bleiben aber sicher eine Domäne für die Zukunft. In der Literatur wurde der zweite Schritt nach 8–12 Wochen in der Anfangsphase erst gewagt (Egawa et al. 1996; Kiuchi et al. 1997; Kasahara et al. 1998). Später auch mit den Erfahrungen des „Associating Liver Partition and Portal Vein Legation für Staged Hepatectomy" (ALPPS)-Verfahrens wurde der zweite Schritt immer früher durchgeführt. Wir erreichen dies heute mitunter schon am 10. postoperativen Tag.

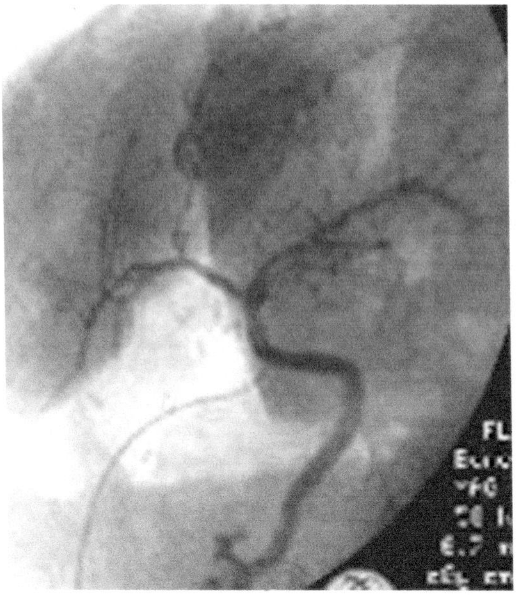

Abb. 8.32 Cholangiographie nach Schritt 1 der Zweischritttransplantation, linker Gallengang end-zu-end-anastomisiert

8.5 Perioperative Nachsorge und Komplikationsmanagement

A. Bauschke

8.5.1 Betreuung des Spenders

Nach der Operation werden die Spender zunächst auf einer Intensivstation betreut. Üblicherweise werden sie am Ende des Eingriffs im Operationssaal extubiert und erreichen wach und ansprechbar die Station. Die Überwachung der Vitalparameter (Urinausscheidung, Oxygenierung, Herztätigkeit etc.) unterscheidet sich nicht von der Patientenbetreuung nach anderen Leberteilresektionen. Ab dem ersten postoperativen Tag erfolgt Betreuung der in der Regel jungen und gesunden Patienten auf einer Intermediate-care-Station oder Station der Normalpflege.

Alle Patienten erhalten zur perioperativen Schmerztherapie entweder einen Periduralkatheter oder eine patientenkontrollierte Analgesie und werden durch geschulte Schmerztherapeuten mitbetreut. Mit der Infiltration der Wundränder mit einem Lokalanästhetikum kann der Wundschmerz gut behandelt werden. Außerdem beinhaltet die unmittelbar postoperative Behandlung eine antiemetische Medikation sowie eine Ulkusprophylaxe durch einen Protonenpumpenblocker.

Unmittelbar nach Eintreffen auf der Intensivstation erfolgt eine Röntgenkontrolle des Thorax sowie die Ultraschalluntersuchung der Leber mit Dopplerkontrolle der Lebergefäße. Bettseitige Ultraschallkontrollen der Leber sowie der Leberdurchblutung erfolgen zweimal wöchentlich. In täglichen Laborkontrollen wird der Hämoglobinwert, die Lebersynthese sowie die Nierenfunktion überwacht. Postoperative Veränderungen der Leberenzyme zeigen in der Regel ab dem dritten postoperativen Tag Rückbildungstendenz.

Bluttransfusionen werden eher restriktiv appliziert. Eine physiotherapeutische Betreuung beinhaltet ab dem ersten postoperativen Tag ein intensives Atemtraining und die Anleitung zur frühen aktiven Mobilisation. Die Antibiotikaprophylaxe erfolgt als „single-shot"-Gabe perioperativ. Die Thromboseprophylaxe erfolgt routinemäßig bei allen Spendern. Neben der Gabe von niedermolekularem Heparin und dem Tragen der Kompressionsstrümpfe stehen pneumatische Manschetten sowie die intermittierende mechanische Beinkompression zur Verfügung.

Nach meist zwei Tagen Überwachung auf einer Intermediate Care Unit werden die Patienten dann auf einer chirurgischen Normalstation betreut. Vor Entlassung wird in der Computertomographie die verbliebende Leber dargestellt. Die Entlassung aus der stationären Behandlung ist in der Regel nach 7–10 Tagen möglich.

Die Spendermorbidität besteht im Wesentlichen aus biliären und pulmonalen Komplikationen (Brown et al. 2014; Yankol et al. 2016). Subfibrile Temperaturen am ersten postoperativen Tag können Ausdruck einer metabolischen Reaktion des Patienten auf das Operationstrauma sein. Persistierende Temperaturen müssen abgeklärt werden.

Bei unklaren Ultraschallbefunden ist eine Computertomographie mit einem intravenös verabreichten Kontrastmittel notwendig. Zur Abklärung einer persistierenden Bilirubinerhöhung ist eine Magnetresonanzcholangiopankreatikographie (MRCP) ggf. eine ERC mit Stent-Einlage zum Ausschluss von biliären Leckagen und Stenosen bzw. deren Therapie indiziert (Bauschke et al. 2018).

Die ambulante Nachsorge erfolgt im Transplantationszentrum zu festgelegten Terminen (nach deutscher Gesetzgebung lebenslang).

8.5.2 Betreuung des Empfängers

Die perioperative Betreuung unterscheidet sich in Details von der eines Organempfängers nach einer postmortalen Spende. Die Lebendspendeempfänger werden in der Regel extubiert aus dem Operationsaal auf die Intensivstation übernommen. Der primären Betreuung auf der Intensivstation folgt die Weiterbehandlung auf einer Intermediate Care Unit und später auf einer chirurgischen Normalstation.

Das postoperative Monitoring beinhaltet die kontinuierliche Kontrolle der Vitalparameter, das Einsetzen der Transplantatfunktion inklusive der sonographischen Kontrolle der Durchblutung des transplantierten Teilorgans. Wundkontrolle und Verbandswechsel erfolgen wie nach Transplantation postmortaler Organe.

Das postoperative Protokoll beinhaltet tägliche Kontrollen der Laborparameter sowie Röntgenkontrollen der Lunge. Die Ergebnisse der intraoperativ gewonnenen Abstriche von Aszites sowie Ductus choledochus fließen in die Anpassung der perioperativen Antibiose ein. Nach Ablauf von 10 Tagen erfolgt bei uns eine Kontrollschnittbildgebung mit i.v.-Kontrastmittel zur Darstellung der Perfusion sowie Volumetrie der Leber. Ist eine externe Ableitung der Gallenwege angelegt, wird darüber ein Cholangiogramm vor Klemmen durchgeführt. Leberpunktionen werden lediglich bei gezielten Fragestellungen durchgeführt.

Nach Übernahme auf die Normalstation werden zwei Laborkontrollen in der Woche sowie eine wöchentliche Sonographie der Teilleber, einschließlich einer Dopplerkontrolle der Gefäße, durchgeführt. Neben der physiotherapeutischen Behandlung stehen die Reduktion der Medikation sowie die Schulung des Organempfängers bereits frühzeitig im Fokus der Betreuung.

Die Medikation richtet sich meist nach den Gepflogenheiten und spezifischen Erfahrungen des einzelnen Transplantationszentrums und umfasst:

a. Die **Immunsuppression** erfolgt entsprechend des lokalen Standards. Wir beginnen mit einer calcineurininhibitorbasierten Quadruple- später Triple-Therapie. Neben der Gabe von Mycophenolsäurederivaten, Methylprednisolon werden anti-CD25-Antikörper verabreicht. Es wird ein Tacrolimus-Zielspiegel von 8–10 ng/ml in der postoperativen Phase angestrebt. Das Umstellen bzw. Reduktion der Immunsuppression erfolgt in der „Postadaptationsphase“ bereits früh postoperativ, sodass die Patienten nach Möglichkeit mit einer dualen Therapie in die Rehabilitation gehen.
b. Das **Infektionsprophylaxemanagement** beinhaltet die perioperative Antibiotikagabe, bei uns mit Ciprofloxacin und Metronidazol und Amphotericinlutschtabletten und Sulfamethoxazol/Trimethoprim zur Candida-/Pneumocystis-carinii-Prophylaxe. Eine Cytomegalievirus (CMV)-Prophylaxe mit Valganciclovir erfolgt nur bei Hochrisikokonstellation (Spender CMV positiv, Empfänger CMV-IgG negativ). Ist die Leber bzw. sind die Gallenwege der Infektionsherd vor der Lebertransplantationgewesen, erfolgt die Anpassung der Antibiose entsprechend der Resistogramme der intraoperativen Abstriche.
c. Zur **Ulkusprophylaxe** erfolgt die Gabe von Protononpumpenblockern. Weniger wirksam ist die Gabe von H_2-Blockern bzw. Sucralfat (Fischbach et al. 2016).
d. Kontrovers betrachtet wird die postoperative **Thromboseprophylaxe**. Die Indikation er-

gibt sich meist aus der komplexen und mikrochirurgischen Gefäßrekonstruktion. Es besteht neben der Option der Vollheparinisierung die Möglichkeit der Gabe von niedermolekularem Heparin bzw. auch mitunter der komplette Verzicht auf eine Heparingabe um Blutungsrisiken zu senken. Bei uns ist die systemische Heparingabe Standard, primär ohne Wirkung auf die partielle Thromboplastinzeit (PTT) und ab dem ersten postoperativen Tag PTT-wirksam. Berücksichtigung finden müssen bekannte Gerinnungsstörungen (bspw. Budd-Chiari-Syndrom infolge von Janus-Kinase 2 (JAK2)-Mutationen) sowie komplexe arterielle oder lebervenöse Rekonstruktionen. Als Langzeittherapie führen wir meist eine Plättchenhemmung mit ASS durch.

e. Über die Gabe von Prostanoiden nach Lebertransplantation zur Verbesserung der Mirkozirkulation sowie Minderung des Ischämie-Reperfusion-Schadens und zur Unterstützung der Regeneration wurde viel publiziert (Klein et al. 1996; Bharathan et al. 2016; Baerthel et al. 2008). Bei uns ist die Anwendung des PGI_2-Analogon Iloprost nach Lebendspende in die Standardmedikation aufgenommen.

Insbesondere nach Teillebertransplantation und darunter fallen nahezu alle Lebendspenden für Erwachsene führen wir eine zurückhaltende **Volumentherapie** durch und beschränken uns auf die Gabe von Humanalbumin und Kristalloiden zum Erhalt der Nierenfunktion und nur so kurz als nötig postoperativ. Ebenso verhält es sich mit der Gabe von vasoaktiven Medikamenten wie **Katecholaminen**. Ab dem ersten postoperativen Tag werden die Patienten analog den Empfängern postmortaler Organe unter **physiotherapeutischer Anleitung** aktiv mobilisiert sowie mit ihnen ein intensives Atemtraining durchgeführt. Patienten mit einer fortgeschrittenen Lebererkrankung, haben häufig eine ausgeprägte Malnutrition, welche zu einem schlechteren postoperativen Outcome nach Lebertransplantation führt. Die Erfassung des Ernährungsstatus und soweit möglich der Ausgleich von Malnutrition sind Bestandteil der Vorbereitung auf eine Lebendspende. Es sollte perioperativ ein Bedarf von 25–30 kcal/kg Kalorien sowie 1,5–2 g/kg Protein pro Tag gedeckt werden. Eine frühzeitig komplett enterale **Ernährung** wird empfohlen. Schon am Operationstag dürfen die Patienten klare Flüssigkeiten trinken, sodass am ersten postoperativen Tag der Kostaufbau mit flüssiger Kost und der Gabe von Joghurt fortgeführt wird. Die Gabe von Immunernährung (Omega-3-Fettsäueren, Arginin, „branched chain amino-acids“ (BCAA), Nukleotide) wird zum gegenwärtigen Zeitpunkt kontrovers diskutiert (Anastacio und Ferreira 2018). Auf eine parenterale Ernährung kann bei den meisten Patienten verzichtet werden.

8.5.2.1 Komplikationen und deren Management

Nierenfunktionsstörungen insbesondere mit Entwicklung einer postoperativen Dialysepflichtigkeit haben einen signifikanten Einfluss auf das Langzeitüberleben nach Transplantation. Patienten mit einer eingeschränkten Nierenfunktion vor Transplantation bilden häufiger auch nach Transplantation ein Nierenversagen aus. Neben einer intrinsischen Nierenfunktionsstörung und dem durch die Leberinsuffizienz bedingten Nierenversagen sind andere zu berücksichtigende Ursachen nephrotoxische Medikamente, obstruktive Nephropathien oder wiederholte Kontrastmittelgaben. Dazu kommen intraoperative Maßnahmen wie das „clamping“ der retrohepatischen V. cava oder andere Ursachen der hämodynamischen Instabilität.

In der Frühphase nach Transplantation ist ein angepasstes Volumenmanagement inkl. der Gabe von Humanalbumin auch zum Erhalt der Nierenfunktion wichtig unter Vermeidung von Volumenüberladung was neben pulmonalen Problemen insbesondere nach Teillebertransplantation (Stauung) besonders zu beachten ist.

Das **transfusionsbedürftige Hämatom**, insbesondere mit Einschränkung der Nierenfunktion, sollte zeitnah operativ saniert werden.

Primäre Nichtfunktionen, welche in 0,5–5 % nach Transplantation postmortaler Organe auftreten, werden auf Grund der Parenchymqualität und der kurzen Ischämiezeit nach Leberlebendtransplantation nicht beobachtet

(Reichman et al. 2013; Olthoff et al. 2015b). Hier handelt es sich eher um technische Komplikationen, die mit einem Funktionsverlust der transplantierten Teilleber verbunden sind.

Dysfunktionen des Transplantats können bereits direkt nach Reperfusion entstehen. Sie können mit und ohne Therapie verschwinden. Mitunter führen sie aber zum Organversagen, sind lebensbedrohlich und eine Indikation zur Retransplantation. Biliäre und vaskuläre Komplikationen, Rejektionen sowie Infektionen oder ein „small-for-size"-Syndrom (SFSS) können eine Transplantatdysfunktion hervorrufen. Diese sollten ursachenspezifisch behandelt werden. Bei unklarer Transplantatdysfunktion sollte frühzeitig die Indikation zur Biopsie gestellt werden. In der Literatur wurden verschiedene Biomarker und Prädiktoren einer frühen Transplantatdysfunktion („early allograft dysfunction") identifiziert und Modelle zur prognostischen Einschätzung publiziert (Gorgen et al. 2019; Olthoff et al. 2010). Die frühe Transplantatdysfunktion kann sich laborchemisch durch eine mangelnde Lebersyntheseleistung (INR, Cholinesterase, Albumin), einen fehlenden Abfall bzw. Wiederanstieg der Transaminasen, Anstieg der Cholestaseparameter und eine erhöhte Laktatdehydrogenase zeigen. Klinisch kann es zu Blutungen, einer Enzephalopathie und/oder Aszitesbildung kommen. Sicher ist auch trotz aller Scores nach Lebendspende die klinische Erfahrung in dieser Situation von großer Bedeutung zur Prognosebeurteilung.

Medikamentöse Therapieansätze mit Antioxidanzien, vasoaktiven Substanzen (bspw. Prostaglandinderivaten), antiinflammatorischen und antiapoptotischen Substanzen wurden versucht, konnten bisher aber im klinischen Alltag nicht eindeutig überzeugen (Takaya et al. 1995; Barthel et al. 2012; Yang et al. 2019).

Nach Ausschluss technischer Probleme (bspw. Gefäßstenosen und -verschlüsse), Infektionen oder immunologischer Ursachen wird das „small-for-size"-Syndrom (SFSS) diagnostiziert. Es ist durch das prolongierte Auftreten einer Hyperbilirubinämie, Aszites und Gerinnungsstörungen ab der ersten postoperativen Woche – definiert nach Dahm et al. 2005) als INR >2, Bili >100 µmol/l, Enzephalopathie >3 an drei Tagen (zwei von drei Kriterien). Als Ursache wurde nach klinischen Beobachtungen ein zu hoher portaler Fluss bei zu geringem Parenchymvolumen vermutet. Dabei kommt es zu Störungen der Mikrozirkulation, die die Regeneration der Teilleber negativ beeinflussen. Neben graftassoziierten Faktoren (Gewicht, Parenchymqualität) werden auch empfängerassoziierte Faktoren (portale Hypertension, Cholestase vor Transplantation, Allgemeinzustand) ätiologisch diskutiert.

Ein Grund diesem Problem prinzipiell zu begegnen waren die nur moderaten Ergebnisse der Lebendspende für Erwachsene in der Anfangsphase unter Nutzung der links lateralen oder linken Leberlappen. Daraufhin erfolgte die Einführung der Spende des rechten Leberlappens in 1990-iger Jahren, um so die Lebendspende gerade für normostene Erwachsene bzw. Patienten mit höherem MELD als erfolgreiche Behandlung durchführen zu können. In dieser Entwicklung wurde auch die „graft-to-recipient weight ratio" (Kiuchi et al. 1997) als Marker für die Durchführbarkeit von Lebendspenden eingeführt. Heute sind die Erfahrungen erheblich gewachsen, sodass eine Reihe von Behandlungsoptionen bzw. Empfehlungen bestehen das Auftreten eines „Small-for-size"-Syndroms auch bei grenzwertig zur Verfügung stehender Parenchymmasse zu vermeiden.

Zur Vermeidung der Entwicklung eines „small-for-size"-Syndroms wurden chirurgische Maßnahmen wie Milzarterienbanding bzw.- ligatur, Splenektomie, Anlage von portocavalen Teilshunts (splenorenal, mesokaval, hemiportokaval etc.) (Huang et al. 2010; Troisi et al. 2017; Sainz-Barriga et al. 2011) insbesondere bei Nutzung linker Leberlappen erprobt (Raut et al. 2014). Ebenso wurde an Optimierungen des venösen Ausflusses und der Rekonstruktion direkter in die V. cava inferior mündenden Venen gearbeitet, um ein „small-for-size"-Syndrom zu verhindern (Abb. 8.26; Botha et al. 2010).

Perioperativ werden die Senkung des zentralvenösen Drucks empfohlen, eine frühe enterale Ernährung und vasoaktive Medikamente probiert. Weiterhin wurde in refraktären Situationen auch die Milzarterienembolisation immer wieder versucht.

Mit der heutigen Erfahrung in der Lebendspende werden folgende Empfehlungen bei der Verwendung von kleinen Teillebern (<0,8 % insbesondere <0,6 % „graft-to-recipient weight ratio“) zur Vermeidung eines „small-for-size“-Syndroms gegeben (nach Wong et al. 2020, 2021).

Faktoren für optimales Transplantationsergebnis

- Auswahl des Transplantats
  - Graft-to-recipient weight ratio beachten
  - Optimale Perfusion des Transplantats
  - Geringe Steatose der transplantierten Teilleber
  - Kurze Ischämiezeiten
- Patientenauswahl
  - Donor-recipient-matching
  - Kein Multiorganversagen
  - Keine Retransplantation mit grenzwertig großen Teilorganen
  - Zurückhaltung mit kritisch kranken Patienten
- Zentrum und Team
  - Lernkurve
  - Erfahrung operative Technik, Anästhesieführung
  - Niedriger ZVD in der ersten postoperativen Woche
  - Tägliches sonographisches Monitoring
  - Modulation des portalvenösen Einstroms bei Bedarf nach Reperfusion

Der Verdacht der **akuten Rejektion** ergibt sich bei Enzym- und/oder Bilirubinanstieg und der Cholestaseparameter. Nach üblicher Differenzialdiagnostik mit Ausschluss von Perfusions- und Gallengangproblemen sowie einer Organdysfunktion anderer Genese bzw. Infektionen wird die Indikation zur Therapie gestellt. Wir sind mit Leberpunktionen zur histologischen Sicherung bei Rejektionsverdacht in der Frühphase nach Lebendspende absolut zurückhaltend. Die Rejektionstherapie erfolgt analog der postmortalen Spende mit mehrtätiger Steroidgabe. Die Zielspiegel der calcineurininhibitorbasierten Standardimmunsuppression werden erhöht. Eine steroidrefraktäre Abstoßung kann mit einer Antikörpergabe behandelt werden.

Gefäßkomplikationen finden sich am häufigsten an der Transplantatarterie oder den Lebervenen. Thrombosen der A. hepatica stellen neben Gallenwegsproblemen und den Blutungen die wesentlichen Frühkomplikationen nach Lebendspende dar. Bei duplexsonographischem Hinweis auf eine A. hepatica-Thrombose wird als weiterführende Diagnostik eine CT- oder MR-Angiographie oder digitale Subtraktionsangiographie (konventionell, mit Interventionsbereitschaft) veranlasst.

Sie sind vital bedrohlich und können zum Verlust des Transplantats oder langfristig zu Gallenganguntergängen oder Abszessen im Transplantat führen (Reichman et al. 2013; Jiang et al. 2013; Freise et al. 2008). In der Adult-to-Adult Living Donor Liver Transplantation Cohort Study (A2ALL) beschrieben Freise et al. Leberarterienthrombosen nach Lebend- versus postmortaler Spende 6,5 % versus 2,3 % sowie Pfortaderthrombosen (2,9 % versus 0 %) (Freise et al. 2008). Dies wurde in einem Review von Miyagi et al. von sieben Studien mit 6,2 % bzw. 3,2 % bestätigt. In der Multivariatenanalyse waren ein niedriges Körpergewicht sowie komplexe Rekonstruktionen die Hauptrisikofaktoren (Miyagi et al. 2018). Die Lebendspende ist wegen der kurzen und dünnkalibrigen Arterien technisch anspruchsvoll. Mit der Weiterentwicklung der mikrochirurgischen Anastomosentechnik wurden die anfänglichen höheren Komplikationsraten deutlich reduziert, sodass die Inzidenz dieser Komplikationen heute gleich hoch wie nach Transplantation ganzer Organe liegt (Settmacher et al. 2013; Settmacher et al. 2011; Freise et al. 2008).

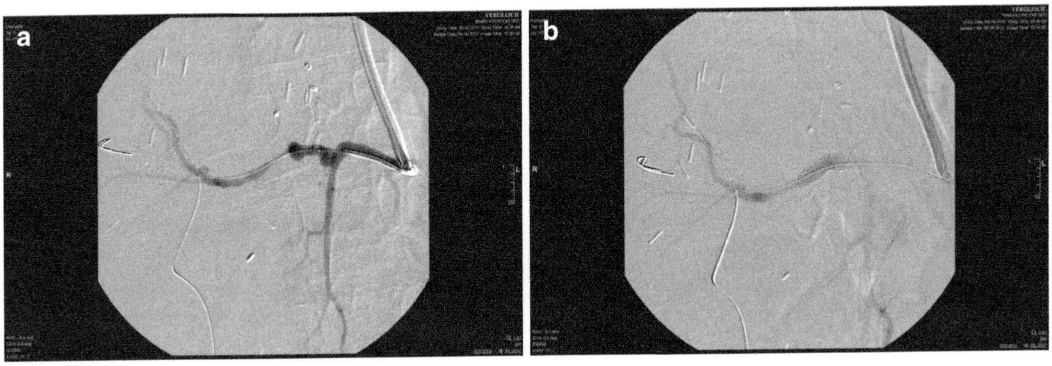

Abb. 8.33 Angiographie. **a** Pseudoaneurysma der arteriellen Anastomose, **b** nach Versorgung durch endovaskuläre Stent-Implantation

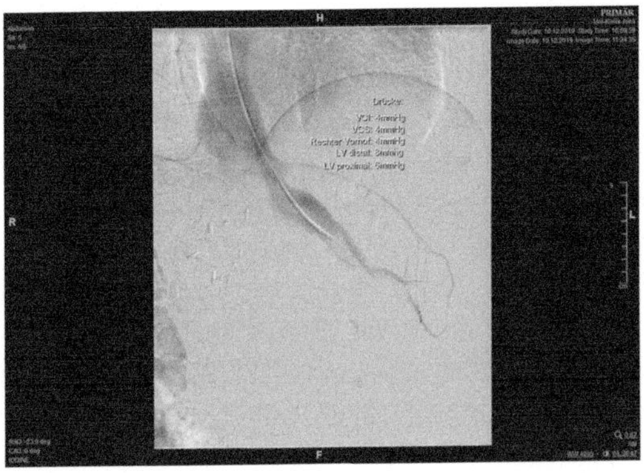

Abb. 8.34 Darstellung der Lebervene nach Spende des linken Leberlappens und Lebervenendruckmessung

Möglichkeiten der arteriellen Rekanalisation sind entweder chirurgisch oder endovaskulär (intraarterielle Thrombolyse, Ballonangioplastie und Stentplatzierung). Selten sind Pseudoaneurysmen oder Arrosionen als Folge einer lokalen Infektion (meist nach Insuffizienz an den Gallenwegen). Auch hier kann chirurgisch oder endovaskulär vorgegangen werden (Abb. 8.33).

Stenosen der rekonstruierten großen Lebervenen werden direkt oder im frühen postoperativen Verlauf klinisch relevant als Organdysfunktion. Es gibt eine Reihe von technischen Empfehlungen zu deren Prävention. Treten sie postoperativ auf, sind sie Domäne der Angioplastie (Abb. 8.34). Mitunter führen sie auch zum Transplantaversagen mit notwendiger Retransplantation.

Pfortaderstenosen werden mit dem Auftreten von Aszites, gastrointestinalen Blutungen und Splenomegalie oder seltener durch eine Transplantatdysfunktion symptomatisch. Sie werden perkutan transhepatisch interventionell therapiert. Dagegen werden Pfortaderthrombosen perkutan mechanisch oder medikamentös rekanalisiert (Woo et al. 2007).

Gallenwegskomplikationen nach Lebendspende sind deutlich häufiger als nach postmortaler Spende (Duailibi and Ribeiro 2010). Sie liegen in der Literatur zwischen 16–78,3 % (Azoulay et al. 2011; Gruttadauria et al. 2008; Yi et al. 2007; Chan et al. 2007; Kim and Kim 2013; Ozgor et al. 2012) und sind beim rechten Split höher als beim linken (Barr et al. 2006; Greenhill 2012; Roll et al. 2013). Dies resultiert aus der größeren Resektionsfläche, der variablen Anatomie des anterioren und posterioren Gangs des rechten Leberlappens, mit einer oft geringen Distanz zum Hauptgallengang (Shio et al. 2008). Rechte Teillebern mit mehreren Ostien zur Rekonstruktion haben auch eine höhere Inzidenz an Gallenwegskomplikationen als einfache Rekonstruktionen. Von Yazumi et al. wurden dazu im rechten Gallengangssystem bei 39,1–60,4 % der Patienten multiple Gallengangostien beschrieben (Yazumi and Chiba 2005). Kausal kommen Ischämie und technische Probleme in Frage oder immunologische Reaktionen insbesondere bei blutgruppeninkompatiblen Transplantationen.

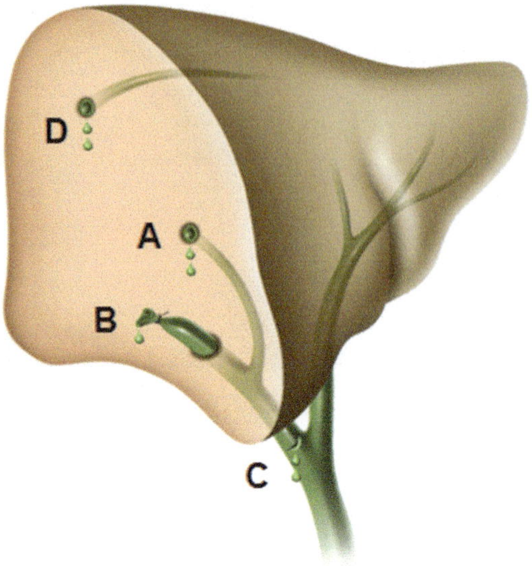

Abb. 8.35 Nagano-Klassifikation der biliären Lekagen nach Leberteilresektion. Type A Minor-Leckage am Gallengangstumpf, Type B Major-Leckage am insuffizient verschlossenen Gallengangstumpf, Type C Major-Leckage im Bereich des extraheptischen Ductus hepaticus dexter, Type D Major-Leckage an einem isolierten (abgehängten) Segmentgallengang

Während Gallelecks meist früh postoperativ diagnostiziert werden, fallen Stenosen (insbesondere Anastomosenstenosen) meist erst nach der ersten stationären Entlassung auf. Spät finden sich meist in Folge von Stenosen mitunter Gallengangsteine. Für therapeutische Überlegungen kann man die Klassifikation der Galleleckagen nach Leberteilresektion in Analogie verwenden (Abb. 8.35) (Nagano et al. 2003).

Periphere Leckagen sind eine Ausschlussdiagnose nach der Röntgenkontrastdarstellung über die einliegende externe Drainage oder via ERC. Sind diese Lecks klinisch relevant mit Anschluss an die zentralen Gallenwege, werden die Patienten papillotomiert und im Einzelfall mit Stent therapiert und die lokale Drainage hyperosmolar bis zum Verschluss gespült. Bei Anastomosenleckagen wird die liegende Lokaldrainage zunächst länger belassen. In der Regel ist eine endoskopische Therapie mit Stent oder seltener nasobiliärer Sonde oder PTC erfolgreich. Bei Versagen der endoskopischen Therapie erfolgt die Anlage einer biliodigestiven Anastomose.

Stenosen werden primär dilatiert und meist einer Stenttherapie unterzogen. Ist dies nicht möglich kann man perkutan erfolgreich sein oder es muss bei Anastomosenstenosen eine chirurgische Revision erfolgen (Abb. 8.36).

Infektionen sind in der Frühphase nach LDLT die häufigste Komplikation oft nosokomial und durch Bakterien (bspw. gramnegative oder multiresistente Keime) oder Pilze (bspw. Candida albicans, nichtalbicans Candida Species, Aspergillus) bedingt (Lee et al. 2011). Sie können bspw. durch chirurgisch technische Komplikationen wie Wundinfektionen oder Gallenwegslekagen verursacht sein oder perioperativ als Harnwegsinfektionen, Pneumonien, Infektionen des zentralvenösen Zugangs auftreten. Selten sind Clostridium difficile-assoziierte Diarrhöen. Der Ausgangszustand des Patienten ist dabei Risikofaktor (Child-Stadium, labMELD, Sarkopenie). Die bei Fieberepisoden durchgeführten Blutkulturen und Abstriche screenen aerobe, anaerobe Erreger sowie Pilze. Es finden sich nach Lebendspende die gleichen Infektionen wie nach postmortaler Spende aber durchaus Unterschiede im Erregerspektrum. Dies bedeutet neben Infektionen mit Fokus des Transplantats müssen Pneumonien und Harnwegsinfekte am häufigsten diagnostiziert und therapiert werden. Während die Infektionsraten in der frühen Posttransplantationsperiode vergleichbar sind, scheinen intraabdominelle Infektionen nach Lebendspende häufiger vorzukommen. Zudem wurde berichtet, dass pulmonale und Blutstrominfektionen nach Lebendspende häufiger zu verzeichnen sind (Saner et al. 2008). In neueren Arbeiten weisen Patienten nach einer Lebendspende geringere Infektionsraten auf (Lee et al. 2018c).

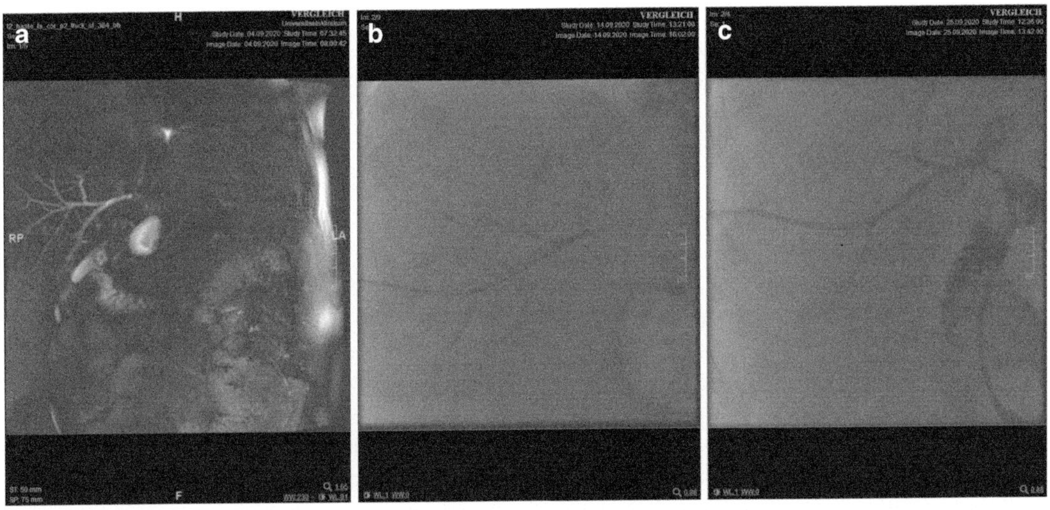

Abb. 8.36 Zwei Jahre nach Transplantation des rechten Leberlappens. **a** MRCP mit narbiger Stenose; **b** Sondierung und Darstellung über PTC; **c** Durchdrainierte, bougierte Anastomose und Schienung über einer Yamakva-Drainage

8.5.2.2 Anschlussheilbehandlung und Rehabilitation

Nach Entlassung aus der ersten stationären Behandlung nach Transplantation erfolgt ein 3-wöchiger Aufenthalt in einer Rehabilitationsklinik. Diese Einrichtungen sollten spezialisiert auf Lebererkrankungen und vertraut mit der besonderen Situation lebertransplantierter Patienten sein. Beginnt eine Anschlussheilbehandlung nicht unmittelbar nach Entlassung, sollte die ambulante Betreuung in dieser frühen Phase durch die ambulante Sprechstunde im Transplantationszentrum einmal wöchentlich erfolgen.

Zentrale Ziele in der stationären Behandlung sind die Verbesserung der körperlichen Belastbarkeit durch gezielte und genau auf den Patienten abgestimmte sportliche Aktivität unter ärztlicher Betreuung, sowie die psychische Stabilität durch psychologische Begleitung.

Freizeitaktivitäten und Kontakt zu anderen Betroffen sollen die Lebensqualität verbessern und Seminare zu den Themen Ernährung, Medikamente, Haustiere, Sexualität und Nachsorge geben den Patienten Sicherheit und Orientierung in dieser neuen Lebenssituation. Die Gespräche zu sozialrechtlichen Themen wie Rente, Schwerbehindertenrecht und beruflichen Wiedereinstieg eröffnen dem Patienten Perspektiven für die Zukunft. Das Ziel aller Maßnahmen einer Anschlussheilbehandlung ist es, ein selbstbestimmtes und zufriedenes Leben mit einem neuen Organ zu leben. Die Belastungen und Anforderungen des Alltags sind für transplantierte Menschen teilweise sehr schwer zu bewältigen, sodass ein professionelles Team in einer Rehabilitationsklinik zwingend erforderlich ist, bevor der Patient wieder in sein altes Leben zurückkehrt und ambulant betreut wird. Nach Leberlebendspende gibt es seit 2012 die Möglichkeit, dass Spender und Empfänger gemeinsam die Zeit in einer Anschlussheilbehandlung verbringen und Erlebtes zusammen verarbeiten.

8.6 Poststationäre Nachsorge und Komplikationsmanagement

S. Beckebaum

Empfänger und Spender benötigen nach Leberlebendspendetransplantation eine lebenslange Nachsorge. Aktuelle Daten einer kürzlich publizierten Studie aus dem Transplantationszentrum in Pittsburgh/USA belegten eine höhere 3-Jahres-Patientenüberlebensrate bei Leberlebendspenderezipienten als bei Rezipienten einer postmortalen Spende (86 % versus 80 %, p = 0,03) (Humar et al. 2019). Auch konnte eine kürzere Zeit der Hospitalisierung (11 versus 13 Tage, p = 0,03), weniger Dialysen (1,6 % versus 7,4 %, p < 0,01) sowie ein geringerer Bedarf an intraoperativen Bluttransfusionen (52 % versus 78 %) (p < 0,01) im Leberlebendspendetransplantationsetting beobachtet werden. In einer großen monozentrischen Leberlebendspendetransplantationkohorte unter Einschluss von 260 Transplantkandidaten mit dekompensierter Leberzirrhose, die zwischen Januar 2016 und März 2018 transplantiert wurden, zeigte sich, dass der Karnofsky-Index, das Auftreten postoperativer Infektionen und das Rezipientenalter Prädiktoren für die Mortalität nach Leberlebendspendetransplantation darstellen (Choudhary et al. 2020a).

Nachsorgeuntersuchungen des Lebendspenders
Es sollte vor dem operativen Eingriff ein personalisierter, strukturierter Nachsorgeplan für jeden Lebendspender vorliegen. Der Spender sollte bereits vor einer Lebendspende über die Notwendigkeit eines regelmäßigen Follow-up (zeitlich unlimitiert), die Art der Nachsorgeuntersuchungen sowie die im Zentrum üblichen Nachsorgeintervalle informiert werden und hiermit einverstanden sein (BTS UK Guidelines Living Donor Liver Transplantation: https://bts.org.uk/wp-content/uploads/2016/09/03_BTS_LivingDonorLiver-1.pdf). Der Nachsorgeplan sollte Teil des ärztlichen Aufklärungsgespräches präoperativ sein.

Nachsorgeplan

- Bestimmung der Laborparameter (insbesondere Leberwerte, Nierenwerte inklusive GFR)
- Blutdruckmessung
- Größe, Gewicht und BMI-Kalkulation
- Sonographie des Abdomens
- Erfassung des Lebensstils (insbesondere Alkohol- und Nikotinkonsum, Essverhalten, sportliche Aktivitäten)
- Systematische Erfassung somatischer Beschwerden
- Systematische Erfassung psychosozialer Probleme und psychischer/psychiatrischer Störungen
- Empfehlung von Vorsorgeuntersuchungen (analog zur Allgemeinbevölkerung)
- Überprüfung des Impfstatus

Die Nachsorgeuntersuchungen erfolgen im ersten Jahr engmaschiger (bspw. in 3-monatlichen Abständen) und nachfolgend in jährlichen Abständen. Die Nachsorgeintervalle sind bei postoperativen Komplikationen ggf. engmaschiger. Dabei muss der Umfang der Untersuchungen – je nach Notwendigkeit – entsprechend erweitert werden. Der Patient wird während der Follow-up-Visiten zur Einhaltung eines gesunden Lebensstils (wie gesundes Ernährungsverhalten, regelmäßige körperliche Aktivitäten, Beibehalten oder Anstreben eines Normalgewichts und einer Nikotinabstinenz, Vermeiden eines schädlichen Alkoholkonsums) und zum Meiden von Medikamenten mit erhöhtem Hepatotoxizitätsprofil angehalten. Es empfiehlt sich bei ausreichenden personellen Ressourcen die Erfassung der gesundheitsbezogenen Lebensqualität (HRQOL) in die Nachsorgeuntersuchungen des Spenders mit einzubeziehen. Patienten sollte nach erfolgter Lebendspende ein psychologisches Betreuungsangebot und psychosoziale oder psychiatrische Interventionen bedarfsorientiert zur Verfügung gestellt werden.

Mittels Sonographie des Abdomens können bspw. Flüssigkeitsverhalte (Aszites, Pleuraerguss) und entzündliche oder anderweitige intraabdominelle Foki postoperativ detektiert werden. Je nach Befund ist gegebenenfalls eine weitere Bildgebung (MRT oder CT) notwendig. In verschiedenen Studien (Yoshino et al. 2020; Ibrahim et al. 2005; Chen et al. 2003, 2008) wurde in einem beträchtlichen Anteil von Spendern fünf Jahre nach Hepatektomie eine Milzvergrößerung gefunden. Dabei kann die Splenomegalie nach der Lebendspende Ausdruck einer subklinischen portalen Hypertension sein.

Spender mit rechtsseitiger Hepatektomie weisen im Mittel eine ausgeprägtere Splenomegalie als solche mit linksseitiger/linkslateraler Hepatektomie auf. Untersuchungen zeigten, dass bei Patienten, die eine ≥1,10-fache Milzvergrößerung aufwiesen, die Thrombozytenzahl nach Spende nicht auf den präoperativen Wert angestiegen war (Yoshino et al. 2020). Dabei haben etwa 10–20 % der Donoren erniedrigte Thrombozytenzahlen 2–3 Jahre nach Lebendspende, deren klinische Relevanz unbekannt ist (Trotter et al. 2011; BTS UK Guidelines Living Donor Liver Transplantation: https://bts.org.uk/wp-content/uploads/2016/09/03_BTS_LivingDonorLiver-1.pdf).

Rehabilitative Maßnahmen

Nach erfolgter Leberlebendspende sind rehabilitative Maßnahmen als Anschlussheilbehandlung (AHB) oder im Langzeitverlauf als Heilverfahren (HV) möglich. Diese sollten zur Wiedererlangung der körperlichen Leistungsfähigkeit, als Unterstützung für die Wiederteilnahme am sozialen und beruflichen Leben und zu Verhaltens- und Schulungsmaßnahmen nach Lebendorganspende dienen.

Der rehabilitative stationäre Aufenthalt ermöglicht es, eventuelle postoperative Komorbiditäten oder psychische sowie somatische Folgen der Lebendorganspende intensiver als im ambulanten Setting zu behandeln. Hierbei ist eine multidisziplinäre Begleitung unter Einschluss der somatischen Medizin und eines Psychologen und Sozialarbeiters anzustreben.

Leberregeneration beim Spender

Die Leberregeneration setzt sofort ein; in den ersten zwei Wochen sind wesentliche Regenerationsprozesse vollzogen, welche sich dann in der sogenannten Remodellierungsphase über ein Jahr fortsetzen (Walter et al. 2008). Die Leberregeneration ein Jahr nach Hepatektomie ist aber nicht bei allen Patienten vollständig abgeschlossen.

Daten der Adult-to-Adult Living Donor Liver Transplantation Cohort Study (A2ALL) unter Einschluss von 350 Spendern, die sich zwischen März 2003 und Februar 2010 einer Spende unterzogen, zeigten bei den Spendern einen Lebervolumenzuwachs drei Monate nach Lebendspende um 676 ± 251 g (MW±SD) (Olthoff et al. 2015a). Nach Untersuchungen einer taiwanesischen Arbeitsgruppe lag die Leberregenerationsrate sechs Monate nach Lebendspende bei 90,7 % des initialen Lebervolumens (Ibrahim et al. 2005). In anderen Studien variierte diese ein Jahr nach Lebendspende zwischen 83 % und 97,2 % (Haga et al. 2008; Pomfret 2003; Paluszkiewicz et al. 2009; Yokoi et al. 2005). Ein höheres Donorenalter (≥50 Jahre) ist eine mögliche Ursache für eine Volumenzunahme <95 % des präoperativen Lebervolumens (Yoshino et al. 2020). Auch wurde eine Lebersteatose mit einer verzögerten Leberregeneration assoziiert (Yokoi et al. 2005). In einigen Studien wurde ein höheres Spendevolumen insbesondere bei Rechtshepatektomie mit einem geringeren prozentualen Lebervolumen des Spenders im Vergleich zum Ausgangsvolumen der Leber (präoperativ) assoziiert (Klink et al. 2014; Paluszkiewicz et al. 2009; Zappa et al. 2009; Tsang et al. 2016).

Spendermorbidität und -mortalität

Die Leberlebendspende ist untrennbar mit der Bereitschaft eines gesunden Menschen verbunden, potenziell klinische Folgen und eine Einschränkung der gesundheitsbezogenen Lebensqualität auf sich zu nehmen. Das Komplikationsrisiko bei der Lebendspende zwischen Erwachsenen ist aufgrund der umfangreicheren Resektionsfläche größer als bei der Spende für ein Kind. Die Schweregradeinteilung bei Komplikationen erfolgt anhand der Clavien-Klassifikation. Die ursprüngliche Klassifikation wurde von Clavien in 1992 (Clavien et al. 1992a, b) publiziert. Eine auf die Lebertransplantation zugeschnittene Version wurde schließlich in 1994 publiziert (Clavien et al. 1994) Diese wurde im Rahmen von Studien auch für Komplikationen beim Spender herangezogen (Ghobrial et al. 2008). In der für die Lebertransplantation modifizierten Version erfolgt eine Graduierung der Komplikationen in Grad I–IVb (Tab. 8.3).

Die geschätzte Rate an schweren Komplikationen liegt bei 0,4–0,6 % (Barr et al. 2006). Die exakte Anzahl von Spendertodesfällen

Tab. 8.3 Clavien-Klassifikation (Clavien et al. 1994) zur Schweregradeinteilung von Komplikationen nach Lebertransplantation

Grad	Definition
Grade I	An alteration from ideal postoperative course with complete recovery or which can be easily controlled and which fulfills the general characteristics namely: a) not life threatening, b) not requiring use of drugs other than immunosuppressors, analgetics, antipyretics, antiinflammatory and antiemetic drugs, drugs required for unrinary retention or lower urinary retention or lower urinary tract infection, arterial hypertension, hyperlipidemia or transient hyperglycemia, c) requiring only therapeutic procedures that can be performed at the bedsite, d) postoperative bleeding requiring ≤3 units of blood, and e) never associated with prolongtion of the ICU stay ≥5 days or total hospital stay ≥4 weeks
Grade II	Any complication that is potentially life-threatening or results in ICU stay ≥5 days or hospital stay ≥4 weeks, but which does not result in residual disability or persistent diseases
IIa	Complications requring only use of drug therapy or postoperative bleeding requiring >3 units of blood
IIb	Complications requiring therapeutic invasive intervention, readmission in the ICU or prolongation in the ICU stay ≥5 days, but which do not result in residual ability
Grade III	Any complication with residual or lasting functional disability or development of malignant disease (except sqamous and basocellular cutaneous malignancies)
IIIa	Complication with lasting disability that shows no evidence of progression, and that has a relatively low risk of graft failure and/or death
IIIb	Complication with lasting disability that are either difficult to control or have a significant risk of leading to graft failure and/or death
Grade IV	Life-threatening complications
IVa	leading to retransplantation
IVb	leading to death

weltweit ist aufgrund eines fehlenden internationalen zentralen Registers nicht bekannt. Aus den aktuell verfügbaren Daten ergibt sich eine Spendermortalität in den USA und Europa von ungefähr 0,2 %. Die Mortalität bei Spende des rechten Leberlappens ist mit 0,23–0,5 % höher als bei linksseitiger Spende (0,05 %) (BTS UK Guidelines Living Donor Liver Transplantation: https://bts.org.uk/wp-content/uploads/2016/09/03_BTS_LivingDonorLiver-1.pdf).

Todesursachen

- Lungenembolie
- Pulmonale Infektionen
- Emphysematöse Gastritis
- Leberversagen
- Akute Pankreatitis
- Hirnblutung
- Suizid des Spenders

Andere Todesfälle waren bspw. durch eine ungeeignete Spenderselektion, unzureichende Nachsorge und technische Probleme (wie Verletzungen der hepatischen Gefäßarchitektur) bedingt (BTS UK Guidelines Living Donor Liver Transplantation: https://bts.org.uk/wp-content/uploads/2016/09/03_BTS_LivingDonorLiver-1.pdf).

Komplikationsmanagement frühpostoperativ und im ambulanten Setting

Fast 50% der Spenderkomplikationen ereignen sich noch in der Hospitalisationsphase (Ghobrial et al. 2008). Die häufigsten postoperativen Komplikationen sind Infektionen (12,5 %), biliäre Leckagen (9,2 % über den siebten postoperativen Tag hinaus) und Narbenbrüche (5,6 %) (Ghobrial et al. 2008). Die am häufigsten auftretenden schwerwiegenden Komplikationen sind biliären Ursprungs. Insbesondere die postoperativen biliären Leckagen treten nach der Rechtsspende häufiger auf und sind durch die deutlich größere Resektionsfläche und durch mögliche Variationen des rechtsseitigen Gallengangsystems bedingt.

Das Management von biliären Komplikationen umfasst entweder ein konservatives Vorgehen, eine interventionelle Therapie (ERCP und PTCD) oder eine operative Revision. Die Art der Behandlung richtet sich nach dem zeitlichen Auftreten, dem Leckagevolumen und der Leckagelokalisation. Präferenziell wird eine konservative oder interventionelle Therapie in den meisten klinischen Situationen angestrebt.

Die Inzidenz an Komplikationen ist im ersten Jahr nach Lebendspende am höchsten und beträgt beim Spender bei rechtsseitiger, linksseitiger oder linkslateraler Spende insgesamt etwa 21 % (BTS UK Guidelines Living Donor Liver Transplantation: https://bts.org.uk/wp-content/uploads/2016/09/03_BTS_LivingDonorLiver-1.pdf), wobei die berichtete Häufigkeit je nach Studie zwischen 13,6–46,4 % variiert (Barr et al. 2006; Nydam et al. 2018, Ghobrial et al. 2008; Abecassis et al. 2012; Adcock et al. 2010; Iida et al. 2010; Braun et al. 2016, Rössler et al. 2016; Goja et al. 2018). Werden nur Spender einer Rechtshepatektomie für die statistische Auswertung berücksichtigt, steigt die publizierte Komplikationsrate im ersten Jahr auf etwa 40 % (BTS UK Guidelines Living Donor Liver Transplantation: https://bts.org.uk/wp-content/uploads/2016/09/03_BTS_LivingDonorLiver-1.pdf; Adcock et al. 2010; Thuluvath und Yoo 2004). Die Komplikationsrate nach Lebendspende ist auch abhängig von der Lernkurve des jeweiligen Zentrums. So wurde in „High-volume"-Lebendspendetransplantationszentren mit ≥100 durchgeführten Spenderhepatektomien eine 3- bis 4-fach geringere Komplikationsrate als in kleineren Zentren beobachtet (Rössler et al. 2016) (Tab. 8.4).

Ghobrial et al. (2008) untersuchten in einer Adult-to-Adult Living Donor Liver Transplantation Cohort Study (A2ALL) retrospektiv die Spendermorbidität bei Lebendspenden im Zeitraum 1998–2003. Von n = 405 akzeptierten Spendern unterzogen sich n = 393 einer Spende. Das mittlere Follow-up betrug sechs Monate (Range fünf Tage bis 5,6 Jahre). Bei 21 % trat eine Komplikation, bei 17 % zwei oder mehr Komplikationen auf. Die Schwere der Komplikationen wurden gemäß Clavien-Klassifikation (Grad I bis Grad IV; Tab. 8.3) beurteilt. Dabei traten bei 27 % geringe Grad-I-Komplikationen, bei 26 % Grad-II-Komplikationen, bei 2 % Grad-III-Komplikationen und bei 0,8 % Grad-IV-Komplikationen auf. In anderen Publikationen variierten die Häufigkeit schwerer Komplikationen (≥Grad III) zwischen 1,1 und 10 % (BTS UK Guidelines Living Donor Liver Transplantation: https://bts.org.uk/wp-content/uploads/2016/09/03_BTS_LivingDonorLiver-1.pdf; Clavien et al. 1994). Bei 13 % der Spender war eine Rehospitalisierung notwendig. Bei 4 % erfolgten 2- bis 5-malige stationäre Wiederaufnahmen.

Tab. 8.4 Inzidenz postoperativer somatischer Komplikationen im ersten Jahr nach Transplantation[a]

Biliäre Komplikationen	1,5–19,1 %
Kardiopulmonale Symptome	14 %
Infektionen	8–13 %
Rehospitalisierung	13 %
Pleuraergussbildungen	5,3–11 %
Hernien	5–6,6 %
Ileus	2–5 %
Intraabdominelle Blutung	0,5–5 %
Aszites	4,7 %
Neuropraxie	3–4,1 %
Operative Reexploration	2–3 %
Intraabdominelle Abszessbildung	1–2 %
HAT/PVT	0,5–2 %

HAT Arteria hepatica Thrombose, *PVT* Portalvenenthrombose

[a] Unter Berücksichtigung diverser Publikationen (Nydam et al. 2018; Abecassis et al. 2012; Braun et al. 2016; Rössler et al. 2016; Goja et al. 2018; Ghobrial et al. 2008; Olthoff et al. 2005; BTS UK Guidelines Living Donor Liver Transplantation: https://bts.org.uk/wp-content/uploads/2016/09/03_BTS_LivingDonorLiver-1.pdf). HAT Arteria hepatica Thrombose PVT Portalvenenthrombose

Bei etwa jedem vierten Spender treten im ersten Jahr zumeist leichte Probleme, wie Taubheitsgefühl, Schmerzen, Narbenjucken, Ziehen, in Bezug auf die Laparotomienarbe auf.

Biliäre Komplikationen zählen zu den häufigsten Komplikationen der Leberlebendspende (Middleton et al. 2006; Simoes et al. 2015; Lo 2003). Dabei kann es insbesondere zu Gallengangleckagen (ca. 9 %, BTS UK Guidelines Living Donor Liver Transplantation: https://bts.org.uk/wp-content/uploads/2016/09/03_BTS_LivingDonorLiver-1.pdf) und Entstehung von Biliomen kommen. In einer Übersichtsarbeit von Simoes et al. (2015) wurde die Inzidenz mit 6–18 % angegeben. Als Risikofaktoren für biliäre Komplikationen wurden das Donoralter und die Länge der Donor-Operation angegeben (BTS UK Guidelines Living Donor Liver Transplantation: https://bts.org.uk/wp-content/uploads/2016/09/03_BTS_LivingDonorLiver-1.pdf; Freise et al. 2008). Mit zunehmendem Alter der Spender wurde ein höheres Risiko für biliäre und hepatobiliäre Komplikationen beobachtet. Biliäre Strikturen treten beim Donor selten auf und werden üblicherweise mittels ERCP und Stentimplantation behandelt. Die meisten biliären Komplikationen sind Clavien Grad I oder II. Bei persistierenden Leckagen oder bei einer Schädigung des Gallenganges kann die Notwendigkeit einer operativen Revision gegeben sein. In ca. 80 % der Fälle kann allerdings ein chirurgischer Eingriff vermieden werden (Simoes et al. 2015).

Die Häufigkeit von Hernienbildungen wird in der Literatur unterschiedlich angegeben. In einer Untersuchung mit Einschluss von n = 14.000 Lebendspendern konnte gezeigt werden, dass in einem Beobachtungszeitraum von zwei Jahren ca. 12,8 % der Patienten Narbenhernien entwickeln (Bosanquet et al. 2015). Bei Männern ist eine höhere Inzidenz von operationspflichtigen Narbenhernien beschrieben worden (Höer et al. 2002). Risikofaktoren für die Entstehung von Narbenhernien sind Übergewicht, Diabetes mellitus, ein höheres Alter und ein Nikotinkonsum (Bosanquet et al. 2015; Höer et al. 2002).

Im Rahmen der A2ALL-Kohortenstudie wurden Fatigue, Schmerzen und andere relevante physische Symptome bei n = 271 Spendern vor Lebendspende sowie 3, 6, 12 und 24 Monate nach Lebendspende mit validierten Messmethoden untersucht (Butt et al. 2018). Dabei zeigten Spender unmittelbar nach dem operativen Eingriff eine vermehrte Fatigue, die innerhalb von zwei Jahren nach Lebendspende auf den Zustand vor Lebendspende sich zurückbildete. Abdominelle Beschwerden und Dorsalgien wurden bei 21 % der Spender nach Lebendspende während des Follow-up berichtet. Bei weiblichen Spendern sowie bei Spendern, bei denen die Empfänger verstorben waren, sowie Spendern mit einem längeren Krankenhausaufenthalt postoperativ und bei solchen, bei denen die Familie einer Spende ablehnend gegenüberstand, hatten ein erhöhtes Risiko eines schlechteren Outcomes bezüglich physischer Beschwerden (Butt et al. 2018).

Mentale Gesundheit nach Lebendspende

Die Angaben in der Literatur über die Inzidenz psychischer Störungen nach Lebendspende liegen bei etwa 2–14 % (Shizuku et al. 2020; Adcock et al. 2010; Erim et al. 2006; Kimura et al. 2015).

In der Adult to Adult Living Donor Liver Transplantation Cohort Study (A2ALL) untersuchten Dew et al. (2018) das Outcome von n = 517 Spendern aus neun Transplantationszentren drei bis zehn Jahre nach Lebendspende mittels Telefoninterviews. Dabei wurden Daten zur Prävalenz, zu Merkmalen und Prädiktoren mentaler und physischer gesundheitlicher Probleme erhoben. Die Prävalenz einer Major-Depression und klinisch signifikanter Schmerzen war vergleichbar mit der in der Allgemeinbevölkerung. Fatigue trat seltener als in der Allgemeinbevölkerung auf. Bei 5 % der Spender wurde ein Alkoholabusus beobachtet. Dabei wiesen mehr männliche Spender ein erhöhtes Risiko für einen schädlichen Alkoholkonsum auf. Insgesamt konnte keine signifikante Assoziation zwischen dem Alkoholabusus des Spenders und der Diagnose einer alkoholischen Lebererkrankung des Rezipienten gefunden werden. Ein schädlicher Alkoholkonsum und Angststörungen traten an einem oder mehreren Untersuchungszeitpunkten häufiger als in der Allgemeinbevölkerung auf. Auf diesen Daten basiert die Empfehlung, den Alkoholkonsum des Spenders sowohl im frühen Verlauf als auch im Langzeitverlauf nach Lebendspende zu überwachen. Ungünstige Faktoren für das Outcome sind eine längere Hospitalisation nach Lebendspende, ein weibliches Geschlecht, ein höherer BMI, die Sorge um gesundheitliche Auswirkungen der Lebendspende sowie mit der Spende verbundene finanzielle Belastungen (Dew et al. 2018).

In einer monozentrischen Studie (Shizuku et al. 2020) wurden 254 Spender im Zeitraum zwischen November 1998 und März 2018 mittels eines strukturierten klinischen Interviews untersucht. Das mittlere Follow-up lag bei vier Jahren. Bei acht Spendern (3,1 %) kam es zur Neuentwicklung psychiatrischer Komplikationen. Diese beinhalteten bei vier Patienten eine Major-Depression, bei zwei eine Panikstörung, bei einem eine Konversionsstörung und Panikstörung und bei einem eine Anpassungsstörung. Die mediane Dauer zwischen Leberspende und Auftreten psychiatrischer Symptome lag bei 104,5 Tagen (Range 12–657 Tage), während die mediane Behandlungsdauer 18 Monate (Range 3–168 Monate) betrug. Dabei wurden die Dauer des Krankenhausaufenthaltes und schwere perioperative Komplikationen (Clavien-Klassifikationen >IIIa; Tab. 8.3) als Risikofaktoren für psychiatrische Komplikationen identifiziert.

Bei Lebendspendern wurde zudem eine ambivalente Motivation zur Spende als ein weiterer Risikofaktor für psychiatrische Komplikationen identifiziert (Shizuku et al. 2020; Butt et al. 2017; Dew et al. 2018).

Die große Mehrheit der Spender behalten auch postoperativ zur Spende und Transplantation eine sehr positive Einstellung. Nur 8 % der Spender berichteten drei Monate postoperativ, dass sie die Lebendspende im Nachhinein bereuen würden; bei weiteren Nachsorgeuntersuchungen im Verlauf waren dies nur noch 5 % der Donoren (Butt et al. 2017). In weiteren Studien wurde angegeben, dass 0–2 % der Spender den Entschluss einer Lebendspende bereuen würden (Middleton et al. 2006).

Lebensqualität und Zufriedenheit nach Lebendspende

Realistische Erwartungen an die Leberlebendspende, familiäre Beziehungen ohne schwere Konflikte, eine ausreichende Autonomie in der Spender-Empfänger-Beziehung sowie eine soziale und familiäre Unterstützung werden als Prädiktoren für ein günstiges psychosoziales Outcome für den Spender angesehen (Erim et al. 2010).

In einer monozentrischen Untersuchung zur gesundheitsbezogenen Lebensqualität (HRQOL) nach Leberlebendspende an der Charité Universitätsmedizin Berlin zeigte sich bei der Auswertung der verschiedenen Parameter (körperliche und emotionale Rollenfunktionen, Vitalität, körperliche Funktionstätigkeit, somatische Schmerzen, allgemeine Gesundheitswahrnehmung, soziale Funktionsfähigkeit sowie psychisches Wohlbefinden) mittels Short Form Health Survey (SF-36) eine in den verschiedenen Dimensionen gleiche und in der allgemeinen Gesundheitswahrnehmung sogar höher eingeschätzte Lebensqualität der Spender als in der Normalbevölkerung. Ähnliche Ergebnisse zeigten sich auch in anderen Studien (Janik et al. 2019) und in einer systematischen Übersichtsarbeit aus Shanghai (Xu et al. 2015), in der insgesamt 28 Studien berücksichtigt wurden. Dabei ergab sich, dass unmittelbar postoperativ eine Verschlechterung der Werte der körperlichen Summenskala (körperliche Funktionsfähigkeit, körperliche Schmerzen, körperliche Rollenfunktion, allgemeine Gesundheitswahrnehmung) zu verzeichnen ist, die jedoch innerhalb von 6–12 Monaten postoperativ wieder das Ausgangsniveau erreichen.

Die Spende des rechten Leberlappens stellt aufgrund des größeren Transplantatvolumens den formal risikoreicheren Eingriff dar und erklärt, warum die gesundheitsbezogene Lebensqualität postoperativ bei Spende des rechten Leberlappens geringer ist als bei Spende des linken oder linkslateralen Leberlappens. Andererseits ist auch zu berücksichtigen, dass es sich bei linkslateraler Hepatektomie häufig um eine Spende eines Elternteils für das Kind handelt, welches impliziert, dass die Spender häufig signifikant jünger sind und eine besonders enge emotionale Bindung zu dem Empfänger aufweisen. Die Werte der psychischen Summenskala (Vitalität, emotionale Rollenfunktion, soziale Funktionsfähigkeit, psychisches Wohlbefinden) blieben im untersuchten Verlaufszeitraum stabil und waren nicht signifikant unterschiedlich zur Normalbevölkerung. Bei postoperativem Versterben des Transplantatempfängers waren die körperlichen und psychischen Werte der Summenskala signifikant niedriger.

In einer systematischen Übersichtsarbeit von Middleton (Middleton et al. 2006) unter Einschluss von 214 Studien gaben ca. 70 % der Lebendspender an, nicht einer Bitte des Empfängers nachgekommen zu sein, sondern sich aus eigenem Antrieb für die Spende entschieden zu haben. Mehr als 95 % fühlten sich nicht unter Druck gesetzt, den Eingriff durchführen zu lassen. In drei Studien zeigte sich, dass 29–38 % der Spender eine raschere Erholung postoperativ erwartet hatten. Positive Erfahrungen im Sinne einer persönlichen Reifung mit positiven Lebensveränderungen nach Lebendspende wurde von jüngeren häufiger als von älteren Spendern berichtet. Kurz-, mittel- und langfristig lassen sich bei der Leberlebendspende positive Gefühle, wie ein gesteigertes Selbstwertgefühl, finden. Diese sind bei Spenden für Familienangehörige ersten Grades am ausgeprägtesten (Butt et al. 2017).

In einer Serienevaluation im Rahmen einer Adult to Adult Living Donor Liver Transplantation Cohort Study (A2ALL) mit Erfassung der gesundheitsbezogenen Lebensqualität vor und nach Lebendspende bei n = 374 Spendern konnte bei einem Follow-up von 11 Jahren ebenfalls kein negativer Einfluss der Spende auf die gesundheitsbezogene Lebensqualität im Langzeitverlauf beobachtet werden (Ladner et al. 2015). Vielmehr zeigte sich, dass die physischen und mentalen Summenwerte der Spender in der Gesamtstichprobe zu jedem Untersuchungszeitpunkt (drei Monate postoperativ und nachfolgend jährlich) oberhalb der US-amerikanischen Allgemeinbevölkerung lagen. Risikofaktoren für verringerte physische und mentale Summenwerte waren bspw. der Tod des Empfängers innerhalb von zwei Jahren vor Umfrage und eine Berufsausbildung, die unterhalb derjenigen eines Bachelor-Grades war.

Stellenwert des Hausarztes in der Nachsorge beim Spender und Empfänger

Der Hausarzt hat eine wichtige haus- und familienärztliche Funktion sowie Koordinations- und Integrationsfunktion in enger, vertrauensvoller Zusammenarbeit mit anderen Fachärzten und dem Transplantationszentrum. Er leistet die federführende Koordinierung zwischen den Versorgungsebenen, das Zusammenführen aller Ergebnisse und deren kontinuierliche Dokumentation. Dabei ist eine gute Kommunikation zwischen hausärztlicher Praxis und Transplantationszentrum von entscheidender Bedeutung. Der Hausarzt gibt dem Empfänger und Spender Empfehlungen zur Förderung der Gesundheit und gezielte Informationen für eine gesunde Lebensweise (Bewegung, Ernährung, Entspannung) und zum Umgang mit Suchtmitteln. Er führt die empfohlenen Impfungen sowie Vorsorgeuntersuchungen beim Empfänger gemäß Empfehlungen des Transplantationszentrums und die Impfungen und Vorsorgeuntersuchungen beim Spender analog zur Allgemeinbevölkerung durch. Das Lebertransplantationszentrum sollte eine telefonische Erreichbarkeit im Notfall vorhalten. Der Rezipient und Spender nehmen regelmäßige Nachsorgetermine am Transplantationszentrum wahr. Bei akut auftretenden Leberwerterhöhungen oder manifesten somatischen oder psychischen Störungen, die insbesondere mit der Spende und/oder Transplantation assoziiert sein können, sollten die hausärztlichen Befunde dem Zentrum zugehen und der Spender bzw. Empfänger in der Lebertransplantationsambulanz, außerhalb der Sprechzeiten in der Notaufnahme, des Transplantationszentrums vorstellig werden.

Nachsorgeuntersuchungen Empfänger

Regelmäßige **klinische, laborchemische, sonographische und duplexsonographische** Kontrollen des Transplantats zur Erfassung von biliären, vaskulären und sonstigen Komplikationen sind integraler Bestandteil der Transplantationsnachsorge. Falls verfügbar, ist eine transiente Elastographie oder Scherwellenelastographie der Leber für nichtinvasive Verlaufskontrollen der Transplantatfibrose sinnvoll (Beckebaum et al. 2010, Wildner et al. 2014). In der frühen Posttransplantationsphase insbesondere in den ersten drei Monaten, erfolgt eine engmaschige Nachsorge. Nachfolgend bis zum Ende des zweiten Jahres erfolgt eine etwa 3-monatliche Kontrolle; mittelfristig sowie langfristig wird diese auf etwa 6-monatliche Abstände ausgedehnt (Tab. 8.5). Die Häufigkeit der Nachsorgetermine richtet sich nach der Funktion des Lebertransplantats, der Stabilität der Immunsuppressiva-

Tab. 8.5 Kontrollen der Leberlebendspendetransplantatempfänger im Transplantationszentrum

Erstes Jahr	Binnen einer Woche nach stationärer Entlassung
	Binnen acht Wochen nach stationärer Entlassung
	3-monatlich
Zweites Jahr	3-monatlich
Ab drittem Jahr	6-monatlich

spiegel und dem Auftreten von Posttransplantationskomplikationen, sodass individuell häufigere Nachsorgetermine notwendig sein können.

Seitens Patienten ist auf **gesundheitsfördernde Maßnahmen** zu achten. Es sollte eine regelmäßige Kontrolle des Blutdrucks und des Gewichts sowie des Body Mass Index (BMI) angestrebt werden. Metabolische und kardiovaskuläre Komplikationen/Risikofaktoren wie arterielle Hypertonie, Hyperlipidämie, Diabetes und Übergewicht/Adipositas sollten gemäß entsprechender Empfehlungen (Charlton et al. 2018) bzw. leitliniengerecht (EASL CPG: Liver transplantation. http://www.easl.eu/medias/cpg/liver-transplantation/CPG-Liver-Transplantation-JHEPAT_5856.pdf.) therapiert werden.

Übergewicht und **Adipositas** sollten durch eine Lebensstiländerung mit Ernährungsschulungen (gegebenenfalls strukturierte Ernährungsprogramme), Ernährungsumstellung und Bewegungstherapie behandelt werden. Bei Nikotinkonsum sollte bei allen Transplantierten eine Nikotinkarenz angestrebt werden. Patienten, die aufgrund einer alkoholbedingten Lebererkrankung (ALD) transplantiert worden sind, sollten eine Alkoholkarenz einhalten.

Laborchemisch sollte insbesondere die Nierenfunktion, Leberwerte, das Blutbild, der Talspiegel der Immunsuppressiva (Calcineurininhibitor, mTOR-Inhibitoren) und gegebenenfalls das CRP bestimmt werden. Die Nierenfunktion wird durch die Bestimmung des Serumkreatinins sowie der glomerulären Filtrationsrate (GFR) bspw. mittels Modification of Diet in Renal Disease (MDRD)-Formel oder Chronic Kidney Disease – Epidemiology Collaboration (CKD-EPI)-Formel im klinischen Alltag regelmäßig monitoriert. Die Messung der Protein-Kreatinin-Ratio aus Spontanharn sollte zumindest einmal jährlich durchgeführt werden (Lucey et al. 2013). Das AFP sollte bei Patienten, die wegen eines AFP-positiven hepatozellulärem Karzinom transplantiert wurden, monitoriert werden.

Insbesondere bei Patienten mit **metabolischen Risikofaktoren** empfiehlt es sich, den Nüchternblutzucker- und HbA_{1c}-Wert im ersten Jahr nach LDLT 3-monatlich und nachfolgend jährlich (Lucey et al. 2013) sowie die Lipidwerte (Gesamt-Cholesterin, High Density Lipoprotein, HDL, Low Density Lipoprotein, LDL, und Triglyzeride) regelmäßig zu bestimmen. In der Jahreskontrolle empfehlen sich zusätzlich zu diesen Untersuchungen ergänzend die Bestimmung des Vitamin-D-Spiegels sowie ggf. die Bestimmung der spenderspezifischen Antikörper (DSA). Die Häufigkeit und der Umfang der Bestimmung der virusserologischen Parameter erfolgt in Abhängigkeit vom jeweiligen Status des Empfängers (bei CMV in Abhängigkeit von der Rezipienten-Spender-Risikokonstellation) und zusätzlich indikationsbezogen bei unklar erhöhten Leberwerten.

Die Leberzirrhose und auch die Therapie mit Steroiden stellen Risikofaktoren für die Entstehung einer **Osteoporose** dar. Mit einer Erhebung eines Knochendichtestatus (Dual-Röntgen-Absorptiometrie, DXA) sollte idealerweise bereits bei allen Patienten im Rahmen der Transplantationsevaluation (Wibaux et al. 2011) begonnen werden. Die Osteoporose spielt eine entscheidende Rolle für die Lebensqualität nach Lebertransplantation, da sie einen signifikanten Einfluss auf die Morbidität und Mortalität hat (Nel und Epstein 2016). Die deutliche Zunahme des Frakturrisikos in den ersten Wochen bis Monaten nach Lebertransplantation ist wahrscheinlich Folge der immunsuppressiven Medikation (insbesondere Steroide) und auch der postoperativen Immobilisation (Anastasilakis et al. 2019; Kulak et al. 2012; Cohen et al. 2004). Einige Monate nach Lebertransplantation beginnt die anfänglich reduzierte Knochenmasse wieder zuzunehmen und erreicht nach 12 Monaten üblicherweise die Prätransplantationswerte (Anastasilakis et al. 2019). In den ersten fünf Jahren sollten bei Patienten mit normaler Knochendichte alle zwei bis drei Jahre eine Knochendichtemessung erfolgen, bei Patienten mit Osteopenie oder Osteoporose empfiehlt sich eine jährliche Knochendichtemessung (Lucey et al. 2013). Allgemeine Präventionsmaßnahmen, um das Risiko für knöcherne Frakturen zu reduzieren, beinhalten unter anderem eine ausreichende körperliche Bewegung. Auf eine optimale Kalziumaufnahme und Vitamin-D-Versorgung und ggf. Substitution in Abhängigkeit vom Vitamin-D-Spiegel ist zu achten. Eine Biphosphonattherapie oder weitere spezifische Behandlungen werden in Abhängigkeit vom T-Score, von Osteoporoserisikofaktoren und dem Auftreten von Frakturen gesteuert (Kasturi et al. 2010). Die Maßnahmen zur Osteoporoseprophylaxe und Therapie sollten sich an die aktuelle Leitlinie (2017) des Dachverbandes der deutschsprachigen wissenschaftlichen osteologischen Gesellschaften e.V. (https://www.awmf.org/uploads/tx_szleitlinien/183-001l_S3_Osteoporose-Prophylaxe-Diagnostik-Therapie_2019-02.pdf) und der AASLD-Leitlinie für lebertransplantierte Patienten (Lucey et al. 2013) anlehnen.

Zentrumsabhängig erfolgen **Protokollbiopsien oder nur ereignisassoziierte Biopsien** im Falle laborchemischer oder klinischer Zeichen einer Transplantatdysfunktion. Protokollbiopsien können aber im Rahmen eines wissenschaftlich begleiteten Protokollbiopsieprogramms sinnvoll sein.

Eine systemische antimykotische Prophylaxe wird in der US-amerikanischen Leitlinie (Lucey et al. 2013) empfohlen, diese ist in deutschen Zentren eher unüblich bzw. erfolgt nur risikoadaptiert.

Eine **Prophylaxe gegen Pneumocystic-jirovecii-Pneumonie (PCP)** wird üblicherweise mit Trimethoprim-Sulfamethoxazol für 6–12 Monate nach Transplantation (Lucey et al. 2013) durchgeführt. In einer Metaanalyse (Ghadimi et al. 2019) waren mTOR-Inhibitoren mit einem erhöhten Risiko für eine Spätmanifestation der PCP nach Organtransplantation assoziiert. Aus den Daten ergab sich die Empfehlung, eher eine risikoadaptierte als universelle Prophylaxe gegen PCP durchzuführen.

Weltweit gibt es keine standardisierten Intervalle oder Endpunkte für die **Bildgebung** beim Empfänger im Follow-up nach Leberlebendtransplantation. Unmittelbar postoperativ ist diese bspw. bei Verdacht auf biliäre oder infektiologische Komplikationen und gegebenenfalls vor oder im Zuge von Interventionen notwendig (Hecht et al. 2019). Die Magnetresonanztomographie (MRT) mit leberspezifischem Kontrastmittel ermöglicht bspw. die Lokalisation von biliären Leckagen. Für Patienten mit hepatozellulärem Karzinom empfiehlt die AASLD-Guideline eine abdominelle und thorakale Computertomographie (CT) 6-monatlich über drei Jahre nach Transplantation (Lucey et al. 2013). Eine anderweitige Schnittbildgebung, insbesondere MRT, wird in den letzten Jahren oft bevorzugt. Die Nachsorge von Leberlebendtransplantationspatienten, die wegen eines hepatozellulären Karzinoms oder anderer maligner Tumoren transplantiert wurden, erfolgt zentrumsorientiert gemäß Surveillance Protokoll.

Die Überwachung bezüglich *De-novo*-Malignomen erfolgt analog zu Tab. 8.6 bzw. zentrumsorientiert gemäß Surveillance Protokoll.

Gemäß National Transplant Pregnancy Registry Guidelines sollte erst nach dem ersten Jahr nach Transplantation beim Wunsch einer **Schwangerschaft** eine solche angestrebt werden (Lucey et al. 2013). Voraussetzung ist das Vorliegen einer stabilen Transplantatfunktion, eine auf die geplante Schwangerschaft eingestellte Immunsuppression (bevorzugt Tacrolimusmonotherapie, Absetzen von mTOR-Inhibitoren/Mycophenolatmofetil) und eine stabile medikamentöse Einstellung bei Vorliegen eines Hypertonus oder Diabetes mellitus (Lucey et al. 2013).

Bei **Budd-Chiari-Syndrom** (BCS) wird aufgrund des erhöhten Risikos vaskulärer Komplikationen und der auch nach Leberlebendtransplantation vorliegenden Hyperkoagulabilität lebenslang eine Antikoagulation durchgeführt.

Der **Impfstatus** von Lebertransplantationskandidaten und Haushaltskontaktpersonen sollte bereits vor Lebertransplantation überprüft und komplettiert worden sein. Die Grundimmunisierung aller noch nicht Geimpften bzw. Komplettierung einer unvollständigen Impfserie erfolgt entsprechend STIKO-Empfehlungen. In den ersten 6–12 Monaten sollte auf Impfungen wegen des schlechteren Impfansprechens verzichtet werden. Lebendimpfungen sind kontraindiziert. Lebertransplantierte erhalten jährlich einen quadrivalenten Impfstoff mit der von der WHO empfohlenen Antigenkombination gegen Influenza. Ein anti-HBs-Titer >100 U/l sollte lebenslang nach Leberlebendtransplantation angestrebt und ggf. sollte nachgeimpft werden. Bei funktioneller oder anatomischer Asplenie wird die Impfung gegen Meningokokken empfohlen.

Lebendspender sollten vor der Spende gegen COVID-19 geimpft werden, zudem erfolgt bei

Tab. 8.6 Tumorvorsorgeuntersuchungen

Dermatologische Untersuchung	1-mal jährlich, bei erhöhter Risikokonstellation 6-monatlich
ÖGD	Bei Alkoholabusus (vor und/oder nach Lebertransplantation) und insbesondere bei kombiniertem Nikotinabusus in 2- bis 3-jährlichen Abständen
Koloskopie	Vorsorgekoloskopien alle fünf Jahre, bei Patienten mit Risikofaktoren (bspw. positiver Familienanamnese) entsprechend häufiger. Bei Colitis ulzerosa: 1-mal jährlich
Gynäkologische Untersuchung	1-mal jährlich inkl. PAP (bei Patientinnen >18 Jahre oder sexuell aktiven Patientinnen)
Mammographie	Bei Patientinnen >50 Jahre alle zwei Jahre Bei Patientinnen >70 Jahre jährlich
Urologische Untersuchung	Jährliche Kontrolle (PSA bei Patienten >50 Jahre)
Augenärztliche Untersuchung	Jährliche Kontrolle
Zahnarzt	Jährliche Kontrolle
HNO-Untersuchung	Jährlich bei wegen ALD transplantierten Patienten, Rauchern
PTLD-Screening	Anamnese, Labor, körperliche Untersuchung, Sonographie
HCC-Nachsorge	Sonographie 6-monatlich, AFP alle 6 Monate, MRT-Abdomen mit leberspezifischem Kontrastmittel (alternativ CT Abdomen) alle 3–6 Monate in den ersten 2–3 Jahren (gegebenenfalls alle 3 Monate im ersten Jahr, alle 6 Monate im 2. und 3. Jahr), symptomorientiert CT-Thorax bzw. zeitliche Abstände, Art und Umfang der Bildgebung in Abhängigkeit vom Zentrums-Nachsorge-Protokoll
NET-Nachsorge	Sonographie 6-monatlich, MRT (alternativ CT-Abdomen), Somatostatin-Rezeptor-Bildgebung (insbesondere PET/CT), gegebenenfalls Chromogranin Die Intervalle und Dauer der Nachsorge (bildgebend und laborchemisch) in Abhängigkeit von der Tumorentität und Tumorbiologie Zeitliche Abstände, Art und Umfang der Bildgebung richten sich nach dem Zentrums-Nachsorge-Protokoll
CCC-Nachsorge	Sonographie 6-monatlich, MRT+MRCP (alternativ CT-Abdomen) alle 3–6 Monate in den ersten 2–3 Jahren (gegebenenfalls alle 3 Monate im ersten Jahr, alle 6 Monate im 2. und 3. Jahr), symptomorientiert CT-Thorax CEA, CA19-9 bzw. zeitliche Abstände, Art und Umfang der Bildgebung in Abhängigkeit vom Zentrums-Nachsorge-Protokoll

ALD alkoholbedingte Lebererkrankung, *CCC* cholangiozelluläres Karzinom, *CT* Computertomogramm, *HCC* hepatozelluläres Karzinom, *HNO* Hals Nasen Ohren, *LJ* Lebensjahr, *NET* neuroendokriner Tumor, *ÖGD* Ösophagogastroduodenoskopie, *PAP* Papanicolaou-Test, *PET* Positronen-Emissions-Tomographie, *PSA* Prostataspezifisches Antigen, *PTLD* posttransplantationslymphoproliferative Erkrankung

allen Spendern präoperativ eine SARS-CoV-2-PCR-Untersuchung (Abschn. 8.2).

Lebertransplantationskandidaten sollten ebenfalls möglichst zeitnah gegen COVID-19 geimpft werden, da diese in der Regel noch nicht unter medikamentöser Immunsuppression stehen. Es ist daher – wie auch bei den anderen Impfungen – von einem besseren Impfansprechen im Vergleich zu der Zeit nach der Organtransplantation auszugehen. Lebertransplantierte sollten zunächst gemäß Empfehlungen der ständigen Impfkommission (STIKO) eine Impfserie mit zwei Impfstoffdosen im Abstand von 3–6 Wochen [Comirnaty (BioNTech/Pfizer)] bzw. 4–6 Wochen [Spikevax (Moderna)] erhalten (Epidemiologisches Bulletin 2021). Zahlreiche Studien belegen, dass transplantierte Patienten oftmals schlechter auf die COVID-19-Impfung ansprechen. Auch nach der zweiten Dosis eines mRNA-Impfstoffs kommt es nur bei etwa der Hälfte der lebertransplantierten Patienten zu nachweisbaren Antikörpern gegen Sars-CoV-2 (Boyarsky et al. 2021; Rabinowich et al. 2021; Rashidi-Alavijeh et al. 2021). Im Falle von nachweisbaren Antikörpern war deren Konzentrationen niedriger als bei den nichtimmunsupprimierten Vergleichsgruppen. Somit besteht ein höheres Risiko für einen schwereren COVID-19-Krankheitsverlauf und eine erhöhte Mortalität als bei Immunkompetenten. Das Ausmaß der Reduktion des Schutzes bei niedrigeren Antikörperkonzentrationen lässt sich nicht exakt einschätzen, da bisher kein numerischer Wert oder Cut-off-Wert für den definitiven Schutz bekannt ist und keine belastbaren Daten zur Vakzineeffektivität vorliegen. Die Europäische Arzneimittelbehörde (EMA) und die STIKO haben Empfehlungen ausgesprochen, dass eine dritte COVID-19-Impfung bei Patienten nach Organtransplantation als Optimierung der primären Impfserie bereits vier Wochen nach der Grundimmunisierung erfolgen kann. Die STIKO empfiehlt eine Laboruntersuchung auf Antikörper gegen das SARS-CoV-2-Spike-Protein für Patienten nach Transplantation. Immunkompetente Geimpfte im familiären Umfeld sollten im Umgang mit Immunsupprimierten die gebotenen Hygienemaßnahmen unverändert wie Ungeimpfte einhalten und bei Krankheitssymptomen sich unverzüglich einer COVID-19-Testung unterziehen.

Immunsuppression sowie Komplikationen nach Lebertransplantation

Die Immunsuppression nach Leberlebendspendetransplantation unterscheidet sich nicht grundsätzlich von der bei postmortaler Spende. Vielmehr handelt es sich um eine individualisierte Therapie in Abhängigkeit von der Indikation zur Transplantation (Malignome, autoimmune Lebererkrankungen), Komorbiditäten (metabolische, kardiovaskuläre Erkrankungen) bzw. Komplikationen im Verlauf nach Transplantation (eingeschränkte Nierenfunktion, *De-novo*-Malignome, Infektionen, akute/chronische Rejektionen).

Die Basisimmusuppression besteht aus einem Calcineurininhibitor (CNI) (Tab. 8.7), wobei Tacrolimus (TAC) in der Regel Ciclosporin (CSA) aufgrund der höheren immunsuppressiven Potenz der Vorzug gegeben wird.

Tacrolimus kann statt in der sofort freisetzbaren 2-mal täglichen Formulierung (Tacrolimus-BID) als einmal tägliche Retardformulierung (Tacrolimus-OD) mit höherer Bioverfügbarkeit zur Verbesserung der Medikamentenadhärenz und Reduktion von nephro- und neurotoxischen Nebenwirkungen verwendet werden. In einer prospektiven Phase-4-Studie aus Südkorea er-

Tab. 8.7 Immunsuppressive Therapie in der ambulanten Nachsorge

Substanzklassen der Immunsuppressiva	Immunosuppressive Therapeutika
Kortikosteroide	Prednison, Prednisolon
Calcineurininhibitoren	Ciclosporin, Tacrolimus
Antimetaboliten	Mycophenolatmofetil, Azathioprin
mTORiInhibitoren	Sirolimus[a], Everolimus

[a] Nur für Nierentransplantierte zugelassen

wies sich im Leberlebendtransplantationssetting die Umstellung von Tacrolimus-BID auf Tacrolimus-OD 10–14 Wochen nach Transplantation als sicher und effizient (Lee et al. 2018b). In einer Studie mit Rezipienten, die ab dem fünften Tag nach Leberlebendtransplantation von der parenteralen auf die orale Tacrolimusgabe (Tacrolimus-BID oder Tacrolimus-OD) umgestellt wurden, waren unter Tacrolimus-OD deutlich höhere Dosierungen als unter Tacrolimus-BID notwendig, um eine vergleichbare systemische Tacrolimusexposition zu erzielen (Shin et al. 2018). In einer Studie aus Kyoto mit pharmakodynamischen und pharmakokinetischen Untersuchungen an Patienten nach Leberlebendtransplantation zeigte sich, dass bei Verabreichung von Tacrolimus-OD in der frühen postoperativen Phase nach Transplantation unzureichende Korrelationen zwischen dem Talspiegel unmittelbar vor Tacrolimuseinnahme (CO) und der systemischen Exposition (AUC 0–24) bestehen (Iwasaki et al. 2018). Entsprechendes konnte bei Umstellung im späteren Verlauf nach Transplantation nicht beobachtet werden (Tsuchiya et al. 2013).

In der frühen postoperativen Phase bestehen noch signifikante Schwankungen der enteralen Motilität. Daher wird die Verabreichung von *De-novo*-Tacrolimus-OD, welches im Gegensatz zu Tacrolimus-BID ausschließlich enteral resorbiert wird, aktuell eher zurückhaltend praktiziert (Lee et al. 2018b).

Antimetaboliten (insbesondere Mycophenolatmofetil) und mTOR-Inhibitoren können in Kombination mit niedrig dosierten Calcineurininhibitoren verabreicht werden, um die Calcineurininhibitortoxizität und die Dosierungen der einzelnen Immunsuppressiva und damit die dosisabhängigen Nebenwirkungen zu reduzieren.

Calcineurininhibitor und mTOR-Inhibitoren werden talspiegelgesteuert angewendet mit definierten Zielbereichen. Bei Komedikationen sollten mögliche Arzneimittelinteraktionen beachtet werden, die einen Einfluss auf die Trough(Tal)-Spiegel haben können. Eine sorgfältige Kontrolle und ggf. Anpassung der Calcineurininhibitoren als auch mTOR-Inhibitoren an den Zieltalspiegel ist aufgrund des engen therapeutischen Fensters dieser Immunsuppressiva und aufgrund potenzieller Nebenwirkungen lebenslang notwendig. Die Steroidtherapie sollte – außer bei Autoimmunhepatitis – in den ersten drei Monaten nach Leberlebendtransplantation beendet werden.

Ein Auszug möglicher Nebenwirkungen findet sich in Tab. 8.8. Umfassendere Informationen zu potenziellen Nebenwirkungen sind in den entsprechenden Fachinformationen aufgeführt.

Die Inzidenz von verschiedenen Malignomen ist bei Langzeittransplantierten erhöht (Finkenstedt et al. 2009). Für mTOR-Inhibitoren konnte eine antiproliferative Wirkung nachgewiesen werden. Sie scheinen gegenüber ausschließlich calcineurininhibitorbasierter Immunsuppression mit einer geringeren Inzidenz von *De-novo*-Malignomen einherzugehen sowie das Überleben bei Vorliegen von *De-novo*-Malignomen günstig zu beeinflussen (Holdaas et al. 2016). Darüber hinaus scheinen sie das Rezidivrisiko für ein hepatozelluläres Karzinom zu reduzieren. Tab. 8.9 bietet einen Überblick über Indikationen zum Einsatz und zur Umstellung von Immunsuppressiva.

Tab. 8.8 Nebenwirkungen der Immunsuppressiva

	TAC	CSA	MMF	mTOR-Inhibitoren	Steroide
Arterielle Hypertonie	++	++	-	+	+
Hyperlipidämie	+	++	-	+++	++
Diabetes mellitus	+	(+)	-	-	++
Gewichtszunahme	+	+	-	-	++
Alopezie	+	-	(+)	-	-
Hirsutismus	+	-	-	-	-
Gingivahyperplasie	-	+	-	-	-
Gastrointestinale Nebenwirkungen	+	+	+++	++	+
Wundheilungsstörungen	-	-	+	++	+
Dermatitis/Pruritus	+ (Pruritus, Exanthem, Akne)	-	-	++ (Exanthem, Akne, Aphten)	+ (Steroidakne)
Myelosuppression	+	+	+++	++	-
Erhöhtes onkogenes Risiko	+	+	-	-	-
Antionkogenes Profil	-	-	+	+	-
Nephrotoxizität	+++	+++	-	+ (Proteinurie)	-
Neurotoxizität	++ (periphere Neuropathien, Kopfschmerzen, Migräne)	+ (Kopfschmerzen)	+ (Benommenheit, Kopfschmerzen)	+ (Kopfschmerzen)	+ (Erhöhung der Anfallsbereitschaft, Gereiztheit)
Interstitielle Lungenerkrankung/Pneumonitis	-	-	-	+	-

CSA Ciclosporin, *MMF* Mycophenolatmofetil, *TAC* Tacrolimus

Tab. 8.9 Immunsuppressive Substanzen, Indikationen zum Einsatz und zur Umstellung

Substanz	Indikation	Umstellung evaluieren bei
Tacrolimus	- Initiale Phase nach LT - Erhaltungsimmunsuppression im Verlauf	- Eingeschränkter Nierenfunktion - Schwer einstellbarem Diabetes mellitus - Neurotoxizität
Ciclosporin	- Alternative zu Tacrolimus bspw. bei Neurotoxizität (initiale Phase und Erhaltungsphase)	- Eingeschränkter Nierenfunktion - Gingivahyperplasie - Hypertrichose - Hyperlipidämie
MMF	- Initiale Phase nach LT in Kombination mit CNI - Erhaltungsimmunsuppression zur Dosisreduktion von CNI (nephroprotektiv)	- Myelosuppression (vor allem Leukozytopenie) - GI-Beschwerden
mTOR-Inhibitoren	In Kombination mit CNI bei: - Malignom in der Vorgeschichte - *De-novo*-Malignomen - Dosisreduktion von CNI (nephroprotektiv)	- Hyperlipidämie - Signifikanter Proteinurie - Geplanter OP
Steroide	- Initiale Phase nach LT - Dauerhaft niedrig dosiert bei AIH	- Diabetes mellitus - Hypertonus - Osteoporose

LT Lebertransplantation, *MMF* Mycophenolatmofetil, *CNI* Calcineurininhibitoren, *GI* gastrointestinal, *mTOR* mammalian Target of Rapamycin, *AIH* Autoimmunhepatitis, *OP* Operation

8.6.1 Spezielle Aspekte der Immunsuppression in Abhängigkeit von den Indikationen zur Leberlebendspendetransplantation und Komorbiditäten

Immunsuppression bei hepatozellulärem Karzinom

Durch die unzureichende Studienlage mit Fehlen randomisiert kontrollierter Studien und die Heterogenität der untersuchten Patientenkohorten existieren keine belastbaren Daten zur „optimalen" Immunsuppression nach Lebertransplantation bei Patienten, die aufgrund maligner Tumoren transplantiert wurden (Lerut 2017).

Grundsätzlich muss bei diesen Patienten hinsichtlich Intensität der immunsuppressiven Therapie zwischen dem immunologischen Risiko einer Transplantabstoßung und dem onkologischen Risiko einer Tumorrekurrenz abgewogen werden. Unter Berücksichtigung der aktuellen Studienlage und metaanalytischer Auswertungen variiert die Rekurrenzrate eines hepatozellulären Karzinoms zwischen 12 % und 45 % (Vivarelli et al. 2002; Kneteman et al. 2004; Vivarelli et al. 2005; Decaens et al. 2006; Zhou et al. 2006; Chen et al. 2007; Toso et al. 2007; Zimmerman et al. 2007; Vivarelli et al. 2008; Nocera et al. 2008; Zimmerman et al. 2008; Chinnakotla et al. 2009; Vivarelli et al. 2010b;. Toso et al. 2010; Vivarelli et al. 2010a; Rodríguez-Perálvarez et al. 2013; Xing et al. 2013; Cholongitas et al. 2014a; Geissler et al. 2016; Yanik et al. 2016; Liang et al. 2012; Lerut 2017).

Der Einfluss der mTOR-Inhibitoren Sirolimus (SRL) und Everolimus (EVL) auf die Tumorrekurrenz wurde in mehreren klinischen Studien untersucht. Hierbei zeigte sich in den meisten Studien ein potenzieller Vorteil der mTOR-basierten Immunsuppression für das Patientenüberleben.

In einer prospektiv randomisierten Studie (Geissler et al. 2016) wurden Patienten (n = 525) zwischen Woche vier und acht nach Lebertransplantation in eine Gruppe mit SRL-basierter versus SRL-freier Immunsuppression randomisiert. Insbesondere bei den „Low-risk"-Patienten (innerhalb von Milan) zeigte sich in der SRL-Gruppe in den ersten drei bis fünf Jahren nach Transplantation ein Vorteil für das rekurrenzfreie Überleben und Gesamtüberleben, während das rekurrenzfreie Überleben im Langzeitverlauf (acht Jahre nach Lebertransplantation) nicht signifikant besser als in der Gruppe ohne SRL war. Beeinträchtigt wird die Validität dieser Ergebnisse allerdings durch die hohe Heterogenität der immunsuppressiven Protokolle in dieser Studie.

Bei Patienten, die aufgrund eines hepatozellulären Karzinoms transplantiert wurden, hat eine Reduktion der Immunsuppression einen günstigen Effekt auf die Rekurrenzrate (Rodríguez-Perálvarez et al. 2013). Aus Kohortenstudien und verschiedenen Metaanalysen (Liang et al. 2012; Menon et al. 2013; Cholongitas et al. 2014b) geht hervor, dass eine erhöhte Exposition mit Calcineurininhibitoren mit einem erhöhten Rezidivrisiko assoziiert ist und dass mTOR-Inhibitoren durch die Inhibition des P13K/act/mTOR-Signalweg und daraus resultierender antiproliferativer und antiangiogenetischer Eigenschaften einen günstigen Effekt auf die Rekurrenzrate haben (Vivarelli et al. 2008; Chinakotta et al. 2009; Rodriguez-Peralvarez et al. 2013; Kneteman et al. 2004; Zhou et al. 2008; Zimmermann 2008; Toso et al. 2007).

Für weitere Immunsuppressiva, insbesondere zur Induktiontherapie (IL-2-Rezeptor Antagonisten, Steroide) und Erhaltungstherapie (Mycophenolatmofetil, Azathioprin), liegen keine ausreichenden Daten zum Einfluss auf das Rezidivrisiko des hepatozelullären Karzinoms vor.

Immunsuppression bei Autoimmunhepatitis

Die Immunsuppression bei Patienten mit Autoimmunhepatitis nach Lebertransplantation besteht üblicherweise aus Calcineurininhibitoren und Steroiden (Liberal et al. 2013), mit dieser Kombination liegen weltweit die umfangreichsten Langzeiterfahrungen vor. Eine niedrig dosierte Steroidtherapie (5 mg/Tag) wird bei fehlenden Kontraindikationen auch langfristig nach Transplantation in vielen Zentren beibehalten. Während in früheren Studien eine häufigere Autoimmunhepatitisrekurrenz mit Tacrolimus im Vergleich zu Ciclosporin beschrieben wurde (Ayata et al. 2000; Gotz et al. 1999), hat sich in aktuelleren Studien bezüglich der Wahl des Calcineurininhibitors kein Unterschied auf die Rekurrenzrate ergeben (Gautam et al. 2006).

Immunsuppression bei metabolischen Erkrankungen

Sowohl unter Glukokortikosteroiden als auch Calcineurininhibitoren haben die Patienten ein erhöhtes Risiko der Gewichtszunahme, der Entstehung oder Verschlechterung einer Hyperlipidämie, einer arteriellen Hypertension oder eines Diabetes mellitus (Charlton et al. 2018). Unter mTOR-Inhibitoren wurde nach Lebertransplantation eine geringere Gewichtszunahme beobachtet.

Allerdings ist die Behandlung mit mTOR-Inhibitoren mit einer hohen Rate an Hyperlipidämien assoziiert, die – abgesehen von einer Optimierung der Ernährung und Ernährungsumstellung – bei einem LDL >100 mg/dl mit hydrophilen Statinen, die nicht primär über das CYP450-3A4-Enzymsytem abgebaut werden, behandelt werden können (Charlton et al. 2018). Eine Kombination mit Ezitimib bei unzureichender Wirkung ist zu erwägen. Bei mTOR-induzierter Hypertrigylzeridämie können Patienten neben einer Ernährungsberatung/-umstellung bei Triglyzeridwerten >500 mg/dl mit Fischöl (bis zu 4 g/Tag) behandelt werden. Bei Patienten, die mit Ciclosporin behandelt werden, ist bei Hyperlipidämie eine Umstellung auf Tacrolimus anzustreben. Diese Strategien sind unabhängig davon, ob sich die Patienten einer Lebertransplantation eines Lebendspenders oder eines verstorbenen Spenders unterzogen haben.

Immunsuppression bei Niereninsuffizienz

Bei eingeschränkter Nierenfunktion oder zur Nephroprotektion werden insbesondere bei intendierter Verzögerung der Calcineurininhibitoren Therapie zur Induktion Interleukin-2 oder Antithymozytenglobulin eingesetzt. Die Therapie kann mit Steroiden und Mycophenolatmofetil/Mycophenolsäure kombiniert werden. Obwohl Zentren mTOR-Inhibitoren auch in der Frühphase (in der ersten Woche) nach Lebertransplantation einsetzen, wird seitens der International Liver Transplant Society (ILS) wegen eines erhöhten Risikos einer A.-hepatica-Thrombose (Asrani et al. 2014) und uneinheitlicher Studienlage erst nach dem ersten postoperativen Monat der Einsatz dieser Substanzgruppe empfohlen.

Die frühe Behandlung mit Everolimus und Low-dose-Tacrolimus (≤5 ng/ml) hat einen günstigen Effekt bei Patienten mit einer chronischen Niereninsuffizienz, insbesondere CKD-Stadium ≥3 (eGFR <60 ml/min/1,73 m^2) gezeigt, während dagegen eine spätere Umstellung (>1 Jahr nach Lebertransplantation) keinen sicheren Benefit ergab (Abdelmalek et al. 2012; De Simone et al. 2009). Bei Lebertransplantatempfängern mit calcineurininhibitorinduzierter Nephrotoxizität wird die Umstellung auf eine alleinige mycophenolatmofetilbasierte Immunsuppression in der Literatur mit unterschiedlich hohen Risiken (0–60 %) in Bezug auf eine Transplantatabstoßung beschrieben (Beckebaum et al. 2020). Eine Mycophenolatmofetil- und minimal dosierte Calcineurininhibitortherapie führt zu einer signifikanten Verbesserung der Nierenfunktion, ohne ein erhöhtes Abstoßungsrisiko aufzuweisen (Cicinnati et al. 2007).

8.6.2 Diagnose und Management von Komplikationen nach Lebertransplantation

Vaskuläre Komplikationen

Verschlüsse der Leberarterie im späteren Verlauf führen in der Regel zu einer ischämischen Cholangiopathie mit Ausbildung biliärer Strikturen, die den Einsatz einer interventionellen endoskopischen retrograden Cholangiographie (ERC) notwendig machen und häufig zur Retransplantation bei den Patienten führen (Porrett et al. 2009).

Die **Leberarterienstenose** kann chirurgisch angegangen werden; aufgrund der fortgeschrittenen Ballontechnologie wird der perkutanen transfemoralen Ballonangioplastie (PTA) und Stentimplantation allerdings häufig der Vorzug gegeben.

Bei der **Pfortaderstenose** bzw. **Pfortaderanastomosenstriktur** wird in der Regel durch perkutane transluminale Angioplastie und/oder Stentanlage angegangen. Die **Pfortaderthrombose** tritt selten (<3 %) auf und kann sich in einer Erhöhung der Leberenzyme, des Pfortaderdrucks mit Varizenblutung, Aszites oder Splenomegalie äußern. Nach nichtinvasiver Darstellung (Duplexsonographie) erfolgt eine MRT- oder CT-Angiographie. Die frühe Pfortaderthrombose (innerhalb des ersten Monats nach Leberlebendspendetransplantation) kann bspw. durch die chirurgische Technik, ein Kinking, eine Torquierung oder durch den Einsatz eines Bypass-Grafts bedingt sein; diese wird daher in der Regel chirurgisch saniert.

Infektionen

Opportunistische Infektionen im zweiten bis sechsten Monat nach der Lebertransplantation sind hauptsächlich viraler (Cytomegalievirus, Abb. 8.37, Epstein-Barr-Virus, Varizellen-Zoster-Virus, humanes Herpesvirus-6, Adenoviren) und fungaler Genese. Die Inzidenz von invasiven Mykosen bei Lebertransplantatempfängern ist aufgrund der frühen Identifizierung und Behandlung von Hochrisikopatienten rückläufig.

Bei Hochrisikopatienten (CMV-seronegativer Empfänger von Organen von CMV-seropositiven Donoren [D+/R-]) kann leitlinienkonform eine antivirale Prophylaxe für drei bis sechs Monate oder eine präemptive Therapie zur Prävention einer Cytomegalieerkrankung (Kotton et al. 2018) erfolgen. Da bei präemptiver Therapie sehr engmaschige CMV-PCR Kontrollen notwendig sind, die im klinischen Alltag nur schwer umzusetzen sind, wird der antiviralen Prophylaxe der Vorzug gegeben. Der Einsatz von Valganciclovir, dem Prodrug von Ganciclovir zur oralen Verabreichung, ist genauso effektiv und sicher wie die intravenöse Ganciclovirgabe. Eine Cytomegalieerkrankung tritt verzögert in 15–38 % der Hochrisikolebertransplantatempfänger auf, die eine prophylaktische antivirale Therapie über drei Monate erhalten haben. In Fällen mit therapieresistenter Cytomegalieerkrankung können alternativ – insbesondere bei schweren und prolongierten Neutropenien – Cytomegaliehyperimmunglobulin oder auch in seltenen Fällen andere antivirale Substanzen (bspw. Foscarnet oder Cidofovir) eingesetzt werden. In der Literatur gibt es auch Hinweise auf einen gewissen protektiven Effekt von mTOR-Inhibitoren bezüglich einer Cytomegalieinfektion (Pascual et al. 2016).

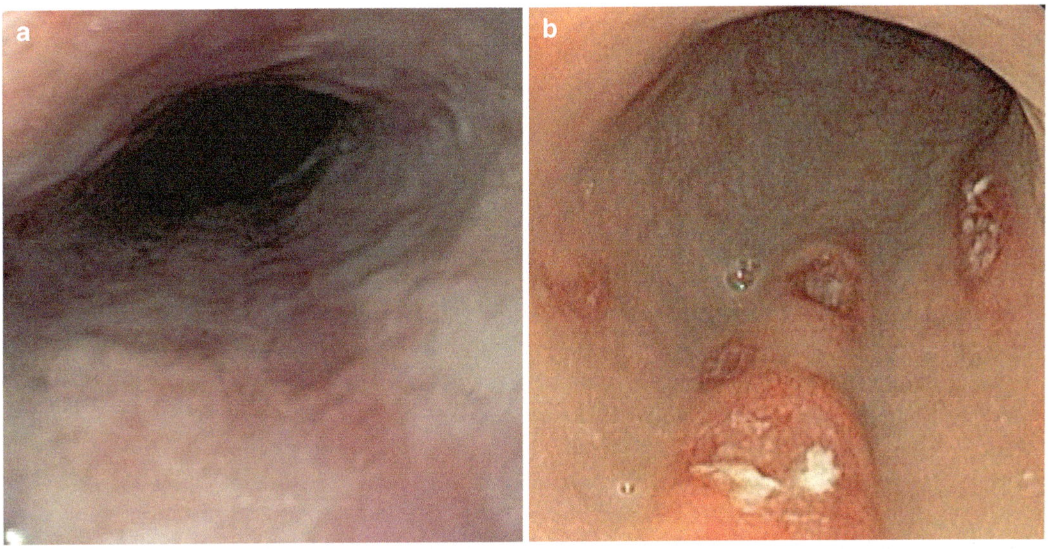

Abb. 8.37 Cytomegalievirus (CMV)-Infektion im oberen Gastrointestinaltrakt. **a** Lebertransplantationspatient mit Dysphagie und epigastrischen Beschwerden mit multiplen longitudinalen Ulzerationen des Ösophagus in der Ösophagogastroduodenoskopie (ÖGD). **b** Ulzerationen im Ösophagus mit Fibrinauflagerungen in der ÖGD. Bei der histologischen Aufarbeitung der Gewebeproben und Hämatoxylin-Eosin-Färbung Nachweis von typischen CMV-Einschlusskörperchen, sog. Eulenaugenzellen, im Kern und Cytoplasma und immunhistochemischer Nachweis von CMV-Antigenen

Die orale Reaktivierung des **Herpes-simplex-Virus 1 (HSV-1)** nach einer Lebertransplantation ist häufig. Das Auftreten einer **Varizellen-Zoster-Virus (VZV-)Infektion** nach Lebertransplantation ist typischerweise mit einer intensivierten medikamentösen Immunsuppression assoziiert und wird, wie bei nichttransplantierten Patienten, virostatisch behandelt.

Das Auftreten einer posttransplantationslymphoproliferativen Erkrankung (PTLD) im ersten Jahr nach einer soliden Organtransplantation ist typischerweise (in ca. 90 % der Patienten) mit einer **Epstein-Barr-Virus (EBV)-Infektion** assoziiert. Risikofaktoren für das Auftreten einer posttransplantations-lymphoproliferativen Erkrankung sind ein EBV-Empfänger-Rezipienten-Mismatch, eine hohe Epstein-Barr-Viruslast, Koinfektion mit dem Cytomegalievirus, eine intensivierte Immunsuppression sowie ein jüngeres Empfängeralter. Therapeutische Optionen bei Auftreten einer posttransplantations-lymphoproliferativen Erkrankung beinhalten die Reduktion der medikamentösen Immunsuppression, die Gabe von Rituximab (R) oder einer Chemotherapie (bspw. CHOP) oder eine kombinierte Therapie (bspw. R-CHOP). In der Salvage-Situation soll die Gabe von Epstein-Barr-Virus-spezifischen T-Zellen im Einzelfall und im Rahmen von Studien angestrebt werden. Innerhalb klinischer Studien werden auch neue Therapieansätze mit Bortezomib, Lenalidomid, Everolimus, Panobinostat und Brentuximab untersucht.

Chronische Verläufe bei Organtransplantierten sowohl nach **Hepatitis-E-Virus (HEV)**-Primärinfektion als auch nach Hepatitis-E-Reaktivierung sind bei etwa 66 % der Infizierten beschrieben worden (Kamar et al. 2011). Da bei Patienten mit erhöhten Leberwerten und Zeichen der Transplantathepatitis eine Hepatitis-E-Infektion in die Differenzialdiagnostik miteinbezogen werden sollte, empfiehlt sich eine molekulare Hepatitis-E-Diagnostik. Eine Ribavirinmonotherapie zur Behandlung der chronischen Hepatitis-E-Infektion hat sich in Studien und im klinischen Alltag als effizient erwiesen (McPherson et al. 2018).

Abstoßungsreaktionen

Die früheren Einteilungen „akute zelluläre Abstoßung" und „chronisch duktopenische Abstoßung" wurden durch die Termini „akute und chronische T-zellvermittelte Abstoßung (TCMR)" sowie „antikörpervermittelte Abstoßung (AMR)" inzwischen ersetzt (Demetris et al. 2016; Charlton et al. 2018).

Die **frühe T-zellvermittelte Abstoßung** (<6 Monate) tritt mit einer Inzidenz von 10–30 % in der Regel innerhalb von 90 Tagen nach Lebertransplantation auf und ist durch inflammatorische Veränderungen der Gallenwege, pleomorphe portale Veränderungen (unter anderem Lymphozyten, Makrophagen, Eosinophile) und eine fehlende Interface-Hepatitis gekennzeichnet (Demetris et al. 2016; Levitsky et al. 2017). Eine Leberbiopsie zur histologischen Sicherung ist anzustreben.

Die milde Form kann durch eine Erhöhung der Calcineurininhibitordosis mit oder ohne die zusätzliche Gabe von Mycophenolatmofetil oder mTOR-Inhibitoren behandelt werden. Bei moderaten bis schweren Formen werden dreimalig (täglich oder gegebenenfalls jeden zweiten Tag) Kortikosteroide (500–1000 mg/Tag) appliziert und eine Erhöhung der Calcineurininhibitordosis bzw. eine zusätzliche Gabe von immunsuppressiven Substanzen (Mycophenolatmofetil/mTOR-Inhibitoren) veranlasst (Charlton et al. 2018). Bei fehlender Response sollte mit einer lymphozytendepletierenden Therapie (bspw. Antithymozytenglobulin) behandelt werden.

Die **späte T-zellvermittelte Abstoßung** (>6 Monate) (Demetris et al. 2016) tritt nach Lebertransplantation mit einer Inzidenz von 7,5–23 % auf (Levitsky et al. 2017; Thurairajah et al. 2013). Es sollte auch hier eine Biopsiegewinnung angestrebt werden. Typischerweise imponieren dabei unter anderem eine geringe Interface-Hepatitis, Plasmazell- und Histiozyteninfiltrate und eine perivenuläre nekroinflammatorische Aktivität (Demetris und Sebagh 2008). Im Gegensatz zur akuten Form ist diese mit einem schlechteren Transplantatüberleben assoziiert (Charlton et al. 2018). Die Rejektionsbehandlung ist identisch mit der akuten Form. Etwa 25 % der Patienten entwickeln eine chronische T-zellvermittelte Abstoßung (1–5 % bei der Erwachsenenlebertransplantation); bei ciclosporinbasierter Therapie sollte eine Umstellung auf Tacrolimus erfolgen (Charlton et al. 2018).

Die Diagnose der **akuten antikörpervermittelten Abstoßung** wird analog zur T-zellvermittelten Abstoßung unter Verwendung der 2016 aktualisierten BANFF-Kriterien (Denmetris et al. 2008; Banff Working Group et al. 2006) üblicherweise in den ersten Wochen nach der Transplantation gestellt. Es zeigen sich typischerweise unter anderem eine portale mikrovesikuläre endotheliale Zellhypertrophie, portale kapilläre Venenerweiterung, portale Mikrovaskulitis mit Ödem und eine Cholestase. Zusätzlich erfolgt der Nachweis von spenderspezifischen Antikörpern (DSA), von C4d-positivem Lebergewebe und der Ausschluss anderer Ursachen, die diese histologischen Veränderungen hervorrufen. Die milde Form wird mit Bolussteroiden oder lymphozytendepletierenden Substanzen behandelt. Bei moderater bis schwerer Ausprägung existieren limitierte Erfahrungen mit DSA-depletierenden Strategien (Plasmapherese, i.v.-Immunglobuline, Rituximab oder Bortezomib) (Kumar et al. 2016; Nakamura et al. 2019;Slatinska et al. 2018).

Bei **chronischer antikörpervermittelter Abstoßung** sollten als Kriterien eine mononukleäre portale und/oder perivenuläre Inflammation mit Interface und/oder perivenulärer nekroinflammatorischer Aktivität, zirkulierende DSA im Serum innerhalb von drei Monaten der Biopsiegewinnung, C4d-positives Lebergewebe (in geringerem Ausmaß als bei der akuten Form) nachgewiesen und andere Ursachen dieser histopathologischen Veränderungen exkludiert werden. Aktuell gibt es keine definierten Behandlungsstrategien bei chronischer antikörpervermittelter Abstoßung.

***De-novo*-Malignome**

Bei Transplantatempfängern besteht ein erhöhtes Risiko für die Entstehung von malignen Tumoren insbesondere der Haut und von posttransplantations-lymphoproliferativen Erkrankungen (PTLD) (Manzia et al. 2019). Die Inzidenz von *De-novo*-Malignomen ist zwei- bis vierfach höher als in der Normalbevölkerung. Die Intervalle zur Durchführung von Tumorscreeninguntersuchungen nach Transplantation orientieren sich an den vorhandenen Risikofaktoren und Grunderkrankungen.

Publizierte Daten belegen, dass *De-novo*-Malignome eine der häufigsten Sterblichkeitsursachen nach Lebertransplantation sind. In der italienischen Transplant and Cancer Cohort Study lag das 10-Jahres-Überleben der Transplantierten mit *De-novo*-Malignomen bei nur 43 % versus 70 % bei malignomfreien Transplantationspatienten (HR = 4,66; 95 %-Konfidenzintervall: 3,17–6,85) (Taborelli et al. 2019).

Daten eines US-amerikanischen Registers unter Einschluss von 175.732 soliden Organtransplantierten, die zwischen 1987 und 2008 transplantiert wurden (58,4 % Niere, 21,6 % Leber, 10,0 % Herz, 4,0 % Lunge) zeigten eine *De-novo*-Tumorinzidenz von 1375/100.000 Personenjahre (standardisiertes Inzidenzverhältnis 2,10; 95 %-Konfidenzintervall, 2,06–2,14) (Engels et al. 2011). Die häufigsten Malignome unter Berücksichtigung aller solider Organe waren Non-Hodgkin-Lymphome (n = 1504; Inzidenz: 194.0/100.000 Personenjahre; standardisiertes Inzidenzverhältnis 7,54; 95 %-Konfidenzintervall 7,17–7,93).

Die häufigsten *De-novo*-Malignome nach Lebertransplantation sind Hauttumore (Abb. 8.38), insbesondere das Plattenepithelkarzinom und Basalzellkarzinom (Manzia et al. 2019); Vorstufen bzw. frühe Formen des Plattenepithekarzinoms sind die aktinischen Keratosen. Hinsichtlich der Immunsuppression wurde bei ciclosporinbehandelten Patienten das Auftreten

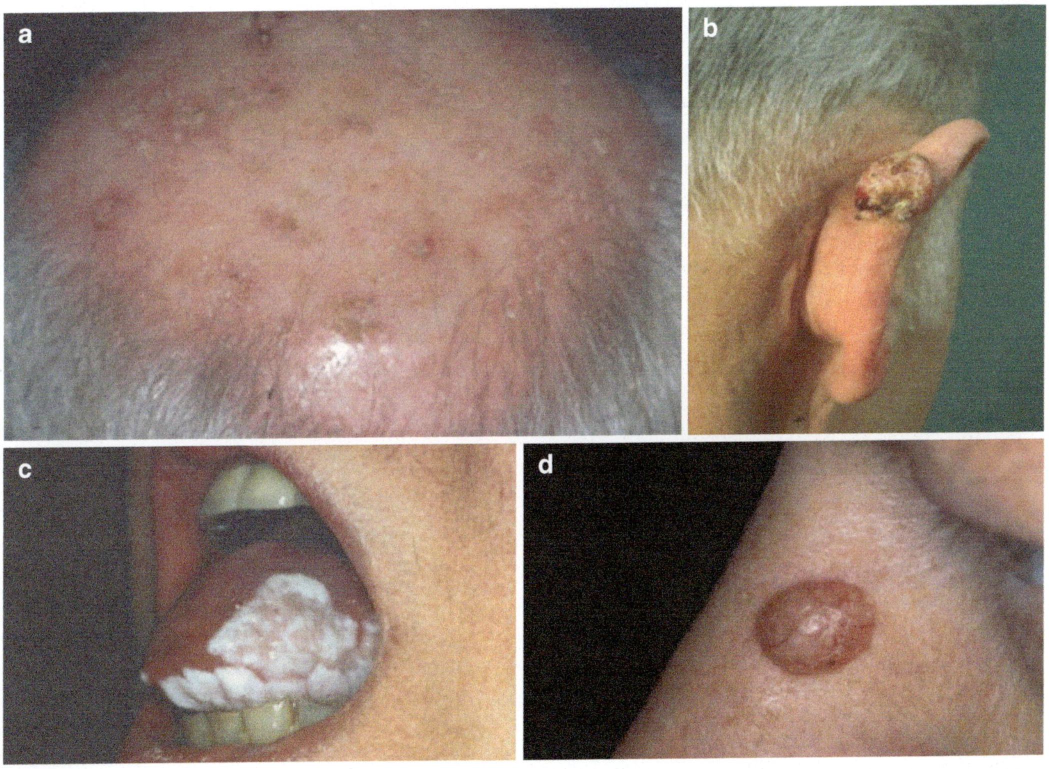

Abb. 8.38 Nichtmelanomatöse Hauttumoren bei lebertransplantierten Patienten. **a** Patient mit aktinischer Keratose (als Vorstufe des Plattenepithelkarzinoms bzw. frühes Plattenepithelkarzinom), welche zumeist in chronisch sonnenexponierten Arealen auftritt. **b** Patient mit Plattenepithelkarzinom des Ohres mit exophytischem Wachstum und Blutungsneigung. **c** Patientin mit flächig wachsendem Plattenepithekarzinom der Zunge. **d** Patient mit nodulär wachsendem Basalzellkarzinom im Gesichtsbereich

von Hauttumoren nach einem kürzeren Zeitintervall als bei mit Tacrolimus behandelten Patienten beobachtet (Mithoefer et al. 2002). mTOR-Inhibitoren scheinen einen protektiven Effekt gegen nichtmelanomatöse Hauttumoren zu haben. Die Anzahl bzw. Intensität der Immunsuppression hat ebenfalls einen Einfluss auf die Tumorinzidenz. Eine dermatologische, zahnärztliche, augenärztliche und urologische (inklusive PSA-Bestimmung bei Männern >50 Jahre) bzw. gynäkologische Untersuchung sollte in jährlichen Abständen erfolgen. Bei Patienten mit erhöhtem Risiko für Hauttumoren und solchen mit entsprechender Vorgeschichte sollten in 6-monatlichen Abständen dermatologisch überwacht werden.

In einer koreanischen Arbeit unter Einschluss von n = 2076 Patienten, welche zwischen Januar 2010 und Dezember 2016 sich einer Leberlebendtransplantation unterzogen hatten, konnte beobachtet werden, dass in der Kohorte, die aufgrund hepatischer Malignome transplantiert wurde, eine signifikant höhere Inzidenz extrahepatischer Malignome als bei Patienten mit anderen Indikationen auftrat (Park et al. 2020). Entsprechende Beobachtung wurde auch bei Analyse von Daten aus dem „Scientific Registry of Transplant Recipients" unter Einschluss von 534.472 Patienten mit solider Organtransplantation, die zwischen Oktober 1987 und März 2015 transplantiert wurden, gemacht (Bhat et al. 2018).

Patienten, die aufgrund einer alkoholbedingten Lebererkrankung transplantiert wurden, haben ein höheres Risiko insbesondere von *De-novo*-Malignomen des oberen Aerodigestivtrakts und der Lunge. In einer französischen Studie konnte bei Patienten, die aufgrund einer äthyltoxischen Lebererkrankung transplantiert wurden, eine kumulative Inzidenz eines tabakassoziierten Malignoms von 12,3 % nach 3 Jahren, 20,6 % nach 5 Jahren, 42,6 % nach 10 Jahren und 64,0 % nach 15 Jahren (Renaud et al. 2018) beobachtet werden.

Eine ÖGD-Untersuchung empfiehlt sich bei diesen Patienten in zwei bis dreijährlichen Abständen sowie eine HNO-Untersuchung in jährlichen Abständen. Vorsorgekoloskopien empfehlen sich alle fünf Jahre. Die wegen einer primär sklerosierenden Cholangitis lebertransplantierten Patienten mit chronisch entzündlicher Darmerkrankung haben ein signifikant höheres Risiko für die Entstehung eines kolorektalen Karzinoms. Daher empfehlen sich hier jährliche Kolokopien. Weitere Empfehlungen zur Tumorvorsorge nach Leberlebendspendetransplantation sind in Tab. 8.6 aufgeführt.

Rekurrenz der Grunderkrankung nach Leberlebendspendetransplantation
Hepatitis-B-Reinfektion und Reinfektionsprophylaxe

Das Transplantat- und Patientenüberleben von Hepatitis-B-Patienten hat sich in den letzten zwei Dekaden unter einer effizienten Reinfektionsprophylaxe erheblich verbessert und ist vergleichbar mit dem von Lebertransplantationspatienten mit nichtviralen Lebererkrankungen (Beckebaum et al. 2009). Die kombinierte, zeitlich unlimitierte Gabe von Hepatitis-B-Immunglobulin (HBIg) und einem Nukleos(t)idanalogon (NUC) wurde in der EASL HBV-Leitlinie als Standardverfahren zur HBV-Reinfektionsprophylaxe nach Lebertransplantation beschrieben (EASL 2017 Clinical Practice Guidelines on the management of hepatitis B virus infection. J Hepatol 2017). Unter dieser kombinierten medikamentösen Prophylaxe liegt die HBV-Reinfektionsrate bei <5 %. Aufgrund der Kostenintensität einer HBIg-basierten HBV-Reinfektionsprophylaxe nach Lebertransplantation haben sich weltweit vielfach Ansätze durchgesetzt, HBIg-freie Regime mit hochpotenten Virostatika (Tenofovirdisoproxilfumarat, Tenofoviralafenamidfumarat, Entecavir) insbesondere nach der frühen Posttransplantperiode zu verabreichen (Beckebaum et al. 2013).

Sollte Hepatitis-B-Immunglobulin im Langzeitverlauf weiter appliziert werden, so sollte die Hepatitis-B-Immunglobulin-Prophylaxe anhand des anti-HBs-Titers titriert und anti-HBs-Spiegel von ≥100 IU/l angestrebt werden. Die Patienten können im Rahmen der Nachsorge auf die subkutane Applikationsform von Hepatitis-B-Immunglobulin umgestellt werden.

Die HBV-Reinfektionsraten nach Leberlebendspendetransplantation sind mit denen bei postmortaler Spende vergleichbar (Li et al. 2011).

Bei Leberlebendspendetransplantation von anti-HBc-positiven Spenderorganen auf Empfänger mit nichtHBV-assoziierter Lebererkrankung (n = 31) betrug in einer japanischen Single Center Studie die HBV-Rekurrenzrate unter Hepatitis-B-Immunglobulin nach 1, 3, 5, 10 und 20 Jahren 0 %, 7,2 %, 15,7 %, 15,7 % und 15,7 % (Bae et al. 2019).

Im Falle einer HBV-Reinfektion mit nachweisbarer HBV-DNA im Serum sollte die Hepatitis-B-Immunglobulin-Gabe abgebrochen und eine hochpotente Nukleos(t)idanalogontherapie in Abhängigkeit vom viralen Resistenzprofil durchgeführt werden.

Hepatitis-C-Reinfektion und Reinfektionsprophylaxe

Die antivirale Therapie der Hepatitis C nach Lebertransplantation erfolgt in Anlehnung an die Empfehlungen zur Therapie im Nicht-Transplantations-Setting, dabei werden Interaktionen, Komorbiditäten und die Verträglichkeit berücksichtigt (Sarrazin et al. 2018). Diese sollte bevorzugt nach postoperativer Rekonvaleszenz (ca. drei Monate nach Lebertransplantation) begonnen werden. Dagegen besteht bei Patienten mit klinisch manifester Hepatitis oder fibrosierender cholestatischer Hepatitis eine dringliche Therapieindikation.

Es gibt keine spezifischen Empfehlungen zum Management der immunsuppressiven Therapie bei Patienten mit HCV-Infektion nach Transplantation.

Nichtinvasive Fibrosemessverfahren (transiente Elastographie, Acoustic Radiation Force Impulse) nehmen zum Monitoring der Transplantatfibrose und Steatose einen wichtigen Stellenwert ein (Crespo et al. 2014; Huang et al. 2018).

Verfügbare Ergebnisse zur Behandlung der HCV-Reinfektion mit den direkt antiviral wirkenden Substanzen (DAA) zeigen ähnlich hohe virologische Ansprechraten wie bei nichttransplantierten Patienten.

Die Einbeziehung HCV-positiver Spenderorgane in die Allokation bietet die Option, den Spenderpool zu erweitern und somit Wartezeiten zur Transplantation und Mortalitätsraten gelisteter Patienten zu reduzieren. Die Datenlage zur Transplantation HCV-positiver Spenderorgane in HCV-positive Rezipienten im Leberlebendspendesetting ist derzeit spärlich (Junger et al. 2020). In einer kürzlich erschienenen Publikation wurde eine großzügige Biopsie des Lebendspenders empfohlen. Falls keine hohe Dringlichkeit besteht, wird empfohlen, vor Lebertransplantation die SVR12, das Fehlen von HCV-RNA 12 Wochen nach Therapieende, des Spenders abzuwarten (Junger et al. 2020; Kahn und Terrault 2019).

Die Transplantation HCV-positiver Spenderorgane in Hepatitis-C-naive Empfänger wird in den aktuellen nationalen und internationalen Leitlinien aufgrund unzureichender Erfahrungen nicht generell empfohlen. HCV-positive Spenderorgane können aber in begründeten Fällen im Rahmen der erweiterten Spenderkriterien nach ausführlicher Aufklärung des Patienten auch für HCV-naive Empfänger verwendet werden (Sarrazin et al. 2018).

Kürzliche erschienene Ergebnisse einer US-amerikanischen Studie mit 14 HCV-negativen Patienten, die ein Transplantat eines HCV-positiven Spenders erhielten, zeigten, dass von den 9 Patienten, die eine virämische Leber erhielten, eine 12-wöchige Therapie mit Glecaprevir-Pibrentasvir mit Beginn innerhalb von fünf Tagen nach der Transplantation sicher und effizient ist (Bethea et al. 2019). Ähnlich positive Ergebnisse zeigten sich in einer Single-Center Studie mit 12 Leber-, 7 simultanen Leber-Nieren-Transplantationen und 17 Nierentransplantationen von HCV-positiven Spendern, von denen 13 HCV-PCR positiv waren (Crismale et al. 2020) und in einer retrospektiven Single Center Studie aus Baltimore (Ting et al. 2019). Auch hier konnte bei den Empfängern, die nach der Transplantation HCV-virämisch wurden, unter antiviraler Therapie eine hohe SVR erzielt werden.

Im seltenen Fall einer, mit direkten antiviralen Medikamenten vorbehandelten, Spenderleber mit Reinfektion des Transplantats kann es zur Übertragung von HCV-Stämmen mit resistenzassoziierten Varianten kommen (Sarrazin et al. 2018). In diesen Fällen würde eine Sequenzierung auf resistenzassoziierte Varianten und eine Therapie mit direkten antiviralen Medikamenten in Abhängigkeit von der individuellen Resistenzlage erfolgen (Sarrazin et al. 2018).

Kürzlich wurden Empfehlungen eines Consensus Meetings zur Spenderselektion von Leber- und Nierentransplantaten HCV-virämischer Spender publiziert. Dabei wurde eine Leberbiopsie bei chronisch HCV-virämischen Spendern >35 Jahre empfohlen und eine moderate oder geringere Fibrose ($F \leq 2$) in der Spenderleber als ausreichend akzeptabel für eine Transplantation beurteilt (Burton et al. 2020). Zudem wurde eine präemptive Therapie des Empfängers eines virämischen Transplantats mit direkten antiviralen Medikamenten zur Verhinderung eines chronischen Transplantatschadens empfohlen.

Rekurrenz autoimmuner Lebererkrankungen
Die Datenlage aus westlichen Transplantationszentren zu Lebendspenden bei autoimmunen Lebererkrankungen ist unzureichend. Risikobeurteilungen eines Rezidivs der Grunderkrankung wurden vor allem nach postmortalen Spenden erhoben (Cholongitas et al. 2008). Die Angaben über die Häufigkeit der Rekurrenz autoimmuner Lebererkrankungen nach Lebertransplantation variieren in der Literatur in Abhängigkeit von der Länge des Nachbeobachtungszeitraums, der Lebertransplantationzeitperiode und den Definitionskriterien für eine rekurrierende Erkrankung (Cholongitas et al. 2008).

Die Inzidenz einer rekurrierenden Autoimmunhepatitis steigt im Langzeitverlauf nach Lebertransplantation. Genetische Zusammenhänge – insbesondere HLA und non-HLA-Genotyp-Konstellationen – sind als mögliche Risikofaktoren beschrieben worden (Carbone und Neuberger 2014). Protokollbiopsien sind in dieser Empfängergruppe empfehlenswert, da die histologischen Veränderungen den laborchemischen Veränderungen in einem Viertel der betroffenen Patienten vorausgehen. Die Diagnose einer rekurrierenden Autoimmunhepatitis umfasst die Berücksichtigung der Histologie, der Autoantikörper und Gammaglobuline im Serum. Die meisten Studien haben allerdings keine prognostische Wertigkeit der Autoantikörper für eine Rekurrenz der Autoimmunhepatitis gezeigt. Die Histologie einer Autoimmunhepatitisrekurrenz ist durch eine Interface-Hepatitis, den Nachweis lymphoplasmazellulärer Infiltrate und/oder lobulär entzündlicher Infiltrate charakterisiert. Patienten, die aufgrund einer Autoimmunhepatitis transplantiert werden, erhalten in der Regel eine niedrig dosierte Steroidtherapie zur Prophylaxe einer Autoimmunhepatitisrekurrenz. Lebertransplantierte Patienten mit Autoimmunhepatitis weisen ein höheres Risiko für Abstoßungsreaktionen auf.

Die Wahl des Calcineurininhibitors (Tacrolimus/Ciclosporin) scheint keinen wesentlichen Einfluss auf die Rekurrenzrate zu haben. Bei Auftreten eines Rezidivs der Grunderkrankung sollte primär ein Wiederansetzen der Steroide bzw. eine Erhöhung der Steroiddosis mit oder ohne Kombination mit Azathioprin und eine Optimierung des Calcineurininhibitorspiegels erfolgen (Strassburg et al. 2017).

In einer Studie aus Toronto (Aravinthan et al. 2016) wurden bei 263 Patienten, die zwischen Januar 2015 und März 2020 wegen einer autoimmunvermittelten Lebererkrankung (52 % primär sklerosierende Cholangitis; 26 % primär biliäre Cholangitis, Autoimmunhepatitis; 17 % Autoimmunhepatitis und 12, 5 % Overlap-Syndrom) transplantiert wurden, untersucht, ob die Transplantation durch die Spende seitens erstgradigen Verwandten mit einem erhöhten Risiko eines Autoimmunhepatitisrezidivs assoziiert ist. Hierbei zeigte sich, dass die Rekurrenzrate bei Lebendspende durch einen Verwandten ersten Grades im Vergleich zur Lebendspende durch nicht- oder nichterstgradig Verwandte oder zur postmortalen Spende nicht signifikant unterschiedlich war. Das gleiche ergab sich für das Zeitintervall bis zum Auftreten einer Rekurrenz, einem rekurrenzassoziierten oder anderweitigem Transplantatversagen und dem Patientenüberleben. Daten einer multizentrischen prospektiven European Liver Transplant Register Studie zeigten allerdings bei Patienten mit Autoimmunhepatitis, die sich einer Leberlebendspendetransplantation unterzogen, ein erhöhtes Risiko biliärer

Komplikationen und signifikant schlechteres Überleben als bei solchen mit postmortaler Spende (Heinemann et al. 2020).

Die Diagnose eines Rezidivs einer primär biliären Cholangitis in der transplantierten Leber ist in der Regel eine größere Herausforderung als in der nativen Leber. Erhöhte Immunglobulin-M und anti-mitochondriale Antikörper (AMA)-Titer persistieren in der Regel nach Lebertransplantation und eine Erhöhung der cholestatischen Enzyme kann ursächlich bspw. in einer chronischen Abstoßung des Transplantats begründet sein. Die Rekurrenz einer primär biliären Cholangitis ist eine histologische Diagnose mit typischem Nachweis einer granulomatösen Cholangitis oder Gallenganglläsionen. In einer multizentrischen japanischen Studie mit Leberlebendspendeempfängern war ein jüngeres Rezipientenalter, ein höheres Immunglobulin M, ein Geschlechter-Spender-Empfänger-Mismatch, der Nachweis von HLA B60 und DR8 sowie die Behandlung mit Ciclosporin signifikant mit einer Rekurrenz der primär biliären Cholangitis assoziiert (Kogiso et al. 2017). Betrachtet man die Heterogenität der Ergebnisse zum Einfluss der Immunsuppression auf das Rezidiv, so scheint die Wahl des Calcineurininhibitors (Tacrolimus/Ciclosprin) keinen wesentlichen Einfluss auf die Rekurrenzrate zu haben. Bei einem Rezidiv der primär biliären Cholangitis sollte Ursodesoxycholsäure, welche mit einer laborchemischen Verbesserung assoziiert ist, eingesetzt werden (Strassburg et al. 2017).

Die rekurrierende Large-duct-primär-sklerosierende Cholangitis wird in der Regel nach Ausschluss von anderen Ursachen für nichtanastomotische biliäre Strukturen mittels Cholangiographie diagnostiziert. Histopathologische Befunde bei der Small-duct-primär-sklerosierenden Cholangitis umfassen die fibröse Cholangitis, die fibroobliterative Schädigung, die Duktopenie und die biliäre Fibrose. Erstgradig Verwandte eines Patienten mit primär sklerosierender Cholangitis haben mit einer Prävalenz von 0,7 % ein 100-fach erhöhtes Risiko, ebenfalls eine primär sklerosierende Cholangitis zu entwickeln (Bergquist et al. 2005). Es kann eine Therapie mit Ursodeoxycholsäure durchgeführt werden (Strassburg et al. 2017).

Während es bei der Autoimmunhepatitis, primär biliären Cholangitis und primär sklerosierenden Cholangitis wenige internationale Studien zur Lebendspende gibt (Mottershead und Neuberger 2008; Graziadei 2011), wurden im asiatischen Raum retrospektive Studien zu Langzeitverläufen nach Leberlebendspende bei primär sklerosierender Cholangitis durchgeführt (Tamura et al. 2007; Egawa et al. 2011). Bei Spende durch erstgradig Verwandte konnte ein 3,12-fach erhöhtes Risiko für ein Rezidiv sowie ein 2,48-fach erhöhtes Risiko für einen Transplantatverlust beobachtet werden, während dagegen sich bei nichterstgradig Verwandtenspenden kein erhöhtes Risiko im Vergleich zu Nichtverwandtenspenden ergab (Egawa et al. 2011). Da somit Leberlebendspenden durch erstgradig Verwandte von Patienten mit primär sklerosierender Cholangitis mit einem erhöhten Risiko eines Rezidivs nach Transplantation einhergehen, empfiehlt es sich, dass jeder Einzelfall sorgfältig geprüft wird und Spender und Empfänger über das erhöhte Risiko aufgeklärt werden.

In einer Pilotstudie wurde Rituximab als Induktionstherapie zur Prävention eines Rezidivs einer primär sklerosierenden Cholangitis untersucht (Yamada et al. 2018), hier bleiben weitere Ergebnisse abzuwarten. Es gibt derzeit keine spezifische Therapie, um ein Rezidiv einer primär sklerosierenden Cholangitis zu behandeln oder den Verlauf des Rezidivs zu beeinflussen.

Rekurrenz von hepatozellulärem und cholangiozellulärem Karzinom

In einer monozentrischen Studie aus Toronto, in die n = 219 Patienten mit Lebendspende und n = 632 Patienten mit postmortaler Spende im Zeitraum 2000–2015 eingeschlossen wurden, waren 26 % der Lebendspendeempfänger und 19 % der Postmortalspendeempfänger jenseits der University of California San Francisco (UCSF) Kriterien (p = 0,02). Die Zeit auf der Warteliste war bei Lebendspende signifikant geringer als bei postmortaler Spende (4,8 [2,9–8,5] Monate versus 6,2 [3,0–12,0] Monate, p = 0,02). Die 1-, 3- und 5-Überlebensraten waren signifikant besser in der Lebendspende- als in der postmortalen Spendekohorte (86 %, 72 %

and 68 % versus 82 %, 63 % und 57 %, p = 0,02) (Goldaracena et al. 2019).

In einem kürzlich veröffentlichten Review einschließlich Metaanalyse unter Berücksichtigung von 29 Studien mit n = 5376 Patienten mit hepatozellulärem Karzinom war die Lebendspende im Vergleich zur postmortalen Spende ebenfalls mit einer besseren 5-Jahres-Überlebensrate assoziiert (relatives Risiko: 1,11, 95 %-Konfidenzintervall 1,01–1,22, p = 0,04) (Zhu et al. 2019). Die gepoolten Analysen zeigten vergleichbare 1-, 3-, und 5-Jahresrekurrenzraten nach Lebend- und postmortaler Transplantation.

In einer Pilostudie aus Barcelona unter Einschluss von 21 Patienten, die sich einer Lebendspende unterzogen und jenseits der Barcelona Clinic Liver Cancer (BCLC) Kriterien transplantiert wurden, konnte nach einem Follow-up von 81 Monaten ein vergleichbares 1-, 3-, 5-, und 10-Jahres-Überleben von 95,5 %, 86,4 %, 80,2 %, und 66,8 % wie bei Patienten, die innerhalb von Milan transplantiert wurden, beobachtet werden (Llovet et al. 2018).

Die Tumordifferenzierung und die Gefäßinvasion stellen unabhängige Prädiktoren für das Überleben und die Tumorrekurrenz dar. Ein MELD-Score >22, ein AFP-Wert >400 ng/ml und ein Empfängeralter >60 Jahre stellen negative Prädiktoren für das Überleben von Patienten mit hepatozellulärem Karzinom nach Lebertransplantation dar.

Die diffusionsgewichtete Bildgebung mit Bestimmung des apparenten Diffusionskoeffizienten (Apparent-diffusion-coefficient [ADC]-Wert) ermöglicht eine Einschätzung der Überlebenswahrscheinlichkeit nach Lebertransplantation. So zeigte sich, dass ein $ADC_{min} \leq 0{,}88 \times 10^3\ mm^2/s$ mit einem schlechteren 3-Jahre-rekurrenzfreien (94,4 % versus 23,8 %) Überleben und Gesamtüberleben (100 % versus 38,6 %) assoziiert ist (Chuang et al. 2019).

Im Rahmen der Nachsorge erfolgt ein MRT-Abdomen mit leberspezifischem Kontrastmittel (alternativ CT-Abdomen) alle drei bis sechs Monate in den ersten zwei bis drei Jahren. Gegebenenfalls kann diese Bildgebung auch alle drei Monate im ersten Jahr und alle sechs Monate im zweiten und dritten Jahr bzw. nach zentrumsspezifischen Vorgaben erfolgen. Symptomorientiert erfolgt ein CT-Thorax. Grundsätzlich richten sich die zeitlichen Abstände, die Art und der Umfang der Bildgebung nach dem Nachsorgeprotokoll des jeweiligen Zentrums. Nach Abschluss der Nachsorge werden die Patienten wieder in das Früherkennungsprogramm aufgenommen. Spezielle Aspekte zur Immunsuppression bei transplantierten Patienten mit hepatozellulärem Karzinom sollten beachtet werden (Abschn. 8.8.1.1).

Der Zusammenhang zwischen einer Therapie mit direkten antiviralen Medikamenten und einem erhöhten Rezidivrisiko für ein hepatozelluläres Karzinom wurde kontrovers in der Literatur diskutiert. In einer kürzlich publizierten retrospektiven Multicenterstudie mit Einschluss von HCV-Transplantkandidaten (n = 1012), die zwischen 2005 und 2015 transplantiert wurden, war bei einem medianen Follow-up von vier Jahren die direkte antivirale Therapie vor bzw. nach der Lebertransplantation nicht mit einem erhöhten Rezidivrisiko eines hepatozellulären Karzinoms assoziiert (HR = 0,44, 95 %-Konfidenzintervall 0,19–1,0 bzw. HR = 0,62, 95 %-Konfidenzintervall 0,33–1,16) (Gorgen et al. 2020). Ähnliche Ergebnisse ergaben sich aus verschiedenen anderen publizierten Studien. Dabei zeigte sich, dass eine dauerhafte virologische Response mit einem geringeren Rezidivrisiko eines hepatozellulären Karzinoms assoziiert ist (Imai et al. 2020; Okamura et al. 2019; Pinero et al. 2020).

Bei Rekurrenz eines hepatozellulären Karzinoms stellt Sorafenib eine Behandlungsoption nach Lebertransplantation bei fehlenden Optionen einer chirurgischen oder lokoregionalen Therapie dar (Invernizzi et al. 2020); insgesamt unterscheiden sich die Behandlungsoptionen im Leberlebendspende-Setting nicht von denen bei postmortaler Spende.

Bei Patienten mit nichtresektablen Cholangiokarzinomen erfolgt eine Transplantation nach strikten Selektionskriterien. Gemäß Richtlinien der Bundesärztekammer können diese Patienten nur im Rahmen einer prospektiven Studie alloziert werden. Evidenzbasierte Empfehlungen zur Immunsuppression können aus den vorhandenen Daten in der Literatur nicht abgeleitet werden. Eine Reduktion der Immunsuppression dürfte einen günstigen Effekt auf die Rekurrenzrate haben. Der Einsatz einer mTOR-basierten Immunsuppression ist – analog zum Setting bei hepatozellulärem Karzinom – zu erwägen. Es liegen in der Literatur keine umfassenden Daten zum Outcome nach Leberlebendspendentransplantation bei Cholangiokarzinomen vor. Die Nachsorge richtet sich üblicherweise nach den zentrumspezifischen Protokollen. Nach Abschluss der Nachsorge werden die Patienten wieder in das Früherkennungsprogramm aufgenommen. In einer kürzlich publizierten monozentrischen US-amerikanischen Studie lag bei Leberlebendspendentransplantationspatienten mit perihilärem cholangiozellulärem Karzinom, die zwischen 2000 und 2017 transplantiert wurden, das 1-, 5-, und 10-Jahres-Überleben bei 84,9 %, 66,5 % und 55,6 % (Tan et al. 2020). Die Tumorrekurrenzrate lag bei 12,3 %. Späte vaskuläre (A. hepatica und Portalvene) Komplikationen traten bei Lebendspendeempfängern, die wegen eines primären cholangiozellulären Karzinoms transplantiert wurden, häufiger als bei Lebendspendeempfängern mit anderen Indikationen auf. Die Langzeitüberlebensraten waren aber hierdurch nicht beeinträchtigt.

Rekurrenz bei Patienten mit Metastasen eines neuroendokrinen Tumors und mit kolorektalen Metastasen (im Rahmen von Studien)

Es gibt keine umfassenden Daten zum Outcome nach Leberlebendspendetransplantionen bei Patienten mit Lebermetastasen bei neuroendokrinem Tumor. In einem systematischen Review unter Hinzuziehung von 64 Studien (davon 4 ELTR/UNOS-Studien und 3 multizentrische Studien) lag bei Patienten mit neuroendokrinem Tumor und Lebermetastasen das 1-, 3-, und 5-Jahres-Überleben nach Lebertransplantation bei 89 %, 69 %, und 63 %. Die Rekurrenzraten lagen zwischen 31,3 % und 56,8 %. Am häufigsten handelte es sich um primär vom Pankreas ausgehende neuroendokrine Tumoren (Moris et al. 2017). Die Intervalle und Dauer der Nachsorge (bildgebend und laborchemisch) nach Leberlebendspendetransplantionen sind von der Tumorentität und Tumorbiologie abhängig; zudem richten sich die zeitlichen Abstände und der Umfang der Bildgebung nach dem zentrumsspezifischen Nachsorgeprotokoll. Evidenzbasierte Empfehlungen zur Immunsuppression bei Leberlebendspendekandidaten mit Lebermetastasen bei neuroendokrinem Tumor können aus der vorhandenen Literatur nicht abgeleitet werden.

Im Rahmen mehrerer prospektiver Studien, bspw. aus Norwegen, Frankreich, Kanada und Deutschland (Jena, Tübingen) wurden Patienten mit kolorektalen Metastasen transplantiert. Die Daten aus Norwegen zeigten, dass zwar eine 100%-ige Tumorrekurrenz innerhalb von zwei Jahren nach Lebertransplantation zu verzeichnen war, dass aber dennoch die 5-Jahres-Überlebensrate bei etwa 60 % und damit weitaus günstiger als nach Chemotherapie lag (Dueland et al. 2015). Belastbare Daten zum Langzeitoutcome liegen nicht vor.

In der „The LIVER-T(W)O-HEAL Study" des Transplantationszentrums Jena in Kollaboration mit Tübingen wird eine 2-schrittige Hepatektomie mit linkslateraler Hepatektomie (Segment 2,3) und othotoper auxiliärer Lebendspende des linkslateralen Leberlappens und nachfolgender rechtsseitiger Hemihepatektomie (RAPID concept) durchgeführt. Eingeschlossen werden Patienten mit irresektablen Lebermetastasen mit „stable disease" oder Tumorregression nach Chemotherapie. Die bisher nachverfolgten Patienten (n = 3) zeigten ein tumorfreies Überleben und ein längeres Follow-up, weitere Ergebnisse bleiben abzuwarten (Rauchfuß et al. 2019).

Die Nachsorgeprotokolle und Immunsuppression bei Patienten mit kolorektalen Metastasen richten sich nach dem jeweiligen Studienprotokoll. Grundsätzlich ist eine Reduktion der Immunsuppression und der Einsatz einer mTOR-basierten Immunsuppression anzustreben.

Nichtalkoholische Steatohepatitis (NASH) Outcome und Optionen zur Prophylaxe und Behandlung metabolischer Risikofaktoren

In einem systematischen Review und einer Metaanalyse liegen die mittlere 1-, 3-, and

≥5-Jahres Inzidenzraten für eine rekurrierende nichtalkoholische Steatohepatitis nach Transplantation bei 53 %, 57,4 % und 38 % (Saeed et al. 2019). In der multivariaten Analyse zeigt sich, dass der BMI nach Lebertransplantation und die Hyperlipidämie Prädiktoren für das Outcome waren.

Das Outcome von lebertransplantierten Patienten mit NASH-assoziierter Zirrhose mit oder ohne hepatozellulärem Karzinom ist nicht signifikant unterschiedlich zu anderen Indikationen zur Lebertransplantation (Tsochatzis et al. 2019). Allerdings ist der Anteil an Patienten mit karviovaskulärbedingter Mortalität bei NASH-Transplantierten im Vergleich zu Patienten mit nicht-NASH-assoziierten Erkrankungen höher.

Ein bariatrisch chirurgischer Eingriff im Lebertransplantationssetting ist mit einer höheren Komplikationsrate assoziiert. Belastbare Daten zum optimalen Zeitpunkt und zur Art des bariatrisch chirurgischen Eingriffes liegen aktuell noch nicht vor, allerdings ist die Sleeve-Gastrektomie aktuell die am häufigsten verwendete Methode (Tsochatzis et al. 2019; Lazzati et al. 2015). Zur Reduktion der kardiovaskulären Risikofaktoren nach Lebertransplantation ist eine bariatrische Operation (Obed et al. 2018) und nachfolgende Lebertransplantation sowie eine kombinierte Lebertransplantation mit Sleeve-Gastrektomie (Kumar et al. 2017) denkbar. In einer kürzlich publizierten kleinen prospektiven Studie, in der das Outcome mit Lebertransplantation versus Lebertransplantation mit Sleeve-Gastrektomie verglichen wurde, war bei den kombiniert operierten Patienten ein signifikant höherer Anteil an Patienten zu beobachten, welche ihren postoperativen Gewichtsverlust nach einem 3-jährigen Follow-up beibehalten konnten. Auch fand sich in dieser Kohorte eine signifikant niedrigere Prävalenz an Hypertension, Insulinresistenz und Steatosis hepatis.

In einer kürzlich publizierten retrospektiven UNOS-Datenbankanalyse unter Einschluss von Patienten, die zwischen 2002 und 2013 transplantiert wurden, hatten schlanke NASH Patienten ein signifikant geringeres Transplantat- und Patientenüberleben als übergewichtige und adipöse NASH-Patienten. Eine mögliche Ursache könnte das in einigen Studien beschriebene höhere kardiovaskuläre Risikoprofil der schlanken NASH Patienten sein. Bei Patienten, die wegen nicht-NASH assoziierter Erkrankungen transplantiert wurden und eine Adipositas 3. Grades aufwiesen, war das Outcome signifikant schlechter als bei Patienten mit nicht-NASH assoziierten Erkrankungen und Übergewicht oder Adipositas 1. und 2. Grades (Satapathy et al. 2020).

Bisher gibt es zur Behandlung der NASH keine auf dem Arzneimittelmarkt zugelassene Medikation. Bei Hyperlipidämie und erhöhtem kardiovaskulären Risiko sollten Statine eingesetzt werden. Bei Auswahl des Statins sind potenzielle Arzneimittelinteraktionen mit den Calcineurininhibitoren zu berücksichtigen. Dabei scheint Fluvastatin und Pravastatin ein geringeres Potenzial für calcineurininhibitorassoziierte Arzneimittelinteraktionen aufzuweisen.

Leberlebendspende bei alkoholtoxischem Leberschaden

Multidisziplinäre Nachsorge und Maßnahmen zur Förderung und zum Monitoring der Alkoholabstinenz

Die alkoholtoxische Lebererkrankung stellt eine der Hauptindikationen zur Lebertransplantation in Europa und den USA dar. Das Patienten- und Transplantatüberleben ist vergleichbar mit anderen Indikationen oder sogar besser als bspw. bei Patienten mit NASH-induzierter Lebererkrankung (Parrish et al. 2019).

Die Bedeutung der Länge der Alkoholabstinenz vor der Transplantation als Prädiktor für die Alkoholabstinenz nach der Transplantation wurde vielfach kontrovers diskutiert. Ein Vorteil der 6-monatigen Abstinenzregel liegt darin, dass Patienten identifiziert werden können, bei denen aufgrund einer verbesserten Leberfunktion keine Lebertransplantation mehr notwendig ist. Die 6-Monats-Alkoholkarenzregel basiert nicht auf randomisiert kontrollierten Studien, sondern Expertenmeinungen. In den aktuellen Empfehlungen der EASL und der AASLD wird die 6-monatige Alkoholkarenz nicht mehr als determinierender Faktor bzw.

definitives und alleiniges Listungskriterium herangezogen (EASL CPG 2016, 2018; Martin et al. 2014).

Vielmehr fließen bei der psychosozialen Evaluation Faktoren wie die Adhärenz, soziale und familiäre Unterstützung, komorbide psychische Erkrankungen und substanzbezogene Störungen, eine positive Familienanamnese bezüglich der Alkoholabhängigkeit, vorherige Suchtbehandlungen und Scoringverfahren wie bspw. der Sustained Alcohol Use Post-Liver Transplant (SALT)-Score, High Risk Alcoholism Relapse Scale (HRAR)-Score, Hopkins Psychosocial Scale (HPSS) Score oder der Alkohol Relapse Risk Assessment (ARRA)-Score mit ein.

Aktuell werden unter strikten Selektionskriterien in europäischen Ländern und den USA Patienten mit äthyltoxischer Lebererkrankung und Nichtvorliegen einer 6-monatigen Alkoholkarenz in einer zunehmenden Anzahl der Transplantationszentren berücksichtigt. In begründeten Einzelfällen kann in Deutschland eine Lebertransplantation bei Patienten mit alkoholischer Zirrhose oder akut-auf-chronischem Leberversagen für die Listung zur Lebertransplantation ohne Vorliegen einer 6-monatigen Alkoholkarenz seitens Transplantationskonferenz beschlossen und der Patient gelistet werden. Dabei beantragt das Transplantationszentrum vor Listung ein Auditverfahren bei der Vermittlungsstelle.

Patienten mit schwerer alkoholischer Steatohepatitis, die auf die konventionellen medikamentösen Therapien nicht ansprechen, weisen eine 6-Monats Mortalität von etwa 70–80 % auf (EASL CPG 2018). Die schwere alkoholische Steatohepatitis ohne zugrundeliegende Zirrhose stellt unter Berücksichtigung der aktuell gültigen Transplantationsrichtlinie in Deutschland keine Transplantationsindikation dar.

Gemäß Literaturdaten erleiden durchschnittlich ein Drittel der Patienten, die aufgrund einer alkoholtoxischen Lebererkrankung transplantiert wurden, innerhalb von drei Jahren nach Lebertransplantation einen Alkoholrückfall (Lee et al. 2018a; Beckebaum et al. 2006). Das kumulative 3-Jahres-Überleben der Patienten mit Alkoholabstinenz ist signifikant höher bei Relapsern (97 % versus 75 %, $p = 0{,}03$) (Lee et al. 2018a).

In einer koreanischen Studie wurde die Alkoholrückfallrate zwischen Leberlebendspendeempfängern und den Empfängern nach postmortaler Spende ($n = 129$), die zwischen Januar 2000 and Juli 2017 transplantiert wurden, verglichen (Chung et al. 2020). Dabei war die Alkoholrelapserate im Leberlebendspende-Setting signifikant geringer als bei postmortaler Spende (13,9 % versus 31,7 % nach drei Jahren, $p = 0{,}013$). Als Prädiktoren eines Rückfalls wurden die postmortale Spende, eine kurze Abstinenzperiode und ein Nikotinabusus identifiziert. Wurden nur Leberlebendspendeempfängern analysiert, so zeigte sich bezüglich der Rekurrenz kein Unterschied bei Transplantierten, die eine kurze (<3 Monate) versus längere Abstinenzperiode eingehalten haben (≥3 Monate, $p = 0{,}92$).

In einer Studie, die Leberlebendspendeempfängern mit schwerer alkoholischer Hepatitis ($n = 39$) mit Leberlebendspendeempfängern mit chronischer alkoholischer Lebererkrankung ($n = 461$) verglichen, war das Überleben nach Lebertransplantation in beiden Patientenkohorten vergleichbar (Choudhary et al. 2019).

Das Monitoring der Alkoholabstinenz hat vor und nach Leberlebendspendetransplantation eine große Relevanz. Der Nachweis des Alkoholmetaboliten Ethylglucoronid im Urin und im Haar stellt dabei einen Marker für die Detektion eines Alkoholkonsums dar.

Eine fachgerechte Mitbehandlung (Psychosomatiker/Psychiater/Transplantationspsychologe) der Leberlebendspendeempfänger mit einer Suchtanamnese (Alkohol oder anderweitiger Substanzmittelabusus) oder einem schädlichen Alkoholkonsum vor und nach Leberlebendspendetransplantation ist integraler Bestandteil der multidisziplinären Nachsorge. Psychische Komorbiditäten von Leberlebendspendeempfängern sind auch im Langzeitverlauf nach Transplantation zu erkennen und adäquat zu behandeln.

8.7 Ergebnisse

U. Settmacher

Die bis heute gesammelten klinischen Erfahrungen zeigen für die Lebertransplantation durch Lebendspende von erwachsenen Empfängern eine medizinische Behandlung, bei der der Spendende aus seiner Überzeugung freiwillig somatisch etwas gibt, das sein Körper nahezu unbeeinträchtigt kompensiert. Erstes Ziel der Lebendspende ist die komplette Wiedereingliederung des Spenders in sein Leben ohne geringste qualitative Einbußen. Dieses Ziel wird nahezu immer erreicht. Für den erwachsenen Empfänger muss diese Transplantation erfolgreich sein und in den Langzeitergebnissen denen nach postmortaler Spende vergleichbar. Hier entstehen eine Reihe von spezifischen Fragen der Lebendspende. Was hat der Spender eigentlich von dieser Operation? Gibt er mehr, als er erhält (abgesehen von versicherungsrechtlichen Aspekten der Spende).

Zunächst muss im klinischen Alltag gezeigt werden, ob das Risiko für den Spender entsprechenden Nutzen im Sinne der Ergebnisqualität für den Empfänger bringt und der Spender die Prozedur erfolgreich übersteht. Im Weiteren bleibt auch zu diskutieren, ob durch diese Behandlungsoption neue Möglichkeiten für die zu transplantierenden Patienten entstehen und wie die Perspektive des Verfahrens damit aussieht.

Spendermorbidität und -mortalität

Es gibt kein internationales Register, dass Daten weltweit komplett zur Morbidität und Mortalität der Lebendspende von Teillebern erfasst. Dies bedeutet, dass hier mit einer gewissen „Dunkelziffer", statistisch nicht sicheren Daten, argumentiert werden muss. Die weite Verbreitung der Methode und die wachsende Routine der einzelnen Zentren sorgen dafür, dass sich die Ergebnisse, soweit publiziert, denen der Lebendspende von Nieren annähern. Minimalinvasive, komplett laparoskopische (Cherqui et al. 2002) bzw. roboterassistierte Entnahme, sowie „early recovery after surgery" (ERAS-)Konzepte auch für die Spender sollen die Morbidität weiter senken. Sie sind aber derzeit erst in klinischer Erprobung. Laparoskopische Entnahmen haben heute im Vergleich zum offenen Vorgehen eine ähnliche Morbidität (Yang et al. 2020). Viel wurde versucht, den Eingriff für den Spender zu „minimalisieren". Angefangen mit der Reduktion der Größe der Laparotomiewunde (Soejima et al. 2018) bis zum komplett minimalinvasiven oder roboterassistierten Eingriff. Ein weiterer Ansatz ist die Reduktion der entnommenen Parenchymmasse und die Kombination mit konditionierenden Maßnahmen im Empfänger im Sinne der Zweischritttransplantation (Abschn. 8.5.4).

Daten zur Mortalität sind nicht exakt. Die berichtete Rate liegt zwischen 0,1 und 0,3 % (Hong et al. 2018). Eine erste Zusammenfassung der Literaturdaten von 1989 bis 2006 erfolgte durch Trotter et al. (2006). In einer weltweiten Umfrage aus 64 Lebendspendeprogrammen wurde eine Mortalität direkt in Zusammenhang mit der Lebendspende von 0,16 % (15/11553) angegeben (Cheah et al. 2013). Diese war nicht vom gewonnenen Transplantat abhängig.

Ganz gleich wie weit sich die Lebendspende entwickelt und perfektioniert, wird doch eine Mortalität bleiben. In einer Umfrage haben sich amerikanische Transplantationsmediziner in diesem Zusammenhang sehr für ein etabliertes Krisenmanagement für diese Situation entschieden und dies über ihre Fachgesellschaft verschriftlicht (Henderson et al. 2020).

Die Langzeitmortalität der Spender ist niedrig und zeigt, meist durch Suizide bedingt, ein geringes Überwiegen zur „gematchten" Normalbevölkerung in einer koreanischen großen Fallzusammenstellung (Hong et al. 2021). Schlussfolgerung war, die Spender psychologisch auch langfristig zu betreuen.

Eine große Diskussion gab es bis dato über die Morbidität nach Teilleberspende in Abhängigkeit vom gespendeten Volumen des Teilorgans (Pomfret und Pomposelli 2015). So war die bisherige Erfahrung, dass die Morbidität mit dem Volumen (rechts > links) steigt. Eine aktuelle Metaanalyse (Vargas et al. 2021), die über

30 Studien der Jahre 2005 bis 2019 zusammenfasst (in denen, meist retrospektiv, über 7500 Spenden dokumentiert wurden), zeigte hier keinen Unterschied mehr. Präferenzen für eine gespendete Teilleber waren zentrums- und operateurspezifisch. Auch der regionale Vergleich „ost" versus „west" erbrachte keinen Unterschied. Oft werden in den Publikationen zu den Ergebnissen und der Morbidität unterschiedliche Schweregrade nach Clavien angegeben (alle versus ≥ Grad III). Dies macht die Vergleichbarkeit der Ergebnisse schwieriger. Die vormals geäußerte Ansicht in der „double-equipoise"-Hypothese der Risikoabwägung in der bspw. durch die Entnahme des linken Leberlappens zur Senkung des Spenderrisikos mit „shift" zum Empfänger stattfindet, ist mit den aktuellen Daten eigentlich nicht mehr haltbar (obwohl auch hier der Trend noch besteht). Es bleiben die formalen Vorteile, dass der linke Leberlappen meist die einfachere Gallenganganatomie und der rechte Leberlappen die größere Parenchymmasse hat.

Intraoperative Komplikationen sind sehr selten. Neben Gallenwegsproblemen gibt es Blutungen oder iatrogene Pfortaderthrombosen (Yankol et al. 2020). Abgebrochene Entnahmen als „near miss events" sind unter anderem auch ein Qualitätsmarker des Zentrums. Darüber wird aber in der Literatur selten berichtet und Register existieren nicht. Meist werden Spenden wegen Problemen beim Spender (ca. 80 %, anatomische Varianten der Gallenwege und oder Gefäße oder Steatosis des Spenderorgans) abgebrochen und seltener wegen Empfängerproblemen (hämodynamische Instabilität oder inoperables Malignom) (Cheah et al. 2013); in der zitierten Veröffentlichung wurden unter anderem kreislaufrelevante Bradykardien, das Lösen eines Clips von einer Arterie, etc versucht zu erfassen.

Die postoperative Komplikationsrate insgesamt schwankt zwischen 20 und 40 % (je nach Angabe bzw. Erfassung des Schweregrads). Das Galleleck ist die häufigste Komplikation (2–15 %) (Yankol et al. 2020). Diese Lecks sistieren zu einem Teil spontan oder werden mit einer Papillotomie bzw. Stenteinlage in die Gallenwege endoskopisch saniert. Reoperationen im Langzeitverlauf sind Raritäten (Bauschke et al. 2018). Pulmonale Komplikationen sind folgend. Pleuraergüsse (mitunter punktionsbedürftig), Atelektasen oder Pneumonien sind hier zu erwähnen. Lungenembolien sind gefürchtet, aber sehr selten. Wundinfektionen treten in bis zu 5 % auf, werden meist konservativ beherrscht. Narbenhernien und Zwerchfellhernien sind sehr selten, dann aber meist eine Operationsindikation.

Eine Transplantation nach Resektion zur Lebendspende verursacht durch direkte postoperative Leberinsuffizienz wegen zu geringer Parenchymmasse gibt es nicht in der Literatur. Allerdings verstarb ein Spender im Leberversagen (Hong et al. 2021). Einzelne Patienten wurden nierentransplantiert meist durch eine Kontrastmittelnephropathie verursacht. Ein akutes Leberversagen des Spenders ist insgesamt sehr selten und immer in den Arbeiten unterschiedlich definiert. In dem „survey" (Cheah et al. 2013) wurde es bei sechs Spendern transitorisch beschrieben. Zwei Spender wurden hier lebertransplantiert mit einem akuten Leberversagen nach Lebervenenthrombose. In der Serie der türkischen Kollegen (Yankol et al. 2020) von knapp 900 Lebendspenden wurde ein Spender nach 14 Monaten nach Spende wegen einer neu diagnostizierten „benign recurrent intrahepatic cholestasis (BRIC)" transplantiert. In der Literatur wird die Transplantation eines Spenders bei Leberinsuffizienz mit Pfortaderthrombose beschrieben (Onur et al. 2018).

Der Einfluss der Zentrumsgröße auf Morbidität war unter anderem Thema in großen zusammenfassenden Arbeiten. Es zeigte sich dabei von Bedeutung für abgebrochene Spenden und „near miss events" nicht aber für die Mortalität, Gesamtmorbidität oder das Leberversagen nach Spende (Cheah et al. 2013).

Lebensqualität und psychsoziale Qualität nach der Operation waren seit Beginn der Lebendspende für erwachsene Empfänger ein Thema für die Transplantationsmedizin, da sich schon die Grundsituation von der Spende für

Kinder unterscheidet. So wurden die Spender nachbetreut und evaluiert (Parikh et al. 2010). Dabei fanden sich ein Zugewinn an Lebensqualität aber mitunter auch zunächst Schwäche, Müdigkeit und mitunter auch Fatigue (Walter et al. 2002). Fatigue findet sich auch bei den Empfängern hier deutlich häufiger in bis zu 20 %. Dies ist hier meist aber nur transitorisch in der Frühphase nach Transplantation (Hong et al. 2015; Butt et al. 2018). Angststörungen können Spender entwickeln, die selbst Komplikationen im Rahmen der Spende hatten bzw. wenn der Verlauf beim Empfänger mit Komplikationen behaftet war. Langzeitdaten werden sicher in den nächsten Jahren dazu publiziert werden.

Mit der sich entwickelnden Expertise und den guten Ergebnissen bei den Empfängern begann man auch die Spenderselektion zu liberalisieren. So werden auch ältere Spender (>60 Jahre) akzeptiert und solche mit Übergewicht. Einige Zentren haben Erfahrungen mit der Nutzung von Spenden nach Gewichtsreduktion gesammelt (Yoon et al. 2021; Rose et al. 2021).

8.7.1 Empfängermortalität und -morbidität

Eine Metaanalyse aus 2020 vergleicht etwa 4000 Leberlebendspendetransplantationen mit 60.000 postmortalen Lebertransplantationen in Zentren, die beides vorhalten. Leberlebendspendetransplantationen haben natürlich eine kürzere Wartezeit und zum Transplantationszeitpunkt einen geringeren MELD, geringere perioperative Morbidität und ein höheres Langzeit- und Transplantatüberleben (Barbetta et al. 2021). Eine um 17 % geringere Mortalität ein Jahr nach Transplantation war nach Lebendspende zu verzeichnen. Komplikationen waren bis auf Gallenwegskomplikationen nach Leberlebendspendetransplantationen geringer. Der Vorteil nach Meinung der Autoren zur postmortalen Spende ergibt sich multifaktoriell aus der Verkürzung der Wartezeit, geringerem MELD und der elektiven Operation mit einem idealen Spenderorgan.

Der Einfluss der Qualität des Zentrums (Erfahrung) lässt sich relativ leicht nachvollziehen unter anderem an der perioperativen Mortalität sowie an den Patienten (Alter) bzw. Spendern, die für die Lebendspende in Frage kommen (Hsieh et al. 2021). Lange war Lebendspende für „hoch-MELD"-Patienten (>25 MELD-Punkte) kritisch betrachtet worden, da diese Patienten per se eine erhöhte perioperative Mortalität haben und durch die Lebendspende eine vergleichsweise geringere Parenchymmasse transplantiert bekommen. Eine aktuelle Arbeit der Hongkong Gruppe (Wong et al. 2020) zeigt gerade, dass die Wartelistenmortalität deutlich verkleinert wird (das ist nach Indikationsstellung und Listung die Zeit der Evaluierung des Spenders), die Lebendspende mit etwa gleichem perioperativen „outcome" machbar ist und das Langzeitüberleben inklusive der Nierenfunktion den Ergebnissen der postmortalen Spende gleichwertig ist. Die perioperative Morbidität war sogar geringer im Vergleich zu Patienten nach postmortaler Spende. Als Ursache wird die frühe Transplantation (vor Erreichen einer weiteren Verschlechterung des Empfängers) diskutiert. Bei dieser Klientel zeigt sich eindeutig der Vorteil der Verfügbarkeit von Spenderteilorganen für erwachsene Empfänger. Das stellt einen Paradigmenwechsel für die Lebendspende dar. Sie wird hiermit der Transplantation postmortaler Organe mindestens gleichwertig. Eine andere Arbeit aus Seoul zeigt für „MELD-40-Patienten" ein gleiches Langzeitergebnis zur postmortalen Spende (Ahn et al. 2018). Wichtig ist allerdings auch hier eine Selektion der kritisch kranken Empfänger.

Ergebnisvergleiche mit der postmortalen Spende nach Indikation sind immer sehr schwer, da die größten Lebendspendeprogramme unter anderem dort laufen, wo eher gar nicht oder nur kleine Programme der postmortalen Transplantation stattfinden und umgekehrt und jeweils unterschiedliche Indikationen besonders häufig versorgt werden. Meist werden die einzelnen Indikationen nach Lebendspende in der Literatur im Vergleich zu anderen gewichtet. Hier gibt es Daten zur Leberlebendtransplantation bei **po-**

stäthylischer Zirrhose aus dem A2ALL-Register (aus dem UNOS-Bereich, größtes Register der westlichen Welt) (Braun et al. 2020). Langzeitpatienten- und -transplantatüberleben waren mit 10-Jahres-Ergebnissen denen anderer Ätiologien vergleichbar. Ethische und moralische Aspekte insbesondere in Hinsicht auf die Rezidive in Zusammenhang mit einer Lebendspende werden sehr kontrovers diskutiert.

Eine andere analysierte Untergruppe stellen **ältere Empfänger** dar. In einer indischen Analyse (Hakeem et al. 2021) zeigt sich für ältere Empfänger (>65 Jahre), bei niedrigerem MELD wurden diese häufiger wegen eines hepatozellulären Karzinoms transplantiert, eine höhere Komorbidität. Die perioperative Morbidität und Mortalität war signifikant höher als bei den jüngeren Patienten.

Das **akute Leberversagen** als Indikation zur Lebendspende ist insbesondere in Regionen, die über kein funktionierendes postmortales Spendeprogramm verfügen, von Bedeutung. Besonders anspruchsvoll ist die Logistik der Vorbereitung. In einer indischen Arbeit (Mehrotra et al. 2018) war unter anderem die Zeit von der Listung (Indikationsstellung und Vorhandensein des Spenders) bis zur Transplantation 36 ± 12,4 h angegeben. Das Langzeitüberleben nach etwa 4,5 Jahren lag hier bei etwa 80 % (allerdings beinhalten die Daten ungefähr ein Drittel kindliche Empfänger).

Akut-auf-chronisches Leberversagen und Lebendspende ist natürlich eine wichtige Frage, da hier einerseits Wartezeit gespart und andererseits allerdings mit einem geringerem Transplantatgewicht, geringerer Parenchymmasse gearbeitet wird. In einer vergleichenden Arbeit wird der Vorteil der Transplantation für Grad I und II (nach EASL-CLIF) zur konservativen Therapie (keinen Spender bzw. keine Finanzierung der Spende sowie beatmete Patienten oder mit mehr als einem inotropen Medikament oder aktiver Infektion) bei pakistanischen Patienten vorgetstellt (Bhatti et al. 2018). Die Transplantierten (sicher sehr ausgewählt) hatten ein Einjahresüberleben von 80 %.

In einer Metaanalyse publiziert 2019 wurden die Daten zur Transplantation bei **Patienten mit hepatozellulärem Karzinom** dargestellt. Dabei zeigt sich eine gleiche Rezidivrate mit einem etwas besseren 5-Jahres-Überleben nach Lebendspende. Ausgewertet wurden hier über 5000 Transplantationen aus 29 Studien/Publikationen (Zhu et al. 2019). Auch bei benignen Erkrankungen wie der **primär sklerosierenden Cholangitis** sind die Langzeitergebnisse sehr zufriedenstellend (Choudhary et al. 2020b). Lange diskutiert wurde, ob durch die Hypertrophie und Regeneration einer transplantierten Teilleber es zu gehäuften Rezidiven nach Transplantation von Patienten mit viral bedingten Zirrhosen kommt. Die Lebendspende ist aber auch für diese Indikationen mit sehr guten Ergebnissen machbar (Wahab et al. 2018).

Die Ergebnisse der **AB0-inkompatiblen Spende** für Erwachsene haben sich heute sehr gebessert durch den Einsatz von Rituximab und verschiedenen Apheresemethoden. So ist das berichtete 3-Jahres-Überleben von 64 % (Lee et al. 2018d) in ähnlichen Bereichen wie die kompatible Transplantation. Todesursachen sind allerdings auch immunologisch bedingt. Indikationen für die Transplantation wurden hier allerdings auch in Grenzbereiche gestellt (bspw. intrahepatisches cholangiozelluläres Karzinom).

Durch eine Risikoadjustierung mit neuen Scores wird versucht (Hung et al. 2021) (GRWR-SOFA model) entsprechend des Ausgangszustands des Empfängers die perioperative Versorgung anzupassen.

Das Auftreten eines **Small-for-size-Syndroms** (Riddiough et al. 2020) wird bis heute in der Abwägung des zu wählenden Transplantats gefürchtet, wenn die GBWR <0,8 gemessen wird. Klinisch beobachtet tritt es mit sehr schwankender Inzidenz auf (je nach Transplantatyp werden hier Angaben zwischen 1 und >10 % publiziert). Pathophysiologisch besteht nach Reperfusion für das Transplantat eine schädigende relative portale Hypertension. Eine präzise Definition liegt nicht vor. Man orientiert sich an klinischen Symptomen (Aszites, Hyperbilirubinämie und Enzephalopathie; Dahm et al. 2005). Was für eine Regeneration noch zuträglich ist und ab wann der Hochdruck zu einem „small for size" führt, ist nicht genau determiniert. Daneben kommt es zur Reduktion der arteriellen Durchblutung und zur Ischämie des hyperperfundierten Transplantats. (Verweis auf das Kapitel perioperative Behandlung) Die aktuelle Literatur berichtet mit der gestiegenen Expertise aber zunehmend über die Nutzung deutlich kleinerer Parenchymmengen auch für kritische Empfänger (bspw. akut-auf-chronisches Leberversagen) und sehr guten Ergebnissen. Dies ist sicher der wachsenden klinischen Erfahrung (Patientenauswahl, Wartezeit, postoperative Intensivmedizin) mit der Teillebertransplantation in diesem Zusammenhang geschuldet.

Die **Komplikationen an den Gallenwegen** machen die Morbidität und die Mortalität des Verfahrens aus (Ogiso et al. 2020). Hier ist allgemein zu bemerken, dass sie häufiger als nach postmortaler Spende auftreten (Jung et al. 2020) (insgesamt 7,4–39 %; Lecks 5,1–23,4 % und Stenosen 6,5–21,5 %). Ursachen sind chirurgisch (schmale Lumen und oder multiple Gänge) oder nichtchirurgisch (immunologisch). Eine adäquate Perfusion der Stümpfe, eine subtile chirurgische Technik (mit Mukosaeversion), spannungsfreie Anastomosen sind wichtige Aspekte zur Vermeidung von Komplikationen. Technische Fragen werden bis heute intensiv in der Literatur diskutiert, was die Bedeutung des Problems unterstreicht. Einigkeit besteht in der Bevorzugung von „Gang-Gang-" vor biliodigestiven Anastomosen. Ob die Anastomosen und wenn ja extern oder intern am besten zu schienen sind, ist bislang nicht eindeutig geklärt. Anatomische Varianten und multiple Anastomosen wurden ebenfalls kausal diskutiert (Varghese 2018; Kim et al. 2008). Oft werden aus Gallelecks später Stenosen. Die Therapie erfolgt meist als Stenteinlage retrograd via endoskopisch retrograder Cholangiographie erfolgen oder alternativ als perkutane hepatische Drainage (Varghese 2018).

Die Inzidenz von akut bzw. chronisch notwendigen Retransplantationen nach Lebendspende schwanken sehr. Bei den im US-amerikanischen Register der zwischen 1998 und 2014 mit Lebendspende transplantierten Patienten handelt es sich dabei meist um Gefäßverschlüsse oder Transplantatversagen. Die Inzidenz wird mit etwa 10 % angegeben (Roll et al. 2018).

Vergleicht man die Daten und Erfahrungen der Lebendspende für Erwachsene heute mit den Optionen und Ergebnissen der postmortalen Spende, bleibt folgendes festzuhalten:

- Die Lebendspende bietet den Vorteil der persönlichen, gerichteten Spende mit deutlicher Verkürzung der Wartezeit. Dies vermeidet die klinische Verschlechterung des Empfängers und damit verbundene Komplikationen gegebenenfalls sogar die Nichttransplantabilität. Sie ermöglicht umgekehrt die Transplantation direkt nach Indikationsstellung. Damit lassen sich auch Kosten im Gesundheitswesen sparen.
- Die Lebendspende ermöglicht die blutgruppeninkompatible Transplantation, da der Empfänger konditioniert werden kann. Die Lebendspende gestattet auch die Einbindung der Transplantation in andere multimodale Behandlungen mit terminlicher Bindung (Infektionssanierung, neoadjuvante Tumorbehandlung etc.).
- Die Ergebnisqualität ist heute absolut mit der postmortalen Spende vergleichbar.
- Durch die primär gerichtete Transplantation ergeben sich Möglichkeiten für die Erweiterung und Prüfung neuer Indikationen zur Transplantation, ohne einen Pool postmortaler Spenden zu belasten. Auch gibt es in der Welt Gedanken zu „cross-over"-Spenden sowie zur ungerichteten Spende. Hier muss man sich in der nächsten Zeit auch in der Bundesrepublik Deutschland bei dem bestehenden Spenderorganmangel neu bedenken.

Es bleibt zunächst abzuwarten, wie sich die Frequenz der Lebendspende in den Wellen der Coronapandemie entwickelt. Verschiedene Eskalationsschemen zur Absicherung, insbesondere der Spender, wurden diskutiert.

Literatur

Abdelmalek MF, Humar A, Stickel F, Andreone P, Pascher A, Barroso E, Neff GW, Ranjan D, Toselli LT, Gane EJ, Scarola J, Alberts RG, Maller ES, Lo CM (2012) Sirolimus Liver Conversion Trial Study Group. Sirolimus conversion regimen versus continued calcineurin inhibitors in liver allograft recipients: a randomized trial. Am J Transplant 12(3):694–705. https://doi.org/10.1111/j.1600-6143.2011.03919.x. Epub 2012

Abecassis MM, Fisher RA, Olthoff KM, Freise CE, Rodrigo DR, Samstein B, Kam I, Merion RM, A2ALL Study Group (2012) Complications of living donor hepatic lobectomy-a comprehensive report. Am J Transplant 12(5):1208–1217. https://doi.org/10.1111/j.1600-6143.2011.03972.x

Adam R, Karam V, Delvart V et al (2012) Evolution of indications and results of liver transplantation in Europe. A report from the European Liver Transplant Registry (ELTR). J Hepatol 57:675–688

Adcock L, Macleod C, Dubay D, Greig PD, Cattral MS, McGilvray I, Lilly L, Girgrah N, Renner EL, Selzner M, Selzner N, Kashfi A, Smith R, Holtzman S, Abbey S, Grant DR, Levy GA, Therapondos G (2010) Adult living liver donors have excellent long-term medical outcomes: the University of Toronto liver transplant experience. Am J Transplant 10(2):364–371. https://doi.org/10.1111/j.1600-6143.2009.02950.x

Adelmann D, Kronish K, Ramsay MA (2017) Anesthesia for Liver Transplantation. Anesthesiol Clin 35(3):491–508. https://doi.org/10.1016/j.anclin.2017.04.006. Epub 2017 Jul 10

Agarwal V, Divatia JV (2019) Enhanced recovery after surgery in liver resection: current concepts and controversies. Korean J Anesthesiol 72(2):119–129. https://doi.org/10.4097/kja.d.19.00010

Ahn CS et al (2018) Comparison between Cadaveric Whole Liver and Live Donor Partial Liver Transplantation in High Risk Patients with MELD Score more than 40. Transplantation 102:S877

Anastacio LR, Ferreira SC (2018) Nutrition, dietary intake, and eating behavior after liver transplantation. Curr Opin Clin Nutr Metab Care 21:381–387

Anastasilakis AD, Tsourdi E, Makras P, Polyzos SA, Meier C, McCloskey EV, Pepe J, Zillikens MC (2019) Bone disease following solid organ transplantation: a narrative review and recommendations for management from The European Calcified Tissue Society. Bone 127:401–418. https://doi.org/10.1016/j.bone.2019.07.006

Aravinthan AD, Doyle AC, Issachar A, Dib M, Peretz D, Cattral MS, Ghanekar A, McGilvray ID, Selzner M, Greig PD, Grant DR, Selzner N, Lilly LB, Renner EL (2016) First-degree living-related donor liver transplantation in autoimmune liver diseases. Am J Transplant 16(12):3512–3521. https://doi.org/10.1111/ajt.13828

Asrani SK, Wiesner RH, Trotter JF, Klintmalm G, Katz E, Maller E, Roberts J, Kneteman N, Teperman L, Fung JJ, Millis JM (2014) De novo sirolimus and reduced-dose tacrolimus versus standard-dose tacrolimus after liver transplantation: the 2000-2003 phase II prospective randomized trial. Am J Transplant 14(2):356–366. https://doi.org/10.1111/ajt.12543

Ayata G, Gordon FD, Lewis WD, Pomfret E, Pomposelli JJ, Jenkins RL et al (2000) Liver transplantation for autoimmune hepatitis: a long-term pathologic study. Hepatology 32(2):185–192

Azoulay D, Bhangui P, Andreani P, Salloum C, Karam V, Hoti E, Pascal G, Adam R, Samuel D, Ichai P, Saliba F, Castaing D (2011) Short- and long-term donor morbidity in right lobe living donor liver transplantation: 91 consecutive cases in a European Center. Am J Transplant 11:101–110

Bae SK, Akamatsu N, Togashi J, Ichida A, Kawahara T, Maki H, Nishioka Y, Kokudo T, Mihara Y, Kawaguchi Y, Ishizawa T, Arita J, Kaneko J, Tamura S, Hasegawa K (2019) Hepatitis B virus recurrence after living donor liver transplantation of anti-HBc-positive grafts: a 22-year experience at a single center. Biosci Trends 13(5):448–455. https://doi.org/10.5582/bst.2019.01283

Baerthel E et al (2008) Impact of iloprost on early graft viability after liver transplantation – results of a prospective randomized controlled clinical trial. Liver Transpl 14:S137–S137

Bajpai M, Kakkar B, Gupta S, Rastogi A, Pamecha V (2019) Cascade plasmapheresis as a desensitization strategy for patients undergoing ABO incompatible living donor liver transplantation (ABOi LDLT): a single center experience. Transfus Apher Sci 58: 442–446

Baker TB, Zimmerman MA, Goodrich NP, Samstein B, Pomfret EA, Pomposelli JJ, Gillespie BW, Berg CL, Emond JC, Merion RM (2017) Biliary reconstructive techniques and associated anatomic variants in adult living donor liver transplantations: the adult-to-adult living donor liver transplantation cohort study experience. Liver Transpl 23(12):1519–1530. https://doi.org/10.1002/lt.24872

Banff Working Group, Demetris AJ, Adeyi O, Bellamy CO, Clouston A, Charlotte F, Czaja A, Daskal I, El-Monayeri MS, Fontes P, Fung J, Gridelli B, Guido M, Haga H, Hart J, Honsova E, Hubscher S, Itoh T, Jhala N, Jungmann P, Khettry U, Lassman C, Ligato S, Lunz JG 3rd, Marcos A, Minervini MI, Mölne J, Nalesnik M, Nasser I, Neil D, Ochoa E, Pappo O, Randhawa P, Reinholt FP, Ruiz P, Sebagh M, Spada M, Sonzogni A, Tsamandas AC, Wernerson A, Wu T, Yilmaz F (2006) Liver biopsy interpretation for causes of late liver allograft dysfunction. Hepatology 44(2): 489–501

Barbetta A et al (2021) Meta-analysis and meta-regression of outcomes for adult living donor liver transplantation versus deceased donor liver transplantation. Am J Transplant 21:2399–2412

Barr ML, Belghiti J, Villamil FG, Pomfret EA, Sutherland DS, Gruessner RW, Langnas AN, Delmonico FL (2006) A report of the Vancouver Forum on the care of the liveorgan donor lung, liver, pancreas, and intestine

data and medical guidelines. Transplantation 81:1373–1385. [PubMed: 16732172]
Barthel E, Rauchfuss F, Hoyer H, Habrecht O, Jandt K, Gotz M, Voigt R et al (2012) Impact of stable PGI(2) analog iloprost on early graft viability after liver transplantation: a pilot study. Clin Transplant 26:E38–E47
Bauer M, Fuhrmann V, Wendon J (2019) Pulmonary complications in liver disease. Intensive Care Med 45:1433–1435
Bauschke A, Altendorf-Hofmann A, Malessa C, Rohland O, Settmacher U (2018) Einfluss der Gallengangsanatomie auf biliäre Komplikationen bei Lebendspenden des rechten Leberlappens. Der Chir 89:222–228
Beckebaum S, Cicinnati VR, Broelsch CE, Gerken G (2006) Recurrent disease after liver transplantation. A therapeutic dilemma or treatable? Med Klin (Munich) 101:939–950. https://doi.org/10.1007/s00063-006-1118-5
Beckebaum S, Sotiropoulos GC, Klein CG, Broelsch CE, Saner F, Paul A et al (2009) Predictive factors of outcome in patients transplanted for hepatitis B. Transplantation 87:872–881. https://doi.org/10.1097/TP.0b013e31819a6697
Beckebaum S, Iacob S, Klein CG, Dechêne A, Varghese J, Baba HA, Sotiropoulos GC, Paul A, Gerken G, Cicinnati VR (2010) Assessment of allograft fibrosis by transient elastography and noninvasive biomarker scoring systems in liver transplant patients. Transplantation 89(8):983–993. https://doi.org/10.1097/TP.0b013e3181cc66ca
Beckebaum S, Kabar I, Cicinnati VR (2013) Hepatitis B and C in liver transplantation: new strategies to combat the enemies. Rev Med Virol 23:172–193. https://doi.org/10.1002/rmv.1734
Beckebaum S, Cicinnati V, Radtke A (2020) Transplant hepatology: a comprehensive update. Chapter 21. In: Hepatology textbook, S 475–546. Medizin Fokus Verlag, Ort: Hamburg
Bergquist A, Lindberg G, Saarinen S, Broome U (2005) Increased prevalence of primary sclerosing cholangitis among first-degree relatives. J Hepatol 42(2):252–256
Bethea E, Arvind A, Gustafson J, Andersson K, Pratt D, Bhan I, Thiim M, Corey K, Bloom P, Markmann J, Yeh H, Elias N, Kimura S, Dageforde LA, Cuenca A, Kawai T, Safa K, Williams W, Gilligan H, Sise M, Fishman J, Kotton C, Kim A, Rogers CC, Shao S, Cote M, Irwin L, Myoung P, Chung RT (2019) Immediate administration of antiviral therapy after transplantation of hepatitis C-infected livers into uninfected recipients: implications for therapeutic planning. Am J Transplant. https://doi.org/10.1111/ajt.15768. [Epub ahead of print]
Bharathan VK et al (2016) Perioperative prostaglandin e1 infusion in living donor liver transplantation: a double-blind, placebo-controlled randomized trial. Liver Transpl 22:1067–1074
Bhat M, Mara K, Dierkhising R, Watt KDS (2018) Immunosuppression, race, and donor-related risk factors affect de novo cancer incidence across solid organ transplant recipients. Mayo Clin Proc 93(9):1236–1246
Bhatti ABH et al (2018) Living donor liver transplantation for acute on chronic liver failure based on EASL-CLIF diagnostic criteria. J Clin Exp Hepatol 8:136–143
Boillot O, Delafosse B, Méchet I, Boucaud C, Pouyet M (2002) Small-for-size partial liver graft in an adult recipient; a new transplant technique. Lancet 359:406–407
Bolondi G, Moccheggiani F, Montalti R, Nicolini D, Vivarelli M, Pietri L (2016) Predictive factors of short term outcome after liver transplantation: a review. World J Gastroenterol 22(26):5936–5949
Bosanquet DC, Ansell J, Abdelrahman T, Cornish J, Harries R, Stimpson A, Davies L, Glasbey JCD, Frewer KA, Frewer NC, Russell D, Russell I, Torkington J (2015) Systematic review and meta-regression of factors affecting midline incisional hernia rates: analysis of 14,618 patients. PLoS One 10(9):e0138745. https://doi.org/10.1371/journal.pone.0138745. eCollection 2015
Botha JF et al (2010) Left lobe adult-to-adult living donor liver transplantation: small grafts and hemiportocaval shunts in the prevention of small-for-size syndrome. Liver Transpl 16:649–657
Boyarsky BJ, Werbel WA, Avery RK, Tobian AAR, Massie AB, Segev DL, Garonzik-Wang JM (2021) Antibody Response to 2-Dose SARS-CoV-2 mRNA Vaccine Series in Solid Organ Transplant Recipients. JAMA 325(21):2204–2206. https://doi.org/10.1001/jama.2021.7489
Braun HJ, Ascher NL, Roll GR, Roberts JP (2016) Biliary complications following living donor hepatectomy. Transplant Rev (Orlando) 30(4):247–252. https://doi.org/10.1016/j.trre.2016.07.003
Braun HJ et al (2020) Living donor liver transplant for alcoholic liver disease: data from the adult-to-adult living donor liver transplantation study. Transplantation 104:285–292
Broering DC, Walter J, Rogiers X (2007) The first two cases of living donor liver transplantation using dual grafts in Europe. Liver Transpl 13:149–153
Brown RS Jr, Smith AR, Dew MA, Gillespie BW, Hill-Callahan P, Ladner DP (2014) Predictors of donor follow-up after living donor liver transplantation. Liver Transpl 20:967–976
BTS UK (2016) Guidelines Living Donor Liver Transplantation. https://bts.org.uk/wp-content/uploads/2016/09/03_BTS_LivingDonorLiver-1.pdf. Zugriffsdatum: 22.12.2019
Burton JR Jr, Terrault NA, Goldberg DS, Bloom RD, Gilroy R, Heimbach JK, Brown RS Jr, Everson GT, Rubin E, Wiesner R, Pomfret EA (2020) Liver and kidney recipient selection of hepatitis C virus viremic donors: meeting consensus report from the 2019 controversies in transplantation. Transplantation 104(3):476–481. https://doi.org/10.1097/TP.0000000000003014
Butt Z, Dew MA, Liu Q, Simpson MA, Smith AR, Zee J, Gillespie BW, Abbey SE, Ladner DP, Weinrieb R, Fisher RA, Hafliger S, Terrault N, Burton J, Sherker AH, DiMartini A (2017) Psychological outcomes of living liver donors from a multicenter prospective study: results from the adult-to-adult living donor liver trans-

plantation cohort study-2 (A2ALL-2). Am J Transplant 17(5):1267–1277. https://doi.org/10.1111/ajt.14134

Butt Z, DiMartini AF, Liu Q, Simpson MA, Smith AR, Zee J, Gillespie BW, Holtzman S, Ladner D, Olthoff K, Fisher RA, Hafliger S, Freise CE, Mandell MS, Sherker AH, Dew MA (2018) Fatigue, pain, and other physical symptoms of living liver donors in the adult-to-adult living donor liver transplantation cohort study. Liver Transpl 24(9):1221–1232. https://doi.org/10.1002/lt.25185

Camboni-Schellenberg E, Sinner B (2016) Anästhesie bei Leberinsuffizienz. Anaesthesist 65:77–94. https://doi.org/10.1007/s00101-015-0094-7

Cambridge WA, Fairfield C, Powell JJ, Harrison EM, Søreide K, Wigmore SJ, Guest RV (2020) Meta-analysis and Meta-regression of Survival After Liver Transplantation for Unresectable Perihilar Cholangiocarcinoma. Ann Surg. https://doi.org/10.1097/SLA.0000000000003801. [Epub ahead of print]

Carbone M, Neuberger JM (2014) Autoimmune liver disease, autoimmunity and liver transplantation. J Hepatol 60(1):210–223. https://doi.org/10.1016/j.jhep.2013.09.020

Celik N et al (2019a) Domino liver transplantation for select metabolic disorders: expanding the living donor pool. JIMD Rep 48:83–89

Celik N et al (2019b) Technique and outcome of domino liver transplantation from patients with maple syrup urine disease: expanding the donor pool for live donor liver transplantation. Clin Transplant 33:e13721

Chae MS, Kim Y, Lee N, Chung HS, Park CS, Lee J, Choi JH, Hong S (2018) Graft regeneration and functional recovery in patients with early allograft dysfunction after living-donor liver transplantation. Ann Transplant 23:481–490. https://doi.org/10.12659/AOT.909112

Chan SC, Fan ST, Lo CM, Liu CL, Wong J (2007) Toward current standards of donor right hepatectomy for adult-to-adult live donor liver transplantation through the experience of 200 cases. Ann Surg 245:110–117

Chan ACY et al (2021) Tailoring the venous outflow for a modified right posterior section graft in living donor liver transplantation. Liver Transpl 27:305–306

Charlton M, Levitsky J, Aqel B, O'Grady J, Hemibach J, Rinella M, Fung J, Ghabril M, Thomason R, Burra P, Little C, Berenguer M, Shaked A, Trotter J, Roberts J, Rodriguez-Davalos M, Rela M, Pomfret E, Heyrend C, Gallegos-Orozco J, Saliba F (2018) International Liver Transplantation Society Consensus Statement on Immunosuppression in Liver Transplant Recipients. Transplantation 102(5):727–743. https://doi.org/10.1097/TP.0000000000002147

Cheah YL, Simpson MA, Pomposelli JJ, Pomfret EA (2013) Incidence of death and potentially life-threatening near-miss events in living donor hepatic lobectomy: a world-wide survey. Liver Transpl 19:499–506

Chen C (2014) The right posterior sector graft in living donor liver transplantation revisited. Liver Transpl 20:1019–1020

Chen TY, Huang TL, Chen CL, Chen YS, Weng HH, Wang CC, Lee TY, Cheng YF (2003) Liver and spleen change in the living related liver donation. Transplant Proc 35(1):55–56. https://doi.org/10.1016/s0041-1345(02)03804-6

Chen ZS, He F, Zeng FJ et al (2007) Early steroid withdrawal after liver transplantation for hepatocellular carcinoma. World J Gastroenterol 13:5273–5276

Chen TY, Chen CL, Huang TL, Tsang LL, Wang CC, Liu YW, Yang CC, Concejero AM, Cheng YF (2008) Spleen volume and platelet count changes among donors after living donor liver transplantation. Hepato-Gastroenterology 55(85):1211–1215

Cherqui D et al (2002) Laparoscopic living donor hepatectomy for liver transplantation in children. Lancet 359:392–396

Chinnakotla S, Davis GL, Vasani S et al (2009) Impact of sirolimus on the recurrence of hepatocellular carcinoma after liver transplantation. Liver Transpl 15:1834–1842

Choi HJ, Kim DG, Kim Y, Kwak BJ, Han JH, Hong TH, You YK (2018) Clinical Course of Hepatic artery thrombosis after living donor liver transplantation using the right lobe. Liver Transpl 24(11):1554–1560. https://doi.org/10.1002/lt.25065

Cholongitas E, Shusang V, Papatheodoridis GV, Marelli L, Manousou P, Rolando N, Patch D, Rolles K, Davidson B, Burroughs AK (2008) Risk factors for recurrence of primary sclerosing cholangitis after liver transplantation. Liver Transpl 14(2):138–143

Cholongitas E, Goulis I, Theocharidou E et al (2014a) Everolimus-based immunosuppression in liver transplant recipients: a single-centre experience. Hepatol Int 8:137–145

Cholongitas E, Mamou C, Rodríguez-Castro KI, Burra P (2014b) Mammalian target of rapamycin inhibitors are associated with lower rates of hepatocellular carcinoma recurrence after liver transplantation: a systematic review. Transpl Int 27(10):1039–1049. https://doi.org/10.1111/tri.12372

Choudhary NS, Saigal S, Gautam D, Saraf N, Rastogi A, Goja S, Bhangui P, Thiagrajan S, Yadav SK, Mehrotra S, Rastogi V, Soin AS (2019) Good outcome of living donor liver transplantation for severe alcoholic hepatitis not responding to medical management: a single center experience of 39 patients. Alcohol 77:27–30. https://doi.org/10.1016/j.alcohol.2018.07.009

Choudhary NS, Sonavane A, Saraf N, Saigal S, Rastogi A, Bhangui P, Thiagrajan S, Yadav SK, Saha S, Soin AS (2020a) Poor performance status predicts mortality after living donor liver transplantation. J Clin Exp Hepatol 10(1):37–42. https://doi.org/10.1016/j.jceh.2019.06.006

Choudhary NS et al (2020b) Good long-term outcomes in patients with primary sclerosing cholangitis undergoing living donor liver transplantation. J Clin Exp Hepatol 10:442–447

Chuang YH, Ou HY, Yu CY, Chen CL, Weng CC, Tsang LL, Hsu HW, Lim WX, Huang TL, Cheng YF (2019)

Cancer Diffusion-weighted imaging for identifying patients at high risk of tumor recurrence following liver transplantation. Imaging 19(1):74. https://doi.org/10.1186/s40644-019-0264-y

Chung HG, Sinn DH, Kang W, Choi GS, Kim JM, Joh JW (2020) Incidence of and risk factors for alcohol relapse after liver transplantation for alcoholic liver disease: comparison between deceased donor and living donor liver transplantation. J Gastrointest Surg. https://doi.org/10.1007/s11605-020-04540-7. [Epub ahead of print]

Cicinnati VR, Yu Z, Klein CG, Sotiropoulos GC, Saner F, Malago M et al (2007) Clinical trial: switch to combined mycophenolate mofetil and minimal dose calcineurin inhibitor in stable liver transplant patients--assessment of renal and allograft function, cardiovascular risk factors and immune monitoring. Aliment Pharmacol Ther 26:1195–1208. https://doi.org/10.1111/j.1365-2036.2007.03466.x

Clavien PA, Sanabria JR, Strasberg SM (1992a) Proposed classificarion of complications of surgery with examples of utility in cholecstectomy. Surgery 111(5):518–526

Clavien PA, Sanabria JR, Mentha G et al (1992b) Recent results of elective open cholecystectomy in a North American and a European center. Ann Surg 216:618–626. [PubMed: 1466614]

Clavien PA, Camargo CA Jr, Croxford R, Langer B, Levy GA, Greig PD (1994) Definition and classification of negative outcomes in solid organ transplantation. Application in liver transplantation. Ann Surg 220(2):109–120. https://doi.org/10.1097/00000658-199408000-00002

Clavien PA, Oberkofler CE, Raptis DA, Lehmann K, Rickenbacher A, El-Badry AM (2010) What is critical for liver surgery and partial liver transplantation: size or quality? Hepatology 52:715–729

Cohen A, Sambrook P, Shane E (2004) Management of bone loss after organ transplantation. J Bone Miner Res 19(12):1919–1932. Epub 2004 Sep 20

Conti F, Mochel F, Calmus Y (2019) Domino liver transplantation: the risk of disease recurrence. Clin Res Hepatol Gastroenterol 43:510–512

Crespo G, Lens S, Gambato M, Carrión JA, Mariño Z, Londoño MC, Miquel R, Bosch J, Navasa M, Forns X (2014) Liver stiffness 1 year after transplantation predicts clinical outcomes in patients with recurrent hepatitis C. Am J Transplant 14(2):375–383. https://doi.org/10.1111/ajt.12594. Epub 2014 Jan 10

Crismale JF, Khalid M, Bhansali A, De Boccardo G, Khaim R, Florman SS, Shapiro R, Schiano TD (Hrsg) (2020) Liver, simultaneous liver-kidney, and kidney transplantation from hepatitis C-positive donors in hepatitis C-negative recipients: a single-center study. Clin Transplant 34(1):e13761. https://doi.org/10.1111/ctr.13761. Epub 2019 Dec 30

Dachverband der deutschsprachigen wissenschaftlichen osteologischen Gesellschaften. e.V. https://www.awmf.org/uploads/tx_szleitlinien/183-001l_S3_Osteoporose-Prophylaxe-Diagnostik-Therapie_2019-02.pdf.

Dahm F, Georgiev P, Clavien P-A (2005) Small-for-size syndrome after partial liver transplantation: definition, mechanisms of disease and clinical implications. Am J Transplant 5:2605–2610

De Simone P, Metselaar HJ, Fischer L, Dumortier J, Boudjema K, Hardwigsen J, Rostaing L, De Carlis L, Saliba F, Nevens F (2009) Conversion from a calcineurin inhibitor to everolimus therapy in maintenance liver transplant recipients: a prospective, randomized, multicenter trial. Liver Transpl 15(10):1262–1269. https://doi.org/10.1002/lt.21827

Decaens T, Roudot-Thoraval F, Bresson-Hadni S et al (2006) Role of immunosuppression and tumor differentiation in predicting recurrence after liver transplantation for hepatocellular carcinoma: a multicenter study of 412 patients. World J Gastroenterol 12:7319–7325

Dehne S, Lund F, Larmann J, Schmidt K, Brenner T, Weigand MA, von Haken R (2019) Anästhesiologische Aspekte bei der Lebertransplantation. Anästhesist 68:403–418

Demetris AJ, Sebagh M (2008) Plasma cell hepatitis in liver allografts: variant of rejection or autoimmune hepatitis? Liver Transpl 14(6):750–755. https://doi.org/10.1002/lt.21518

Demetris AJ, Zeevi A, O'Leary JG (2015) ABO-compatible liver allograft antibody-mediated rejection: an update. Curr Opin Org Transplant 20:314–324

Demetris AJ, Bellamy C, Hubscher SG, O'Leary J, Randhawa PS, Feng S et al (2016) Comprehensive update of the Banff Working Group on liver allograft pathology: introduction of antibody-mediated rejection. Am J Transplant 2016. https://doi.org/10.1111/ajt.13909

Deschenes M (2013) Early allograft dysfunction: causes, recognition, and management. Liver Transpl 19(Suppl 2):S6–S8

Deutsches Ärzteblatt. Richtlinie gemäß § 16 Abs. 1 S. 1 Nrn. 2 u. 5 TPG für die Wartelistenführung und Organvermittlung zur Lebertransplantation. https://doi.org/10.3238/arztebl.2016.rili_baek_OrgaWlOvLeberTx20161028

Dew MA, Butt Z, Liu Q, Simpson MA, Zee J, Ladner DP, Holtzman S, Smith AR, Pomfret EA, Merion RM, Gillespie BW, Sherker AH, Fisher RA, Olthoff KM, Burton JR Jr, Terrault NA, Fox AN, DiMartini AF (2018) Prevalence and predictors of patient-reported long-term mental and physical health after donation in the adult-to-adult living-donor liver transplantation cohort study. Transplantation 102(1):105–118. https://doi.org/10.1097/TP.0000000000001942

Donckier V et al (2001) Domino hepatic transplantation using the liver from a patient with primary hyperoxaluria. Transplantation 71:1346–1348

Dowman JK, Gunson BK, Bramhall S, Badminton MN, Newsome PN (2011) Liver transplantation from donors with acute intermittent porphyria. Ann Intern Med 154:571

Duailibi DF, Ribeiro MA Jr (2010) Biliary complications following deceased and living donor liver transplantation: a review. Transplant Proc 42:517–520

Dueland S, Hagness M, Line PD, Guren TK, Tveit KM, Foss A (2015) Is liver transplantation an option in colorectal cancer patients with nonresectable liver metastases and progression on all lines of standard chemotherapy? Ann Surg Oncol 22(7):2195–2200. https://doi.org/10.1245/s10434-014-4137-0

EASL CPG (2016) Liver transplantation. J Hepatol 64:433–485. http://www.easl.eu/medias/cpg/liver-transplantation/CPG-Liver-Transplantation-JHEPAT_5856.pdf

EASL CPG (2017) EASL CPG on the management of hepatitis B virus infection. European Association for the Study of the Liver. J Hepatol 67(2):370–398. https://doi.org/10.1016/j.jhep.2017.03.021

EASL CPG (2018) Management of alcohol-related liver disease. J Hepatol. http://www.easl.eu/medias/cpg/Alcoholic-LiverDisease/2018/English-report.pdf

Egawa H et al (1996) Auxiliary partial orthotopic liver transplantation from a living related donor: a report of two cases. TPS 28:1071–1072

Egawa H, Ueda Y, Ichida T, Teramukai S, Nakanuma Y, Onishi S, Tsubouchi H (2011) Risk factors for recurrence of primary sclerosing cholangitis after living donor liver transplantation in Japanese registry. Am J Transplant 1(3):518–527

Egawa H et al (2013) Impact of Rituximab desensitization on blood-type-incompatible adult living donor liver transplantation: a Japanese multicenter study. Am J Transplant. https://doi.org/10.1111/ajt.12520

Engels EA, Pfeiffer RM, Fraumeni JF Jr, Kasiske BL, Israni AK, Snyder JJ, Wolfe RA, Goodrich NP, Bayakly AR, Clarke CA, Copeland G, Finch JL, Fleissner ML, Goodman MT, Kahn A, Koch L, Lynch CF, Madeleine MM, Pawlish K, Rao C, Williams MA, Castenson D, Curry M, Parsons R, Fant G, Lin M (2011) Spectrum of cancer risk among US solid organ transplant recipients. JAMA 306(17):1891–1901. https://doi.org/10.1001/jama.2011.1592

Erim Y, Beckmann M, Valentin-Gamazo C, Malago M, Frilling A, Schlaak JF, Gerken G, Broelsch CE, Senf W (2006) Quality of life and psychiatric complications after adult living donor liver transplantation. Liver Transpl 12(12):1782–1790. https://doi.org/10.1002/lt.20907

Erim Y, Beckmann M, Gerken G, Paul A, Senf W, Beckebaum S (2010) Psychosomatische Aspekte der Leberlebendspende [Psychosomatic aspects of living donor liver transplantation]. Chirurg 81(9):820–825. https://doi.org/10.1007/s00104-009-1876-8

Fagiuoli S, Daina E, D'Antiga L, Colledan M, Remuzzi G (2013) Monogenic diseases that can be cured by liver transplantation. J Hepatol 59:595–612

Finkenstedt A, Graziadei IW, Oberaigner W, Hilbe W, Nachbaur K, Mark W et al (2009) Extensive surveillance promotes early diagnosis and improved survival of de novo malignancies in liver transplant recipients. Am J Transplant 9:2355–2361. https://doi.org/10.1111/j.1600-6143.2009.02766.x

Fischbach W, Malfertheiner P, Lynen Jansen P, Bolten W, Bornschein J, Buderus S, Glocker E, Hoffmann JC, Koletzko S, Labenz J, Mayerle J, Miehlke S, Mossner J, Peitz U, Prinz C, Selgrad M, Suerbaum S, Venerito M, Vieth M, Verantwortlich D, fur die. (2016) S2k-guideline Helicobacter pylori and gastroduodenal ulcer disease. Z Gastroenterol 54:327–363

Freise CE, Gillespie BW, Koffron AJ, Lok AS, Pruett TL, Emond JC, Fair JH, Fisher RA, Olthoff KM, Trotter JF, Ghobrial RM, Everhart JE, A2ALL Study Group (2008) Recipient morbidity after living and deceased donor liver transplantation: findings from the A2ALL retrospective cohort study. Am J Transplant 8(12):2569–2579. https://doi.org/10.1111/j.1600-6143.2008.02440.x

Furtado A et al (1997) Sequential liver transplantation. TPS 29:467–468

Gautam M, Cheruvattath R, Balan V (2006) Recurrence of autoiimune liver disease after liver transplantation: a systematic review. Liver Transpl 12(12):1813–1824

Geissler EK, Schnitzbauer AA, Zulke C et al (2016) Sirolimus use in liver transplant recipients with hepatocellular carcinoma: a randomized, multicenter, open-label phase 3 trial. Transplantation 100:116–125

Ghadimi M, Mohammadpour Z, Dashti-Khavidaki S, Milajerdi A (2019) m-TOR inhibitors and risk of Pneumocystis pneumonia after solid organ transplantation: a systematic review and meta-analysis. Eur J Clin Pharmacol 75(11):1471–1480. https://doi.org/10.1007/s00228-019-02730-0

Ghobrial RM, Freise CE, Trotter JF, Tong L, Ojo AO, Fair JH, Fisher RA, Emond JC, Koffron AJ, Pruett TL, Olthoff KM, A2ALL Study Group (2008) Donor morbidity after living donation for liver transplantation. Gastroenterology 135(2):468–476. https://doi.org/10.1053/j.gastro.2008.04.018

Goja S, Yadav SK, Saigal S, Soin AS (2018) Right lobe donor hepatectomy: is it safe? A retrospective study. Transpl Int 31(6):600–609. https://doi.org/10.1111/tri.13092

Golbus JR, Farhat L, Fontana RJ, Rubenfire M (2017) Rapidly progressive atherosclerosis after domino liver transplantation from a teenage donor with homozygous familial hypercholesterolemia. J Clin Lipidol 11:1284–1288

Goldaracena N, Echeverri J, Selzner M (2017) Small-for-size syndrome in live donor liver transplantation-Pathways of injury and therapeutic strategies. Clin Transplant 31:e12885

Goldaracena N, Gorgen A, Doyle A, Hansen BE, Tomiyama K, Zhang W, Ghanekar A, Lilly L, Cattral M, Galvin Z, Selzner M, Bhat M, Selzner N, McGilvray I, Greig PD, Grant DR, Sapisochin G (2019) Live donor liver transplantation for patients with hepatocellular carcinoma offers increased survival vs. deceased donation. J Hepatol 70(4):666–673. https://doi.org/10.1016/j.jhep.2018.12.029

Gorgen A, Prediger C, Prediger JE, Chedid MF, Backes AN, de Araujo A, Grezzana-Filho TJM, Leipnitz I, Chedid AD, Alvares-da-Silva MR, Sapisochin G, Kruel CRP (2019) Serum factor V is a continuous biomarker of graft dysfunction and a predictor of graft loss after liver transplantation. Transplantation 103(5):944–951. https://doi.org/10.1097/TP.0000000000002429

Gorgen A, Galvin Z, Huang AC, Vinaixa C, O'Rourke JM, Francoz C, Hansen BE, Durand F, Elsharkawy AM, Shah T, Berenguer M, Rubin A, Calatayud D, Mehta N, Terrault NA, Lilly LB, Selzner N, Sapisochin G (2020) The IImpact of direct acting antivirals on overall mortality and tumoral recurrence in patients with hepatocellular carcinoma listed for liver transplantation: an International Multicenter Study. Transplantation. https://doi.org/10.1097/TP.0000000000003115. [Epub ahead of print]

Gotz G, Neuhaus R, Bechstein WO, Lobeck H, Berg T, Hopf U et al (1999) Recurrence of autoimmune hepatitis after liver transplantation. Transplant Proc 31(1-2):430–431

Graziadei IW (2011) Live donor liver transplantation for primary sclerosing cholangitis: is disease recurrence increased? Curr Opin Gastroenterol 27(3):301–305

Greenhill C (2012) Liver transplantation: left lobe living donor liver transplantation could improve donor outcomes. Nat Rev Gastroenterol Hepatol 9:241

Grisales PA et al (2021) How the transplant landscape is changing in the regenerative medicine era. Organ Repair Regen 273–284. https://doi.org/10.1016/b978-0-12-819451-5.00009-3

Gruttadauria S, Marsh JW, Vizzini GB, di Francesco F, Luca A, Volpes R, Marcos A, Gridelli B (2008) Analysis of surgical and perioperative complications in seventy-five right hepatectomies for living donor liver transplantation. World J Gastroenterol 14:3159–3164

Gurusamy KS, Li J, Sharma D, Davidson BR (2009) Pharmacological interventions to decrease blood loss and blood transfusion requirements for liver resection. Cochrane Database Syst Rev Oct 7(4):CD008085. https://doi.org/10.1002/14651858.CD008085

Gurusamy KS, Koti R, Pamecha V, Davidson BR (2011) Veno-venous bypass versus none for liver transplantation. Cochrane Database Syst Rev Mar 16(3):CD007712. https://doi.org/10.1002/14651858.CD007712.pub2

Haga J, Shimazu M, Wakabayashi G, Tanabe M, Kawachi S, Fuchimoto Y, Hoshino K, Morikawa Y, Kitajima M, Kitagawa Y (2008) Liver regeneration in donors and adult recipients after living donor liver transplantation. Liver Transpl 14(12):1718–1724. https://doi.org/10.1002/lt.21622

Hakeem AR et al (2021) Propensity score–matched analysis of posttransplant outcomes in living donor liver transplantation for older adult recipients. Liver Transpl. https://doi.org/10.1002/lt.26061

Hall TH, Dhir A. Anesthesia for liver transplantation. Sem Cardiothorac Vasc Anesthesia 17(3):180–194

Han J, Han YS (2021) Pure laparoscopic living donor hepatectomy for the right posterior segment graft. Ann Hepato-Biliary-Pancreatic Surg 25:S50–S50

Hasegawa Y et al (2021) Pure laparoscopic donor hepatectomy: right posterior section graft. J Gastrointest Surg 1–2. https://doi.org/10.1007/s11605-020-04571-0

Hecht EM, Wang ZJ, Kambadakone A, Griesemer AD, Fowler KJ, Heimbach JK, Fidler JL (2019) Living donor liver transplantation: preoperative planning and postoperative complications. Am J Roentgenol 11:1–12. https://doi.org/10.2214/AJR.18.21064

Heinemann A, Wischhusen F, Püschel K, Rogiers X (1999) Standard liver volume in the Caucasian population. Liver Transpl Surg 5:366–368

Heinemann M, Adam R, Berenguer M, Mirza D, Malek-Hosseini SA, O'Grady JG, Lodge P, Pratschke J, Boudjema K, Paul A, Zieniewicz K, Fronek J, Weiss KH, Karam V, Duvoux C, Lohse A, Schramm C (2020) Long-term survival after liver transplantation for autoimmune hepatitis – results from the European Liver Transplant Registry. Liver Transpl:29. https://doi.org/10.1002/lt.25739

Henderson ML et al (2020) Living donor program crisis management plans: current landscape and talking point recommendations. Am J Transplant 20:546–552

Herden U et al (2019) Surgical aspects of liver transplantation and domino liver transplantation in maple syrup urine disease: analysis of 15 donor-recipient pairs. Liver Transpl 25:889–900

Höer J, Lawong G, Klinge U, Schumpelick V (2002) Factors influencing the development of incisional hernia. A retrospective study. Chirurg 73:474–480

Holdaas H, de Simone P, Zuckermann A (2016) Everolimus and malignancy after solid organ transplantation: a clinical update. J Transplant:4369574. https://doi.org/10.1155/2016/4369574

Hong K et al (2015) Fatigue and related factors after liver transplantation. Korean J Hepato-Biliary-Pancreatic Surg 19:149–153

Hong SK et al (2018) Long-term outcomes after living liver donation. Transplantation 102:S20

Hong SK et al (2021) Long-term survival of 10,116 Korean live liver donors. Ann Surg 274(2):375–382

Hoyer DP, Paul A, Gallinat A, Molmenti EP, Reinhardt R, Minor T et al (2015) Donor information based prediction of early allograft dysfunction and outcome in liver transplantation. Liver Int 35(1):156–163

Hsieh C-E et al (2021) Association between surgical volumes and hospital mortality in patients: a living donor liver transplantation single center experience. BMC Gastroenterol 21:228

Huang TL, Cheng YF, Chen CL, Chen TY, Lee TY (1996) Variants of the bile ducts: clinical application in the potential donor of living-related hepatic transplantation. Transplant Proc 28:1669–1670

Huang T-L et al (2010) Doppler ultrasound evaluation of postoperative portal vein stenosis in adult living donor liver transplantation. Transplant Proc 42:879–881

Huang TL, Chen TY, Tsang LC, Ou HY, Yu CY, Hsu HW, Lim WX, Cheng YF, Chen CL (2018) Acoustic radiation force impulse elastography in post-transplant recurrent hepatitis C in living donor liver transplantation. Transplant Proc 50(9):2695–2698. https://doi.org/10.1016/j.transproceed.2018.04.058

Hughes MJ, Ventham NT, Harrison EM, Wigmore SJ (2015) Central venous pressure and liver resection: a systematic review and meta-analysis. HPB (Oxford) 17(10):863–871. https://doi.org/10.1111/hpb.12462

Humar A, Ganesh S, Jorgensen D, Tevar A, Ganoza A, Molinari M, Hughes C (2019) Adult living donor versus deceased donor liver transplant (LDLT Versus DDLT) at a single center: time to change our paradigm for liver transplant. Ann Surg 270(3):444–451. https://doi.org/10.1097/SLA.0000000000003463

Hung H-C, Lee C-F, Cheng S-M, Lee W-C (2021) Developing a novel scoring system for risk stratification in living donor liver transplantation. J Clin Med 10:2014

Ibrahim S, Chen CL, Wang CC, Wang SH, Lin CC, Liu YW, Yang CH, Yong CC, Concejero A, Cheng YF (2005) Liver regeneration and splenic enlargement in donors after living-donor liver transplantation. World J Surg 29(12):1658–1666. https://doi.org/10.1007/s00268-005-0101-2

Iida T, Ogura Y, Oike F, Hatano E, Kaido T, Egawa H, Takada Y, Uemoto S (2010) Surgery-related morbidity in living donors for liver transplantation. Transplantation 89(10):1276–1282. https://doi.org/10.1097/TP.0b013e3181d66c55

Ikegami T et al (2013) Strategies for successful left-lobe living donor liver transplantation in 250 consecutive adult cases in a single center. J Am Coll Surg 216: 353–362

Imai K, Takai K, Hanai T, Suetsugu A, Shiraki M, Shimizu M (2020) Sustained virological response by direct-acting antivirals reduces the recurrence risk of hepatitis C-related hepatocellular carcinoma after curative treatment. Mol Clin Oncol 12(2):111–116. https://doi.org/10.3892/mco.2019.1956. Epub 2019 Nov 29

Inomata Y et al (2001) Domino split-liver transplantation from a living donor: case reports of in situ and ex situ splitting. Liver Transpl 7:150–153

Invernizzi F, Iavarone M, Zavaglia C, Mazza S, Maggi U, Cesarini L, Antonelli B, Airoldi A, Manini MA, Sangiovanni A, Rossi G, Donato MF, Saverio Belli L, Lampertico P (2020) Experience with early sorafenib treatment with mTOR inhibitors in hepatocellular carcinoma recurring after liver transplantation. Transplantation 104(3):568–574. https://doi.org/10.1097/TP.0000000000002955

Ishifuro M et al (2002) Use of multidetector row CT with volume renderings in right lobe living liver transplantation. Eur Radiol 12:2477–2483

Ishizaki Y et al (2011) Left lobe adult-to-adult living donor liver transplantation: should portal inflow modulation be added? Liver Transpl 17:351–353

Iwasaki M, Yano I, Fukatsu S, Hashi S, Yamamoto Y, Sugimoto M, Fukudo M, Masuda S, Nakagawa S, Yonezawa A, Kaido T, Uemoto S, Matsubara K (2018) Pharmacokinetics and pharmacodynamics of once-daily tacrolimus compared with twice-daily tacrolimus in the early stage after living donor liver transplantation. Ther Drug Monit 40(6):675–681. https://doi.org/10.1097/FTD.0000000000000551

Janik MK, Księżopolska A, Kostrzewa K, Kobryń K, Moskwa M, Raszeja-Wyszomirska J, Kornasiewicz O, Patkowski W, Milkiewicz P, Krawczyk M, Zieniewicz K (2019) Long-term health-related quality of life in living liver donors. Ann Transplant 24:45–51. https://doi.org/10.12659/AOT.911109

Jelic S, Sotiropoulos GC, ESMO Guidelines Working Group (2010) Hepatocellular carcinoma: ESMO clinical practice guidelines for diagnosis, treatment and follow-up. Ann Oncol 21(Suppl 5):v59–v64. https://doi.org/10.1093/annonc/mdq166

Jiang L, Yan L, Tan Y, Li B, Wen T, Yang J, Zhao J (2013) Adult-to-adult right-lobe living donor liver transplantation in recipients with hepatitis B virus-related benign liver disease and high model end-stage liver disease scores. Surg Today 43:1039–1048

Jung DH, Ikegami T, Balci D, Bhangui P (2020) Biliary reconstruction and complications in living donor liver transplantation. Int J Surg. https://doi.org/10.1016/j.ijsu.2020.04.069

Junger H, Knoppke B, Weigand K, Evert K, Brennfleck FW, Melter M, Schlitt HJ, Brunner SM (2020) Living donor liver transplantation from hepatitis C-infected donor to hepatitis C-infected recipient. Hepatology. https://doi.org/10.1002/hep.31185

Kadohisa M et al (2021) Impact of donor age on the outcome of living-donor liver transplantation: special consideration to the feasibility of using elderly donors. Transplantation 105(2):328–337

Kahn J, Terrault NA (2019) Intentional transmission of hepatitis C with organ transplantation: with opportunity comes responsibility. Transplantation 103(11):2215–2216. https://doi.org/10.1097/TP.0000000000002892

Kamar N, Garrouste C, Haagsma EB, Garrigue V, Pischke S, Chauvet C, Dumortier J, Cannesson A, Cassuto-Viguier E, Thervet E, Conti F, Lebray P, Dalton HR, Santella R, Kanaan N, Essig M, Mousson C, Radenne S, Roque-Afonso AM, Izopet J, Rostaing L (2011) Factors associated with chronic hepatitis in patients with hepatitis E virus infection who have received solid organ transplants. Gastroenterology 140(5):1481–1489. https://doi.org/10.1053/j.gastro.2011.02.050

Kamdar KY, Rooney CM, Heslop HE. Posttransplant lymphoproliferative disease following liver transplantation. Curr Opin Organ Transplant. https://doi.org/10.1097/MOT.0b013e3283465715

Kaneko J, Sugawara Y, Akamatsu N, Kishi Y, Niiya T, Kokudo N, Makuuchi M, Mizuta K (2004) Prediction of hepatic artery thrombosis by protocol Doppler ultrasonography in pediatric living donor liver transplantation. Abdom Imaging 29:603–605

Kasahara M et al (1998) Auxiliary partial orthotopic liver transplantation as a rescue for small-for-size grafts harvested from living donors. TPS 30:132–133

Kasturi KS, Chennareddygari S, Mummadi RR (2010) Effect of bisphosphonates on bone mineral density in liver transplant patients: a meta-analysis and systematic review of randomized controlled trials. Transpl Int 23:200–207. https://doi.org/10.1111/j.1432-2277.2009.00976.x

Khanna A, Gish R, Winter SC, Nyhan WL, Barshop BA (2016) Successful domino liver transplantation from a patient with Methylmalonic acidemia. JIMD reports 25:87–94

Kim SH, Kim YK (2013) Improving outcomes of living-donor right hepatectomy. Br J Surg 100:528–534

Kim JH et al (2008) Bile leak following living donor liver transplantation: clinical efficacy of percutaneous transhepatic treatment. Liver Transpl 14:1142–1149

Kim JM et al (2018) ABO-incompatible living donor liver transplantation with Rituximab and total plasma exchange does not increase hepatocellular carcinoma recurrence. Transplantation 102:1695–1701

Kimura H, Onishi Y, Sunada S, Kishi S, Suzuki N, Tsuboi C, Yamaguchi N, Imai H, Kamei H, Fujisiro H, Okada T, Ishigami M, Ogura Y, Kiuchi T, Ozaki N (2015) Postoperative psychiatric complications in living liver donors. Transplant Proc 47(6):1860–1865. https://doi.org/10.1016/j.transproceed.2015.06.021

Kiuchi T et al (1997) Living-donor liver transplantation in Kyoto, 1997. Clin Transplant 1997:191–198

Kiuchi T, Uemoto S, Inomata Y, Tanaka K (1999) Present state of domino transplantation and the first case of living donor domino-split liver transplantation (in Japanese). Transpl Now 12:477

Klein AS et al (1996) Prostaglandin E1 administration following orthotopic liver transplantation: a randomized prospective multicenter trial. Gastroenterology 111:710–715

Klink T, Simon P, Knopp C, Ittrich H, Fischer L, Adam G, Koops A (2014) Liver remnant regeneration in donors after living donor liver transplantation: long-term follow-up using CT and MR imaging. Röfo 186(6):598–605. https://doi.org/10.1055/s-0033-1355894

Kneteman NM, Oberholzer J, Al Saghier M et al (2004) Sirolimus-based immunosuppression for liver transplantation in the presence of extended criteria for hepatocellular carcinoma. Liver Transpl 10(1301-11):43

Kogiso T, Egawa H, Teramukai S, Taniai M, Hashimoto E, Tokushige K, Sakisaka S, Sakabayashi S, Yamamoto M, Umeshita K, Uemoto S (2017) Risk factors for recurrence of primary biliary cholangitis after liver transplantation in female patients: a Japanese multicenter retrospective study. Hepatol Commun 1(5):394–405. https://doi.org/10.1002/hep4.1037. eCollection 2017 Jul

Kortgen A, Recknagel P, Bauer M (2010) How to assess liver function? Curr Opin Crit Care 16(2):136–141. https://doi.org/10.1097/MCC.0b013e3283361813

Kotton CN, Kumar D, Caliendo AM, Huprikar S, Chou S, Danziger-Isakov L, Humar A, The Transplantation Society International CMV Consensus Group (2018) The third international consensus guidelines on the management of cytomegalovirus in solid-organ transplantation. Transplantation 102(6):900–931. https://doi.org/10.1097/TP.0000000000002191

Kulak CA, Cochenski Borba VZ, Kulak J, Ribeiro CM (2012) Osteoporosis after solid organ transplantation. Minerva Endocrinol 37(3):221–231

Kumar D, Fattah H, Kimball PM, LeCorchick S, McDougan FA, King AL, Gupta G (2016) Post-transplant desensitization for deceased donor kidney transplant recipients: a single center experience. Clin Transplant 32:143–151

Kumar S, Khandelwal N, Kumar A, Yadav K, Sharma S, Sable S, Chauhan A, Kapoor S, Varma V, Palep J, Kumaran V (2017) Simultaneous living donor liver transplant with sleeve gastrectomy for metabolic syndrome and NASH-related ESLD-First report from India. Indian J Gastroenterol 36(3):243–247. https://doi.org/10.1007/s12664-017-0753-5

Kwon JH et al (2018) Dual-graft adult living donor liver transplantation with ABO-incompatible graft: short-term and long-term outcomes. Am J Transplant 18:424–433

Ladner DP, Dew MA, Forney S, Gillespie BW, Brown RS Jr, Merion RM, Freise CE, Hayashi PH, Hong JC, Ashworth A, Berg CL, Burton JR Jr, Shaked A, Butt Z (2015) Long-term quality of life after liver donation in the adult to adult living donor liver transplantation cohort study (A2ALL). J Hepatol 62(2):346–353. https://doi.org/10.1016/j.jhep.2014.08.043

Lange M, Massoth C, Djuren O, Zarbock A, Wenk M (2018) Einsatz von Regionalanästhesieverfahren zur Transplantation viszeraler Organe: Status Quo an deutschen Transplantationszentren. Anästh Intensivmed 59:476–486

Lazzati A, Iannelli A, Schneck AS, Nelson AC, Katsahian S, Gugenheim J, Azoulay D (2015) Bariatric surgery and liver transplantation: a systematic review a new frontier for bariatric surgery. Obes Surg 25(1):134–142. https://doi.org/10.1007/s11695-014-1430-8

Lee S et al (2001) An adult-to-adult living donor liver transplant using dual left lobe grafts. Surgery 129: 647–650

Lee S-O, Kang SH, Massih RCA, Brown RA, Razonable RR (2011) Spectrum of early-onset and late-onset bacteremias after liver transplantation: implications for management. Liver Transpl 17:733–741

Lee DD, Singh A, Burns JM, Perry DK, Nguyen JH, Taner CB (2014) Early allograft dysfunction in liver transplantation using donation after cardiac death donors results in inferior survival. Liver Transpl 20(12):1447–1453

Lee BP, Mehta N, Platt L, Gurakar A, Rice JP, Lucey MR, Im GY, Therapondos G, Han H, Victor DW, Fix OK, Dinges L, Dronamraju D, Hsu C, Voigt MD, Rinella ME, Maddur H, Eswaran S, Hause J, Foley D, Ghobrial RM, Dodge JL, Li Z, Terrault NA (2018a) Outcomes of early liver transplantation for patients with severe alcoholic hepatitis. Gastroenterology 155(2):422–430.e1. https://doi.org/10.1053/j.gastro.2018.04.009

Lee EC, Kim SH, Park S-J (2018b) Safety and efficacy of once-daily prolonged-release tacrolimus in living donor liver transplantation: an open-label, prospective, single-arm, phase 4 study. Ann Transplant 23:713–720. https://doi.org/10.12659/AOT.910618

Lee JS et al (2018c) Bacterial infection monitoring in the early period after liver transplantation. Anna Surg Treat Res 94:154–158

Lee SH, Choi HJ, You YK, Kim DG, Na GH (2018d) ABO incompatible living donor liver transplantation: a single center experience. J Korean Soc Transpl 32:84–91

Lerut PJ (2017) Hepatocellualr cancer and liver transplantation: from the tower of babel towards a uniform language. Transl Gastroenterol Hepatol 2:82. https://doi.org/10.21037/tgh.2017.09.12

Levitsky J, Goldberg D, Smith AR, Mansfield SA, Gillespie BW, Merion RM, Lok AS, Levy G, Kulik L, Abecassis M, Shaked A (2017) Acute rejection increases risk of graft failure and death in recent liver transplant recipients. Clin Gastroenterol Hepatol 15(4):584–593.e2. https://doi.org/10.1016/j.cgh.2016.07.035

Li C, Mi K, Tf W, Ln Y, Li B, Yang Jy X, Mq WW, Yg W (2011) Outcomes of patients with benign liver diseases undergoing living donor versus deceased donor liver transplantation. PLoS One 6(11):e27366. https://doi.org/10.1371/journal.pone.0027366

Li J, Pourrahmat MM, Vasilyeva E, Kim PT, Osborn J, Wiseman SW (2019) Efficacy and safety of patient-controlled analgesia compared with epidural analgesia after open hepatic resection: a systematic review and meta-analysis. Ann Surg 270(2):200–208

Liang W, Wang D, Ling X et al (2012) Sirolimus-based immunosuppression in liver transplantation for hepatocellular carcinoma: a meta-analysis. Liver Transpl 18:62–69

Liberal R, Zen Y, Mieli-Vergani G, Vergani D (2013) Liver transplantation and autoimmune liver diseases. Liver Transpl 19(10):1065–1077

Llovet JM, Pavel M, Rimola J, Diaz MA, Colmenero J, Saavedra-Perez D, Fondevila C, Ayuso C, Fuster J, Ginès P, Bruix J, Garcia-Valdecasas JC (2018) Pilot study of living donor liver transplantation for patients with hepatocellular carcinoma exceeding Milan Criteria (Barcelona Clinic Liver Cancer extended criteria). Liver Transpl 24(3):369–379. https://doi.org/10.1002/lt.24977

Lo CM (2003) Complications and long-term outcome of living liver donors: a survey of 1,508 cases in five Asian centers. Transplantation 75(3 Suppl):S12–S15. https://doi.org/10.1097/01.TP.0000046534.45645.47

Lo CM, Fan ST, Liu CL et al (2004) Lessons learned from one hundred right lobe living donor liver transplants. Ann Surg 240:151–158

Lucey MR, Terrault N, Ojo L, Hay JE, Neuberger J, Blumberg E, Teperman LW (2013) Long-term management of the successful adult liver transplant: 2012 practice guideline by the American Association for the Study of Liver Diseases and the American Society of Transplantation. Liver Transpl 19(1):3–26. https://doi.org/10.1002/lt.23566

Luo Y et al (2017) Living donor-related paediatric liver transplantation using the right posterior sector graft. Surg Pract 21:129–130

Ma KW, Wong KHC, Chan ACY, Cheung TT, Dai WC, Fung JYY, She WH, Lo CM, Chok KSH (2019) Impact of small-for-size liver grafts on medium-term and long-term graft survival in living donor liver transplantation: a meta-analysis. World J Gastroenterol 25(36):5559–5568

Majno PE et al (2002) Arantius' ligament approach to the left hepatic vein and to the common trunk. ACS 195:737–739

Malago M, Testa G, Frilling A et al (2003) Right living donor liver transplantation: an option for adult patients: single institution experience with 74 patients. Ann Surg 238:853

Manzia TM, Angelico R, Gazia C, Lenci I, Milana M, Ademoyero OT, Pedini D, Toti L, Spada M, Tisone G, Baiocchi L (2019) De novo malignancies after liver transplantation: the effect of immunosuppression-personal data and review of literature. World J Gastroenterol 25(35):5356–5375. https://doi.org/10.3748/wjg.v25.i35.5356

Marcel RJ, Ramsay MA, Hein HA, Nguyen AT, Ramsay KJ, Suit CT, Miller RD (1997) Duration of rocuronium-induced neuromuscular block during liver transplantation: a predictor of primary allograft function. Anesth Analg 84(4):870–874. https://doi.org/10.1097/00000539-199704000-00031

Marcos A, Ham JM, Fisher RA, Olzinski AT, Posner MP (2000) Single-center analysis of the first 40 adult-to-adult living donor liver transplants using the right lobe. Liver Transpl 6:296

Martin P, DiMartini A, Feng S, Brown R Jr, Fallon M (2014) AASLD practice guideline. Evaluation for liver transplantation in adults: 2013 practice guideline by the American Association for the Study of Liver Diseases and the American Society of Transplantation. Hepatology 59(3):1144–1165. https://www.aasld.org/sites/default/files/guideline_documents/Evaluation_for%20LT_in_Adults_hep26972_0.pdf

Matsushima H et al (2019) Predictive value of hepatic venous pressure gradient for graft hemodynamics in living donor liver transplantation. Liver Transpl 25:1034–1042

McPherson S, Elsharkawy AM, Ankcorn M, Ijaz S, Powell J, Rowe I, Tedder R, Andrews PA (2018) Summary of the British Transplantation Society UK Guidelines for hepatitis E and solid organ transplantation. Transplantation 102(1):15–20. https://doi.org/10.1097/TP.0000000000001908

Mehrotra S et al (2018) Live donor liver transplantation for acute liver failure: a single center experience. Indian J Gastroenterol 37:25–30

Melloul E, Hübner M, Scott M, Snowden C, Prentis J, Dejong CHC, Garden OJ, Farges O, Kokudo N, Vauthey JN, Clavien PA, Demartines N (2016) Guidelines for perioperative care for liver surgery: Enhanced Recovery After Surgery (ERAS) society recommendations. World J Surg 40(10):2425–2440. https://doi.org/10.1007/s00268-016-3700-1

Menon KV, Hakeem AR, Heaton ND (2013) Meta-analysis: recurrence and survival following the use of sirolimus in liver transplantation for hepatocellular carcinoma. Aliment Pharmacol Ther 37(4):411–419. https://doi.org/10.1111/apt.12185

Michels NA (1955) Blood Supply and Anatomy of the Upper Abdominal Organs, with a Descriptive Atlas. Lippincott, Philadelphia, PA, USA, 1955. pp. 139–143

Middleton PF, Duffield M, Lynch SV, Padbury RTA, House T, Stanton P, Verran D, Maddern G (2006) Living donor liver transplantation – adult donor outcomes: a systematic review. Liver Transpl 12(1):24–30. https://doi.org/10.1002/lt.20663

Miller CM, Gondolesi GE, Florman S et al (2001) One hundred nine living donor liver transplants in adults and children: a single-center experience. Ann Surg 234:301

Miller CM, Quintini C, Dhawan A, Durand F, Heimbach JK, Kim-Schluger HL, Kyrana E, Lee SG, Lerut J, Lo CM, Pomfret EA (2017) The international liver transplantation society living donor liver transplant recipient guideline. Transplantation 101:938–944

Mithoefer AB, Supran S, Freeman RB (2002) Risk factors associated with the development of skin cancer afterliver transplantation. Liver Transpl 8:939–944. https://doi.org/10.1053/jlts.2002.35551. [PMID: 12360438]

Miyagi S, Kakizaki Y, Shimizu K, Miyazawa K, Nakanishi W, Hara Y, Tokodai K, Nakanishi C, Kamei T, Ohuchi N, Satomi S (2018) Arterial and biliary complications after living donor liver transplantation: a single-center retrospective study and literature review. Surg Today 48:131–139

Montano-Loza AJ, Bhanji RA, Wasilenko S, Mason AL (2017) Systematic review: recurrent autoimmune liver diseases after liver transplantation. Aliment Pharmacol Ther 45:485–500. https://doi.org/10.1111/apt.13894

Moris D, Tsilimigras DI, Ntanasis-Stathopoulos I, Beal EW, Felekouras E, Vernadakis S, Fung JJ, Pawlik TM (2017) Liver transplantation in patients with liver metastases from neuroendocrine tumors: a systematic review. Surgery 162(3):525–536. https://doi.org/10.1016/j.surg.2017.05.006

Morris PD, Laurence JM, Yeo D, Crawford M, Strasser SI, McCaughan GW, Sandroussi C (2017) Can response to locoregional therapy help predict longterm survival after liver transplantation for hepatocellular carcinoma? A systematic review. Liver Transpl 23:375–385. https://doi.org/10.1002/lt.24689

Mottershead M, Neuberger J (2008) Transplantation in autoimmune liver diseases. World J Gastroenterol 14(21):3388–3395

Nadalin S, Settmacher U, Rauchfuß F, Königsrainer A, Line PD (2020) RAPID procedure for colorectal cancer liver metastasis. Int J Surg pii: S1743-9191(20):30301-0. https://doi.org/10.1016/j.ijsu.2020.03.078

Nagano Y, Togo S, Tanaka K, Masui H, Endo I, Sekido H, Nagahori K, Shimada H (2003) Risk factors and management of bile leakage after hepatic resection. World J Surg 27:695–698

Nakamura T, Yoshimura N, Akioka K, Shirouzu T, Kawai S, Imanishi Y, Matsuyama T, Harada S, Nobori S, Ushigome H (2019) Clearance of intra-graft donor specific anti-HLA antibodies in the early stage of antibody-mediated rejection following Rituximab and apheresis therapy in renal transplantation. Transplant Proc 51(5):1365–1370. https://doi.org/10.1016/j.transproceed.2019.01.126

Nel JD, Epstein S (2016) Metabolic bone disease in the post-transplant population: preventative and therapeutic measures. Med Clin North Am 100:569–586. https://doi.org/10.1016/j.mcna.2016.01.007

Nishizaki T et al (2000) Domino liver transplantation from a living related donor. Transplantation 70:1236–1239

Nocera A, Andorno E, Tagliamacco A et al (2008) Sirolimus therapy in liver transplant patients: an initial experience at a single center. Transplant Proc 40(1950-2):51

Nydam TL, Reddy MS, Pomfret EA, Rela M (2018) Progression of living liver donation worldwide. Curr Opin Organ Transplant 23(2):162–168

Obed A, Bashir A, Jarrad A (2018) First right lobe living-donor hepatectomy after sleeve gastrectomy. BMC Surg 18(1):31. https://doi.org/10.1186/s12893-018-0366-7

Oberkofler CE, Reese T, Raptis DA, Kuemmerli C, de Rougemont O, De Oliveira ML, Schlegel A, Dutkowski P, Clavien PA, Petrowsky H (2018) Hepatic artery occlusion in liver transplantation: what counts more, the type of reconstruction or the severity of the recipient's disease? Liver Transpl 24(6):790–802. https://doi.org/10.1002/lt.25044

Ogiso S et al (2020) Decreased long-term graft survival in persistent biliary complications after right-lobe living-donor liver transplantation. Clin Transplant 34:e13771

Ogura Y, Kabacam G, Singhal A, Moon D-B (2020) The role of living donor liver transplantation for acute liver failure. Int J Surg. https://doi.org/10.1016/j.ijsu.2020.04.058

Oh J, Kim JM (2020) Immunologic strategies and outcomes in ABO-incompatible living donor liver transplantation. Clin Mol Hepatol 26:1–6

Okamura Y, Sugiura T, Ito T, Yamamoto Y, Ashida R, Ohgi K, Uesaka K (2019) The achievement of a sustained virological response either before or after hepatectomy improves the prognosis of patients with primary hepatitis C virus-related hepatocellular carcinoma. Ann Surg Oncol 26(13):4566–4575. https://doi.org/10.1245/s10434-019-07911-w

Olthoff KM, Merion RM, Ghobrial RM, Abecassis MM, Fair JH, Fisher RA, Freise CE, Kam I, Pruett TL, Everhart JE, Hulbert-Shearon TE, Gillespie BW, Emond JC, A2ALL Study Group (2005) Outcomes of 385 adult-to-adult living donor liver transplant recipients: a report from the A2ALL Consortium. Ann Surg 242(3):314–325. https://doi.org/10.1097/01.sla.0000179646.37145.ef

Olthoff KM, Kulik L, Samstein B, Kaminski M, Abecassis M, Emond J, Shaked A, Christie JD (2010) Validation of a current definition of early allograft dysfunction in liver transplant recipients and analysis of risk factors. Liver Transpl 16(8):943–949. https://doi.org/10.1002/lt.22091

Olthoff KM, Emond JC, Shearon TH, Everson G, Baker TB, Fisher RA, Freise CE, Gillespie BW, Everhart JE (2015a) Liver regeneration after living donor transplantation: adult-to-adult living donor liver transplantation cohort study. Liver Transpl 21(1):79–88. https://doi.org/10.1002/lt.23966

Olthoff KM, Smith AR, Abecassis M, Baker T, Emond JC, Berg CL, Beil CA, Burton JR Jr, Fisher RA, Freise CE, Gillespie BW, Grant DR, Humar A, Kam I, Merion RM, Pomfret EA, Samstein B, Shaked A (2015b) Defining long-term outcomes with living donor liver transplantation in North America. Ann Surg 262:465–475. discussion 73-5

Onur A, Akbulut S, Dirican A, Isik B, Yilmaz S (2018) Life-threatening or nearly life-threatening complications in living liver donors. Clin Transplant 32:e13262

Otte JB (2002) History of pediatric liver transplantation. Where are we coming from? Where do we stand? Pediatr Transplant 6:378

Ozgor D, Dirican A, Ates M, Gonultas F, Ara C, Yilmaz S (2012) Donor complications among 500 living donor liver transplantations at a single center. Transplant Proc 44:1604–1607

Paluszkiewicz R, Zieniewicz K, Kalinowski P, Hevelke P, Grzelak I, Pacho R, Krawczyk M (2009) Liver regeneration in 120 consecutive living-related liver donors. Transplant Proc 41(8):2981–2984. https://doi.org/10.1016/j.transproceed.2009.08.014

Parikh ND, Ladner D, Abecassis M, Butt Z (2010) Quality of life for donors after living donor liver transplantation: a review of the literature. Liver Transpl 16:1352–1358

Park GC, Moon DB, Kang SH, Ahn CS, Hwang S, Kim KH, Ha TY, Song GW, Jung DH, Yoon YI, Lee SG (2019) Overcoming hepatic artery thrombosis after living donor liver transplantations: an experience from Asan Medical Center. Ann Transplant 24:588–593. https://doi.org/10.12659/AOT.919650

Park GC, Hwang S, Ahn CS, Kim KH, Moon DB, Ha TY, Song GW, Jung DH, Yoon YI, Cho HD, Kwon JH, Chung YK, Kang SH, Choi JU, Jung IJ, Lee SG (2020) Pretransplant hepatic malignancy increases risk of De Novo malignancy after liver transplantation. J Korean Med Sci 35(11):e69. https://doi.org/10.3346/jkms.2020.35.e69

Parrish NF, Feurer ID, Matsuoak LK, Rega SA, Perri R, Alexopoulos SP (2019) The changing face of liver transplantation in the United States: the effect of HCV antiviral eras on transplantation trends and outcomes. Transplant Direct 5(3):pe427. https://doi.org/10.1097/TXD.0000000000000866

Pascual J, Royuela A, Fernandez AM, Herrero I, Delgado JF, Sole A et al (2016) Role of mTOR inhibitors for the control of viral infection in solid organ transplant recipients. Transplant Infect Dis 18:819–831. https://doi.org/10.1111/tid.12601

Pedersen M, Seetharam A (2014) Infections after orthotopic liver transplantation. J Clin Exp Hepatol 4(4):347–360. https://doi.org/10.1016/j.jceh.2014.07.004

Piñero F, Boin I, Chagas A, Quiñonez E, Marciano S, Vilatobá M, Santos L, Anders M, Hoyos Duque S, Lima AS, Menendez J, Padilla M, Poniachik J, Zapata R, Maraschio M, Chong Menéndez R, Muñoz L, Arufe D, Figueroa R, Mendizabal M, Hurtado Gomez S, Stucchi R, Maccali C, Vergara Sandoval R, Bermudez C, McCormack L, Varón A, Gadano A, Mattera J, Rubinstein F, Carrilho F, Silva M (2020) Direct-acting antivirals and hepatocellular carcinoma: no evidence of higher waitlist progression or post-transplant recurrence. Liver Transpl. https://doi.org/10.1002/lt.25744

Pomfret EA (2003) Early and late complications in the right-lobe adult living donor. Liver Transpl 9(10 Suppl 2):S45–S49. https://doi.org/10.1053/jlts.2003.50231

Pomfret EA, Pomposelli JJ (2015) Safety using small grafts: western perspective. Liver Transpl 21(Suppl 1):S15–S16

Pomposelli JJMD, Goodrich NP, Emond JC, Humar A, Baker TB, Grant DR, Fisher RA, Roberts JP, Kim D, Olthoff M, Gillespie BW, Merion RM (2016) Patterns of Early Allograft Dysfunction (EAD) in adult live donor liver transplantation: the A2ALL experience. Transplantation 100(7):1490–1499. https://doi.org/10.1097/TP.0000000000001240

Popescu I et al (2003) Homozygous familial hypercholesterolemia: specific indication for domino liver transplantation. Transplantation 76:1345–1350

Porrett PM, Hsu J, Shaked A (2009) Late surgical complications following liver transplantation. Liver Transpl 15(Suppl 2):S12–S18

Qu W et al (2019a) Considerations for use of domino cross-auxiliary liver transplantation in metabolic liver diseases: a review of case studies. Transplantation 103:1916–1920

Qu W et al (2019b) Feasibility of domino liver transplantation from hyperhomocsyteinemia. Clin Res Hepatol Gastroenterol 43:527–532

Qu X et al (2021) Pediatric living-donor liver transplantation using right posterior segment grafts. BMC Gastroenterol 21:249

Rabinowich L, Grupper A, Baruch R, Ben-Yehoyada M, Halperin T, Turner D, Katchman E, Levi S, Houri I, Lubezky N, Shibolet O, Katchman H (2021) Low immunogenicity to SARS-CoV-2 vaccination among liver transplant recipients. J Hepatol 75(2):435–438. https://doi.org/10.1016/j.jhep.2021.04.020

Rammohan A, Reddy MS, Rela M (2020) Anatomical pitfall in right posterior sector graft procurement in living donor liver transplantation. Liver Transpl 26: 465–466

Ramsay M (2008) Ther reperfusion syndrome: have wem ade any progress? Liver Transpl 14:412–414

Rashidi-Alavijeh J, Frey A, Passenberg M, Korth J, Zmudzinski J, Anastasiou OE, Saner FH, Jahn M, Lange CM, Willuweit K (2021) Humoral response to SARS-Cov-2 vaccination in liver transplant recipients – a single-center experience. Vaccine 9(7):738. https://doi.org/10.3390/vaccines9070738

Rauchfuß F, Nadalin S, Königsrainer A, Settmacher U (2019) Living donor liver transplantation with two-stage hepatectomy for patients with isolated, irresectable colorectal liver-the LIVER-T(W)O-HEAL study. World J Surg Oncol 17(1):11. https://doi.org/10.1186/s12957-018-1549-5

Raut V, Alikhanov R, Belghiti J, Uemoto S (2014) Review of the surgical approach to prevent small-for-size syndrome in recipients after left lobe adult LDLT. Surg Today 44:1189–1196

Razonable RR, Findlay JY, O'Riordan A, Burroughs SG, Ghobrial RM, Agarwal B et al (2011) Critical care issues in patients after liver transplantation. Liver Transpl 17:511–527. https://doi.org/10.1002/lt.22291

Reddy KR, O'Leary JG, Kamath PS et al (2015) High risk of delisting ordeath in liver transplant candidates following infections: results fromthe North American Consortium for the study of end-stage liverdisease. Liver Transpl 21:881–888. https://doi.org/10.1002/lt.24139

Reichman TW, Katchman H, Tanaka T, Greig PD, McGilvray ID, Cattral MS, Renner EL, Selzner M, Ghanekar A, Levy G, Grant DR (2013) Living donor versus deceased donor liver transplantation: a surgeon-matched comparison of recipient morbidity and outcomes. Transpl Int 26:780–787

Renaud L, Hilleret MN, Thimonier E, Guillaud O, Arbib F, Ferretti G, Jankowski A, Chambon-Augoyard C, Erard-Poinsot D, Decaens T, Boillot O, Leroy V, Dumortier J (2018) De Novo malignancies screening after liver transplantation for alcoholic liver disease: a comparative opportunistic study. Liver Transpl 24(12):1690–1698. https://doi.org/10.1002/lt.25336

Riddiough GE, Christophi C, Jones RM, Muralidharan V, Perini MV (2020) A systematic review of small for size syndrome after major hepatectomy and liver transplantation. HPB 22:487–496

Roberts JP, Hulbert-Shearon TE, Merion RM, Wolfe RA, Port FK (2004) Influence of graft type on outcomes after pediatric liver transplantation. Am J Transplant 4:373.22

Rodríguez-Perálvarez M, Tsochatzis E, Naveas MC et al (2013) Reduced exposure to calcineurin inhibitors early after liver transplantation prevents recurrence of hepatocellular carcinoma. J Hepatol 59:1193–1199

Roll GR, Parekh JR, Parker WF, Siegler M, Pomfret EA, Ascher NL, Roberts JP (2013) Left hepatectomy versus right hepatectomy for living donor liver transplantation: shifting the risk from the donor to the recipient. Liver Transpl 19:472–481

Roll GR et al (2018) Retransplantation after living donor liver transplantation. Transplantation 102:S24

Rose JT et al (2021) Lose weight to donate: development of a program to optimize potential donors with hepatic steatosis or obesity for living liver donation. Transplant Direct 7:e702

Rössler F, Sapisochin G, Song G, Lin YH, Simpson MA, Hasegawa K, Laurenzi A, Sánchez Cabús S, Nunez MI, Gatti A, Beltrame MC, Slankamenac K, Greig PD, Lee SG, Chen CL, Grant DR, Pomfret EA, Kokudo N, Cherqui D, Olthoff KM, Shaked A, García-Valdecasas JC, Lerut J, Troisi RI, De Santibanes M, Petrowsky H, Puhan MA, Clavien PA (2016) Defining benchmarks for major liver surgery: a multicenter analysis of 5202 living liver donors. Ann Surg 264(3):492–500. https://doi.org/10.1097/SLA.0000000000001849

Rummler S et al (2016) Current techniques for AB0-incompatible living donor liver transplantation. World J Transplant 6:548–555

Rummler S et al (2017) ABO-incompatible living donor liver transplantation in focus of antibody rebound. Transfus Med Hemother 44:46–51

Saeed N, Glass L, Sharma P, Shannon C, Sonnenday CJ, Tincopa MA (2019) Incidence and risks for nonalcoholic fatty liver disease and steatohepatitis post-liver transplant: systematic review and meta-analysis. Transplantation 103(11):e345–e354. https://doi.org/10.1097/TP.0000000000002916

Sainz-Barriga M, Scudeller L, Costa MG, de Hemptinne B, Troisi RI (2011) Lack of a correlation between portal vein flow and pressure: toward a shared interpretation of hemodynamic stress governing inflow modulation in liver transplantation. Liver Transpl 17:836–848

Sakoguchi T et al (2000) Living donor liver transplantation in Kyushu University. Fukuoka Igaku Zasshi Hukuoka Acta Medica 91:198–202

Saleh AM, Hassan EA, Gomaa AA, El Baz TM, El-Abgeegy M, Seleem MI, Abo-Amer YE, Elsergany HF, Mahmoud EIE, Abd-Elsalam S (2019) Impact of pre-transplant infection management on the outcome of living-donor liver transplantation in Egypt. Infect Drug Resist 24(12):2277–2282. https://doi.org/10.2147/IDR.S208954. eCollection 2019

Salviano MEM, Lima AS, Tonelli IS, Correa HP, Chianca TCM (2019) Primary liver graft dysfunction and non-function: integrative literature review. Rev Col Bras Cir 46(1):e2039. https://doi.org/10.1590/0100-6991e-20192039

Saner FH, Olde Damink SW, Pavlakovic G, van den Broek MA, Rath PM, Sotiropoulos GC, Radtke A, Canbay A, Paul A, Nadalin S, Malagó M, Broelsch CE (2008) Pulmonary and blood stream infections in adult living donor and cadaveric liver transplant patients. Transplantation 85(11):1564–1568. https://doi.org/10.1097/TP.0b013e31816f61a6

Sarrazin C, Zimmermann T, Berg T, Neumann UP, Schirmacher P, Schmidt H, Spengler U, Timm J, Wedemeyer H, Wirth S, Zeuzem S, Deutsche Gesellschaft für Gastroenterologie, Verdauungs- und Stoffwechselkrankheiten (DGVS); Deutsche Gesellschaft für Pathologie e.V. (DGP); Deutsche Leberstiftung; Gesellschaft für Virologie e.V. (GfV); Gesellschaft für Pädiatrische Gastroenterologie und Ernährung

(GPGE); Österreichische Gesellschaft für Gastroenterologie und Hepatologie (ÖGGH); Schweizerische Gesellschaft für Gastroenterologie (SGG); Deutsche Transplantationsgesellschaft e.V. (DTG); Deutsche Leberhilfe e.V; Deutsche Gesellschaft für Infektiologie e.V. (DGI); Deutsche Gesellschaft für Suchtmedizin e.V. (DGS); Deutsche AIDS-Gesellschaft e.V. (DAIG); Deutsche Arbeitsgemeinschaft niedergelassener Ärzte für die Versorgung HIV-Infizierter (DAGNÄ); Robert Koch-Institut (2018) Prophylaxis, diagnosis and therapy of hepatitis-C-virus (HCV) infection: the German guidelines on the management of HCV infection – AWMF-Register-No.: 021/012. Z Gastroenterol 56(7):756–838. https://doi.org/10.1055/a-0599-1320

Satapathy SK, Jiang Y, Agbim U, Wu C, Bernstein DE, Teperman LW, Kedia SK, Aithal GP, Bhamidimarri KR, Duseja A, Maiwall R, Maliakkal B, Jalal P, Patel K, Puri P, Ravinuthala R, Wong VW, Abdelmalek MF, Ahmed A, Thuluvath PJ, Singal AK, Global NAFLD Consortium (2020) Posttransplant outcome of lean compared with obese nonalcoholic steatohepatitis in the United States: the obesity paradox. Liver Transpl 26(1):68–79. https://doi.org/10.1002/lt.25672

Settmacher U, Gotz M, Rahmel A, Barthel E, Schlitt H, Puhl G, Broering D, Lehner F, Fischer L, Paul A, Schmidt J, Nadalin S, Obed A, Heise M (2011) Living donor liver transplantation in adults in the MELD era in Germany – a multi-center retrospective analysis. Transpl Int 24:904–911

Settmacher U, Bauschke A, Malessa C, Scheuerlein H, Zanow J, Rauchfuss F (2013) Liver transplantation with living donor : current aspects, perspectives and significance in Germany. Chirurg 84:398–408

Shin MH, Song GW, Lee SG, Hwang S, Kim KH, Ahn CS, Moon DB, Ha TY, Jung DH, Park GC, Yun YI, Kim WJ, Kang WH, Kim SH, Jiang H, Lee S, Tak EY (2018) Once-daily, prolonged-release tacrolimus vs twice-daily, immediate-release tacrolimus in de novo living-donor liver transplantation: a phase 4, randomized, open-label, comparative, single-center study. Clin Transplant 32(9):e13376. https://doi.org/10.1111/ctr.13376

Shio S, Yazumi S, Ogawa K, Hasegawa K, Tsuji Y, Kida M, Yamauchi J, Ida H, Tada S, Uemoto S, Chiba T (2008) Biliary complications in donors for living donor liver transplantation. Am J Gastroenterol 103:1393–1398

Shizuku M, Kamei H, Kimura H, Kurata N, Jobara K, Yoshizawa A, Ishizuka K, Okada A, Kishi S, Ozaki N, Ogura Y (2020) Clinical features and long-term outcomes of living donors of liver transplantation who developed psychiatric disorders. Ann Transplant 25:e918500. Published 2020 Jan 31. https://doi.org/10.12659/AOT.918500

Simoes P, Kesar V, Ahmad J (2015) Spectrum of biliary complications following live donor liver transplantation. World J Hepatol 7(14):1856–1865. https://doi.org/10.4254/wjh.v7.i14.1856

Slatinska J, Slavcev A, Honsova E, Hruba P, Kratochvilova I, Rohal T, Viklicky O (2018) Efficacy and safety of BORTEZOMIB treatment for refractory acute antibody-mediated rejection-a pilot study. HLA 92(Suppl 2):47–50. https://doi.org/10.1111/tan.13387

Soejima Y et al (2012) Left lobe living donor liver transplantation in adults. Am J Transplant 12:1877–1885

Soejima Y et al (2018) The impact of minimally-invasive open donor hepatectomy on outcomes in adult living donor liver transplantation. Transplantation 102:S899

Soin AS, Yadav SK, Saha SK, Rastogi A, Bhangui P, Srinivasan T, Saraf N, Choudhary NS, Saigal S, Vohra V (2019) Is Portal inflow modulation always necessary for successful utilization of small volume living donor liver grafts? Liver Transpl 25(12):1811–1821. https://doi.org/10.1002/lt.25629

Soubrane O et al (2022) Minimally invasive donor hepatectomy for adult living donor liver transplantation: an international, multi-institutional evaluation of safety, efficacy and early outcomes. Ann Surg 275(1):166–174

Strassburg CP, Beckebaum S, Geier A, Gotthardt D, Klein R, Melter M, Schott E, Spengler U, Tacke F, Trauner M, Weiler-Normann C, Weismüller TJ, Tannapfel A, Tischendorf JJ, Schramm C (2017) S2k Leitlinie Autoimmune Lebererkrankungen. Z Gastroenterol 55:1135–1226

Sugawara Y et al (2001) Liver transplantation using a right lateral sector graft from a living donor to her granddaughter. Hepato-gastroenterol 48:261–263

Suh K et al (2015) Living donor liver transplantation using a left liver extended to right anterior sector. Transpl Int 28:765–769

Sun HY, Cacciarelli TV, Sing N (2010) Impact of pretransplant infections onclinical outcomes of liver transplant recipients. Liver Transpl 16:222–228. https://doi.org/10.1002/lt.21982

Taborelli M, Piselli P, Ettorre GM, Baccarani U, Burra P, Lauro A, Galatioto L, Rendina M, Shalaby S, Petrara R, Nudo F, Toti L, Fantola G, Cimaglia C, Agresta A, Vennarecci G, Pinna AD, Gruttadauria S, Risaliti A, Di Leo A, Rossi M, Tisone G, Zamboni F, Serraino D, Italian Transplant and Cancer Cohort Study (2019) Survival after the diagnosis of de novo malignancy in liver transplant recipients. Int J Cancer 144(2):232–239. https://doi.org/10.1002/ijc.31782

Tajima T et al (2019) Bortezomib against refractory antibody-mediated rejection after ABO-incompatible living-donor liver transplantation: dramatic effect in acute-phase? Transplant Direct 5:e491

Takahara T, Wakabayashi G, Hasegawa Y, Nitta H (2015) Minimally invasive donor hepatectomy: evolution from hybrid to pure laparoscopic techniques. Ann Surg 261:e3–e4

Takaya S, Doyle H, Todo S, Irish W, Fung JJ, Starzl TE (1995) Reduction of primary nonfunction with prostaglandin E1 after clinical liver transplantation. Transplant Proc 27:1862–1867

Tamura S, Sugawara Y, Kaneko J, Matsui Y, Togashi J, Makuuchi M (2007) Recurrence of primary sclerosing cholangitis after living donor liver transplantation. Liver Int 27(1):86–94

Tan EK, Rosen CB, Heimbach JK, Gores GJ, Zamora-Valdes D, Taner T (2020) Living donor liver transplantation for Perihilar cholangiocarcinoma: outcomes and complications. J Am Coll Surg pii: S1072-7515(20):30127-7. Zugriffsdatum: 22.12.2019

Thuluvath PJ, Yoo HY (2004) Graft and patient survival after adult live donor liver transplantation compared to a matched cohort who received a deceased donor transplantation. Liver Transpl 10(10):1263–1268. https://doi.org/10.1002/lt.20254

Thurairajah PH, Carbone M, Bridgestock H, Thomas P, Hebbar S, Gunson BK, Shah T (2013) Neuberger JLate acute liver allograft rejection; a study of its natural history and graft survival in the current era. Transplantation 95(7):955–959. https://doi.org/10.1097/TP.0b013e3182845f6c

Ting PS, Hamilton JP, Gurakar A, Urrunaga NH, Ma M, Glorioso J, King E, Toman LP, Wesson R, Garonzik-Wang J, Ottmann S, Philosophe B, Sulkowski M, Cameron AM, Durand CM, Chen PH (2019) Hepatitis C-positive donor liver transplantation for hepatitis C seronegative recipients. Transplant Infect Dis 21(6):e13194. https://doi.org/10.1111/tid.13194

Toso C, Meeberg GA, Bigam DL et al (2007) De novo sirolimus-based immunosuppression after liver transplantation for hepatocellular carcinoma: long-term outcomes and side effects. Transplantation 83:1162–1168

Toso C, Merani S, Bigam DL et al (2010) Sirolimus-based immunosuppression is associated with increased survival after liver transplantation for hepatocellular carcinoma. Hepatology 51:1237–1243

Troisi RI, Berardi G, Tomassini F, Sainz-Barriga M (2017) Graft inflow modulation in adult-to-adult living donor liver transplantation: a systematic review. Transplant Rev (Orlando, Fla) 31:127–135

Trotter JF (2002) Adult-to-adult right hepatic lobe living donor liver transplantation. Curr Treat Option Gastroenterol 5:491–501

Trotter JF, Adam R, Lo CM, Kenison J (2006) Documented deaths of hepatic lobe donors for living donor liver transplantation. Liver Transpl 12:1485–1488

Trotter JF, Gillespie BW, Terrault NA, Abecassis MM, Merion RM, Brown RS Jr, Olthoff KM, Hayashi PH, Berg CL, Fisher RA, Everhart JE, the A2ALL Study Group (2011) Laboratory test results after living liver donation in the Adult to Adult Living Donor Liver Transplantation Cohort Study (A2ALL). Liver Transpl 17(4):409–417. https://doi.org/10.1002/lt.22246

Tsang LL, Tung YC, Hsu HW, Chen TY, Ou HY, Yu CY, Hsu HW, Chen CL, Tsang LL (2016) Impact of graft type in living donor liver transplantation: remnant liver regeneration and outcome in donors. Transplant Proc 48(4):1015–1017. https://doi.org/10.1016/j.transproceed.2015.12.123

Tsochatzis E, Coilly A, Nadalin S, Levistky J, Tokat Y, Ghobrial M, Klinck J, Berenguer M (2019) International liver transplantation consensus statement on end-stage liver disease due to nonalcoholic steatohepatitis and liver transplantation. Transplantation 103(1):45–56. https://doi.org/10.1097/TP.0000000000002433

Tsuchiya T, Ishida H, Tanabe T, Shimizu T, Honda K, Omoto K, Tanabe K (2013) Comparison of pharmacokinetics and pathology for low-dose tacrolimus once-daily and twice-daily in living kidney transplantation: prospective trial in once-daily versus twice-daily tacrolimus. Transplantation 96(2):198–204. https://doi.org/10.1097/TP.0b013e318296c9d5

Urata K et al (1995) Calculation of child and adult standard liver volume for liver transplantation. Hepatology (Baltimore, Md) 21:1317–1321

Valentine E, Gregorits M, Gutsche JT, Al-Ghofaily L, Augoustides JGT (2013) Clinical update in liver transplantation. J Cardiothorac Vasc Anesth 27(4):809–815. https://doi.org/10.1053/j.jvca.2013.03.031

Vargas PA et al (2021) Donor morbidity is equivalent between right and left hepatectomy for living liver donation: a meta-analysis. Liver Transpl. https://doi.org/10.1002/lt.26183

Varghese J (2018) Incidence of biliary complications in living donor liver transplantation. Int J Res Medical Sci 6:3030–3033

Vivarelli M, Bellusci R, Cucchetti A et al (2002) Low recurrence rate of hepatocellular carcinoma after liver transplantation: better patient selection or lower immunosuppression? Transplantation 74:1746–1751

Vivarelli M, Cucchetti A, Piscaglia F et al (2005) Analysis of risk factors for tumor recurrence after liver transplantation for hepatocellular carcinoma: key role of immunosuppression. Liver Transpl 11:497–503

Vivarelli M, Cucchetti A, La Barba G, Ravaioli M, Del Gaudio M, Lauro A, Grazi GL, Pinna AD (2008) Liver transplantation for hepatocellular carcinoma under calcineurin inhibitors: reassessment of risk factors for tumor recurrence. Ann Surg 248(5):857–862. https://doi.org/10.1097/SLA.0b013e3181896278

Vivarelli M, Dazzi A, Cucchetti A et al (2010a) Sirolimus in liver transplant recipients: a large single-center experience. Transplant Proc 42:2579–2584

Vivarelli M, Dazzi A, Zanello M et al (2010b) Effect of different immunosuppressive schedules on recurrence-free survival after liver transplantation for hepatocellular carcinoma. Transplantation 89:227–231

Wahab MA et al (2018) Living-donor liver transplantation in hepatitis C virus era: a report of 500 consecutive cases in a single center. Transplant Proc 50:1396–1406

Walter M et al (2002) Psychosocial outcome of living donors after living donor liver transplantation: a pilot study. Clin Transplant 16:339–344

Walter J, Burdelski M, Bröring DC (2008) Chancen und Risiken der Leber-Lebendspende-Transplantation. Dtsch Arztebl 105(6):101–107. https://doi.org/10.3238/arztebl.2008.0101

Wan P, Yu X, Xia Q (2014) Operative outcomes of adult living donor liver transplantation and deceased donor liver transplantation: a systematic review and meta-analysis. Liver Transpl 20(4):425–436. https://doi.org/10.1002/lt.23836

Wayne J et al (2002) Preoperative predictors of survival after resection of small hepatocellular carcinomas. Ann Surg 235:722–730.; discussion 730-1

Wenckebach KF (1937) Herz-und Kreislaufinsuffizienz – Ein kurzes System der Störungen im Kreislaufapparat. Medizinische Praxis:15, 37

Wibaux C, Legroux-Gerot I, Dharancy S, Boleslawski E, Declerck N, Canva V et al (2011) Assessing bone status in patients awaiting liver transplantation. Joint Bone Spine 78:387–391. https://doi.org/10.1016/j.jbspin.2011.03.001

Wildner D, Strobel D, Konturek PC, Görtz RS, Croner RS, Neurath MF, Zopf S (2014) Impact of acoustic radiation force impulse imaging in clinical practice of patients after orthotopic liver transplantation. Med Sci Monit 20:2027–2035. https://doi.org/10.12659/MSM.891126

Wong TC et al (2020) Analysis of survival benefits of living vs. deceased donor liver transplant in high MELD and hepatorenal syndrome. Hepatology. https://doi.org/10.1002/hep.31584

Wong TC-L et al (2021) The risk of going small: lowering GRWR and overcoming small-for-size syndrome in adult living donor liver transplantation. Ann Surg 274(6):e1260–e1268

Woo DH, Laberge JM, Gordon RL, Wilson MW, Kerlan RK Jr (2007) Management of portal venous complications after liver transplantation. Tech Vasc Interv Radiol 10:233–239

Xing T, Huang L, Yu Z et al (2013) Comparison of steroid-free immunosuppression and standard immunosuppression for liver transplant patients with hepatocellular carcinoma. PLoS One 8:e71251

Xu D-W, Long X-D, Xia Q (2015) A review of life quality in living donors after liver transplantation. Int J Clin Exp Med 8(1):20–26. eCollection 2015

Yadav DK et al (2019) ABO-incompatible adult living donor liver transplantation in the era of Rituximab: a systematic review and meta-analysis. Gastroenterol Res Pract 2019:8589402–16

Yamada Y, Hoshino K, Fuchimoto Y, Matsubara K, Hibi T, Yagi H, Abe Y, Shinoda M, Kitago M, Obara H, Yagi T, Okajima H, Kaido T, Uemoto S, Suzuki T, Kubota K, Yoshizumi T, Maehara Y, Inomata Y, Kitagawa Y, Egawa H, Kuroda T (2018) Rituximab induction to prevent the recurrence of PSC after liver transplantation – the lessons learned from ABO-incompatible living donor liver transplantation. Transplant Direct 4(2):e342. https://doi.org/10.1097/TXD.0000000000000760

Yang J, Yang L, Wu L, Zhao Q, Chen M, He X (2019) Efficacy and safety of steroid therapy for posttransplant hyperbilirubinemia caused by early allograft dysfunction: a randomized controlled trial. Med Sci Monit 14(25):1936–1944. https://doi.org/10.12659/MSM.915128

Yang J et al (2020) Comparison of liver regeneration in laparoscopic versus open right hemihepatectomy for adult living donor liver transplantation. Annal Hepato-Biliary-Pancreatic Surg 24:33–37

Yanik EL, Chinnakotla S, Gustafson SK et al (2016) Effects of maintenance immunosuppression with sirolimus after liver transplant for hepatocellular carcinoma. Liver Transpl 22:627–634

Yankol Y et al (2016) Lessons learned from review of a single center experience with 500 consecutive liver transplants in a region with insufficient deceased-donor support. Exp Clin Transplant 14:191–200

Yankol Y et al (2020) Complications and outcomes of 890 living liver donor hepatectomies at a single center: risks of saving loved one's life. Turkish J Surg 36: 192–201

Yazumi S, Chiba T (2005) Biliary complications after a right-lobe living donor liver transplantation. J Gastroenterol 40:861–865

Yi NJ, Suh KS, Cho JY, Lee HW, Cho EH, Yang SH, Cho YB, Lee KU (2007) Three-quarters of right liver donors experienced postoperative complications. Liver Transpl 13:797–806

Yokoi H, Isaji S, Yamagiwa K, Tabata M, Sakurai H, Usui M, Mizuno S, Uemoto S (2005) Donor outcome and liver regeneration after right-lobe graft donation. Transpl Int 18(8):915–922. https://doi.org/10.1111/j.1432-2277.2005.00158

Yoon Y et al (2021) Safe use of right lobe living donor livers with moderate steatosis in adult-to-adult living donor liver transplantation: a retrospective study. Transpl Int 34:872–881

Yoshino K, Taura K, Ikeno Y, Kimura Y, Nam NH, Yusuke Uemoto Y, Okuda Y, Nishio T, Yamamoto G, Iwaisako K, Seo S, Kaido T, Uemoto S (2020) Long-term impact and clinical significance of living donor liver transplantation with respect to donor liver restoration and spleen size: a prospective study. Am J Transplant 20(3):808–816. https://doi.org/10.1111/ajt.15627

Yoshizumi T, Mori M (2020a) Portal flow modulation in living donor liver transplantation: review with a focus on splenectomy. Surg Today 50(1):21–29. https://doi.org/10.1007/s00595-019-01881-y

Yoshizumi T, Mori M (2020b) Correction to: portal flow modulation in living donor liver transplantation: review with a focus on splenectomy. Surg Today 50:423–423

Yoshizumi T et al (2014) Selection of a right posterior sector graft for living donor liver transplantation. Liver Transpl 20:1089–1096

Zappa M, Dondero F, Sibert A, Vullierme M-P, Belghiti J, Vilgrain V (2009) Liver regeneration at day 7 after right hepatectomy: global and segmental volumetric analysis by using CT. Radiology 252(2):426–432. https://doi.org/10.1148/radiol.2522080922

Zhou J, Fan J, Wang Z et al (2006) Conversion to sirolimus immunosuppression in liver transplantation recipients with hepatocellular carcinoma: report of an initial experience. World J Gastroenterol 12:3114–3118

Zhou J, Wang Z, Wu ZQ, Qiu SJ, Yu Y, Huang XW, Tang ZY, Fan J (2008) Sirolimus-based immunosuppression therapy in liver transplantation for patients with hepatocellular carcinoma exceeding the Milan criteria. Transplant Proc 40(10):3548–3553. https://doi.org/10.1016/j.transproceed.2008.03.165

Zhu Z-J et al (2017) First case of cross-auxiliary double domino donor liver transplantation. World J Gastroenterol 23:7939–7944

Zhu B, Wang J, Li H, Chen X, Zeng Y (2019) Living or deceased organ donors in liver transplantation for hepatocellular carcinoma: a systematic review and meta-analysis. HPB (Oxford) 21(2):133–147. https://doi.org/10.1016/j.hpb.2018.11.004

Zimmerman MA, Trotter JF, Wachs M et al (2007) Predictors of long-term outcome following liver transplantation for hepatocellular carcinoma: a single-center experience. Transpl Int 20:747–753

Zimmerman MA, Trotter JF, Wachs M et al (2008) Sirolimus-based immunosuppression following liver transplantation for hepatocellular carcinoma. Liver Transpl 14:633–638

9 Lebendspende Uterustransplantation

Silvio Nadalin, Lara Genedy, Sara Brucker
und Alfred Königsrainer

Inhaltsverzeichnis

9.1 Einleitung

Die Uterustransplantation ermöglicht Frauen mit absoluter Uterusinfertilität (AUFI) die Austragung eines eigenen Kindes. Eine AUFI ist entweder auf das Fehlen der Gebärmutter (kongenital/chirurgisch) oder auf einen anatomischen und/oder funktionellen Defekt zurückzuführen. Es wird geschätzt, dass auf 100 Millionen Frauen bei etwa 20.000 Frauen im gebärfähigen Alter eine AUFI vorliegt (Brännström et al. 2020a).

Eine Hysterektomie ist bei Frauen im gebärfähigen Alter selten, kann aber aufgrund großer nicht resezierbarer Leiomyome mit Verformung des Uterus, bei Zervix-/Endometriumkarzinomen oder aufgrund postpartaler lebensbedrohlicher Uterusblutung erforderlich sein.

Eine angeborene Uterusaplasie findet sich beim Mayer-Rokitansky-Küster-Hauser (MRK-H)-Syndrom. Diese Entwicklungsstörung mit unterentwickelten Müller-Gängen ist gekenn-

S. Nadalin (✉) · A. Königsrainer
Klinik für Allgemein-, Viszeral- und Transplantationschirurgie, Universitätsklinikum Tübingen, Tübingen, Deutschland
e-mail: Silvio.Nadalin@med.uni-tuebingen.de; alfred.koenigsrainer@med.uni-tuebingen.de

L. Genedy
Universitätsklinik für Allgemeine, Viszeral- und Transplantationschirurgie, Tübingen, Deutschland
e-mail: lara.genedy@t-online.de

S. Brucker
Universitätsklinikum Tübingen, Universitäts-Frauenklinik, Tübingen, Deutschland
e-mail: sara.brucker@med.uni-tuebingen.de

U. Settmacher, F. Rauchfuß (Hrsg.), *Organtransplantation mit Lebendspende*,
https://doi.org/10.1007/978-3-662-65736-2_9

zeichnet durch eine Aplasie des Uterus und der Vagina bei Frauen mit normalen sekundären Geschlechtsmerkmalen und einem weiblichen Karyotyp (Oppelt et al. 2006). Bei der überwiegenden Mehrheit der Frauen, bei denen bisher eine Uterustransplantation durchgeführt wurde, lag ein MRKH-Syndrom vor. Beim MRKH-Syndrom handelt es sich um eine schwerwiegende Erkrankung (ICD-10 Code: Q51.0), bei der neben der kompletten Agenesie der Gebärmutter und der Scheide weitere Fehlbildungen wie das Fehlen einer Niere oder Skelettfehlbildungen einhergehen. Genotypisch liegt ein unauffälliger weiblicher Chromosomensatz (46, XX) vor. Auch phänotypisch handelt es sich um normale, sich unauffällig entwickelnde Mädchen, da diese normal funktionierende Eierstöcke besitzen und dadurch eine reguläre Hormonfunktion mit Entwicklung sekundärer Geschlechtsmerkmale, wie Brustwachstum und zyklischem Eisprung, ab der Pubertät haben. Diese seltene Erkrankung tritt bei ca. 1 von 5000 weiblichen Neugeborenen auf (Herlin et al. 2016). Auf Deutschland bezogen werden jährlich ca. 60–80 Mädchen mit dieser Erkrankung geboren; insgesamt leben derzeit ca. 8000 Frauen damit (Brännström et al. 2020a).

Die AUFI galt bisher als unheilbar. Die einzige Möglichkeit für diese Frauen, Mütter zu werden, war die Adoption. Biologisch eigene Kinder zu bekommen ist nur durch eine Leihmutterschaft möglich, die wiederum in Deutschland verboten ist. Eine Uterustransplantation ist daher für diese betroffenen Patientinnen die einzige Option ein eigenes Kind zu bekommen.

9.2 Geschichte und Entwicklung der Uterustransplantation

Die Erforschung der Uterustransplantation begann in den 1960er-Jahren im Tiermodell (Eraslan et al. 1966), die erste klinische Transplantation erfolgte im Jahr 2000 in Saudi-Arabien (Fageeh et al. 2002). Intensivierte weitere Forschungsaktivitäten in Tiermodellen schwedischer Kollegen waren schlussendlich die Basis der erfolgreichen Umsetzung der klinischen Uterustransplantation. In der Türkei wurde 2011 erstmals eine Gebärmuttertransplantation mit einem Uterus einer hirntoten Organspenderin durchgeführt. Etwa drei Wochen nach Transplantation trat die erste Menstruation auf und die Patientin wurde zweimal schwanger. Allerdings kam es zu Fehlgeburten in der Frühschwangerschaft (Ozkan O et al: Preliminary results of the first human uterus transplantation from a multiorgan donor. Fertil Steril. 99 (2013), S. 470–6). In etwa zeitgleich wurde auch in Göteborg in Schweden einer jungen Frau, die ihren Uterus im Zusammenhang mit der Geburt verloren hatte, ein Uterus von einer perimenopausalen Spenderin übertragen. Das Transplantat musste nach drei Monaten wegen unzureichender Transplantatperfusion wieder entfernt werden. Im Jahr 2012 starteten Brännström et al. dann die erste klinische Uterustransplantationsserie im Rahmen einer klinischen Studie (Brännström et al. 2014), die 2014 zur ersten Lebendgeburt führte (Brännström et al. 2018; Brännström et al. 2015).

Bislang sind weltweit über 70 Uterustransplantationen durchgeführt worden, unter anderem in der Türkei, Schweden, China, den USA, Tschechien, Deutschland, Serbien, Brasilien, Indien, Frankreich und dem Libanon (International Society of Uterus Transplantation 2020). Insgesamt sind bis zum heutigen Tag mehr als 20 Kinder ausgetragen worden und konnten mittels Sectio erfolgreich das Licht der Welt erblicken. Vereinzelt haben Frauen schon ein zweites Kind zur Welt gebracht (Jones et al. 2019).

Die Ergebnisse der schwedischen Arbeitsgruppe haben klar gezeigt, dass bei strenger Selektion und minuziöser Planung in einem multidisziplinären Team die Risiken für die Spenderinnen sowie Empfängerinnen vertretbar und überschaubar bleiben und bislang keine schwerwiegenden Komplikationen aufgetreten sind. Es besteht weitgehend Konsens, dass die Lebendspendetransplantation aufgrund folgender Aspekte von gewissem Vorteil sein kann (Brännström et al. 2020b):

- Planbarkeit des Eingriffes mit entsprechender Vorbereitung der Empfängerin,
- Schwangerschafts- und Geburtsanamnese bei der Spenderin,
- detaillierte Diagnostik der Spenderin (Morphologie des Uterus, Gefäßversorgung, Mikrobiom der Vagina, Zervixzytologie, HPV-Testung),
- immunologischer Vorteil (Uterus der eigenen Mutter oder Schwester).

9.3 Definition des Erfolgs einer Uterustransplantation

Die Uterustransplantation ist ein Multistepverfahren mit einem langen Weg bis zum endgültigen Erfolg, der Geburt eines Kindes (Abb. 9.1). Als Erfolgsparameter einer Uterustransplantation wurden festgelegt:

1. das Überleben des Empfängers (analog zu anderen Organtransplantationen),
2. die Transplantatfunktion mit regelmäßigen Menstruationen und
3. die Geburt zumindest eines Kindes pro transplantiertem Uterus (Brännström et al. 2018; Johannesson et al. 2020).

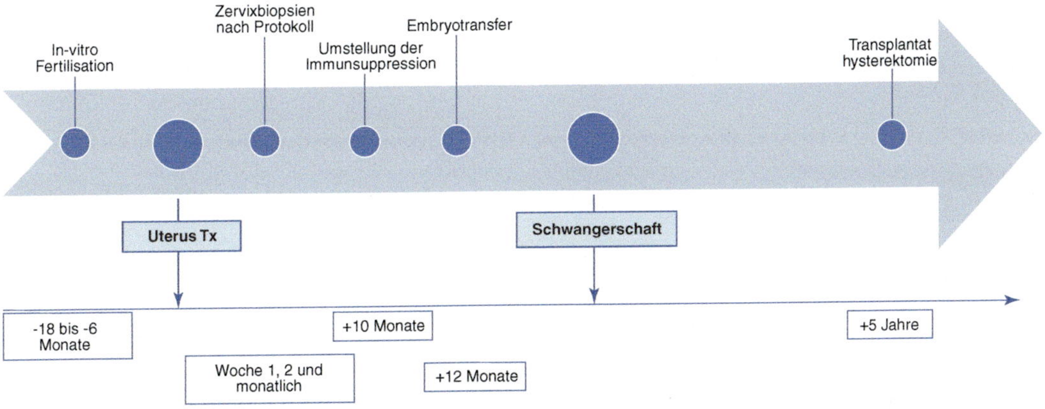

Abb. 9.1 Uterustransplantation als Multistepverfahren mit langem Weg bis zum Erfolg. *Tx* Transplantation (Mod. nach Brännström et al. (Brännström et al. 2018))

9.4 Selektionsprozess

Voraussetzung für die Lebendspende für eine Uterustransplantation ist eine gesunde, möglichst verwandte Spenderin (auch sehr enge Bekannte), die freiwillig bereit ist, ihre Gebärmutter zu spenden und sehr strenge Einschlusskriterien erfüllen muss (Tab. 9.1) (Brucker et al. 2020; Taran et al. 2019).

Nach der anamnestischen Vorevaluation beginnen umfassende Untersuchungen sowohl bei der Empfängerin als auch bei der Spenderin (Übersicht) (Brucker et al. 2020; Taran et al.

Tab. 9.1 Anamnestische Ein- und Ausschlusskriterien am Universitätsklinikum Tübingen (Brucker et al. 2020; Taran et al. 2019)

Einschlusskriterien	Ausschlusskriterien
Spenderin	
Alter 35–60 Jahre (max. 2 Jahre postmenopausal ohne HRT, bzw. 5 Jahre mit HRT)	Krebserkrankung in der Anamnese (<5 Jahre nach ED)
Abgeschlossene Familienplanung	Letzte Schwangerschaft <1 Jahr, aktives Stillen
Mindestens eine problemlos ausgetragene Schwangerschaft >37. SSW	Insulinpflichtiger Gestationsdiabetes in einer SS
Höchstens zwei Sectiones	Präeklampsie in einer SS
Regelmäßige gynäkologische Vorsorge mit unauffälligem PAP	Z. n. Zervixinsuffizienz in einer SS
Blutgruppenkompartibilität (außer bei 0 Rh negativ)	Uterusfehlbildungen, Uterus myomatosus, Endometriose
	Aktive Raucherin oder weniger als 6 Monate abstinent
	Metabolisches Syndrom (inkl. Typ-2-Diabetes)
	Z. n. Thrombose, Embolie, Herzinfarkt, Schlaganfall
	Herz-/Kreislauf-/Lungenerkrankung
	Chronische Infektion (insbesondere Hepatitis B, Hepatitis C, HIV, Syphilis, Chlamydien, Gonorrhö, Tuberkulose, Herpes genitalis, HPV)
	BMI >27 kg/m^2
Empfängerin	
Alter 18–38 zum Zeitpunkt der Eizellentnahme und geplanter Transplantatioin	Krebserkrankung in der Anamnese (<5 Jahre nach ED)
AUI (absolute uterine Infertilität), 46, XX	Z. n. Radiatio (Vagina/Becken/Abdomen)
Ovarien vorhanden und funktionell (vor Transplantation mindestens acht kryokonservierte, fertilisierte Oozyten im Pronuklearstadium oder zwei Blastozysten)	Beckenniere, Gefäßanomalien, Sigmascheide
Stabile Partnerschaft >1 Jahr, aktueller Kinderwunsch	Chronische Nierenerkrankung
Blutgruppenkompartibilität (außer bei AB Rh negativ)	V. a. ausgedehnte Adhäsionen bei Z. n. Voroperationen
	Chronische Infektion (insbesondere Hepatitis B, Hepatitis C, HIV, Syphilis, Chlamydien, Gonorrhoe, Tuberkulose, Herpes genitalis, humanes Papillomavirus) – gilt auch für den Partner!
	Azoospermie
	Aktive Raucherin oder <6 Monate abstinent
	Z. n. Thrombose, Embolie oder (homozygote) Gerinnungsstörung/Koagulopathie
	Herz-/Kreislauf-/Lungenerkrankung
	HLA-Antikörper MFI (mean fluorescence intensity) in Luminex >1000
	B- oder T-Zell-Crossmatch positiv
	BMI >27 kg/m^2

BMI Body Mass Index, *ED* Erstdiagnose, *HRT* „homone replacement therapy" (Hormonersatztherapie), *SS* Schwangerschaft, *SSW* Schwangerschaftswoche, *Z. n.* Zustand nach

2019). Dazu gehören unter anderem die sorgfältige Prüfung des immunologischen Risikos (inklusive des Vaters und damit des möglichen Kindes bzw. der Schwangerschaft), des Hormonstatus und der psychischen Belastbarkeit bzw. Stabilität. Bei der Spenderin ist neben der körperlich guten Verfassung, der Gefäßstatus des Uterus von entscheidender Bedeutung. Zusätzlich werden die potenziellen Spenderinnen und Empfängerinnen während des gesamten Evaluationsprozesses supportiv psychosomatisch begleitet.

Untersuchungen im Rahmen des Screenings für Uteruslebendspende am Universitätsklinikum Tübingen (Brucker et al. 2020; Taran et al. 2019)

- Körperliche und gynäkologische Untersuchung
- **Psychologische/psychiatrische Evaluation**:
  - Ausführliches Gespräch mit Empfängerin, Partner und Spenderin jeweils einzeln
- **Laboruntersuchungen**:
  - Differenzialblutbild
  - Leber-, Nierenwerte, Elektrolyte, Blutfette/Cholesterin, HbA_{1c}
  - oGTT (Spenderin)
  - Großes Hormonprofil inklusive AMH, HCG (Spenderin)
  - Tumormarker (CEA, CA19-9, CA125, CA72-4, CA15-3, SCC, AFP)
  - Hämokulttest
  - Thrombophiliescreening
  - Urinstatus
  - PAP-Abstrich
  - Karyotyp (Empfängerin je nach Diagnose)
- **Immunologische Testungen**:
  - AB0- und Rhesus-Antigene
  - HLA-Matching (Ausschluss donorspezifischen Antikörper), inklusive Missmatches
- **Virologie und Mikrobiologie** (inkl. Impfstatus):
  - Vaginalabstriche auf Bakterien und Pilze, Chlamydien und Gonokokken
  - Zervix-/Vaginalabstrich auf HPV (HC2-Test), ggf. Typisierung
  - Serumuntersuchungen (Mikrobiologie): Lues, Chlamydien, Toxoplasmose, Candida, Aspergillose etc.
  - Serumuntersuchungen (Virologie): Hepatitis A, B, C, E, CMV, EBV, HIV, Röteln, HSV 1 und 2, HTLV etc.
- **Untersuchungen und Konsile**:
  - Lungenfunktion
  - Kardiale Abklärung: EKG, Belastungs-EKB, Ergometrie, Echokardiographie, 24-Stunden-Blutdruckmessung (Spenderin)
  - Hautkrebsscreening
  - HNO: Ausschluss eines Infektfokus (Empfängerin)
  - Zahnstatus (Empfängerin)
- **Bildgebung**:
  - Transvaginalsonographie
  - Thoraxröntgenbild
  - Mammasonographie (beide) und Mammographie (Spenderin)
  - Orthopantomogramm (Empfängerin)
  - CT-Nasennebenhöhlen (Empfängerin)
  - Uro-MRT (Empfängerin)
  - Oberbauchsonographie, Schilddrüsensonographie
  - Doppler der Bein- und Beckengefäße und der Halsgefäße (Spenderin bzw. beide)
  - Abdomen-Becken-MRT (Spenderin)
  - Angio-CT (Spenderin)
  - Gastro- und Koloskopie (Spenderin je nach Alter)
- **Spermiogramm** (Partner der Empfängerin)

9.5 Spenderoperation

9.5.1 Anatomische Aspekte

Die vaskuläre Anatomie des Uterus ist insbesondere wegen des Verlaufes der A. uterina, die den distalen Harnleiter überkreuzt, und der venösen Drainage über mehrere mögliche Venen sehr komplex (Orhan et al. 2020) (Abb. 9.2), weshalb die Gefäßdissektion bei der Organentnahme große Sorgfalt erfordert.

Die beiden Aa. uterinae, welche die arterielle Hauptversorgung des Uterus darstellen, entspringen jeweils aus einem distalen Ast der ventralen A. iliaca interna. Distal wird der Uterus (Zervix uteri) über bilaterale Vaginalarterien und proximal über die bilateralen Uterusäste sehr kleiner Ovarialarterien versorgt. Für die Uterustransplantation sind allerdings nur die beiden Aa. uterinae entscheidend.

Der venöse Abfluss zeigt große interindividuelle Variationen sowie intraindividuelle Seitenunterschiede. Die Hauptdrainage läuft über tiefe Uterusvenen, von denen es zwei bis drei auf jeder Seite gibt. Die tiefen Uterusvenen verlaufen parallel mit der A. uterina über- oder unterhalb des Ureters und münden einzeln oder als gemeinsamer Stamm in die V. iliaca interna. Ein zweiter signifikanter venöser Abfluss erfolgt über uteroovarielle Venen, die sich mit den Ovarialvenen verbinden und dann in die linke Nierenvene bzw. die untere Hohlvene abfließen.

Es ist daher von größter Bedeutung, eine genaue präoperative Darstellung der Gefäßanatomie des Uterus bei der Spenderin zu gewährleisten (Mahmood et al. 2019).

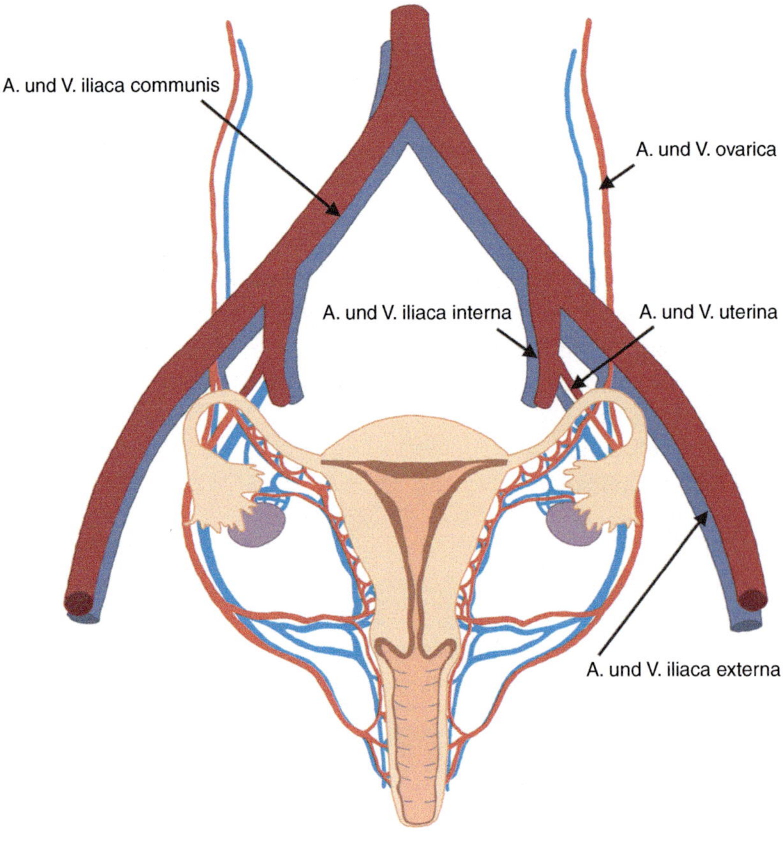

Abb. 9.2 Vaskuläre Anatomie des Uterus. (Mod. nach Kristek et al. (Kristek et al. 2020))

9.5.2 Hysterektomie

Die Spenderhysterektomie erfolgt derzeit zumeist als offene Hysterektomie.

Offenes Verfahren Mediane infra-umbilikale Laparotomie.

- Isolierung der Tuben unter Erhaltung der V. uteroovarialis, die darauf zusammengenäht werden, um den Uterus anspannen zu können.
- Durchtrennen des Lig. rotundum.
- Eröffnung des Peritoneums und Darstellen des Lig. umbilicalis lateralis.
- Präparation der Hauptarterien und Venen im kleinem Becken, insbesondere Aa. und Vv. iliacae internae.
- Dissektion des Ureters bis zur Mündung in die Blase.
- Ausreichende Präparation des Blasenperitoneums auf der Transplantatsseite.
- Beidseitige Präparation der A. uterina bis zum Abgang aus der A. iliaca interna mit Festlegung der möglichen Durchtrennung.
- Beidseitiges Isolieren der V. uterina mit ihren gesamten Ästen bis zur Mündung in die V. iliaca interna und Präparation dieser in ihrem Verlauf.
- Präparation des Spatium pararectalis und Darstellen der sakrouterinen Bänder.
- Durchtrennen des Peritoneums im Douglas-Raum und Abpräparation des Rektums von der Zervixhinterwand und Vagina.
- Präparation einer Vaginalmanschette.
- Systemische Heparinisierung der Spenderin (ca. 50 IE/kgKG).
- Setzten von Gefäßklemmen an der A. bzw. V. iliaca interna.
- Hysterektomie und Spülung des Transplantats am Nebentisch mit Perfusionslösung (bspw. HTK-Lösung).
- Übernähung der Gefäßstümpfe an den iliakalen Gefäßen der Spenderin.
- Plastischer Beckenbodenverschluss inklusive Verschluss der Scheide.
- Einlage einer Zieldrainage.

Minimalinvasive oder robotergestützte Hysterektomie Neben der klassischen Uterusentnahme über eine Laparotomie gibt es bereits Ansätze einer minimalinvasiven oder robotergestützten Hysterektomie. Hauptvorteile dabei sind gerade für die Robotik die größere Präzision im engen Becken durch die signifikante Vergrößerung, ein angeblich geringerer Blutverlust und eine kürzere Erholungszeit. Der erste Fall einer vollständig robotergestützten Entnahme des Uterus im Rahmen einer Lebendspendeuterustransplantation wurde 2017 beschrieben (Wei et al. 2017). Ebenso gibt es erste Erfahrungen aus Schweden (Brännström et al. 2020b; Brännström et al. 2020c) und den USA ab 2019 (Johannesson et al. 2021) (Brännström et al. 2020a).

9.6 Empfängeroperation

- Infra-umbilikale mediane Laparotomie.
- Abtrennung der Blase vom Scheidengewölbe.
- Exzision des Uterusrudiments, falls vorhanden.
- Dissektion und Präparation der proximalen A. iliaca externa und V. iliaca externa.
- Gefäßanastomosen End-zu-Seit auf die iliakalen Gefäße. Hierbei werden zuerst die Venen und danach die Arterien ähnlich wie bei der Nierentransplantation anastomosiert (Abb. 9.3).
- Reperfusion.
- Eröffnen der Vagina durch longitudinale Inzision von ca. 4 cm.
- Fixierung des Uterus an den Haltebändern.
- Anastomose von Vagina zu Vagina.
- Naht des markierten sakrouterinen Haltebands.
- Anastomose beider Ligg. rotunda an das laterale Blasenperitoneum des Spenderuterus.
- Fixierung der Uterusleiste an die laterale/hintere Scheidennaht/Zervix.
- Übernähen des Blasenperitoneums auf dem Uterustransplantat über der Empfängerblase.
- Flussmessungen an den Transplantatgefäßen (Transit-time-Doppler und Ultraschall-Doppler).
- Drainage.
- Bauchdeckenverschluss.

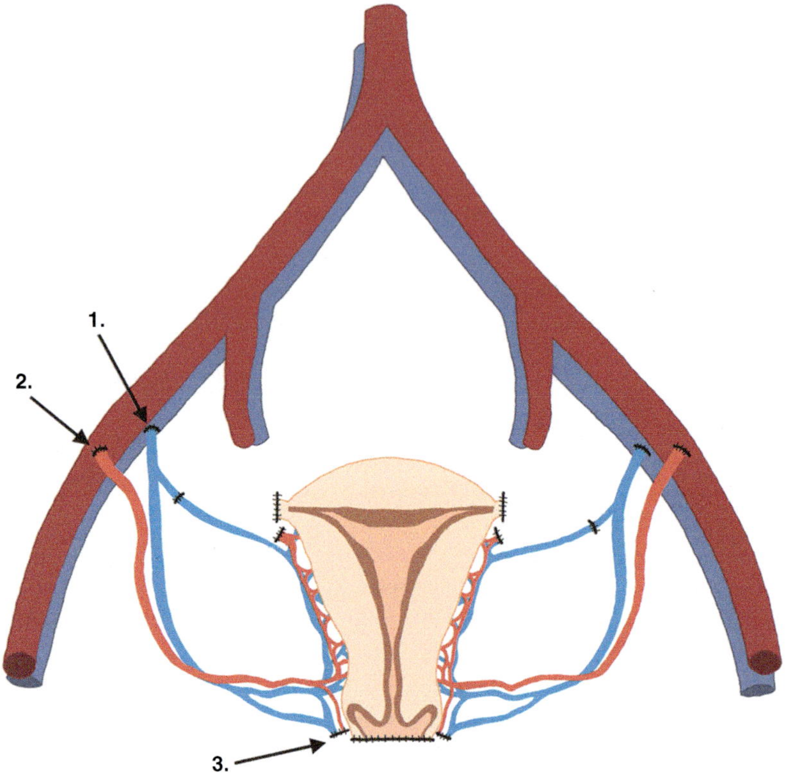

Abb. 9.3 Stellen der vaskulären Anastomosen einer Uterustransplantation. Mod. nach Brännström et al. (Brännström et al. 2020a) *1.* Venöse End-zu-Seit-Anastomose auf die V. iliaca interna. *2.* Arterielle End-zu-Seit-Anastomose auf die A. iliaca interna. *3.* Ggf. weitere vaskuläre Anastomosen abhängig von der Gefäßanatomie von Spenderin und Empfängerin

9.6.1 Immunsuppression

Die Protokolle der Immunsuppression bei Uterustransplantation basieren weitgehend auf den Erfahrungen bei Transplantation anderer solider Organe. Für die Induktionsbehandlung werden sowohl polyklonale T-Zell- als auch IL-2-Rezeptor-Antikörper eingesetzt. Die Aufrechterhaltung der Immunsuppression basiert auf einer Dreifach- oder Zweifachkombination mit einem Calcineurininhibitor (meist Tacrolimus), Mycophenolatmofetil (MMF) und Steroiden. Letztere werden sukzessive reduziert und möglichst ausgeschlichen. Akute Abstoßungsreaktionen werden mit Methylprednisolon in Form von Bolusinjektionen behandelt. Nach ca. 10 Monaten und vor dem Embryotransfer wird Mycophenolatmofetil wegen teratogener Nebenwirkungen durch Azathioprin ersetzt (Brännström et al. 2018).

9.7 Ergebnisse

Bisher wurden weltweit mehr als 70 Uterustransplantationen durchgeführt (Hammond-Browning und Williams 2020). Alle Patientinnen (Spenderinnen und Empfängerinnen) werden in einem internationalen Register erfasst und der Verlauf dokumentiert. Kürzlich veröffentlichte 1-Jahres-Follow-up-Daten zeigen erfreuliche Ergebnisse auch mit guter psychosozialer Rehabilitation. Alle Patientinnen führen ihr „normales“ Leben weiter und validierte psychologische Tests zeigen Ergebnisse, die sogar etwas besser als in der Allgemeinbevölkerung sind (Kvarnström et al. 2017). Ebenso waren die insgesamt geringen postoperativen Komplikationen reversibel (Brännström et al. 2018).

Langzeitergebnisse bei der Spenderin für späte Folgen der Hysterektomie wie potenzielle

Harnleiterstrikturen, Denervierung des Beckenbodens mit möglichem Beckenbodenprolaps oder Inkontinenz stehen noch aus und werden konsequent beforscht (Gyhagen et al. 2015; Muir et al. 2003).

9.8 Schlussfolgerung

Die bisherigen Erfahrungen der Uterustransplantation belegen in beeindruckender Weise, dass die AUFI und als Folge ein unerfüllter Kinderwunsch chirurgisch behandelt werden kann. Die weltweit besten Ergebnisse wurden bislang durch eine Lebendspende erzielt. Aufgrund der besonderen Gefäßversorgung des Uterus ist die Spenderhysterektomie ein komplexer und diffiziler Eingriff. Peri- und postoperative Komplikationen waren sowohl für die Spenderinnen als auch die Empfängerinnen in vertretbarem Rahmen, wobei Langzeitergebnisse bislang fehlen. Ein längerfristiges Risiko der Immunsuppression besteht nicht, denn nach der Geburt eines Kindes oder maximal eines Zweiten kann der Uterus wieder entfernt werden. Schlussendlich bleibt die Diskussion, ob ein unerfüllter Kinderwunsch so große Eingriffe rechtfertig, offen.

Literatur

Brännström M, Johannesson L, Dahm-Kähler P et al (2014) First clinical uterus transplantation trial: a six-month report. Fertil Steril 101(5):1228–1236

Brännström M, Johannesson L, Bokström H et al (2015) Livebirth after uterus transplantation. Lancet (London, England) 385(9968):607–616

Brännström M, Dahm Kähler P, Greite R et al (2018) Uterus transplantation: a rapidly expanding field. Transplantation 102(4):569–577

Brännström M, Kvarnström N, Dahm-Kähler P (2020a) Novel approaches in uterus transplantation. Curr Opin Organ transpl 25(6):584–593

Brännström M, Dahm-Kähler P, Ekberg J et al (2020b) Outcome of recipient surgery and 6-month follow-up of the Swedish live donor robotic uterus transplantation trial. J Clin Med 9(8)

Brännström M, Kvarnström N, Groth K et al (2020c) Evolution of surgical steps in robotics-assisted donor surgery for uterus transplantation: results of the eight cases in the Swedish trial. Fertil Steril 114(5):1097–1107

Brännström M, Tullius SG, Brucker S, Dahm-Kähler P, Flyckt R, Kisu I, Andraus W, Wei L, Carmona F, Ayoubi JM, Scollo P, Weyers S, Fronek J (2023) Registry of the International Society of Uterus Transplantation: First Report. Transplantation 107(1):10–17. https://doi.org/10.1097/TP.0000000000004286. Epub 2022 Aug 11. PMID: 35951434.

Brucker SY, Strowitzki T, Taran FA et al (2020) Living-donor uterus transplantation: pre-, intra-, and postoperative parameters relevant to surgical success, pregnancy, and obstetrics with live births. J Clin Med 9(8)

Eraslan S, Hamernik RJ, Hardy JD (1966) Replantation of uterus and ovaries in dogs, with successful pregnancy. Archv Surg 92(1):9–12

Fageeh W, Raffa H, Jabbad H et al (2002) Transplantation of the human uterus. Int J Gynaecol Obstetr 76(3):245–251

Gyhagen M, Åkervall S, Milsom I (2015) Clustering of pelvic floor disorders 20 years after one vaginal or one cesarean birth. Int Urogynecol J 26(8):1115–1121

Hammond-Browning N, Williams NJ (2020) Developing an international registry for uterus transplantation (IRUTx): promises and challenges. Hum Reprod (Oxford, England) 35(12):2643–2649

Herlin M, Bjørn AM, Rasmussen M et al (2016) Prevalence and patient characteristics of Mayer-Rokitansky-Küster-Hauser syndrome: a nationwide registry-based study. Hum Reprod (Oxford, England) 31(10):2384–2390

Johannesson L, Testa G, Flyckt R et al (2020) Guidelines for standardized nomenclature and reporting in uterus transplantation: an opinion from the United States Uterus Transplant Consortium. Am J Transplant Off J Am Soc Transplant Am Soc Transplant Surg 20(12):3319–3325

Johannesson L, Koon EC, Bayer J et al (2021) Dallas UtErus transplant study: early outcomes and complications of robot-assisted Hysterectomy for living uterus donors. Transplantation 105(1):225–230

Jones BP, Saso S, Bracewell-Milnes T et al (2019) Human uterine transplantation: a review of outcomes from the first 45 cases. BJOG 126(11):1310–1319

Kristek J, Johannesson L, Novotny R et al (2020) Human uterine vasculature with respect to uterus transplantation: a comprehensive review. J Obstet Gynaecol Res 46(11):2199–2220

Kvarnström N, Järvholm S, Johannesson L et al (2017) Live donors of the initial observational study of uterus transplantation-psychological and medical follow-up until 1 year after surgery in the 9 cases. Transplantation 101(3):664–670

Mahmood S, Johannesson L, Testa G et al (2019) DUETS (Dallas UtErus Transplant Study): the role of imaging in uterus transplantation. SAGE Open Med 7:2050312119875607

Muir TW, Stepp KJ, Barber MD (2003) Adoption of the pelvic organ prolapse quantification system in peer-reviewed literature. Am J Obstet Gynecol 189(6):1632–1635; discussion 5-6

Oppelt P, Renner SP, Kellermann A et al (2006) Clinical aspects of Mayer-Rokitansky-Kuester-Hauser syndrome: recommendations for clinical diagnosis and staging. Hum Reprod (Oxford, England) 21(3):792–797

Orhan A, Ozerkan K, Kasapoglu I et al (2020) From where does the uterine artery originate? A prospective, observational laparoscopic anatomic study. J Minim Invasive Gynecol 27(5):1081–1086

Taran FA, Schöller D, Rall K et al (2019) Screening and evaluation of potential recipients and donors for living donor uterus transplantation: results from a single-center observational study. Fertil Steril 111(1):186–193

Wei L, Xue T, Tao KS et al (2017) Modified human uterus transplantation using ovarian veins for venous drainage: the first report of surgically successful robotic-assisted uterus procurement and follow-up for 12 months. Fertil Steril 108(2):346–56.e1

10 Lebendspende Darmtransplantation

Silvio Nadalin, Lara Genedy
und Alfred Königsrainer

Inhaltsverzeichnis

10.1 Indikation zur Darmtransplantation

Die Darmtransplantation (DTx) ist nicht die primäre Therapie eines intestinalen Versagens, definiert als Unfähigkeit die Protein-, Energie-, Flüssigkeits- und Mikronärstoffbilanz aufrechtzuhalten. Mögliche Ursachen der eingeschränkten resorptiven Kapazität des Darms sind Obstruktion, Dysmotilität, chirurgische Resektionen, kongenitale Erkrankung oder eine krankheitsassoziierte verminderte Absorption. Die Darmtransplantation gilt als letzte Therapieoption nach Scheitern der konservativen Therapie des intestinalen Versagens, was dann einem terminalen intestinalen Versagens entspricht (i.e. Rehabilitation und Readaptation des Restdarms durch enterale und parenterale Ernährung) (Braun et al. 2017).

S. Nadalin (✉) · A. Königsrainer
Klinik für Allgemein-, Viszeral- und Transplantationschirurgie, Universitätsklinikum Tübingen, Tübingen, Deutschland
e-mail: Silvio.Nadalin@med.uni-tuebingen.de; alfred.koenigsrainer@med.uni-tuebingen.de

L. Genedy
Universitätsklinik für Allgemeine, Viszeral- und Transplantationschirurgie, Tübingen, Deutschland
e-mail: lara.genedy@t-online.de

U. Settmacher, F. Rauchfuß (Hrsg.), *Organtransplantation mit Lebendspende*,
https://doi.org/10.1007/978-3-662-65736-2_10

Verfahren der Darmtransplantation

1. Isolierte Darmtransplantation (meist Dünndarm mit rechtem Hemikolon) (DTx)
2. Kombinierte Leber-Darm-Transplantation (LDTx)
3. Multiviszeraltransplantation mit/ohne Leber (MVTx)

Kriterien eines terminalen intestinalen Versagens Diese sind gleichbedeutend mit den Indikationen zur Darmtransplantation:

- Zentrale Venenthrombosen mit dem Verlust von mindestens zwei großen Zugängen,
- einmalige oder mehrfache systemische katheterassozierte Sepsisepisoden, welche einen stationären Aufenthalt erfordern,
- katheterassoziierte Pilzinfektion (einmalig) mit septischem Schock oder ARDS (Acute Respiratory Distress Syndrome),
- rezidivierende Entgleisungen des Flüssigkeits-, Elektrolyt- und Säure-Base-Haushalts,
- fortgeschrittene/irreversible IFALD (Intestinal Failure-associated Liver Disease).

Bei Kindern ist die Indikationsstellung ähnlich, jedoch gelten Wachstumsverzögerung und/oder eine fortgeschrittene Osteopathie als zusätzliche Kriterien.

Dank der zunehmend besseren Ergebnisse der konservativen Rehabilitationstherapie des intestinalen Versagens in den letzten 10 Jahren ist der Bedarf für eine Darmtransplantation deutlich gesunken (Abb. 10.1) (International Transplant Registry Report 2019).

Obwohl die langfristigen Patientenüberlebensraten akzeptabel sind (Abb. 10.2), sind die Transplantatfunktionsraten nicht zufriedenstellend (Tab. 10.1, 10.2 und Abb. 10.3). Dabei muss betont werden, dass nur eine komplette Funktion für den Patienten ein zufriedenstellendes Ergebnis darstellt.

Hauptgründe für ein Transplantatversagen
Diese sind zumeist immunologisch und/oder infektiologisch bedingt (International Transplant Registry Report 2019; Bharadwaj et al. 2017):

- Abstoßung (30–60 %, vor allem aufgrund von „HLA-Inkompatibilität“)
- Infektion (vor allem CMV- und EBV-assoziiert)
- PTLD (Post-Transplant Lymphoproliferative Disease)
- Graft-versus-Host-Reaktion (GVHD)
- Nierenversagen

10.2 Aktuelle Lage der Darmtransplantation

Gemäß des internationalen Intestinal Transplant Registry (https://tts.org/irta-registries/irta-itr) wurden zwischen 1985 und 2019 weltweit in 97 Transplantationszentren (>70 % nordamerikanische Zentren) insgesamt 4103 Darmtransplantationen durchgeführt (1842 isolierte Darmtransplantation, 1251 kombinierte Leber-Darm-Transplantationen und 1010 Multiviszeraltransplantationen), davon 1951 bei Erwachsenen und 2096 bei Kindern (728 isolierte Darmtransplantationen, 973 kombinierte Leber-Darm-Transplantationen und 395 Multiviszeraltransplantationen).

Gegenwärtig repräsentieren postmortale Spender, sogenannte „Deceased Donors“ die Hauptquelle für Darmtransplantate. Fischer-Fröhlich et al. schlugen hierzu das Profil eines idealen postmortalen Darmspenders vor (Tab. 10.3) (Fischer-Fröhlich et al. 2012).

Betrachtet man den anhaltenden Mangel an postmortale Spender (<10/1 Mio. Einwohner in Deutschland) und die zunehmenden Komorbiditäten der postmortale Spender (Zunahme des „Donor Risk Index“ [DRI]), so wird deutlich, dass die Wartezeit auf ein Darmtransplantat zu lange ist und zuletzt immer länger wird. Weitere limitierende Faktoren für die postmortale Darmtransplantation sind die Gewebeübereinstim-

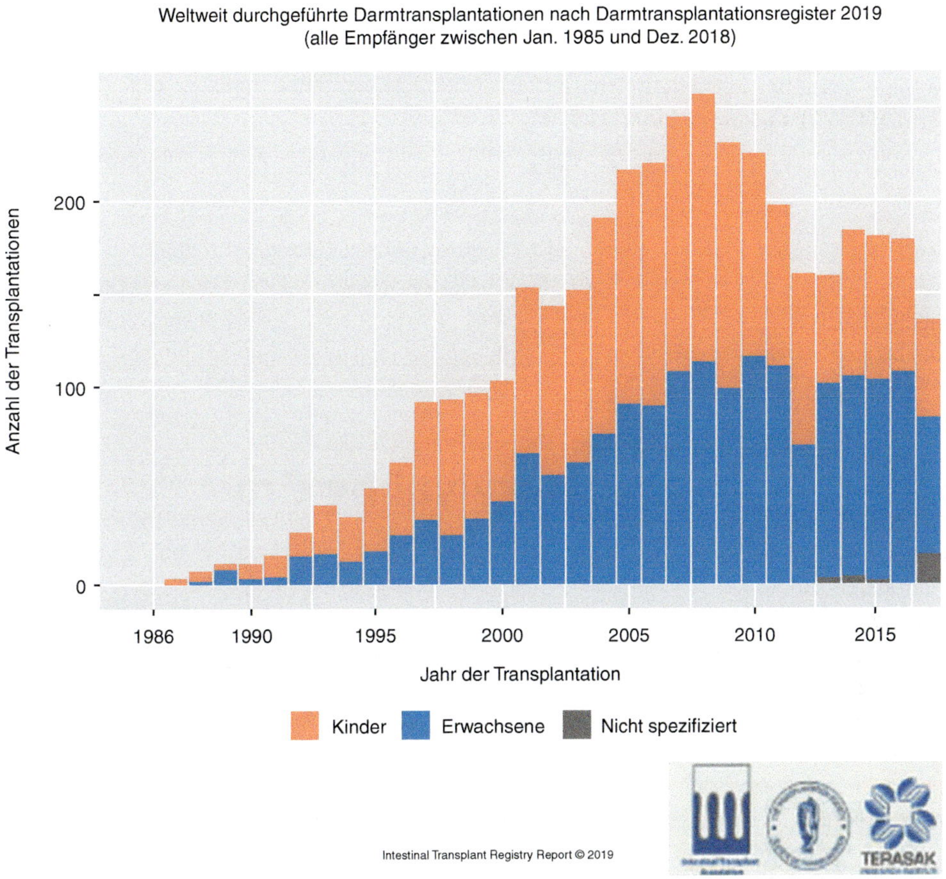

Abb. 10.1 Zeitliche Entwicklung der Darmtransplantation nach International Transplant Registry Report 2019 (International Transplant Registry Report 2019).

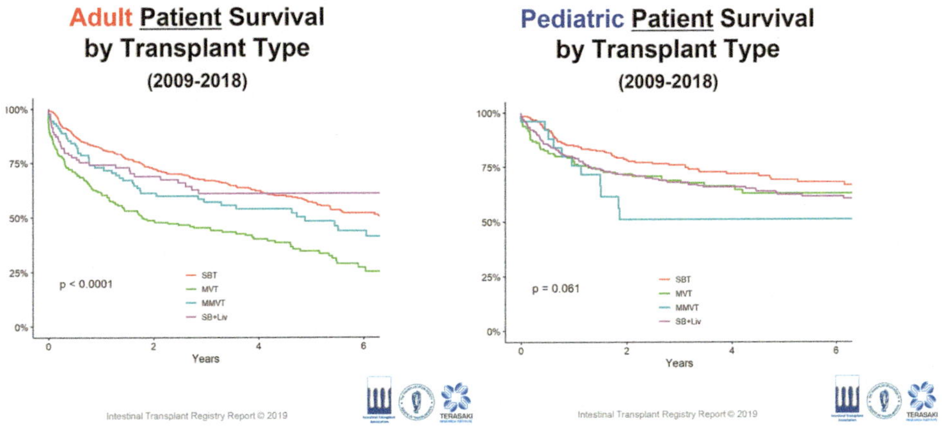

Abb. 10.2 Patientenüberleben nach Verstorbenendarmtransplantation (https://tts.org/irta-registries/irta-itr)

Tab. 10.1 Allgemeines Langzeitüberleben des Transplantats nach verschiedenen Transplantationsarten nach Bharadwaj et al. (Bharadwaj et al. 2017)

	1-Jahres-Überleben	5-Jahres-Überleben	10-Jahres-Überleben
Darmtransplantation	74 %	42 %	26 %
Darm-, Leber-, Pankreas-Transplantation	70 %	50 %	40 %
Kombinierte Leber-Darm-Transplantation	61 %	46 %	40 %

Tab. 10.2 Transplantatüberleben bei Kindern nach Darmtransplantation (Lacaille et al. 2017)

	5-Jahres-Überleben	10-Jahres-Überleben
Darmtransplantation	57 %	44 %
Darm-, Leber-, Pankreas-Transplantation	44 %	31 %
Kombinierte Leber-Darm-Transplantation	44 %	31 %

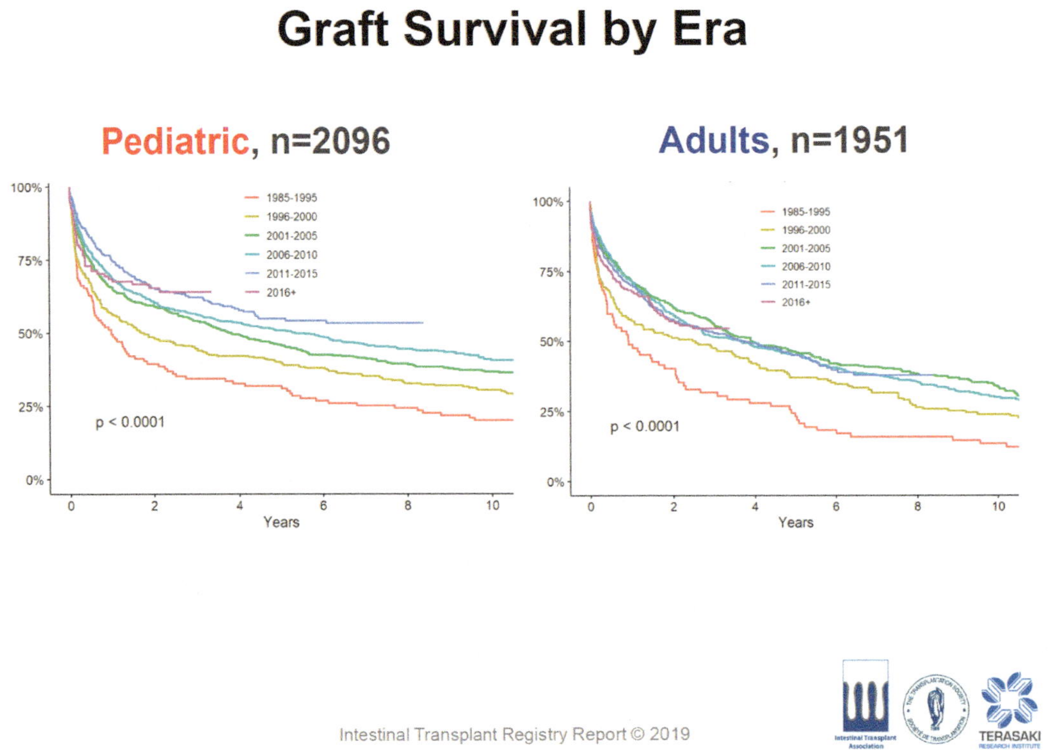

Abb. 10.3 Transplantatüberleben nach Verstorbenendarmtransplantation (https://tts.org/irta-registries/irta-itr)

mung (HLA-Match) und die Inkompatibilität der Körpergröße des Spenders zum Empfänger (Size-Match). Als Konsequenz beträgt die Wartezeit für eine postmortale Darmtransplantation meist länger als 12 Monate.

In Anbetracht der Progression eines intestinalen Versagens zu einer IFALD und zum terminalen intestinalen Versagen verbunden mit einem hohen Mortalitätsrisiko auf der Warteliste (insbesondere bei pädiatrischen Patienten im Alter von 0–5 Jahren; Mortalität auf der Warteliste bis zu 60 %), steigt auch der Bedarf für kombinierte Formen der intestinalen Transplantation (Testa et al. 2004; Gangemi et al. 2009).

Vor diesem Hintergrund ist die Lebendspendedarmtransplantation eine wichtige Option,

Tab. 10.3 Profil des idealen postmortalen Darmspenders (Fischer-Fröhlich et al. 2012)

Spenderparameter	„Idealer" Darmspender
Alter	0–50 Jahre
Intensivzeit	<1 Woche (Achtung! Enterale Ernährung muss innerhalb von 24 Stunden nach Aufnahme auf der Intensivstation begonnen werden)
Todesursache und Bauchtrauma	Jede Todesursache außer offenes oder stumpfes Bauchtrauma ist akzeptabel
Vasopressoren	Keine oder nur in geringen Dosen
Herzstillstand und CPR	<10 Minuten
Natrium	Aktuellster Wert <155 mmol/l
Medikation	Standardspenderbehandlung
Größenverhältnis	DRBWR und DRHR ≤1 (Bei kindlichen Empfängern kann ein DRBWR von bis zu 3 akzeptiert werden, wenn eine Transplantatreduktion möglich ist.)

CPR Cardiopulmonary Resuscitation; *DRBWR* Donor Recipient Body Weight Ratio; *DRHR* Donor Recipient Height Ratio

um Patienten mit terminalem intestinalem Versagen rechtzeitig transplantieren zu können. Folglich kann die Wartezeit verkürzt, ein Fortschreiten möglicher Komplikationen, wie bspw. der IFALD, verhindert und dadurch die Mortalität wesentlich gesenkt werden. Wie bei jeder Form der Lebendspende steht dem Vorteil für den Empfänger das Risiko für den Spender gegenüber und erfordert eine gesonderte Betrachtung. Mit Ausnahme des unmittelbaren chirurgischen Traumas und des Dünndarmverlusts von 100–200 cm sind nach anfänglichen postoperativen allgemeinen Beschwerden und Durchfall in den ersten zwei bis vier Wochen nach der Spende bislang keine relevanten Komplikationen beschrieben. Dabei bleibt allerdings ein gewisses Langzeitrisiko wie bei jeglicher Form abdomineller Operationen bestehen.

Vorteile für den Empfänger bei Lebendspende – insbesondere für pädiatrische Patienten (Testa et al. 2004; Tzvetanov et al. 2018)

- Verkürzte Wartezeit
- Elektiver Eingriff bei symptomfreien und stabilen Patienten
- Kurze kalte Ischämiezeit (KIZ), welche laut Fryer et al. wichtig ist: „Eine direkte Korrelation zwischen Ischämiezeit und dem Grad der Schleimschäden ist bekannt. Irreversible Schäden finden sich nach fünf Stunden kalter Ischämiezeit und die Rate der bakteriellen Translokation steigt nach neun Stunden signifikant an." (Fryer und Angelos 2004)
- Reversibilität einer IFALD
- Immunologische Vorteile, vor allem hinsichtlich „HLA-Match"; bei identischen Zwillingen (Lebenddarmtransplantation zwischen eineiigen Zwillingen wurden in der Literatur mit hervorragenden Ergebnissen beschrieben.) (Fortner et al. 1972; Margreiter 1999; Morris et al. 1995; Schena et al. 2006; Berney et al. 2004; Margreiter 1997)

Die Lebenddarmtransplantation bietet einen zusätzlichen Vorteil bei hoch immunisierten Empfängern mit hohem präformierten Antikörpertiter im Gegensatz zu donorspezifischen HLA-Antikörpern (DSA). In diesem Zusammenhang berichteten Garcia-Roca et al. (Garcia-Roca et al. 2016) über zwei Fälle, wo mittels eines Desensibilisierungsprotokoll erfolgreich die Lebendspendedarmtransplantation durchgeführt werden konnte. Die Kreuzproben wurden präoperativ negativ und bei beiden Empfängern sind keine Anzeichen einer humoralen Abstoßung aufgetreten.

Der einzige wirkliche Nachteil für den Empfänger scheint durch die reduzierte Darmlänge des Transplantats gegeben, welche etwa 100 cm für Kinder und 160–200 cm für Erwachsene beträgt.

10.3 Entwicklung der Darmtransplantation

Die erste dokumentierte Darmtransplantation wurde von R. Lillehei am 05.04.1967 (Lillehei et al. 1967) bei einer 46-jährigen Frau mit einem postmortalen Spender durchgeführt. Doch bereits 1964 führte R. Deterling am Boston Floating Hospital eine Dünndarmtransplantation bei einem Säugling mit einem Ileumsegment der Mutter des Kindes durch. Der Empfänger verstarb 12 Stunden nach der Transplantation. Dieser und eine weitere Transplantation desselben Teams wurden nie publiziert, jedoch fanden sie Erwähnung während einer wissenschaftlichen Diskussionssitzung (Margreiter 1997). Von den zwischen 1964 und 1970 durchgeführten Darmtransplantation stammten drei Transplantate von lebenden Spendern. Die letzte Transplantation in dieser Serie unter Verwendung von Azathioprin und Steroiden als Immunsuppression wurde am 16.11.1970 von F.G. Fortner am Memorial Sloan Kettering Hospital in New York durchgeführt, wobei 170 cm Jejunoileum von einer HLA-identischen Schwester verwendet wurden. Dieses Transplantat ermöglichte zum ersten Mal die orale Nahrungsaufnahme zwischen dem 23. und 60. postoperativen Tag. Die Patientin verstarb jedoch am 79. Tag (Fortner et al. 1972). Diese Transplantation war der erste Nachweis, dass eine Darmtransplantation erfolgreich sein kann, wenn die immunologischen Barrieren überwunden werden können.

15 Jahre später wurden in Toronto erstmals Dünndarmtransplantationen mit Immunsuppression auf Ciclosporin-Basis durchgeführt (Cohen et al. 1986). Bis 1990 erfolgten insgesamt weitere 15 Transplantationen an sechs Zentren weltweit. Bis auf zwei Transplantate stammten alle von postmortalen Spendern. Die meisten dieser postmortalen Transplantate überlebten nur wenige Tage und Wochen, einige funktionierten bis zu 17 Monate. Die fünfte Darmtransplantation in dieser Serie wurde 1987 an der Universitätsklinik Kiel von E. Deltz bei einem 4 Jahre alten Jungen durchgeführt. Seiner Mutter wurden 60 cm Jejuno-Ileum entnommen und heterotopisch implantiert. Dieses Transplantat musste allerdings 12 Tage später wegen einer irreversiblen Abstoßung wiederum entfernt werden (Margreiter 1997). Am 09.08.1988 führte dieselbe Gruppe eine Dünndarmtransplantation durch, die als der erste erfolgreiche klinische Fall angesehen wird (Deltz et al. 1989). Eine 42-jährige Frau hatte im Mai 1988 aufgrund einer mesenterialen Thrombose ihr gesamtes Jejuno-Ileum und den größten Teil des Dickdarms verloren. Ein 60- bis 70-cm-langes Segment von Jejunum und oberem Ileum ihrer haplotypisch identischen Schwester wurde mit einer Gesamtischämiezeit von 1 Stunde 15 Minuten transplantiert. Zusätzlich zur Induktion mit einem Antithymozytenglobulin wurden intravenös Ciclosporin und Steroide zur Immunsuppression verabreicht. Sechs Wochen nach der Transplantation konnte die Darmkontinuität wiederhergestellt werden, indem das proximale Ende des Transplantats mit dem Duodenum und das distale Ende mit dem Colon sigmoideum der Patientin anastomosiert wurde. Die orale Nahrungsaufnahme war zwei Wochen nach Wiederherstellung des Verdauungstrakts möglich. Mehrere akute Abstoßungsepisoden konnten erfolgreich mit Steroiden reversiert werden. Bis Mitte 1992 bestand eine komplette orale Autonomie ohne parenterale Ernährung. Das Transplantat ging dann aufgrund einer chronischen Abstoßung verloren und die Patientin entwickelte einen Diabetes mellitus, eine Niereninsuffizienz und verstarb letztlich im September 1993.

Ende der 1990er-Jahre etablierten Gruessner et al. ein standardisiertes Verfahren der Lebenddarmentnahme und -transplantation, das in den folgenden Jahren weiter verfeinert wurde. Sowohl bei Kindern, als auch bei Erwachsenen waren Kurz- und Langzeitergebnisse inzwischen zufriedenstellend (Gruessner und Sharp 1997) (Margreiter 1999).

10.4 Technische Aspekte

10.4.1 Spenderoperation

Von Gruessner und Sharp (1997) wird wegen der günstigen Gefäßversorgung die Verwendung eines distalen Segments des Ileums als Transplantat vorgeschlagen. Als Transplantatgefäße bieten sich die A. und V. ileocolica an (Pirenne et al. 1996).

Für eine ausreichende Transplantatfunktion bei erwachsenen Patienten sollten etwa 200 cm Darm übertragen werden, bei pädiatrischen Patienten reicht eine Länge von ca. 150 cm. Mit einem Dünndarmtransplantat, das aus nur 60 cm distalem Jejunum und proximalem Ileum bestand, konnte keine Unabhängigkeit von der parenteralen Ernährung erreicht werden (Taguchi und Suita 2002).

Die heute angewandte Technik der Spenderoperation wurde von Testa et al. (Testa et al. 2004) ausführlich wie folgt beschrieben:

- Mediane Laparotomie.
- Primär wird die Länge des Dünndarmes vom Treitz-Band bis zur Ileocoecalklappe gemessen.
- Nach Beurteilung der Gefäßarkaden des Ileums werden 200 cm oder 150 cm unter Erhaltung von mindestens 20 cm terminales Ileum abgemessen. Die Erhaltung der letzten 20 cm des terminalen Ileums und der Ileocoecalklappe sollte immer gewährleistet sein, um eine Lipid- und/oder Vitamin-B_{12}-Malabsorption und eine Beschleunigung der intestinalen Transitzeit beim Spender zu vermeiden.
- Sicherstellung, dass mindestens 60 % des Dünndarms für den Spender verbleiben.
- Präparation der A. ileocolica an der A. mesenterica superior.
- Präparation der V. ileocolica an der V. mesenterica superior.
- „V"-förmige Skelettierung des entsprechendem Dünndarmmesenteriums.
- Zuletzt wird der Dünndarm mit einem gastrointestinalen Anastomoseklammergerät geteilt.
- Entnahme des Transplantats nach Durchtrennung der Transplantatgefäße. Verschluss der Stümpfe, ohne den Zu- und Abfluss im verbleibenden Darm zu gefährden.
- Das Transplantat wird am Nebentisch mit kalter Perfusionslösung durch die Arterie perfundiert, bis das Perfusat aus der Vene klar ist.
- Die beiden Enden des Dünndarms beim Spender werden dann Seit-zu-Seit wieder anastomosiert.

10.4.2 Empfängeroperation

Die Revaskularisation des Transplantats erfolgt für gewöhnlich über der Aorta und V. mesenterica superior am Pankreasunterrand des Empfängers, ggf. auch über die V. cava inferior mithilfe von Gefäßinterponaten.

10.5 Ergebnisse

In Tab. 10.4 sind die weltweiten Erfahrungen der Lebenddarmtransplantation (ca. 70 Fälle, davon 47 in den USA und 22 in Asien) aus der internationalen Literatur zusammengefasst.

Die Ergebnisse hinsichtlich Patientenüberleben und Transplantatfunktionsrate sind mit denen nach Verstorbenendarmtransplantation vergleichbar. Bei Patienten, die nach 2000 transplantiert wurden, zeigen sich Patientenüberlebensraten von 77 % nach einem Jahr, 58 % nach fünf Jahren und 47 % nach 10 Jahren, bei einer Transplantatfunktionsrate von 71 %, 50 % bzw. 41 % für den gleichen Zeitraum (Grant et al. 2015). In einer kürzlich publizierten Zusammenstellung der Erfahrungen in den USA zeigen sich ebenfalls keine Unterschiede der Ergebnisse zwischen Lebend- und Verstorbenendarmtransplantationen (Gruessner und Gruessner 2018).

Tab. 10.4 Weltweite Erfahrung mit Lebenddarmtransplantation (Stand November 2020)

Land/Region	Zeitraum	Gesamtzahl der Darmtransplantation	Verstorbenendarmtransplantation	Lebenddarmtransplantation
Europa				
Europa (Multizentrumsstudie)	bis 2005	126		
Deutschland	1987–1988 (Margreiter 1997; Deltz et al. 1989)			2
Niederlande	2001–2013 (Neelis et al. 2016)	12	12	0
Schweiz	2000 (Morel et al. 2000)			1
Großbritannien	1997 (Calne et al. 1997)			1
Nordamerika				
Kanada	1985–1990 (Cohen et al. 1986)	15	13	2
USA	1964–1970 (Fortner et al. 1972; Margreiter 1997)			3
	1987–2015 (Gruessner und Sharp 1997; Gruessner und Gruessner 2018)	2658	2615 (1219 Erwachsene, 1396 Kinder)	43 (23 Erwachsene, 20 Kinder)
	2016 (Smith et al. 2018)	147	147	0
	2017 (Smith et al. 2019)	109	108	1
	2018 (Smith et al. 2020)	104	103	0
Asien				
China	1999–2003 (Ji et al. 2009)			4
Indien	2012 (Kumaran et al. 2012)			1
Japan	1996–2019 (The Japan Intestinal und Transplant 2019)	30	17	13
Korea	2004–2019 (Hibi et al. 2020)	17	13	4
Taiwan	2007–2019 (Hibi et al. 2020)	24	24	0
Lateinamerika				
Argentinien	1999–2019 (Gondolesi et al. 2020)	67 (23 Erwachsene, 42 Kinder)	67	0
Brasilien	1968–2019 (Gondolesi et al. 2020)	22 (21 Erwachsene, ein Kind)	21	1
Chile	2004 (Gondolesi et al. 2020)	2	2	0
Kolumbien	2004–2019 (Gondolesi et al. 2020)	40	40	0
Costa Rica	2013–2014 (Gondolesi et al. 2020)	2	2	
Mexico	2011 (Gondolesi et al. 2020)	2	1	1
Weltweit				
ITR (Intestinal transplant registry)	1985–2013 (Grant et al. 2015)	2887		63

Die Gruppe der Universität in Illinois, Chicago, hat mit 25 Fällen die größte Erfahrung mit Dünndarmtransplantationen von Lebendspendern (Gangemi et al. 2009; Tzvetanov et al. 2010; Ghafari et al. 2012; Benedetti et al. 2006). Es wurden keine relevanten Spenderkomplikationen beobachtet und die Gesamtüberlebenszeit der Patienten nach ein und drei Jahren betrug 80 %, während die Transplantatfunktionsrate für den gleichen Zeiträumen 70 % betrug.

Die japanische Gesellschaft für intestinale Rehabilitation und Darmtransplantation berichtete über 13 Lenbenddarmtransplantation (The Japan Intestinal und Transplant 2019). Die meisten Spender hatten innerhalb des ersten Monats vermehrt Durchfall, der sich im Verlauf spontan besserte. Ebenso kam es bei den Spendern zu einem Gewichtsverlust (mittlerer Gewichtsverlust 1,6 kg), der ebenfalls in den folgenden Monaten wieder aufgeholt werden konnte. Abgesehen von diesen Ereignissen benötigte kein Spender nach der Lebensspende ärztliche Betreuung. Gegenwärtig bestehen bei keinem Spender Durchfall, neu aufgetretene Nahrungsmittelunverträglichkeiten, Gewichtsverlust oder eine Vitamin-B_{12}-Malabsorption.

10.6 Schlussfolgerung

Bislang konnten bei Lebenddarmtransplantation zwar keine signifikanten Vorteile gegenüber einer Verstorbenendarmtransplantation gezeigt werden. Dennoch rechtfertigen relevante Vorteile, wie ein geringeres immunologisches Risiko, die verkürzte kalte Ischämiezeit und der elektive Eingriff, bevor lebensbedrohliche Komplikationen eines terminalen intestinalen Versagens vorliegen, bei ausgesuchten Patienten ein gewisses gut abschätzbares Spenderrisiko.

Literatur

Benedetti E, Holterman M, Asolati M et al (2006) Living related segmental bowel transplantation: from experimental to standardized procedure. Ann Surg 244(5):694–699

Berney T, Genton L, Buhler LH et al (2004) Five-year follow-up after pediatric living related small bowel transplantation between two monozygotic twins. Transplant Proc 36(2):316–318

Bharadwaj S, Tandon P, Gohel TD et al (2017) Current status of intestinal and multivisceral transplantation. Gastroenterol Rep 5(1):20–28

Braun M, Königsrainer A, Nadalin S (2017) Intestinales Versagen und Darmtransplantation. Allgemein- und Viszeralchirurgie up2date 2017. Georg Thieme, S 585–602

Calne RY, Friend PJ, Middleton S et al (1997) Intestinal transplant between two of identical triplets. Lancet (London, England) 350(9084):1077–1078

Cohen Z, Silverman RE, Wassef R et al (1986) Small intestinal transplantation using cyclosporine. Report of a case. Transplantation 42(6):613–621

Deltz E, Schroeder P, HG H et al (1989) Successful clinical small bowel transplantation: report of a case. Clin Transpl 3:89

Fischer-Fröhlich CL, Königsrainer A, Schaffer R et al (2012) Organ donation: when should we consider intestinal donation. Transpl Int 25(12):1229–1240

Fortner JG, Sichuk G, Litwin SD et al (1972) Immunological responses to an intestinal allograft with HL-A-identical donor-recipient. Transplantation 14(5):531–535

Fryer J, Angelos P (2004) Is there a role for living donor intestine transplants? Progr Transpl (Aliso Viejo, Calif) 14(4):321–329

Gangemi A, Tzvetanov IG, Beatty E et al (2009) Lessons learned in pediatric small bowel and liver transplantation from living-related donors. Transplantation 87(7):1027–1030

Garcia-Roca R, Tzvetanov IG, Jeon H et al (2016) Successful living donor intestinal transplantation in crossmatch positive recipients: Initial experience. World J Gastrointest Surg 8(1):101–105

Ghafari J, Tzvetanov I, Spaggiari M et al (2012) The effect of small bowel living donation on donor lipid profile. Transpl Int 25(1):e19–e20

Gondolesi GE, Doeyo M, Solar-Muñiz H (2020) A detailed analysis of the current status of intestinal transplantation in Latin America. Curr Opin Organ Transpl 25(2):189–195

Grant D, Abu-Elmagd K, Mazariegos G et al (2015) Intestinal transplant registry report: global activity and trends. Am J Transplant Off J Am Soc Transplant Am Soc Transplant Surg 15(1):210–219

Gruessner RW, Sharp HL (1997) Living-related intestinal transplantation: first report of a standardized surgical technique. Transplantation 64(11):1605–1607

Gruessner RWG, Gruessner AC (2018) Solid-organ transplants from living donors: cumulative United States experience on 140,156 living donor transplants over 28 years. Transplant Proc 50(10):3025–3035

Hibi T, Chen Y, Kim JI et al (2020) Current status of intestinal transplantation in East Asia. Curr Opin Organ Transpl 25(2):165–168

International Intestinal Transplant Registry Report © 2019, Intestinal Rehabilitation and Transplant Society, A Section of the Transplant Society, http://graphics.tts.org/ITR_2019_ReportSlides.pdf
IntestinalTransplantRegistry (www.tts.org/irta-registries/irta-itr)
Ji G, Chu D, Wang W et al (2009) The safety of donor in living donor small bowel transplantation – an analysis of four cases. Clin Transpl 23(5):761–764
Kumaran V, Mehta NN, Varma V et al (2012) Living donor intestinal transplant using a standardized technique: first report from India. Ind J Gastroenterol 31(4):179–185
Lacaille F, Irtan S, Dupic L et al (2017) Twenty-eight years of intestinal transplantation in Paris: experience of the oldest European center. Transpl Int 30(2):178–186
Lillehei RC, Idezuki Y, Feemster JA et al (1967) Transplantation of stomach, intestine, and pancreas: experimental and clinical observations. Surgery 62(4):721–741
Margreiter R (1997) The history of intestinal transplantation. Transplant Rev 11:9–21
Margreiter R (1999) Living-donor pancreas and small-bowel transplantation. Langenbeck's Arch Surg 384(6):544–549
Morel P, Kadry Z, Charbonnet P et al (2000) Paediatric living related intestinal transplantation between two monozygotic twins: a 1-year follow-up. Lancet (London, England) 355(9205):723–724
Morris JA, Johnson DL, Rimmer JA et al (1995) Identical-twin small-bowel transplant for desmoid tumour. Lancet (London, England) 345(8964):1577–1578
Neelis EG, Roskott AM, Dijkstra G et al (2016) Presentation of a nationwide multicenter registry of intestinal failure and intestinal transplantation. Clin Nutr (Edinburgh, Scotland) 35(1):225–229
Pirenne J, Benedetti E, Gruessner A et al (1996) Combined transplantation of small and large bowel. FK506 versus cyclosporine A in a porcine model. Transplantation 61(12):1685–1694
Schena S, Testa G, Setty S et al (2006) Successful identical-twin living donor small bowel transplant for necrotizing enterovasculitis secondary to Churg-Strauss syndrome. Transpl Int 19(7):594–597
Smith JM, Weaver T, Skeans MA et al (2018) OPTN/SRTR 2016 annual data report: intestine. Am J Transplant Off J Am Soc Transplant Am Soc Transplant Surg 18(Suppl 1):254–290
Smith JM, Weaver T, Skeans MA et al (2019) OPTN/SRTR 2017 annual data report: intestine. Am J Transplant Off J Am Soc Transplant Am Soc Transplant Surg 19(Suppl 2):284–322
Smith JM, Weaver T, Skeans MA et al (2020) OPTN/SRTR 2018 annual data report: intestine. Am J Transplant Off J Am Soc Transplant Am Soc Transplant Surg 20 Suppl s1:300–339
Taguchi T, Suita S (2002) Segmental small-intestinal transplantation: a comparison of jejunal and ileal grafts. Surgery 131(1 Suppl):S294–S300
Testa G, Panaro F, Schena S et al (2004) Living related small bowel transplantation: donor surgical technique. Ann Surg 240(5):779–784
The Japan Intestinal R, Transplant A (2019) A report from the Japanese Intestinal Transplantation Registry. Jpn J Transpl 54(2–3):129–134
Tzvetanov IG, Oberholzer J, Benedetti E (2010) Current status of living donor small bowel transplantation. Curr Opin Organ Transpl 15(3):346–348
Tzvetanov IG, Tulla KA, D'Amico G et al (2018) Living donor intestinal transplantation. Gastroenterol Clin N Am 47(2):369–380

Lebendspende für die Lungen- und Pankreastransplantation

11

Falk Rauchfuß

Inhaltsverzeichnis

11.1 Lungenlebendspende

Eine der Hauptdeterminanten für die Auswahl der jeweiligen OP-Technik ist die Größe bzw. das Alter des Empfängers. Während bei Kleinkindern ein Unterlappen eines erwachsenen Spenders ausreichend ist, wird für erwachsene Empfänger insbesondere von der Gruppe aus Kyoto die Lebendspende von zwei Unterlappen von zwei verschiedenen Spendern als Standard angesehen (Date 2017).

Je nach anatomischen Voraussetzungen wird hierbei der linke Unterlappen anstelle des linken Lungenflügels implantiert (Abb. 11.1). Es existiert aber auch die Variante, von beiden Spendern den rechten Unterlappen zu entnehmen und für den linken Lungenflügel das Transplantat zu invertieren.

Wie auch bei der Leberlebendspende kann ein zu kleines Transplantatvolumen erhebliche Probleme mit sich bringen, in aller Regel resultiert hieraus dann ein schweres Lungenödem mit einem deutlich erhöhtem pulmonalarteriellen Widerstand. Ein zu großes Transplantatvolumen kann hingegen zu einem erhöhtem Atemwegswiderstand und der Bildung von Atelektasen führen (Date 2017).

Ungefähr 5 % aller Lungenlebendspender bedürfen einer chirurgischen oder bronchoskopischen Intervention nach der Operation. Die Lungenfunktion erreicht nach einem Jahr 90 % der präoperativen Lungenfunktionswerte (Date 2017).

Je nach Quelle finden sich 1-, 3- und 5-Jahres-Überlebensraten der Empfänger von 70 %, 54 %, bzw. 45 %, es sind aber auch 5-, 10 und 15-Jahres-Überlebensraten von 80,8 %, 72,6 % bzw. 61,7 % publiziert worden (Date 2017).

F. Rauchfuß (✉)
Klinik für Allgemein-, Viszeral- und Gefäßchirurgie,
Universitätsklinikum Jena, Jena, Deutschland
e-mail: Falk.Rauchfuss@med.uni-jena.de

U. Settmacher, F. Rauchfuß (Hrsg.), *Organtransplantation mit Lebendspende*,
https://doi.org/10.1007/978-3-662-65736-2_11

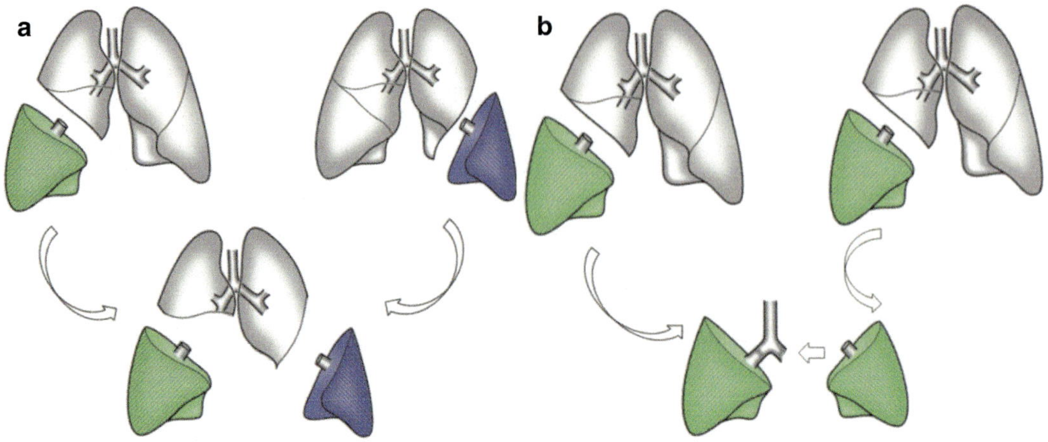

Abb. 11.1 Möglicher schematischer Ablauf einer Lungenlebendspende

11.2 Pankreaslebendspende

Je nach Ausmaß der Grunderkrankung des Empfängers sind die folgenden Transplantationsverfahren denkbar: die alleinige Transplantation eines Pankreassegments, die Transplantation des Pankreassegments nach einer bereits erfolgten Nierentransplantation sowie die simultane Transplantation eines Pankreassegments sowie einer Niere vom selben Spender. Im größten Pankreas-Lebendspende-Programm weltweit (Minnesota) bestand der größte Anteil der durchgeführten Operationen in der alleinigen Transplantation des Pankreassegments (n = 51), gefolgt von der simultanen Transplantation von Pankreassegment und Niere (n = 38) und der Transplantation eines Pankreassegments nach einer Nierentransplantation (n = 33) (Sutherland et al. 2012).

Der technische Anspruch bei der Spenderoperation besteht im Milzerhalt für den Spender trotz Mitnahme der A. lienalis für die arterielle Rekonstruktion im Empfänger. Wichtig ist hierbei ein Erhalt der gastroepiploischen Gefäße sowie der Aa. gastricae brevis, um eine Devaskularisation der Milz zu vermeiden (Humar et al. 1997).

Relativ häufige Komplikationen nach einer Pankreaslebendspende sind eine Pankreatitis sowie eine peripankreatische Serombildung. Im Langzeitverlauf ist die Ausbildung einer diabetischen Stoffwechsellage bei einem Pankreaslebendspender möglich. In der Mehrzahl der Fälle kann dieser medikamentös geführt werden (Kirchner et al. 2016).

Analog zur Transplantation von Pankreata nach postmortaler Spende ist insbesondere die Drainage des exokrinen Pankreas vielfältig. Neben der enteralen Drainage und der Drainage in die Harnblase wurden auch ureterale Ableitungen, die Sklerosierung des Pankreasgangs sowie die Technik des offengelassenen Pankreasgangs mit Drainage des Pankreassekrets in die freie Bauchhöhle angewendet. Schlussendlich wurde die enterale Drainage auch nach Pankreaslebendspende am häufigsten angewendet (Sutherland et al. 2012).

Die Langzeitüberlebensraten nach einer Pankreaslebendspende (an der Universität Minnesota) sind wie folgt: 1-Jahres-, 5-Jahres-, 10-Jahres- und 20-Jahres-Transplantat-Überleben von 62 %, 50 %, 34 % bzw. 14 % (n = 125) und damit denen nach einer postmortalen Spende absolut vergleichbar: 71 %, 50 %, 35 % bzw. 17 % (n = 1931) (Sutherland et al. 2012).

Literatur

Date H (2017) Living-related lung transplantation. J Thorac Dis 9:3362–3371. https://doi.org/10.21037/jtd.2017.08.152

Humar A, Gruessner RW, Sutherland DE (1997) Living related donor pancreas and pancreas-kidney transplantation. Br Med Bull 53:879–891. https://doi.org/10.1093/oxfordjournals.bmb.a011656

Kirchner VA, Finger EB, Bellin MD, Dunn TB, Gruessner RW, Hering BJ, Humar A, Kukla AK, Matas AJ, Pruett TL et al (2016) Long-term outcomes for living pancreas donors in the modern era. Transplantation 100:1322–1328. https://doi.org/10.1097/TP.0000000000001250

Sutherland DE, Radosevich D, Gruessner R, Gruessner A, Kandaswamy R (2012) Pushing the envelope: living donor pancreas transplantation. Curr Opin Organ Transpl 17:106–115. https://doi.org/10.1097/MOT.0b013e32834ee6e5

12 Ausblick

Utz Settmacher und Falk Rauchfuß

12.1 Entwicklung der Organtransplantation mit Lebendspende

Transplantationen mit Organen bzw. Teilorganen von lebenden Spendern sind heute eine gute Alternative zur Nutzung von Organen postmortaler Spender. Dies wird so lange Bestand haben bis entweder das „tissue engineering“ oder bioartifizielle Organe bzw. Xenotransplantate die klinische Reife erzielt haben. Ob dies im Weiteren von Methoden der Gentechnik und der Prophylaxe von Organversagen abgelöst werden, bleibt derzeit spekulativ.

In vielen Ländern, insbesondere den Ländern Asiens, ist die Lebendspende heute das einzige Verfahren terminale Organversagen durch Transplantation zu behandeln. Aber auch in Ländern mit Systemen der postmortalen Spende gelingt es über diese Systeme, mit oder ohne Nutzung von Spenden nach Herz-Kreislauf-Stillstand, nur den allerweinigsten ein bedarfsgerechtes Spenderaufkommen zu realisieren. Das bedeutet, ein Teil der Patienten, die zur Transplantation auf eine Warteliste angemeldet wurden, versterben während der Wartezeit oder ihr klinischer Zustand ist zum Zeitpunkt des Vorliegens eines geeigneten Spenderorgans zu schlecht für die Transplantation. Aus dem Genannten kann man für Patienten mit Indikation zur Organtransplantation schlicht den Bedarf der Lebendspende für unsere Zeit formulieren.

Perspektiven der Transplantation durch Lebendspende sind also weltweit und unabhängig von den lokalen Möglichkeiten der postmortalen Spende gegeben. Aufgaben in dieser komplexen medizinischen Behandlung sind ebenfalls ausreichend vorhanden. An erster Stelle steht hier die weitere Risikominimierung für den Spender. Dies fängt bei der Evaluierung und der Verwendung neuer Methoden zur funktionellen Bildgebung an. Das Operationstrauma der Spendeoperation kann bei Durchführung von ERAS-Konzepten und einem minimalinvasiven chirurgischen Vorgehen sicher weiter gesenkt werden. Ein weiterer Ansatz stellt sicher die Zweischritttransplantation unter Verwendung von kleinen Parenchymvolumina für die Lebertransplantation dar.

In unserem Land sind sicher Dinge der Gesetzgebung und der versicherungsrechtlichen Absicherung der Spender weiter zu optimieren. Die Entwicklung einer modernen Richtlinie nach Modifikation des derzeitigen Transplantationsgesetzes mit einer Öffnung für andernorts gängige

U. Settmacher (✉) · F. Rauchfuß
Klinik für Allgemein-, Viszeral- und Gefäßchirurgie, Universitätsklinikum Jena, Jena, Deutschland
e-mail: Utz.Settmacher@med.uni-jena.de; Falk.Rauchfuss@med.uni-jena.de

U. Settmacher, F. Rauchfuß (Hrsg.), *Organtransplantation mit Lebendspende*,
https://doi.org/10.1007/978-3-662-65736-2_12

logistische Varianten der Lebendspende sind klare Aufgaben für die Mediziner, Juristen, Politiker und Ethiker.

Perspektiven für den Organempfänger ergeben sich ebenfalls. Der methodische Vorteil der Planbarkeit der Lebendspende schafft die Möglichkeit der Konditionierung der Empfänger (Blutgruppeninkompatibilität, andere immunologische Probleme, die eine Vortherapie benötigen, Infektsanierung, multimodale Therapie von Malignomen – hier im Sinne einer Neoadjuvans). Schließlich bleibt die Option der Toleranzinduktion durch eine geplante immunologische Intervention in Abstimmung mit dem Transplantationstermin.

Die Indikation zur Transplantation kann anders gestellt werden und so den Patienten unnötige Behandlungen ggf. sogar stationäre Aufenthalte zur Behandlung von Komplikationen des erkrankten Organs erspart werden. Dies hat auch erhebliche betriebswirtschaftliche Vorteile und senkt die Morbidität der Empfänger.

Lebendspende bietet als gerichtete Transplantation auch die Möglichkeit der Indikationserweiterung und Überprüfung dieser „neuen" Indikationen in klinischen Studien, da mit dem Empfänger und den potenziellen Spendern diese Fragen im Vorfeld detailliert besprochen werden können.

Stichwortverzeichnis

U. Settmacher, F. Rauchfuß (Hrsg.), *Organtransplantation mit Lebendspende*,
https://doi.org/10.1007/978-3-662-65736-2

M

N

O

P

Printed by Printforce, the Netherlands